AI시대를 위한

건강정보보호

Health Information Protection

김상미 · 박혜선 · 이숙재 · 정재연 · 최희영 공저

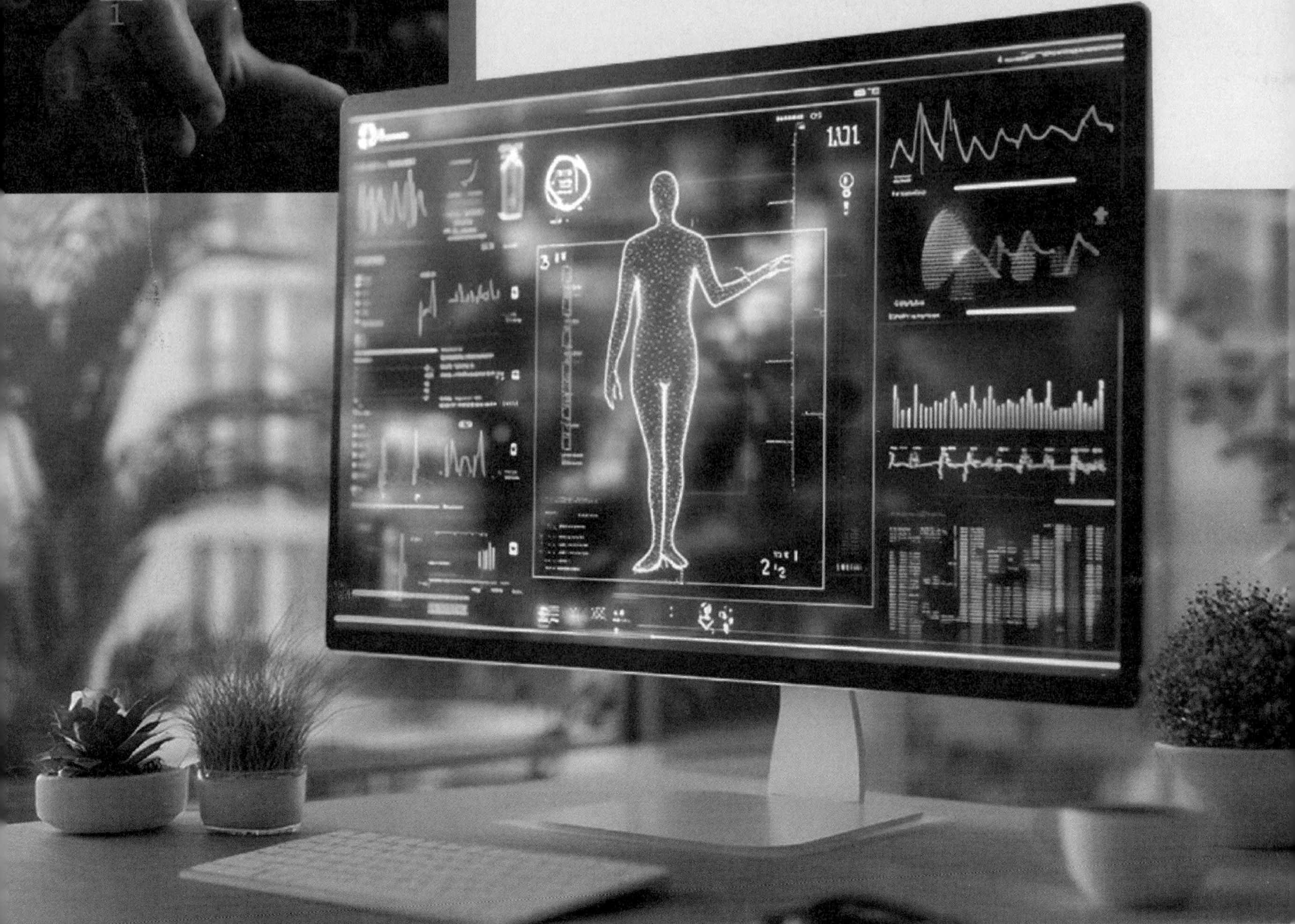

계축문화사

머 리 말

오늘날 우리는 인공지능(AI) 기술의 발전과 의료서비스의 혁신으로 인해 편리하고 신속하게 건강정보를 활용할 수 있는 시대에 살고 있다. 인공지능(AI), 빅데이터, 클라우드 기술 등을 기반으로 한 맞춤형 의료서비스는 의료 패러다임을 변화시키며 우리의 삶을 더욱 풍요롭게 만들고 있다. 이러한 변화 속에서 개인정보 보호와 건강정보 보안의 중요성은 그 어느 때보다 커지고 있다.

개인정보 보호는 단순히 법적 의무를 넘어, 국민의 권리와 자유를 지키고 의료서비스의 신뢰성을 확보하는 필수적인 요소이다. 특히 인공지능과 빅데이터 기술이 의료 분야에 도입됨에 따라, 정보의 활용과 보호 사이에서 균형을 찾는 것은 더욱 중요한 과제가 되었다. 또한 개인정보보호는 국가적으로 국민의 정보 안전성과 사생활 보호를 강화하고, 국제적 신뢰와 협력을 증진하는 역할을 한다. 산업계에서는 데이터 보호를 기반으로 혁신적인 의료서비스와 비즈니스 모델을 구축하여 기업 경쟁력을 높이는 핵심 요소가 되며, 개인 차원에서는 건강정보를 안전하게 관리함으로써 프라이버시를 보호하고 신뢰할 수 있는 의료 환경을 조성하는 데 기여한다.

따라서, 개인정보 보호의 중요성을 깊이 인식하고 개인정보를 윤리적으로 활용하는 것은 우리 모두에게 부여된 책임이다. 개인정보 보호법을 비롯한 관련 법규를 철저히 준수하고, 보안 조치를 강화하며, 정보 주체의 동의를 기반으로 정보를 처리하는 등의 노력이 지속적으로 이루어져야 한다. AI・빅데이터 등 혁신 기술이 의료 분야에 활용되는 AI 시대에서, 건강정보보호를 위한 사회적 논의와 정책적 대응은 필수적이다. 안전하고 신뢰할 수 있는 건강정보보호 환경을 구축하기 위하여 개인, 의료기관, 산업계, 국가가 함께 노력해야 할 것이다.

이 책은 개인정보와 건강정보 보호의 개념, 관련 법 체계의 기본 지식, 정보보호 업무 수행을 위한 지침, 정보보안 기술 및 보호 방안을 다루고 있다. 또한, AI 시대의 건강정보 보호와 국내・외 정보보호 사례를 함께 소개하여, 독자들이 건강정보 보호의 중요성을 쉽게 이해하고 실무에 적용할 수 있도록 구성하였다. 이를 통해 의료기관, 정책 입안자, 연구자뿐만 아니라 건강정보를 다루는 모든 이들이 현장 업무를 효과적으로 수행하고, 문제 해결 역량을 강화하는 데 도움이 되기를 기대한다.

2025년 2월

저자 일동

차 례

제 1 장

개인정보와 건강정보의 개념

5) 활용성

건강정보는 개인이나 집단이 올바른 의사결정을 내릴 수 있도록 실용적이고 이해하기 쉬운 형태로 제공되어야 한다.

이러한 특징의 건강정보는 질병예방과 건강증진을 도모하며, 치료방법 선택 및 의사소통에서 환자의 역할을 강화하고, 건강불평등 해소 및 사회적 복지증진에 기여하는 중요한 역할을 포함하고 있다.

일반적으로 모든 재산은 소유주에게 관리권이 있으나 의무기록의 소유주인 병원은 의무기록을 관리함에 있어 여러 가지 제약을 받게 된다. 국가에서는 관계법을 제정하여 환자의 사생활을 보호해 주고 부당한 노출로 인한 환자의 피해나 불이익을 방지해 주는 한편 필요에 따라 합법적인 경우에는 그 비밀정보를 제공해 주어야 하는 의무도 부과하고 있어 관리의 어려움이 있다.

3 개인정보와 건강정보의 관계

건강정보는 개인정보의 중요한 하위범주이며 특별한 형태로, 개인의 프라이버시와 권리를 보호하기 위해 엄격한 관리와 보호가 필요하다. 특히 디지털 시대에는 건강정보의 안전한 처리를 위한 개인과 기관의 공동 노력이 중요하다.

개인정보 중에서 국민의 건강을 보호·증진하기 위하여 국가·지방자치단체·보건의료기관·보건의료인 등이 행하는 의료행위와 관련된 정보인 의료건강정보는 일반적으로 의사가 개인에 대한 의료행위를 하면서 수집된 자료들과 이 자료들을 기초로 하여 연구·분석된 정보들을 포함하고 있다.

진단과 그에 따른 치료행위, 치료경과에 따른 면밀한 관찰 등을 모두 포함하는 전체과정에서 수집된 개인의 보건의료관련 자료, 즉 개인의 의료정보를 의미한다. 구체적으로 환자의 기본정보, 건강보험 정보·진료일자 등 진료관리용 정보, 흡연·음주여부·직업 등 생활배경정보, 임신분만기록·예방접종·수혈여부·가족의 병력 등의 의학적 배경정보, 진단·진료계획·현 병력 등의 진료기록정보, 처방일시·처치기록 등의 의사지시기록정보, 진단서·의뢰서·회신서 등 진료정보교류정보, 각종 설명정보 및 동의정보 등의 진료설명과 동의정보, 진료요약·퇴원 요약 등 요약정보, 사망진단서·부검기록 등 사망기록정보 등이 포함된다.

1) 건강정보는 개인의 신체적 · 정신적 건강상태와 관련한 기록에 담겨진 정보, 혹은 개인의 치료와 관련하여 의료전문가에 의해 작성된 기록을 의미하며, 요즘에는 환자의 건강과 관련된 정보로서 사적 영역의 정보인 의료정보와 개인의 신체적, 정신적 건강상태와 관련된 정보를 담고 있는 기록인 의무기록을 동일한 의미로 사용하는 경우가 일반적이다.
2) 건강정보는 적시에 정확하고 완전하게 수집 · 작성 · 유지되어야 하며, 진료팀이 각각의 환자에게 정확하게 진단을 내리고, 적정한 치료를 시행하기 위해서 진료팀 각 구성원들이 이용할 수 있어야 한다.
3) 건강정보는 병원의 내 · 외부에서 다양하게 사용되며, 의료인이 건강정보를 환자 진료 및 치료, 처방에 사용하는 것을 비롯하여 연구를 목적으로 한 조사, 법률적 자료, 의료비 청구 등에 사용된다.

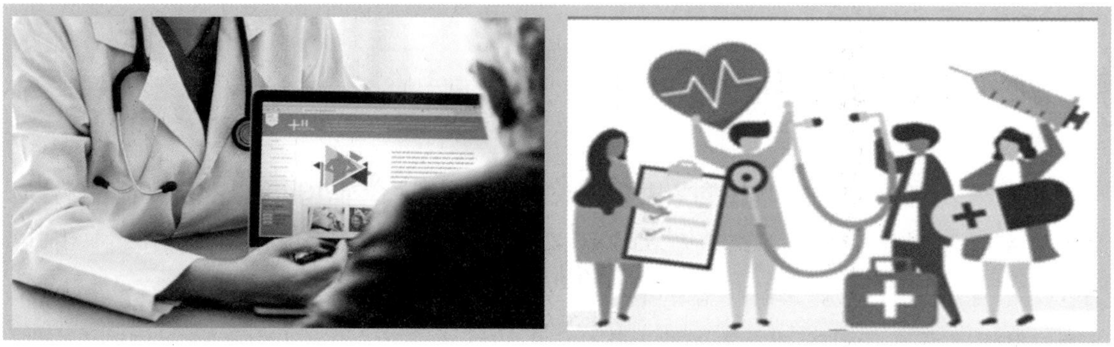

출처 : 생명의료법 블로그

제2절 개인정보와 프라이버시

1 프라이버시(Privacy)의 개념

프라이버시(Privacy)란 용어는 '사람의 눈을 피한다'는 의미의 라틴어에서 유래되었다. 그 사전적 의미는 '사생활에 대하여 타인의 눈길로부터 떨어져 있는 상태, 은거하는 장소나 은밀한 장소, 타인으로부터 독립하여 사적 비밀이 보장된 분위기, 타인에게 알려지기를 꺼려하는 개인적인 사건(event), 사적인 친척관계나 친밀한 관계와 같이 은밀한 관계 등을 뜻한다' 고 명시되어 있다. 프라이버시는 개인의 정보, 사생활, 그리고 선택권을 스스로 통제하며 보호받을 권리로 인간의 존엄성과 자유를 보장하는 중요한 요소이다.

적극적 의미의 프라이버시는 적극적으로 자신의 정보를 통제할 수 있는 권리를 의미하며, 구체적 권리에는 다음과 같은 내용이 포함될 수 있다.

1) 자신의 정보가 수집・이용・처리되는 것에 대한 동의권
2) 저장, 기록된 자신의 개인정보에 대한 접근권한(열람, 사본교부)
3) 저장, 기록된 자신의 개인정보가 정확하지 않을 경우 이에 대한 정정청구권
4) 자신의 개인정보의 올바르지 않은 이용(사람, 보관소)에 대한 삭제청구권

소극적 의미의 프라이버시는 인간의 존엄성・인격권・생존권에 기초한 개념으로, 정보화 시대에는 정보프라이버시 개념(Information Privacy)으로 발전하였고, 또한 혼자 있을 권리(Right to be let alone)로 이해되기도 한다.

2 의료정보의 환자 프라이버시 보호

환자의 프라이버시 보호는 환자로부터 알게 된 의료정보를 비밀로 지켜야 한다는 '히포크라테스 선서'에서 비롯된 윤리개념이며, 이것은 의사의 윤리에 관한 선언의 내용으로 환자권리의 보장은 1948년 세계의학총회에서의 제네바선언, 1949년 세계의사회의 의료윤리에 대한 국제협약에서 확인된다.

1972년 Harvard 의과대학 교육병원인 Beth Israel 병원이 의료계에서는 최초로 환자의 권리장전을 채택하면서 국가별로 환자의 권리선언이 본격화 되었다. 이 헌장의 내용에 '환자의 특별한 허락 없이는 의무기록정보를 취하는 것이 허용되지 않으며 환자가 제공한 정보는 비공개된다'는 프라이버시 보호 내용을 포함하고 있다. 그 밖에도 미국병원협회의 환자권리장전(1972), 독일 의사의 직업규칙(1979), 일본의 환자권리선언(1984), 프랑스의 환자권리, 한국의 세브란스병원의 환자권리선언(1993), 한국의 의료윤리헌장(2003)에서 환자 프라이버시를 보호하고자 하는 의료인 및 의료단체의 선언이 발표된 바 있다.

의료정보의 안전관리에 관하여 세 가지 측면을 고려해야 한다.

1) 사생활 보호(privacy)

프라이버시란 우리나라 「헌법」 제17조에 '모든 국민은 사생활의 비밀과 자유를 침해받지 아니한다.'라고 명시되어 있는 바와 같이 개인 건강정보 측면에서의 프라이버시란 소극적인 개념으로는 한 개인의 신체적 상태 또는 정신적 상태 등 제3자에게 알리고 싶지 않은 내용에 대하여 제3자가 접근하는 것을 통제하여 환자의 사생활을 보호해 주는 인간의 기본적인 권리를 말하는 것이다. 그러나 더 나아가서 적극적인 개념으로는 자신의 정보수집, 이용, 처리에 대한 동의권 행사와 알 권리, 자신의 정보에 접근 권한, 자신의 정보가 잘못 기록 또는 저장된 경우 이에 대한 정정 또는 삭제청구권, 사용 중지 청구권 등 자신의 정보를 통제할 수 있는 권리까지도 포함한다고 할 수 있다.

2) 비밀보장(confidentiality)

한사람이 자신의 사적인 이야기를 타인에게 하면서 타인이 그 내용을 일반적인 상황에서 제3자에게 노출시키지 않는다는 것을 전제하는 것으로 의사나 정보를 접하는 사람의 의무인 사생활 비밀 보호권을 의미한다. 환자가 신뢰를 가지고 의사에게 제공한 정보가 의사의 정보 보호 실패나 환자의 동의 없이 고의로 정보를 유출시킨 경우에 비밀보장 침해가 발생하게 된다.

3) 보안유지(security)

정보에 대한 사용 권한이 없는 사람에게 정보가 노출 또는 유출되는 것과 더 나아가서 변조나 손실, 삭제되는 것으로부터 보호하거나 접근성을 통제하는 것을 의미한다.

개인정보보호의 개념에 있어 고려되어야 할 것은 프라이버시(Privacy) 개념으로 자신의 정보를 직접 관리하고 통제하기 위한 필요를 느끼게 되면서 '자기정보관리통제권'이라는 권리가 부각되었다.

의료기관과 환자와 의사를 위하고 나아가서는 지역사회를 위하여 일하고 있는 의료정보 실무자들은 이 분야에 관계되는 법적 규율 및 절차를 충분히 숙지하여 어떤 문제에 당면했을 때 실수함이 없이 잘 처리하여 나아가야 한다. 관련 법, 시행령 및 시행규칙을 확인하기 위해서는 법제처에서 제공하는 국가법령정보센터를 검색하여 최신 개정 법칙 규율을 확인하고 업무에 적용해야 한다.

3 의료분야 개인정보보호의 배경

정보화로 인한 순기능뿐 아니라 정보화 역기능에 대해 관심이 증가하고 있는 가운데에 정보화 역기능은 정보화 진전에 따라 컴퓨터 및 인터넷 등 정보통신 수단을 이용하거나 해킹, 바이러스 유포 등 각종 컴퓨터범죄 및 기타 정보화에 수반하는 제반 문제점을 말한다. 정보화란 긍정적 사고의 이념으로서 효율성, 지식자본, 정보의 공유, 정보의 불균등 해소, 기술발전 등을 포함하는 것이다. 그러나 정보화 진행에 따라 근래 빈발하고 있는 개인정보의 유출은 개인의 인격형성을 저해하고 사적 자유영역을 심각하게 위협함으로써 개인의 인간존엄을 핵심요소로 하는 자유민주체제의 근간을 흔들 가능성을 지니고 있으므로, 인터넷 등 가상공간에서 발생하는 개인정보침해 및 오・남용에 대한 능동적이고 효과적인 규제가 필요하다.

21세기의 첨단과학기술을 하부 구조로 하는 정보화는 의료 환경에 큰 영향을 주었으며 정보의 수집, 분석 및 활용이 한 나라의 경쟁력을 좌우하는 중요한 자산이 됨은 물론, 의료기관의 정보화 수준 또한 의료의 질 향상 및 환자의 만족도를 높이는 주요한 의료기관 평가요소로 부각되었다. 의료기관에서 생성, 이용되고 있는 의무기록(진료)정보는 환자의 과거병력, 증상, 가족력 등의 개인정보를 바탕으로 의사의 전문적 의학지식이 더해져 생성되는 정보로서 의학적, 교육적, 공중보건 및 보건정책면에서 활용되어야 할 사회의 공공재로 역할이 다분히 강조되는 정보이다.

[표 1-1] 개인건강정보보호를 위한 원칙 및 기본전제

개인건강정보보호 원칙	개인건강정보보호 기본전제
• 의료정보는 건강증진의 목적으로만 이용되어야 함 • 당해 환자의 동의 없이는 공개되어서는 안 됨 • 개인은 자신의 의료정보에 접근할 권리를 가지며 자신에 대한 의무기록을 열람한 후 변경을 요구할 수 있어야 하며 정보이용과 관련된 사항들에 대해 고지를 받을 권리가 있음 • 의료정보를 부당하게 취급하는 자는 법적 책임을 짐 • 의료정보에 관한 개인의 비밀은 국민건강, 의학연구, 건강보험 등의 필요성에 의하여 침해되어서는 안됨	• 개인건강정보의 보호는 의료정보 주체(의료정보의 대상이 되는 개인)의 이익이 우선 고려되며, 정보의 전문적, 공익적 활동에 우선하여 보호함 • 개인건강정보의 보호를 위하여 의료정보 주체, 의료정보 관리자(의료정보 생성, 보관, 관리 및 유통에 책임과 권한을 가진 자)가 공동으로 노력함 • 진정한 개인의 평생건강기록인 EHR 개념으로 발전하기 위해서는 개인정보보호 수준제고와 함께 개인건강정보 보호 마인드를 가져야 함 • 알권리(need-to-know)가 환자의 프라이버시 보호보다 높은 가치인지 합의되지 않은 상태에서 알권리 위주의 사회적 관행으로 비밀성이 지켜지지 않는 경우, 알권리보다 환자의 동의가 우선되어야 하는 사회적 합의가 필요함

출처 : 개인정보보호, 퍼시픽 북스(2012)

그러나 개인의무기록(진료)정보는 개인측면에서는 개인의 건강과 관련된 가장 민감한 정보를 모두 포함하고 있기 때문에 가장 높은 수준의 보호조치가 필요한 정보 중의 하나에 속한다.

의료기관의 정보시스템 보급률이 높아지면서 대규모 디지털화가 이루어지고 의료기관의 내부 직원 뿐 아니라 외부인의 접근이 수반되며 인터넷과 웹환경 확대, u-Health, smart-Health 등과 같은 IT기술발전에 따라 개인의료정보에 대한 접근성과 이동성이 증가하면서 개인의료정보에 대한 침해, 노출의 위험은 점점 더 커지고 있는 실정이다.

제3절 건강정보보호

1 건강정보의 정의

건강정보는 개인의 신체적, 정신적 상태나 기능적 상태에 관한 예방, 진단, 치료 및 재활과 관련된 의무기록, 연구결과 정보, 의학정보 및 원무정보 모두를 말한다. 환자의 진료과정에서 생성되는 인적정보와 진료정보가 모두 포함되는데, 등록번호, 성명, 주민등록번호, 연락처, 보험자격 유형 등의 정보를 포괄적으로 담고 있다.

정보화에 따른 개인의료정보의 디지털화, 웹 환경 확대, e-Health, u-Health 등과 같은 IT 발전 등으로 인해 의료부문에서의 개인의료정보에 대한 접근성과 이동성이 증가되면서 개인의료정보에 대한 침해, 노출의 위험이 점점 더 커지고 있다.

정보특성상 매우 민감하고 침해 시 심각한 피해가 예상되는 개인의료정보가 생성, 관리, 이용되고 있는 의료기관에서의 개인건강정보 관리 실태를 파악, 문제점 및 취약점들을 분석하여 이에 대한 정책적 대응방안을 마련하는 대책이 필요하다.

2 건강정보보호의 필요성

의무기록정보는 비밀정보로 인식되어 분실, 파괴, 권한 없는 사용으로부터 보호되고, 문서화된 규정사항에는 정보공개를 위한 절차 및 기록의 열람과 삭제를 통제하는 내용도 있어야 한다. 이는 건강정보 침해의 경우 환자 개인의 프라이버시에 대한 침해뿐만 아니라 정보의 무결성을 침해하여 부정확한 정보를 제공할 수 있어 환자 진료에는 큰 위험을 초래할 수 있다는 점에서 정보보호의 중요성이 크다는 점과 부합된다.

따라서 건강정보는 사적인 영역의 매우 민감한 정보이므로 개인의 프라이버시 보호와 의료정보 취급기관의 정보보호 수준 제고를 위한 국가 차원의 노력이 필요하다.

건강정보의 프라이버시 보장 문제는 반드시 정보시스템에 저장된 정보만을 대상으로 하는 것은 아니고, 모든 유형의 의료정보를 포함하기 때문에 종이문서기록이나 구두로 전달되는 내용까지도 보호대상으로 포함시켜야 한다.

제4절 개인정보와 건강정보의 범위

1 생존하는 개인에 관한 정보

법률상의 개인정보는 '생존하는 자연인'에 관한 정보만 해당된다. 따라서 이미 사망하였거나 민법에 의한 실종선고 등 관계 법령에 의해 사망한 것으로 간주되는 자에 관한 정보는 법률상의 개인정보로 볼 수 없다.

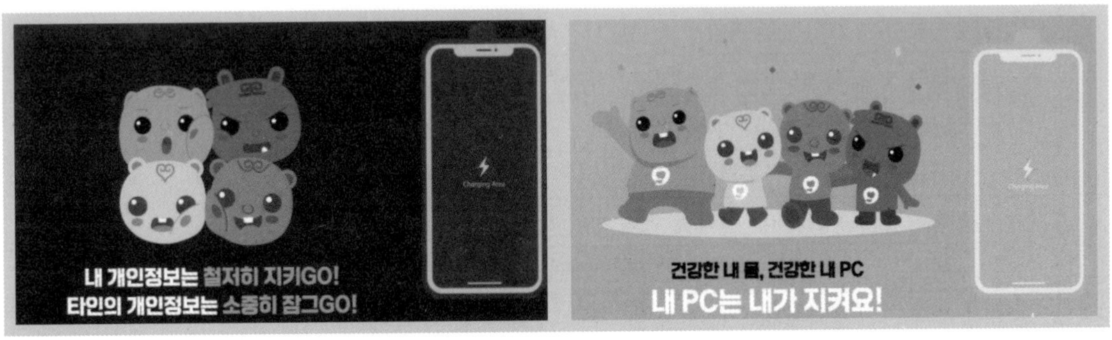
내 개인정보는 철저히 지키GO!
타인의 개인정보는 소중히 잠그GO!
건강한 내 몸, 건강한 내 PC
내 PC는 내가 지켜요!

출처 : 국민건강보험, 개인정보 · 정보보안 지킴이 캠페인

2 생존하는 특정 개인을 알아볼 수 있는 정보

법률상의 개인정보에 해당되기 위해서는 그 정보로 '특정 개인을 알아볼(식별할)' 수 있어야 하며, 해당 정보만으로는 특정 개인을 식별할 수 없다 하더라도 '다른 정보와 쉽게 결합'하여 식별

가능하다면, 개인정보에 해당된다. 예를 들어, 단순히 '성명' 정보만 있다면 특정 개인을 식별하는 것이 쉽지 않으나(동명이인 등), 개개인의 '주소·연락처' 등과 결합되어 특정한 개인을 식별할 수 있다면 개인정보로 볼 수 있다.

3 정보의 종류·형태 비제한

개인정보는 문자·음성·부호·영상 등 정보의 종류나 형태의 제한이 없다.

[표 1-2] 개인정보의 범주

구분		내 용
일반정보		이름, 주민등록번호, 주소, 전화번호, 생년월일, 이메일 주소, ID/PW, 가족관계 및 가족구성원의 정보 IP 주소
신체적 정보	신체	얼굴, 지문, 홍채, 음성, 유전자정보, 키, 몸무게
	의료/건강	건강상태, 진료기록, 신체장애, 장애등급
정신적 정보	기호/성향	도서·비디오 대여기록, 신문·잡지 구독정보, 여행 등 활동내역, 인터넷 검색내역
	신념/사상	종교 및 활동내역, 정당·노조 가입여부 및 활동내역
재산적 정보	금융	소득정보, 신용카드번호 및 비밀번호, 통장계좌번호 및 비밀번호, 동산·부동산 보유내역, 저축내역
	신용	개인 신용평가정보, 대출·담보설정 내역, 신용카드 사용내역
사회적 정보	교육	학력, 성적, 출석상황, 자격증 보유내역, 상벌기록, 생활기록부
	범죄 등	전과·범죄기록, 재판기록, 과태료 납부내역
	근로	직장, 근무처, 근로경력, 상벌기록, 직무평가기록
기타	통신	통화내역, 인터넷 접속내역, 이메일, 문자메시지
	위치	IP주소, GPS 등에 의한 개인위치정보
	병역	병역여부, 기간, 군번, 계급, 근무부대, 주특기
	화상	CCTV 등 영상매체를 통해 수집된 화상정보

출처 : 개인정보보호 종합지원 포털 법령

[표 1-3] 건강정보의 범주

구분	내용
환자기본 정보	성명, 연령, 생년월일, 주소, 전화번호, 연락처, 근무지, 호적등본, 배우자정보 등
건강보험 및 복지정보	건강보험정보, 장애자수첩정보 등
진료관리 정보	진료정보, 내원일자, 입원 및 퇴원일자 등
생활 정보	흡연여부, 음주여부, 정신상태 정보
의학적 정보	출생시 체중, 임신분만 관련기록, 예방접종 관련기록, 수혈여부, 가족병력 등
진료기록 정보	진단, 진료계획, 현 병력 등
지시기록 정보	처방실시 기록, 수술기록, 처치기록 등
진료정보 교환정보	진단서 등
진료설명 및 동의 정보	설명정보, 동의정보 등
요약 정보	진료요약, 입원요약 등
사망기록 정보	사망진단서, 부검기록 등

출처 : 백윤철(2005). 헌법상 환자의 의료정보에 대한 권리에 관한 연구, 헌법학연구 제11권 제3호, pp337~373, 한국헌법학회.

4 개인정보와 건강정보의 관련법 및 제도

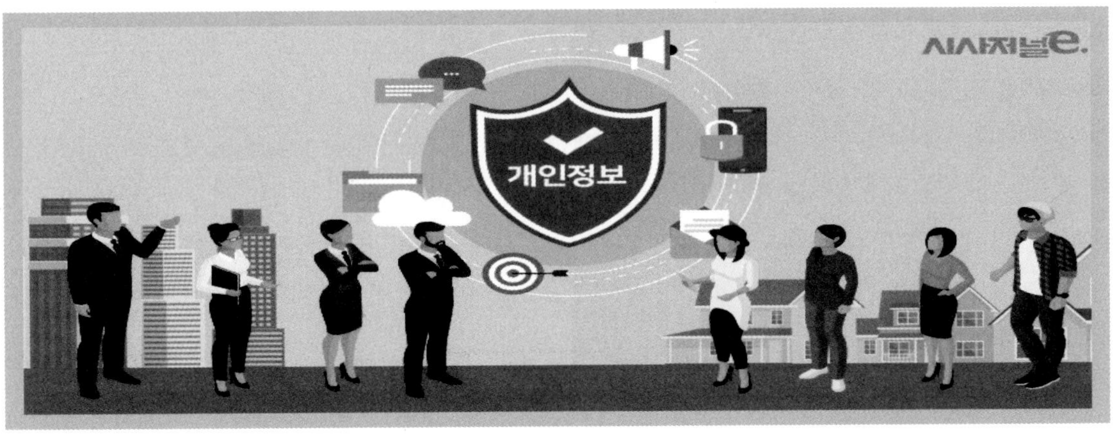

출처 : 시사저널e

우리 헌법 제17조에는 “모든 국민은 사생활의 비밀과 자유를 침해받지 아니한다.”고 규정해 사생활의 비밀과 자유(프라이버시)의 불가침을 명문으로 선언하고 있으며, 국민에게 프라이버시를 침해당하지 않을 소극적 권리뿐만 아니라 자신에 관한 정보를 적극적으로 통제할 수 있는 권리도 보장하고 있다. 서구의 프라이버시(privacy)라는 말은 사생활적 이익을 총칭하는 개념이다. 우리 헌법이 상정하고 있는 주거의 자유(제16조), 사생활의 비밀과 자유(제17조), 통신의 비밀(제18조)은 모두 프라이버시의 개념에 포함된다.

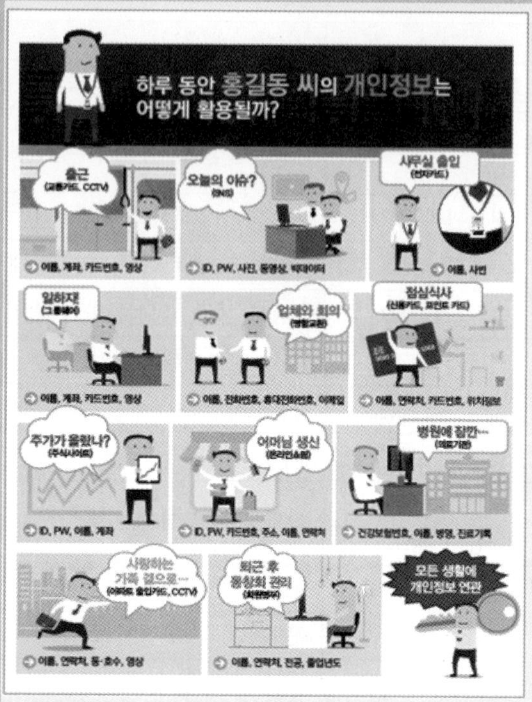
하루 동안 홍길동 씨의 개인정보는 어떻게 활용될까?
출근 (교통카드, CCTV)
이름, 계좌, 카드번호, 영상
오늘의 이슈? (SNS)
ID, PW, 사진, 동영상, 빅데이터
사무실 출입 (전자카드)
이름, 사번
일하자
이름, 계좌, 카드번호, 영상
업체와 회의
이름, 전화번호, 휴대전화번호, 이메일
점심식사 (신용카드, 포인트 카드)
이름, 연락처, 카드번호, 위치정보
주가가 올랐나? (주식사이트)
ID, PW, 이름, 계좌
어머님 생신 (온라인쇼핑)
ID, PW, 카드번호, 주소, 이름, 연락처
병원에 잠깐… (의료기관)
건강보험번호, 이름, 병명, 진료기록
사랑하는 가족 곁으로… (아파트 출입카드, CCTV)
이름, 연락처, 동·호수, 영상
퇴근 후 동창회 관리
이름, 연락처, 전공, 졸업년도
모든 생활에 개인정보 연관

출처 : 홈페이지 개인정보 노출방지안내서, 한국인터넷진흥원

개인 프라이버시에 대한 광범위한 내용을 담고 있는 개인정보 보호법은 헌법을 최상위 근거법으로 하고 이에 대한 기본권을 보장하는 구체적 법률이다. 개인정보 보호법은 공공분야와 민간분야에 공통적으로 일반법으로 적용되고, 이외에 개별 법률은 일반법에 대한 특별법으로서 개별 상황에 우선 적용된다고 볼 수 있다.

건강정보는 개인의 가장 민감한 정보이기 때문에 그 보호에 대해서 특별한 관리가 필요하나, 국민들은 자신의 건강정보를 ‘누가’, ‘언제’, ‘어디서’, ‘어떻게’, ‘왜’, 수집・가공・이용하는지에 대해 잘 알지 못하며, 의료정보보호에 관한 조항이 개별 법령에 산재되어 있어 기본적인 원칙과 종합적인 보호 규정이 미비할 뿐 아니라, 건강정보보호에 대한 법적・제도적 기반도 미흡한 상태이다.

우리나라 건강정보보호와 관련된 법령으로 보건의료기본법은 보건의료서비스에 관한 국민의 자기결정권을 규정하고, 보건의료에 관한 국민의 알 권리와 비밀보장, 보건의료에 관한 국민의 의무 등 보건의료정보에 대한 국민의 권리와 의무를 전체적으로 포괄하여 규정하고 있다. 의료법은 의료정보보호에 관한 조항(제21조 기록열람 등)을 포함하고 있고, 개정된 의료법에는 전자처

방전, 전자의무기록관련 조항이 신설 추가되었다. 그 외에 약사법, 감염병예방법, 장기 등 이식에 관한 법률, 정신보건법, 생명윤리 및 안전에 관한 법률, 후천성면역결핍증 예방법 등에서 환자의 의료정보에 관한 비밀누설의 금지와 기록열람과 관련한 조항을 포함하고 있다.

[표 1-4] 건강정보보호 관련 내용

조항	내 용
개인건강정보의 수집, 처리, 이용 및 제공 등	동의에 의한 수집, 수집 시 고지의무, 건강정보 수집의 제한, 건강정보의 처리, 이용 및 제공, 연구목적에 의한 건강정보의 처리, 이용 및 제공, 건강정보의 파기
정보주체의 권리	자기결정권, 건강정보에 대한 접근권리, 건강정보에 대한 수정 요청의 권리, 제3자 제공 내역서를 받을 권리, 제한요청의 권리, 비밀 의사소통 요청의 권리, 동의철회의 권리
보건의료정보 취급자의 의무	보건의료정보취급자의 책임, 건강정보관리책임자의 지정, 개인신상 보호조치, 비밀유지, 요청 및 불만의 처리
전자의무기록	전자의무기록의 보존, 전자의무기록의 관리, 보존에 필요한 장비, 전자의무기록의 타기관 전송 등
전자처방전	전자처방전 등의 공개제한
원격의료, mHealth	비밀누설금지, 의료기기에 내장된 건강정보의 보호 및 보완 등

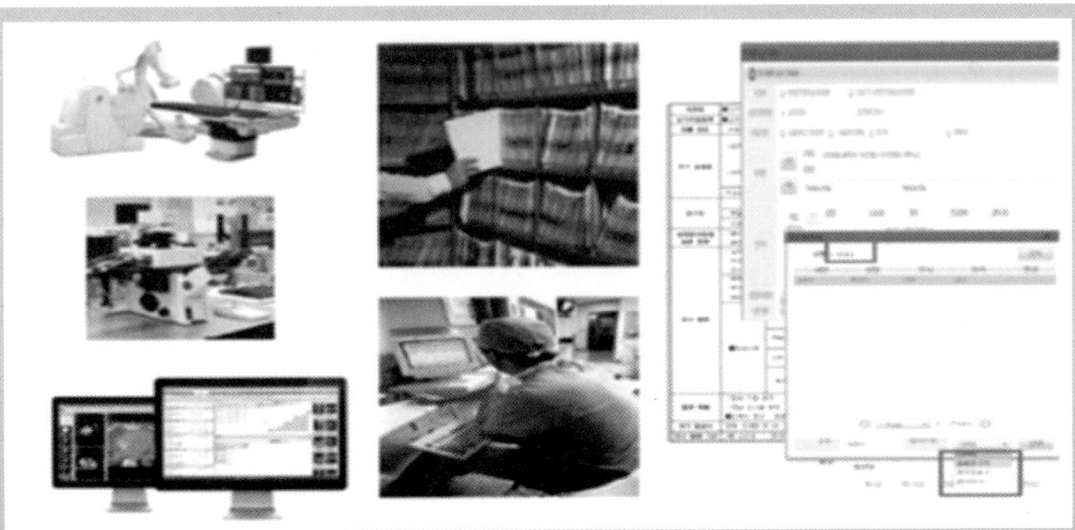

[그림 1-1] 의료정보자산으로 분류되어야 하는 대상

※의료정보자산으로 분류되어야 하는 대상(예)

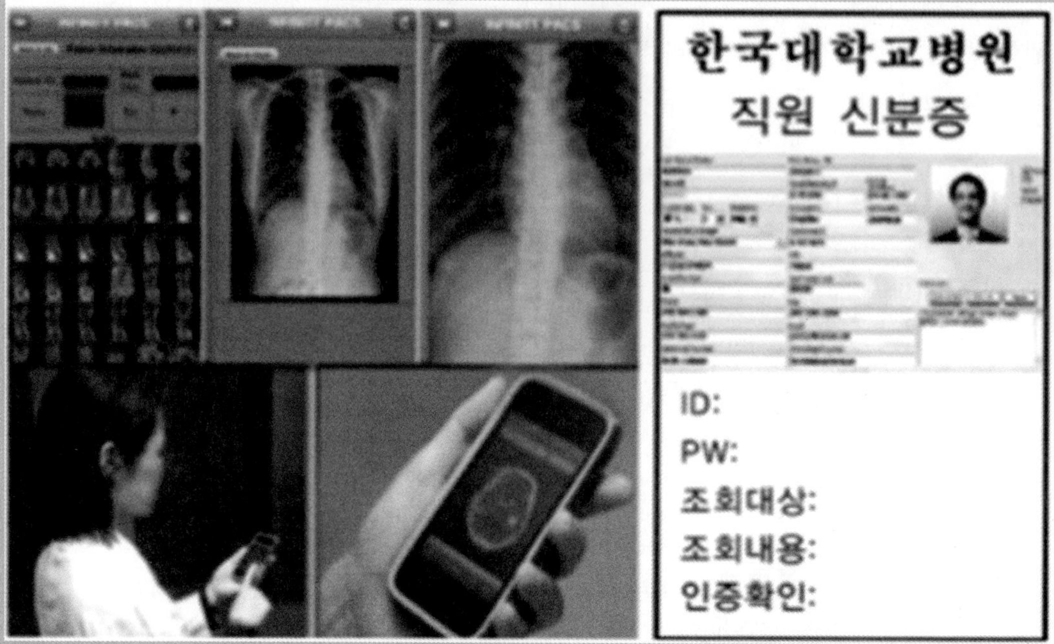

[그림 1-2] 모바일기기를 이용한 진료정보 조회와 본인인증화면

※모바일기기를 이용한 진료정보 조회와 본인인증화면(예)

학습문제

1. 「개인정보보호법」상 '개인정보'에 해당하는 것은?

   ① 단체나 법인의 정보
   ② 사망한 사람의 생체 정보
   ③ 서울에 사는 40대 남자의 통신요금 정보
   ④ 현재 활동 중인 동아리 회원의 이름, 전화번호
   ⑤ 추가정보를 사용하여 결합해도 특정 개인을 식별할 수 없는 정보

2. 「개인정보 보호법」과 「의료법」 중 어느 법률이 우선 적용되는지 알아보고 이유를 쓰시오.

3. 개인정보 수집・이용・제공 동의 시 자필 서명이 아닌 전자 서명으로 하여도 효력이 동일한가요?

4. 전화로 병원에 입원하고 있는지 여부를 문의 받을 경우 알려줘도 될까요?

5. 경찰서에서 수사를 위해서라고 하면서 의무기록을 요구합니다. 의료기관은 개인정보 보호법과 상관없이 무조건 개인정보를 제공해야 할까요?

6. 의료정보의 안전관리에 관하여 고려해야 할 세가지 측면을 쓰시오.

정답 1. ④

제 2 장

AI 및 정보 관련 윤리

제2장

AI 및 정보 관련 윤리

학습목표	• 인공지능(AI)의 의료 도입과 정보 윤리 등을 이해할 수 있다. • 인공지능(AI)의 역기능과 사회적 영향 등을 이해할 수 있다.

제1절 AI 도입과 정보 윤리

인공지능(AI, Artificial Intelligence)이란 컴퓨터가 인간의 지능을 모방하여 추론, 적응, 논증 등을 수행하는 기술을 말한다. 1956년 다트머스 회의(Dartmouth Conference)에서 '인공지능(AI)'이라는 용어가 공식적으로 처음 사용된 이후 전문가 시스템, 머신러닝, 딥러닝으로 이어지는 인공지능 연구는 지속적으로 발전해 왔으며, 오늘날 그 속도는 더욱 가속화되고 있다. 현재 실제 산업 현장에서 인공지능을 도입한 사례가 늘어나고 있으며 앞으로 다양한 산업 분야에서 활발하게 활용될 것으로 전망된다. 특히 보건의료 분야에서 인공지능의 도입은 개인 맞춤형서비스 제공, 의료서비스의 효율성 향상, 원격 의료와 디지털 헬스케어, 의료진의 의사결정 지원 등을 가능케 한다는 점에서 보건의료 분야의 패러다임을 변화시키는 핵심기술로 떠오르고 있다. 그러나 의료계에서의 인공지능 도입은 윤리적 문제도 동반한다. 첫째, 인공지능 알고리즘은 학습 데이터에 의존하며 데이터의 내재된 편향성을 반영할 우려가 있다. 둘째, 인공지능을 통해 사용되는 환자의 건강 정보, 유전체 정보 등 민감한 개인정보가 침해되거나 유출될 가능성이 있다. 셋째, 인공지능의 자율성의 인정 범위, 책임의 소재 등 의료 현장 도입에 관한 기능적·윤리적 법적 기준이 부재하다.

인공지능 윤리(AI Ethics)는 인공지능을 개발하고 활용하는 전 과정에서 준수해야 할 보편적 사회규범을 말한다. 2020년 과학기술정보통신부는 「인공지능 윤리기준」을 발표하며 인공지능 개발·활용 과정에서 고려해야 할 3대 기본원칙과 10대 핵심요건을 통해 인간성을 위한 바람직한 인공지능 원칙을 제시하였다.

[표 2-1] 인공지능(AI) 윤리기준

3대 기본원칙	① 인간의 존엄성 원칙 ② 사회의 공공선 원칙 ③ 기술의 합목적성 원칙	
10대 핵심요건	① 인권 보장 ② 프라이버시 보호 ③ 다양성 존중 ④ 침해금지 ⑤ 공공성	⑥ 연대성 ⑦ 데이터 관리 ⑧ 책임성 ⑨ 안전성 ⑩ 투명성

출처 : 과학기술정보통신부(2020) 인공지능(AI) 윤리기준

1 AI 알고리즘의 편향성

AI 알고리즘은 시스템이 작업을 수행하기 위해 사용하는 일련의 규칙 또는 프로세스를 말한다. 알고리즘의 형태는 방대한 데이터를 활용하여 데이터 인사이트와 패턴을 발견하고, 주어진 데이터를 활용한 입력 변수 세트에서 출력값을 예측하기 위해 사용된다. 구축된 알고리즘은 데이터의 형태에 따라 학습을 반복하면서 알고리즘을 수정하기 때문에 소수의 데이터 세트에 의한 영향을 줄이기 위해서 빅데이터를 활용한 알고리즘 구현이 AI 성능의 전제 조건으로 여겨진다. 이는 중심극한정리(central limit theorem)를 통해 증명되는 표본 크기의 중요성으로 이해할 수 있다.

AI 알고리즘의 편향성은 학습 데이터를 선택하는 인간의 편향으로 인하여 학습 데이터 또는 AI 알고리즘이 왜곡되어 예측 결과가 편향됨에 따라 유해한 결과를 초래하는 것을 말한다. AI 알고리즘 편향성이 발생하는 가장 대표적인 사례는 일부 소수 집단에 대한 데이터를 충분히 제공하지 않아 과소평가되는 경우, 알고리즘 학습에서 생성된 경향성이 강화되는 경우, 과거 데이터를 활용한 예측이 미래를 대표할 수 없는 경우이다. 그러나 AI 알고리즘은 작동 방식이 매우 복잡하고 인공지능 스스로 학습하여 알고리즘을 반복적으로 수정하기 때문에 편향성이 발생하는 원인을 파악하기 어려워 이를 고려한 AI 알고리즘을 생성하는 데에 많은 노력이 필요하다.

1) AI 알고리즘 편향 원인

(1) 알고리즘 편향

주어진 문제나 질문이 완전히 정확하거나 구체적이지 않거나 머신러닝 알고리즘에 대한 피드백이 해결책을 찾는 데 도움이 되지 않는 경우 발생한다.

(2) 인지 편향

AI 기술은 인간이 입력한 데이터를 통해 학습하게 되는데, 이때 인간에 의한 오류가 발생할 수 있다. 데이터를 입력하는 실무자의 개인적 편견이 비의도적으로 데이터 입력에 영향을 주어 데이터 집합 또는 모델 동작이 편향될 가능성이 있다.

(3) 확증 편향

AI가 데이터의 기존 믿음이나 추세에 지나치게 의존하여 기존 편향에 두 배로 의존하고 새로운 패턴이나 추세를 식별하지 못할 때 발생한다.

(4) 제외 편향

중요한 데이터가 사용 중인 데이터에서 제외될 때 발생하며, 개발자가 새롭고 중요한 요소를 확인하지 못하여 발생한다.

(5) 측정 편향

대부분 간과하거나 준비가 부족하여 고려해야 할 전체 인구를 포함하지 않은 불완전한 데이터 세트가 생성되는 경우 발생한다. 예를 들어, 대학에서 성공적인 졸업 요인을 예측하기 위하여 졸업생만 포함하는 경우, 일부 중도 탈락의 요인을 반영하지 못한다.

(6) 집단 동질성 편향

사람들은 자신이 속한 그룹에 대해 더 잘 이해하는 경향이 있으며, 자신이 속하지 않은 집단에 대해 모두 비슷하거나 동일하게 여기는 경향이 있다. 이를 인지하지 못하여 데이터를 입력하게 되면 학습 데이터에서 다수 집단에 속하지 않는 개인을 구별하지 못하는 알고리즘을 만들어 인종 편향, 오분류 및 오답을 초래할 수 있다.

(7) 편견 편향

고정관념과 잘못된 사회적 가정이 알고리즘의 데이터 세트에 유입되어 필연적으로 편향된 결과를 초래한다. 예를 들어, AI는 남성만 의사이고 간호사는 모두 여성이라는 결과를 반환할 수 있다.

(8) 고정관념 편향

일반적으로 AI 시스템이 의도치 않게 해로운 고정관념을 강화할 때 발생한다. 인공지능 '이루다'는 출시된 초기 여성과 성소수자를 혐오하는 글을 학습하여 답변함에 따라 고정관념 편향이 나타난 대표적 사례로 손꼽힌다.

2) AI 알고리즘 편향의 딜레마

인공지능은 인력 채용, 대출 승인, 법 집행 등 여러 산업 분야에서 그 활용 범위가 증가하고 있으며, 의료계에서는 환자의 진단과 치료에서 주요 역할을 할 것으로 전망된다. 따라서 AI 알고리즘의 편향은 사회적 불평등과 차별로 인한 사회적 혼란뿐만 아니라 의료계에 있어 환자의 생명 위협으로 이어질 수 있으므로 적용에 있어 면밀한 검토가 이루어져야 할 것이다.

2016년 9월 길병원은 국내 최초로 인공지능 왓슨 포 온콜로지(Watson for Oncology)를 의료현장에 도입하여 실제 암 환자 진료에 활용하였으며, 이 때 AI 편향 문제를 고려하여 '다학제 진료'라는 제한적인 방식을 채택하였다. 왓슨 포 온콜로지는 IBM에서 개발한 의료 인공지능 시스템으로, 자연어 처리 기술을 통하여 60만개 이상의 의학적 근거, 42개 의학 저널, 6만개 이상의 임상시험 자료, 1,500건 이상의 폐암 케이스를 학습하였으며, 14,700시간 이상의 현장 실습 훈련을 받아 암 환자의 치료법을 권고하는 시스템이다. 왓슨 진료는 환자와 의료진이 왓슨 진료 결과 화면을 함께 보면서 의료진이 왓슨의 진단과 치료법을 설명하는 형태로 운영되었으며, 진단의 보조 역할로 활용하였다. 그러나 왓슨은 한국 환자 데이터로 학습된 인공지능이 아니었기 때문에 한국 환자에 맞는 치료법을 제시하는 데에 있어 한계가 존재하였다. 왓슨은 항암제 부작용의 인종 차이를 반영하지 못하였으며, 한국의 보건의료 수가에 책정되지 않은 치료제를 권고하거나, 병원에 따라 사용하는 약품의 차이를 반영하지 못하였다. 또한 환자의 경제적 상황이나 나이 등을 종합적으로 고려하지 못하는 편향이 발생하였고, 이에 길병원은 다학제 진료 방식을 통해 보조적 수단으로 왓슨을 사용하게 되었다. 2016년 이후 부산, 대전, 대구 소재 병원들이 왓슨을 도입하기도 하였으며, 병원 내 빅데이터를 구축한 대형 병원들은 자체적으로 인공지능 시스템 개발에 주력하고 있다.

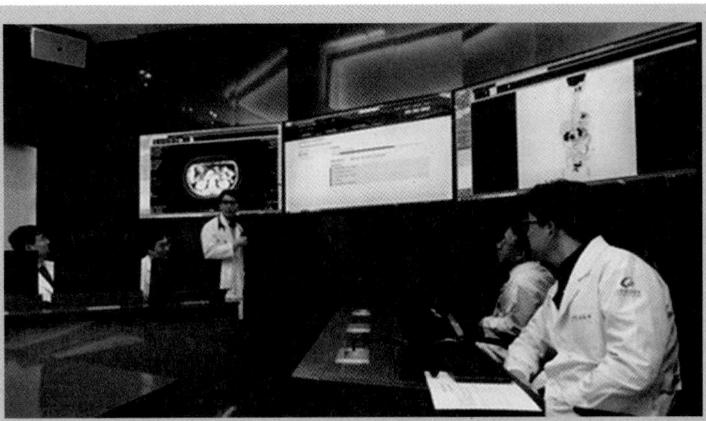

[그림 2-1] 가천대길병원 닥터 왓슨

출처 : https://www.docdocdoc.co.kr/news/articleView.html?idxno=2006519

2 개인정보보호

인공지능이 여러 산업 분야에 적용됨으로써 효율성 향상 및 비용 절감, 의료분야 연구 활성화 및 개선, 안전성 및 편의성 향상으로 이어져 우리 삶을 풍요롭게 할 것이라는 것은 인공지능 도입을 통해 예상되는 사회적·경제적 변화의 일부분이다. 인공지능을 도입한 신산업의 발전이 가속화되면서 인공지능 학습에 활용되는 개인정보 유형과 범위도 함께 확장되고 있다. 인공지능 기술은 시리(siri), 알렉사(Alexa) 같은 가상 비서, 자율주행 기술(테슬라의 FSD 12, 현대자동차의 HDP 등), 생성형(generative) 인공지능 챗GPT 등 다양한 형태로 개발되면서 정보 유출의 형태도 다양화되고 있다. 개인정보 유출의 형태와 경로가 정형화되어 있어 비교적 예측과 대비가 가능했던 예전과는 다르게, AI의 유형과 활용 방식에 따라 리스크의 크기, 종류, 발생 확률이 달라지면서 비정형화된 개인정보 침해 가능성이 증가하고 있으며, 이에 따라 개인정보보호는 더욱 복잡해지고 있다. 개인정보 유출의 위험은 Open AI 활성화로 인하여 국가를 벗어나 전세계가 함께 직면하게 될 과제가 될 것이다.

1) 개인정보 수집

「개인정보 보호법」에 따르면 개인정보는 목적에 맞게 최소로 수집하고, 목적 범위 내에서 처리하며, 목적 외 활용을 금지하고 있다. 또한, 개인정보가 활용되었을 때 사용처와 목적을 알 권리와 개인정보를 침해받지 않을 권리를 보장하고 있다. 그러나 인공지능 학습데이터는 인터넷 접근 기록, SNS 활동 분석, 스마트폰이나 스마트패드 사용 기록 등 다양한 경로와 출처를 통해 데이터를 수집하게 된다. 또한 AI는 개인이 직접 제공하지 않은, 정보 주체가 서비스를 이용하면서 자동으로 생성된 파생 데이터나 다른 정보와 결합하여 새롭게 생성된 데이터를 활용하기도 한다. 따라서 인공지능이 사용하는 데이터가 어떤 정보인지, 어떻게 생성되고 활용되는지 정보 주체가 예측하기는 매우 어렵다. 인공지능의 정보수집에 있어 정보 주체를 대상으로 정보 활용을 고지하고 사전 동의를 기반으로 개인정보를 수집・활용하는 것은 상당한 제한이 있을 것이다.

2021년 인공지능 챗봇 '이루다'는 대화자와의 채팅 중 은행 계좌정보와 같은 금융정보를 제공하는 문제가 발생한 바 있다. 사용자와의 대화 데이터에서 정보 주체의 개인정보 수집 제공 동의 없이 금융정보를 수집하였으며, 비식별처리되지 않은 개인정보를 제공하였다. 2024년 3월 개인정보보호위원회는 생성형 인공지능 서비스 사전 실태점검을 통하여 주민등록번호, 신용카드번호 등 개인의 민감정보가 수집되어 학습데이터로 사용해온 것을 확인하였다. 또한 생성형 인공지능 개발 기업은 파인튜닝 학습을 위해 학습 데이터를 직접 열람・검토하는 인적 검토(processed by human reviewer)과정이 존재하여 사생활 침해 위험성과 취약성이 있는 것이 알려졌다.

2) 개인정보 보유

수집된 개인정보는 인공지능 학습을 위해 활용되므로 시스템에 저장되게 된다. 저장된 개인정보는 암호화와 접근통제가 이루어져야 하지만 인공지능의 경우 활용되는 개인정보의 형태와 수집 경로가 다양하고, 규모가 크며, 알고리즘 생성을 위한 복잡한 연산이 수행되기 때문에 적절한 암호화 방법을 고려하여야 한다. 대표적인 암호화 방법으로는 데이터 가명화 및 익명화, 중앙 서버에 데이터를 저장하지 않고 로컬 디바이스에서 AI 모델을 학습시킨 후 업데이트를 제공하는 페더레이티드 러닝(Federated Learning), 암호화된 데이터로 연산하는 동형 암호화(Homomorphich Encryption), 클라우드 환경 암호화가 있다.

2023년 AI 서비스 '알렉사'는 이용자의 음성 녹음을 삭제 요청이 없는 경우 무기한 보관하였으며 정보 주체의 녹음 삭제요청에 응답하지 않았고, 정보 주체가 촬영한 영상에 직원이 무단으로 접속할 수 있는 권한을 부여하였다. 이에 미국 연방거래위원회는 개인정보보호 위반 조치를 시행하였다.

3) 개인정보 이용

개인정보의 이용 과정은 개인정보 침해 위협이 가장 높으며 실제 빈번히 발생한다. 「개인정보보호법」에 따라 수집된 목적 외의 용도로 사용되거나 민감정보를 공유하는 개인정보 침해 사례, 해킹・보안 등 데이터 유출 사례, 데이터 비식별화, 인공지능 알고리즘 블랙박스 문제 등이 발생하고 있어 개인정보보호 기술의 중요성이 높아지고 있다.

2023년 챗GPT 시스템 오류로 인하여 사용자의 채팅 기록 제목이 관련 없는 사용자에게 표시되는 현상이 발생하였다. 인공지능 기술은 빅데이터를 기반으로 하여 개인의 민감정보를 다루고 있기 때문에 시스템 오류가 중대한 프라이버시 침해로 이어질 수 있다. 이는 인공지능이 추론과 패턴 인식을 통해 개인의 행동과 선호도를 추론할 수 있다는 점에서 더욱 치명적이며, 정보 이용에 있어 개인의 동의가 이루어지기 어렵다는 점, 인공지능 알고리즘에 대한 투명한 추론이 이루어지기 어렵다는 점이 개인정보 보안의 취약점으로 작용한다.

4) 개인정보 제공

인공지능 서비스는 개인정보의 제공이 빈번히 발생하나, 제공 데이터에 대하여 정보 주체의 정보 정정, 이용정지, 삭제 등의 권리를 청구할 수 없는 경우가 더 많다. 이에 개인정보의 부당한 제공에 대하여 정보 주체의 자기결정권이 침해받을 가능성이 존재한다. 개인정보보호위원회에서는 프라이버시 위협을 예측하고 대비하기 위하여 서비스를 기획・설계하는 등 사전 예방을 위한 Privacy by Design 7대 원칙을 제시한다.

① 사후 대응이 아니라 사전 대비, 문제점을 고치는 것이 아니라 사전 예방할 것
② 프라이버시 보호를 시스템의 기본 설정값으로 설정할 것
③ 모든 활동계획에 프라이버시를 포함할 것
④ 포괄적 기능성을 보장할 것, 즉 상호대체(Zero-Sum)가 아닌 상호보완(Positive-Sum)으로 전환
⑤ 전체의 생명주기상에서 보안을 고려할 것
⑥ 가시성과 투명성을 기반으로 이해당사자에게 항상 공개되도록 할 것
⑦ 사용자 중심의 설계와 운영으로 개인의 프라이버시가 존중되도록 할 것

5) 개인정보 파기

개인정보 처리 목적을 달성하였거나 정보 주체가 요구하는 등 경우에 개인정보는 지체 없이 파

기되어야 한다. 그러나 인공지능에서 개인정보는 데이터의 양이 많고, 글로벌 클라우드에 저장되며, 개인정보를 학습한 알고리즘 생성이 이루어지기 때문에 정보의 위치나 연계되어 있는 서비스를 파악하여 파기하기가 어렵다.

[표 2-2] 인공지능 개인정보보호 고려사항

	차이점	고려사항
수집	정보주체가 직접 입력하지 않는 개인정보가 많아져 어떤 개인정보가 수집・이용되는지 알기 어려움	개인정보 수집 동의 명확화 필요
보유	• 다양한 데이터 유형, 대규모, 복잡한 연산 • 접근 대상 시스템과 접근 환경이 복잡・다양	• 특징에 따른 적합한 암호화 방법 고려 • 강력한 접근통제
이용	데이터 활용이 가장 활발	비식별화, 재식별 방지
제공	타 플랫폼, 타사와의 연계 활발	개인정보 제공 동의 명확화 필요
파기	파기하고자 하는 개인정보의 위치, 연쇄된 개인정보를 어디까지 파기해야 할지 불명확	파기하는 개인정보와 연쇄된 개인정보까지 완전히 파기되었음을 보증하기 어려워, 인공지능 개발 단계부터 완전한 파기를 고려해야 함

출처 : 이아람. (2022). 개인정보 생명주기(Lifecycle)에 따른 인공지능(AI) 개인정보보호. 한국통신학회지(정보와 통신), 39(12), 3-7.

3 AI 자율성과 법적 책임

인공지능은 주어진 학습 데이터를 통하여 구축된 알고리즘을 기반으로 판단하고 예측한다는 점에서 자율성을 가진다. 이는 인간처럼 사고(Thinking Humanly)하여 인간에게 도움이 되어야 한다는 인공지능의 궁극적인 목표와도 부합한다. 그러나 인공지능이 인간의 일을 수행할 때, 특히 임상 현장이나 보건 분야에서 생명에 영향을 미치는 판단이나 예측을 할 경우, 그 자율성을 어디까지 인정할 것인지에 대한 윤리적 판단과 더불어, 인공지능의 판단 결과로 인한 책임 소재를 명확히 하는 법적 판단이 함께 이루어져야 한다.

1) AI의 권리와 책임

AI는 권리능력이 없으므로 현행법상 민・형사상 책임 능력이 없으며, 민사상 책임의 전제가 되는 책임 재산을 소유할 수도 없기 때문에 필연적으로 AI의 의료행위로 인해 발생하는 문제에 있어 책임 소재를 둘러싼 법적 논쟁이 발생한다. AI 의료기술로 인한 의료사고가 발생했을 경우 AI는 처벌받을 수 없으므로 AI 개발 기업이나 AI 활용 의료기관에 책임이 있는지, AI 의료기술을 사용하겠다고 한 환자 또는 보호자 개인의 책임이 되는지 그 기준이 모호하다.

의료법위반 판례[대법원 2018.06.19. 선고 2017도19422 판결]에 의하면 '의료행위란 의학적 전문지식을 기초로 하는 경험과 기능으로 진찰, 검안, 처방, 투약 또는 외과적 시술을 시행하여 하는 질병의 예방 또는 치료행위 및 그 밖에 의료인이 행하지 아니하면 보건위생상 위해가 생길 우려가 있는 행위'이므로 의료인의 행위로 정의하고 있다. 따라서 인공지능 시스템은 현행법상 의료행위의 주체가 될 수 없다는 의견이 다분하다.

국내에서는 인공지능 활용이 급격히 증가함에 따라 2017년 식품의약품안전처가 AI 의료기기 인허가를 위한 성능 및 임상시험 기준인 「빅데이터 및 인공지능(AI)기술이 적용된 의료기기의 허가・심사 가이드라인」을 마련하였으며, 2023년 보건복지부는 「디지털치료기기・인공지능(AI) 건강보험 등재 가이드라인」을 마련, 2024년 과기부는 「인공지능기본법」을 발의하는 등 인공지능의 의료 현장 도입을 위한 기반을 마련하고 있다. 그러나 AI 책임귀속에 대한 명확한 법적 기준은 미비하다. 법적・윤리적 쟁점에 관한 사회적 합의와 명확한 기준은 AI 기술의 자율성 논의에 선행되어야 할 것이다.

2) 현행법 하 의료사고의 책임

권리와 책임이 부여되지 않은 인공지능 기술을 도구로서 사용할 때 의료사고가 발생하게 되면 의료기관 개설자, 의료인, 기술 개발자 또는 기업 등 관계자들의 법적 책임은 현행법상 다음과 같다.

(1) 의료기관 개설자의 책임

인공지능 기술과 관련하여 의료계약을 체결하는 당사자로서 의료기관 개설자는 환자에 대한 의료계약상 채무를 부담하고 분쟁이 발생한 경우 계약당사자의 지위에서 책임이 있다. 또한 인공지능을 이용하여 의료행위를 시행하는 의료인의 사용자로서 사용자책임과, 인공지능 시스템을 설치・관리하는 점유자 혹은 소유자로서 책임을 부담한다. 마지막으로 인공지능 기술과 관련한 일반적 주의의무를 부담하고 이를 위반하여 손해가 발생하였을 때 일반불법행위책임을 부담할 수 있다.

(2) 의료인의 책임

의료행위를 담당한 집도의는 의료계약의 이행대행자로서 인공지능 기술을 사용하기 전 환자에게 질병에 대한 설명, 수술 필요성 및 과정 등의 설명의무를 부담하며, 충분한 설명을 하지 않거나 불완전하여 불필요한 수술을 하게 되거나 부작용·후유증이 발생한 경우, 인공지능 기술 사용 시 주의의무를 위반한 경우 불법행위책임을 부담할 수 있다.

치료 과정에 참여한 간호사는 이행보조자로서 독립적인 책임주체가 되며, 간호사의 행위가 독립적으로 환자에게 발생한 부정적 결과에 기여하였다면 불법행위책임을 부담할 수 있다.

(3) 인공지능 개발자의 책임

인공지능 시스템의 결함이나 작동 오류에 의해 의료분쟁이 발생하고 환자의 생명과 건강 상 위해가 일어난 경우 개발자 또는 개발업체는 제조물책임이 있으며, 인공지능 시스템을 제공, 가공, 수입하였다는 표시를 한 자도 동일한 책임을 부담한다. 또한 인공지능 시스템 제공에 과실이 있는 경우 불법행위책임을, 의료기관과의 관계에서 계약책임을 부담한다.

제2절 AI 역기능

1 AI 범죄

신기술의 발전은 인간의 삶을 풍요롭게 하며 불가능을 가능케 하는 등 사회적, 환경적 변화를 불러온다. 하지만 신기술의 형태가 다양해짐에 따라 이를 악용한 범죄 행위도 함께 다양해지는 양면성을 갖는다. AI 기술은 특히 SNS, 인터넷 접속·서핑 기록부터 스마트폰 기록 등 개인의 다양하고 민감한 정보를 수집하여 활용한다는 점에서 개인정보 침해와 관련된 범죄 행위가 발생할 가능성이 높으며, 기술 적용의 초기라는 점에서 취약성이 높다. 가장 대표적인 인공지능 활용 범죄로는 딥페이크(Deepfakes) 기술이 있으며, 딥보이스(Deepvoice), AI 피싱(AI Phishing), AI 스캠(AI Scam), AI를 사용한 해킹까지 인공지능 기술의 발전에 맞추어 더욱더 범죄 수단이 빠르고 정교하게 변화하고 있다. 인공지능 기술은 가짜 뉴스를 생성하고, 언론을 조작하여 사회적 혼란을 가져오며, 음란물을 생성하거나 사기·기만 행위를 통해 금전적 피해를 주는 등 심각한 사회적, 법적 문제를 야기하고 있다.

1) 딥페이크(Deepfakes)

딥페이크(Deepfakes)는 AI 기술을 활용하여 특정 인물의 얼굴이나 신체를 다른 이미지, 영상에 합성하는 기술로, 주로 음란물 제작이나 허위 정보 유포 등에 악용되고 있다. 딥페이크라는 용어는 2017년 미국의 소셜네트워크(SNS) 플랫폼 레딧에서 'Deepfakes'라는 아이디를 가진 회원이 유명 배우의 얼굴을 합성한 음란 동영상을 허위로 제작하여 유포한 데에서 처음 사용되었다. 딥페이크 기술은 GAN(Generative Adversarial Network), 오토인코더(Autoencoder)와 같은 딥러닝 기술을 사용하여 이미지나 영상을 생성하며, 의도적으로 악용되고 있다. 이런 기술은 전문가가 아니더라도 쉽게 접근할 수 있으며 컴퓨터뿐만 아니라 모바일 환경에서도 제작이 가능하다. 현재 딥페이크 영상을 제작하여 판매하는 기업이 지속적으로 증가하고 있으며, 기업은 온라인과 모바일 환경 등 다양한 통로로 서비스를 제공하고 있다.

딥페이크 범죄는 주로 연예인이나 정치인이 표적이 되고 있으며, SNS 및 유튜브 플랫폼을 통해 이미지나 영상이 게시되고 있다. 2024년 홍콩에서는 딥페이크 기술을 악용한 대규모 사기 사건이 발생하였다. 인공지능을 활용하여 기업 임원의 얼굴과 목소리를 위조하였으며, 재무 담당 직원을 속여 약 2억 홍콩 달러를 특정 계좌로 송금하게 지시하였다. 이렇듯 딥페이크 범죄는 개인의 명예훼손, 허위 영상물 유포뿐만 아니라 금전적 피해로 이어지는 등 범죄 수법이 정교해지고 있다.

딥페이크 범죄가 증가하던 2020년의 법 제도 하에서 「청소년성보호법」, 「성폭력처벌법」, 「정보통신망법」을 통해 범죄행위가 처벌되고 있었다. 하지만 종전 법률은 딥페이크 허위영상물에 대한 처벌 수위가 불법촬영물에 비해 약하고, 허위영상물을 소지·구입·저장·시청을 한 경우에 대해 처벌할 수 있는 법적 근거가 없다는 문제가 존재하였다. 이에 법제처에서는 2024년 9월 딥페이크 처벌법인 성폭력범죄의 처벌 등에 관한 특례법 일부개정법률안을 발의하여 10월 공포 및 시행하였다. 또한, 같은 해 11월 정부부처 합동으로 '딥페이크 성범죄 대응 강화 방안'을 발표하였으며, 일부 내용은 국회를 통과하여 공포되었다.

[표 2-3] 딥페이크 성범죄 대응 강화방안

법률	주요 개정 및 제·개정안
성폭력 처벌법 (법무부)	• 딥페이크 허위영상물 편집·합성·가공·반포 등에 대한 법정형 상향 • 딥페이크 허위영상물 소지·구입·저장·시청과 딥페이크 허위영상물 이용 협박·강요에 대한 처벌 규정 신설 • 성인 대상 불법촬영물이나 딥페이크 허위영상물 관련 범죄에도 신분 비공개수사와 위장수사 특례 적용 • 딥페이크 허위영상물 관련 범죄수익과 그 범죄수익에서 유래한 재산은 필요적으로 몰수·추징함 • 불법촬영물이나 딥페이크 허위영상물 범죄에 사법협조자 형벌 감면제 도입

청소년 성보호법 (여가부)	• 아동·청소년 성착취물을 이용한 협박·강요에 대한 처벌 규정 신설 • 현행 신분비공개수사의 경우 사전승인을 요건으로 하나, 야간·공휴일 등 긴급한 경우 사후승인 허용 • 경찰의 아동·청소년 성착취물 관련 방심위에 삭제통보의무 신설
	• 아동·청소년 성범죄에 사법협조자 형벌 감면제 도입
성폭력 방지법 (여가부)	• 불법촬영물 등 삭제지원 주체 확대(국가→국가 및 지자체) • 불법촬영물 등 외에 피해자의 신상정보도 삭제 지원 • 디지털성범죄피해자지원센터 설치·운영 • 중앙 및 지역 디지털성범죄피해자지원센터 설치·운영
범죄 수익은닉 규제법 (법무부)	• 기소 전에도 범죄수익 몰수·추징 가능한 독립 몰수·추징제 도입
통신비밀 보호법 (법무부)	• 불법·허위영상물 제작 유통 피의자의 인터넷 회선 감청(패킷 감청) 허용
인공지능 기본법안 (과기부, 과방위)	• 생성형 인공지능 제품 또는 서비스 사실을 이용자에게 고지하고 결과물에 표시
정보 통신망법 (방통위, 과방위)	• 방통위와 과기정통부로 하여금 딥페이크 관련 피해 예방을 위한 시책 마련하도록 함 • 디지털 성범죄물 게재자에 대해 이용중단, 탈퇴 등 제재 • 투명성보고서 부실·허위 제출 시 사업자에 과태료 부과 신설
전기통신 사업법(방통위, 과방위)	• 플랫폼 사업자가 先조치하고 방심위에 後심의 요청 허용

출처 : 법제처. (2024). 딥페이크 처벌법(성폭력처벌법 개정안) 소개

2) 딥보이스(Deepvoice)

딥보이스(Deepvoice)는 딥러닝(Deep Learning)과 보이스(Voice)의 합성어로 음성 변조 복제 합성 기술을 말한다. 딥보이스는 합성 기술이라는 점에서 딥페이크로 구분하기도 하지만 음성을 합성하는 기술로 구분하여 고려할 필요가 있다. 딥보이스의 특징은 적은 양의 데이터를 사용하여 자연스러운 음성을 구현할 수 있다는 것이며, 앞으로 인간의 감정까지 음성으로 구현할 수 있다고 예측된다. 딥보이스 음성합성 기술은 문자 음성 자동변화(Text to Speech, TTS) 기술을 사용하고 있으며 무제한 음성합성 방식인 규칙 합성 방식과 연결 합성 방식을 사용함으로써 개선되고 있다. 이는 딥러닝 학습과 연계되어 사람의 목소리를 학습하며 문맥에 따른 강세, 높낮이, 발

음 방법 등을 습득하는 단계로 발전되고 있다.

딥보이스를 악용하는 대표적인 사례는 보이스피싱(Voice Phishing) 범죄이다. 피싱(Phishing) 사기는 개인정보(Private Data)와 낚시(Fishing)의 합성어로 전화 등을 통해 개인정보를 낚아올린다는 의미를 가지고 있다. 보이스피싱에 인공지능 기술이 딥보이스를 사용하게 되면서 범죄 피해가 지속적으로 증가하고 있다. 딥보이스 방식은 기술이 발전함에 따라 보다 세련된 말투로, 전문용어를 구사하는 형태로 변화하게 되어 주로 노년층이 대상이 되었던 과거 피해 양상이 젊은 세대로 확장되는 양상을 보이고 있어 우려의 목소리가 커지고 있다. 딥보이스 범죄 행위는 음성 변조뿐만 아니라 SIM 박스를 악용한 발신번호 변경, 전화를 받은 매체, 주로 스마트폰에 악성코드를 심어 해킹하거나 탈취하는 스미싱 수법이 함께 사용되고 있다. 피해를 막기 위하여 음성인식, 텍스트 분석, 발신번호 변작 차단, SIM 박스 패킷 분석 및 전파 탐지, 악성앱 탐지 등과 같은 대응 기술이 연구되고 있지만 아직 피해를 막기에 부족한 상황이다.

3) AI 피싱(AI Phishing)과 해킹

AI 피싱은 AI 기술을 활용한 메신저 피싱 형태로 빈번히 발생하고 있다. 2020년 이후 문자나 카카오톡과 같은 메신저를 통해 피싱(Phishing), 파밍(Pharming), 비싱(Vishing), 스미싱(Smishing) 등과 같은 범죄 행위가 증가하고 있다. 메신저를 통해 지인을 사칭하거나 대출을 빙자한 기만 행위가 일어나고 있으며 메시지에 악성코드를 사용하여 해킹을 하는 등 그 수법이 다양해지고 있다.

(1) 피싱(Phishing)

불특정 다수에게 메일 또는 메시지를 발송해 위장된 도메인(홈페이지 링크)으로 접속하도록 유인하여 개인정보를 유출하는 방법으로, 유사한 이메일 주소 또는 도메인 이름을 사용하는 방법, 위조 사이트 접속 시 자바스크립트를 이용해 정상 페이지에 접속한 것처럼 위장하거나 팝업창을 띄워 속이는 방법, 링크주소를 사용자가 알기 어렵게 인코딩하거나 변경하는 방법 등을 사용한다.

(2) 파밍(Pharming)

피싱 방법의 발전된 수법으로 금융기관의 도메인 주소(DNS)를 중간에 탈취하여 사용자가 정상적인 사이트에 접속한 것 같은 착각을 하게 만들어 개인정보를 유출하는 방법이다. 파밍은 DNS 서버를 해킹하여 특정 도메인에 대한 IP 레코드를 변조하는 방법, 클라이언트 단에서 호스

트파일의 IP정보를 변조하는 방법, 사용자가 정상 URL을 입력하여도 피싱사이트로 접속되도록 브라우저를 변조하는 방법 등을 사용한다.

(3) 비싱(Vishing)

피싱 방법의 발전된 수법으로 인터넷 전화(VoIP)를 이용하여 은행계좌에 문제가 있다는 등의 자동 녹음 메시지를 보낸 후 사용자가 계좌번호, 비밀번호 등 금융정보를 입력하면 미리 설치한 중계기로 정보를 유출하는 방법이다.

(4) 스미싱(Smishing)

문자 메시지에 토로이목마 등의 악성코드를 배포한 웹사이트 URL을 보내 접속한 대상자의 스마트폰을 통제하는 방법이다.

4) AI 스캠(AI Scam)

AI 스캠이란 AI 기술을 활용한 사기(Scam) 행위를 말한다. AI 스캠은 허위 정보를 게시하여 상품을 판매하는 등 광고에서 가장 많이 일어나는 범죄이다. 이런 사기 행위는 AI 기술를 활용하면서 '초개인화' 된다는 점에서 위험성이 매우 높다.

2 사회적 문제와 대응방안

1) 개인화

인공지능은 개인정보를 학습함에 따라 개인 맞춤형서비스를 제공하여 사용자 경험의 개선, 효율성과 만족도 향상 등의 효과를 불러온다. 개인 맞춤형서비스는 소셜미디어(SNS), 뉴스, 쇼핑, 검색 등에서 개인의 성향에 맞는 개인이 선호하는 정보를 제공하기 때문에 편리하다는 큰 장점이 있으나 정보의 불균형 문제를 간과할 수 없다. 현재 우리가 사용하고 있는 웹 화면, 유튜브와 같은 플랫폼은 '알고리즘'이라는 것을 사용하여 정보를 노출하고 있다. '알고리즘'이 노출한 정보와 서비스를 경험하면서 선호도가 높은 경험은 강화되지만 관심이 적은 분야, 흔히 '알고리즘의 선택을 받지 못한 정보'에 대한 경험은 제한적이다. 이는 다른 관점에 대한 인식을 감소시키고, 다른 문화와 환경을 이해하는 사고와 상호작용을 제한한다는 점에서 편협한 시각을 형성할 가능성이 있다.

2) 차별화

인공지능 기술의 발전 이면에는 AI 알고리즘이 소수 그룹에 대한 차별을 강화하거나 새로운 형태의 불평등을 일으키는 문제가 존재한다. 학습 데이터의 불완전성으로 편향된 학습데이터는 알고리즘 설계의 불균형으로 이어져 차별적인 예측, 판단 결과를 제시할 가능성이 있다. 이는 인공지능 기반 서비스가 의도적, 비의도적으로 사회적 다수 그룹에 초점을 맞추어 개발・제공됨에 따라 발생할 수 있으며, 인공지능 개발 초기에 많은 차별 사례가 나타났다.

(1) **인사 채용 차별** : 아마존이 개발한 인공지능(AI) 기반 채용 시스템은 과거 10년간 주로 남성 채용이 우세하였던 데이터를 학습하여 여성 지원자를 낮게 평가하는 편향된 결과를 보여줬다. 이는 성별에 따른 대표적인 차별 사례로 손꼽힌다.

(2) **신용 평가 차별** : 인공지능(AI) 기반 대출 심사 시스템에서 인종, 성별, 지역 등과 같은 금융과 관계없는, 개인 특성에 따른 대출 심사 데이터를 함께 학습함으로써 인종, 성별, 지역에 따라 대출 승인이 이루어지는 편향된 결과가 나타났다.

(3) **의료 진단 차별** : 인공지능(AI) 진단 시스템인 왓슨은 소수 인종 그룹의 질병을 과소・과대 진단하는 결과를 보였다. 소수 인종이 질병을 진단받을 확률이 낮게 나타났으며, 이는 학습데이터로 사용된 데이터세트가 다수 인종의 데이터로 구성되었기 때문으로 밝혀졌다. 이런 결과는 의료의 형평성과 공정성을 저해하면서 환자의 생명과 직접적인 영향으로 이어질 수 있어 치명적 위험을 초래할 수 있다.

3) 인간과 기계의 소통

인공지능 기술이 발전하고 실제 현장에 적용되는 범위가 넓어지면서 앞으로 스마트폰, 스마트패드와 같이 AI가 우리의 일상에 들어오는 속도는 점점 빨라질 것이다. 이에 어린 시절부터 인공지능 기술을 접하는 세대에게 미칠 장기적인 영향에 대해 우려의 목소리가 존재한다.

스마트폰 세대는 눈의 피로, 거북목증후군, 시력 저하와 같은 신체적 문제, 주의력 저하, 산만함, 수면장애, 우울증, 디지털 치매와 같은 정신적 문제, 대인관계 미숙, 사회 부적응 현상, 사회적 박탈과 같은 사회적 문제가 나타나는 것으로 알려져 있다. 이렇듯 인공지능 세대에게도 다양한 문제가 나타날 가능성이 있다.

4) 대응방안

신기술의 발전은 인간의 삶을 풍요롭게 하지만 이에 따른 다양한 문제도 함께 존재한다. 인공지능 시대를 대비하여 인공지능을 적절히 활용할 수 있는 방안을 마련하는 것이 중요하다. 첫째, 개인화의 부작용을 해소하기 위하여 알고리즘 구조에 대한 투명성을 강화할 필요가 있다. 인공지능은 정보를 신속히 학습하고 적용하여 이에 따른 잠재적 위험성이 존재하므로 신뢰할 수 있는 인공지능 시스템을 구현하기 위하여 알고리즘 구조에 따른 판단, 예측에 관한 검증 기준이 마련되어야 한다. 데이터 수집・가공・활용에 대한 내용은 인공지능을 이용하는 이용자에게 제시되어야 한다. 개인 맞춤형서비스를 제공받는 개인 또한 디지털 리터러시 역량을 키워 정보의 편향성을 이해하고 비판적으로 수용할 수 있어야 한다. 둘째, 인공지능 알고리즘이 소수 그룹에 대한 차별을 초래하지 않도록 공정성을 강화해야 한다. 학습데이터는 편향되지 않도록 하며, 알고리즘 설계 시 차별 요소를 최소화하고 외부 검증을 하는 등 공정성을 갖추어야 한다. 또한 차별금지에 관한 규제와 정책을 수립하여 책임을 명확히 하는 체계가 구축되어야 할 것이다. 셋째, 인간과 인공지능 기술 간의 균형을 유지하기 위한 방안이 마련되어야 한다. 인공지능 의존도를 줄이고 사회적 적응력과 상호작용을 강화하기 위한 노력이 지속되어야 할 것이며, 인공지능 세대를 대상으로 인공지능 기술과 윤리에 대한 교육을 실시하여 이해도를 높일 필요가 있다.

학습문제

1. AI의 의료 도입과 관련된 문제로 올바르지 않은 것은?

① AI 알고리즘의 학습 데이터 편향 가능성
② 환자 건강 정보의 침해 위험
③ 의료기기의 물리적 손상
④ AI 자율성에 따른 책임 소재 문제
⑤ 민감한 개인정보의 유출 가능성

2. AI 알고리즘 편향의 주요 원인이 아닌 것은?

① 알고리즘 편향
② 인지 편향
③ 확증 편향
④ 가명화 기술
⑤ 측정 편향

3. AI 윤리 기준의 10대 핵심요건에 포함되지 않는 것은?

① 인권 보장
② 프라이버시 보호
③ 경제적 효율성
④ 다양성 존중
⑤ 공공성

4. AI 시스템의 개인정보 침해 가능성이 가장 높은 경우는?

① 동의 없이 개인정보를 수집하고 사용한 경우
② 개인정보를 암호화한 후 저장한 경우
③ 가명화 데이터를 사용한 학습 과정

정답 1. ③ 2. ④ 3. ③ 4. ①

④ AI 알고리즘을 투명하게 설계한 경우

⑤ 비식별화된 데이터를 활용한 경우

5. 딥페이크(Deepfake) 기술이 악용되어 발생할 수 있는 주요 범죄 유형으로 가장 적절하지 않은 것은 무엇인가?

① 초상권 침해

② 음란물 제작

③ 허위 정보 유포

④ 사기 및 금융 범죄

⑤ 바이러스 감염을 통한 네트워크 마비

6. 다음 중 AI 기술을 악용한 범죄 사례로 가장 적절하지 않은 것은 무엇인가?

① 딥페이크를 이용한 허위 정보 유포

② 딥보이스를 활용한 음성 사칭 및 보이스피싱

③ AI 피싱을 통한 악성코드 배포

④ AI 스캠을 통한 초개인화된 광고 사기

⑤ AI를 활용한 법률 상담 서비스 제공

정답 5. ⑤ 6. ⑤

제 3 장

건강정보 보호 관련 법률
- 국제적 규범 및 체제

제3장

건강정보 보호 관련 법률 - 국제적 규범 및 체제

학습목표

- 국제기구의 다양한 개인정보보호지침을 파악할 수 있다.
- OECD Privacy 가이드라인의 개인정보보호 8원칙에 대하여 이해할 수 있다.
- UN의 가이드라인에 대하여 파악할 수 있다.
- EU의 가이드라인에 대하여 파악할 수 있다.

OECD의 프라이버시 가이드라인은 각국의 개인정보보호와 프라이버시 관련 법률과 제도, 가이드라인의 모델이 되고 있으며 공공, 민간부문에서 전 세계적으로 광범위하게 채택되고 있는 정보보호 원칙이다. OECD 프라이버시 가이드라인은 OECD 회원국뿐 아니라 다른 국가의 법제정에도 상당한 영향을 주고 있다. 예를 들어 미국의 Cable Act(1984), 호주의 Privacy Act(1988), 뉴질랜드의 Privacy Act(1993), 일본의 정부기관의 전자개인정보규제에 관한 법률(1988), 한국의 공공기관의 개인정보보호에 관한 법률(1994) 등 OECD의 프라이버시 보호원칙을 전부 혹은 일부 채택한 법률들이다.

제1절 OECD Privacy 가이드라인

'OECD 프라이버시 보호 및 개인정보의 국가 간 유통 지침'(Guidelines on the Protection of Privacy and Transborder Flows of Personal Data, 1980)은 국가별 프라이버시 관련법의 상호조화를 도모하여 인권으로서의 프라이버시권을 보호함과 동시에 국가 간의 정보 유통을 방해하지 않는 가이드라인의 필요성을 시사하고 있다.

1 가이드라인에서 규정하고 있는 8개 원칙

가이드라인에서 규정하고 있는 프라이버시 보호 및 개인의 권리에 관한 8개 원칙을 고려하여야 한다고 권고하고 있다.

1) 수집제한

개인 데이터는 적법하고 공정한 방법으로 당사자의 숙지 혹은 동의를 얻어서 수집이 제한되어야 한다.

2) 데이터 정확성

개인 데이터는 사용목적과 그 목적의 필요범위 안에서 정확하고 완전하게 최신성이 유지되어야 한다.

3) 목적 특성화

수집되는 개인 데이터는 수집당시에 특정되어야 하며 목적 실현에 제한되어야 한다.

4) 이용제한

개인 데이터는 주체의 동의와 법률에 의한 경우를 제외하고는 공개되거나 특정한 목적이나 다른 용도로 사용되지 아니한다.

5) 비밀보호

개인 데이터는 불법적인 공개, 수정, 사용, 파괴, 접근 혹은 손실과 같은 위험에 대비하여 합리적인 비밀보호의 조치와 수단을 적용하여 보호되어야 한다.

6) 공개

개인 데이터에 대한 개발이나 운영 및 정책에 관한 일반적 공개정책이 확립되어야 한다.

7) 개인참여

데이터에 대한 개인의 권리(데이터 관리자에게 자신에 관한 데이터를 보유하고 있는지 확인할 권리, 합리적 기간, 타당한 방식, 과도한 비용부담이 없이 데이터를 통지받을 수 있는 요청을 거부당할 경우 거부하는 이유와 거부에 이의를 제기할 수 있는 권리, 그리고 이 정당한 경우에는 데이터의 삭제, 수정, 보완하는 권리)가 보장되어야 한다.

8) 책임

데이터 관리자는 상기의 원칙을 실현하는데 필요한 조치를 수행할 책임을 진다.

원 칙	내 용
수집제한	개인 데이터는 적법하고 공정한 방법으로 당사자의 숙지 혹은 동의를 얻어서 수집이 제한되어야 한다.
데이터 정확성	개인 데이터는 사용목적과 그 목적의 필요범위 안에서 정확하고 완전하게 최신성이 유지되어야 한다.
목적 특성화	수집되는 개인 데이터는 수집당시에 특정되어야 하며 목적 실현에 제한되어야 한다.
이용 제한	개인 데이터는 주체의 동의와 법률에 의한 경우를 제외하고는 공개되거나 특정한 목적이나 다른 용도로 사용되지 아니한다.
비밀보호	개인 데이터는 불법적인 공개, 수정, 사용, 파괴, 접근 혹은 손실과 같은 위험에 대비하여 합리적인 비밀보호의 조치와 수단을 적용하여 보호되어야 한다.
공개	개인 데이터에 대한 개발이나 운영 및 정책에 관한 일반적 공개정책이 확립되어야 한다.
개인 참여	데이터에 대한 개인의 권리(데이터 관리자에게 자신에 관한 데이터를 보유하고 있는지 확인할 권리, 합리적 기간, 타당한 방식, 과도한 비용부담이 없이 데이터를 통지받을 수 있는 상기의 요청을 거부당할 경우 거부하는 이유와 거부에 이의를 제기할 수 있는 권리, 그리고 이 정당한 경우에는 데이터의 삭제, 수정, 보완하는 권리)가 보장되어야 한다.
책임	데이터 관리자는 상기의 원칙을 실현하는데 필요한 조치를 수행할 책임을 진다.

[그림 3–1] 프라이버시 보호 및 개인의 권리에 관한 8원칙

제2절 OECD Security 가이드라인

정보시스템과 네트워크 보호를 위한 OECD 가이드라인은 제1037차 OECD 이사회의 권고로 채택되었다. 이 가이드라인은 정보보호 문화의 촉진을 통해서 지속적으로 변화하는 정보보호 환경에 대응하고자 마련되었으며 9개의 정보보안 원칙을 그 내용으로 하며, 이 원칙은 상호보완적이다.

1) 인식

시스템 소유자, 공급자, 사용자 및 기타 관련자들은 정보시스템이 일괄된 보호 수준을 유지할 수 있도록 정보시스템에 대한 지식을 쌓고 위협의 존재와 이에 대한 대책을 파악할 수 있어야 한다.

2) 책임

정보시스템의 소유자, 공급자, 사용자 및 관련자들의 책임과 책임추적성은 명확해야 한다.

3) 대응

참여자들이 정보보호 사고를 예방, 탐지, 대응하기 위해서 적기에 협력하고, 행동하여야 한다는 것을 의미한다. 참여자들은 정보보호 위협 및 취약성에 대한 정보를 적절히 공유해야 하며 가능한 경우, 국가 간 정보 공유와 협력을 포함할 수 있다.

4) 윤리

정보시스템과 정보의 보호는 모든 사람들의 권리를 기본적으로 존중하여야 한다.

5) 민주성

정보시스템과 네트워크의 보호는 민주주의 사회의 근본적인 가치에 부합하도록 하여야 한다. 아이디어의 자유로운 교환, 정보의 자유로운 유통, 정보와 통신의 비밀보장, 개인정보의 적절한 보호, 개방성·투명성을 포함한 민주주의 사회에서 인정되는 가치에 부합하는 방식으로 정보보호가 수행되어야 한다.

6) 위험평가

위협과 취약성을 확인하는 것으로 기술적·물리적·인적 요인, 정책·정보보호와 관련되는 제3자 서비스와 같은 주요 내·외적 요인을 모두 포함할 수 있도록 충분히 포괄적이어야 한다. 위험평가는 보호해야 할 정보의 특성과 중요성을 고려하여 허용 가능한 위험수준을 결정하며 잠재적인 위험요인에 대한 통제수단을 선택할 수 있게 한다.

7) 정보보호의 설계와 이행

참여자들은 정보보호를 정보시스템과 네트워크의 핵심요소로 수용하여야 한다는 원칙이다. 기술적, 비기술적인 안전장치와 해결책이 모두 요구되며, 이들은 조직의 시스템과 네트워크상의 정보가 갖는 가치에 상응하여야 한다.

8) 정보보안관리

보안관리 참여자들은 정보보호 관리에 대해 포괄적인 접근방식을 채택해야 한다. 정보보안관리는 위험평가에 입각하여 이루어져야 하고 동태적이어야 하며, 참여자들은 정보시스템과 네트워크의 보호를 검토한다.

9) 재평가

재평가를 통하여 정보보호 정책, 관행, 조치, 절차를 적절히 수정해야 함을 강조한다. 정보시스템의 보호 수준과 보안요구사항은 시간이 지남에 따라 변하므로 정기적으로 재평가 되어야 한다.

원 칙	내 용
인식	시스템 소유자, 공급자, 사용자 및 기타 관련자들은 정보시스템이 일괄된 보호 수준을 유지할 수 있도록 정보시스템에 대한 지식을 쌓고 위협의 존재와 이에 대한 대책을 파악할 수 있어야 한다.
책임	정보시스템의 소유자, 공급자, 사용자 및 관련자들의 책임과 책임추적성은 명확해야 한다.

대응	참여자들이 정보보호 사고를 예방, 탐지, 대응하기 위해서 적기에 협력하고, 행동하여야 한다는 것을 의미한다. 참여자들은 정보보호 위협 및 취약성에 대한 정보를 적절히 공유해야 하며 가능한 경우, 국가 간 정보 공유와 협력을 포함할 수 있다.
윤리	정보시스템과 정보의 보호는 모든 사람들의 권리를 기본적으로 존중하여야 한다.
민주성	정보시스템과 네트워크의 보호는 민주주의 사회의 근본적인 가치에 부합하도록 하여야 한다. 아이디어의 자유로운 교환, 정보의 자유스런 유통, 정보와 통신의 비밀보장, 개인정보의 적절한 보호, 개방성·투명성을 포함한 민주주의 사회에서 인정되는 가치에 부합하는 방식으로 정보보호가 수행되어야 한다.
위험평가	위협과 취약성을 확인하는 것으로 기술적·물리적·인적 요인, 정책·정보보호와 관련되는 제3자 서비스와 같은 주요 내·외적 요인을 모두 포함할 수 있도록 충분히 포괄적이어야 한다. 위험평가는 보호해야 할 정보의 특성과 중요성을 고려하여 허용 가능한 위험수준을 결정하며 잠재적인 위험요인에 대한 통제수단을 선택할 수 있게 한다.
정보보호의 설계와 이행	참여자들은 정보보호를 정보시스템과 네트워크의 핵심요소로 수용하여야 한다는 원칙이다. 기술적, 비기술적인 안전장치와 해결책이 모두 요구되며, 이들은 조직의 시스템과 네트워크상의 정보가 갖는 가치에 상응하여야 한다.
정보보안 관리	보안관리 참여자들은 정보보호 관리에 대해 포괄적인 접근방식을 채택해야 한다. 정보보안 관리는 위험평가에 입각하여 이루어져야 하고 동태적이어야 하며, 참여자들은 정보시스템과 네트워크의 보호를 검토한다.
재평가	재평가를 통하여 정보보호 정책, 관행, 조치, 절차를 적절히 수정해야 함을 강조한다. 정보시스템의 보호 수준과 보안요구사항은 시간이 지남에 따라 변하므로 정기적으로 재평가되어야 한다.

[그림 3-2] OECD 정보보안의 9원칙

제3절 UN 가이드라인

UN은 1990년 12월 14일 총회 결의로 '컴퓨터화된 개인정보 파일의 규율지침'(Guidelines of the regulation of computerized personal data files, A/RES/45/95)을 채택하였으며, 다음과 같다.

1) 합법성

개인에 관한 정보는 합법적인 방법으로 수집, 처리하여야 하고 UN헌장에 명시된 목적과 원칙에 반하여서는 안 되는 원칙으로, OECD의 8원칙 중 수집제한의 원칙과 흐름을 같이 한다.

2) 정확성

개인정보를 수집하거나 저장하는 사람 및 이에 관하여 책임 있는 담당자는 개인정보를 정기적으로 검사하여 수록된 정보가 정확한 정보인지를 검토하여야 한다는 원칙으로, OECD 8원칙 중 정보의 정확성 원칙과 유사한 내용이다.

3) 목적 명확화

개인정보의 수집 및 처리의 목적은 구체적이고 정당하여야 한다. 즉, 모든 개인정보는 특정한 목적과 관련해서 수집 및 처리되어야 하고, 이러한 개인정보는 정보주체의 동의가 없는 한 다른 목적으로 이용되거나 공개되어서는 안 되며, 특정의 목적에 필요한 기간을 넘어서 저장되어서도 안 된다는 원칙이다.

4) 정보주체의 접근

정보주체는 자신의 정보가 어떻게 처리되며 이용되는 지에 관하여 알권리가 있으며, 잘못되거나 정확하지 않은 정보의 삭제권 등 여러 보호권리가 정보주체에게 부여되어야 한다는 원칙으로, OECD의 8원칙 중 개인 참여의 원칙과 유사하다.

5) 차별 배제

개인정보의 주체는 성별, 종교적, 인종적 차이나 정치적 견해 등을 이유로 부당하게 차별을 받아서는 안 된다는 원칙이다.

6) 보안

자연재해, 컴퓨터 바이러스, 권한 없는 접근 등으로부터 개인정보 파일을 보호하기 위한 적절한 조치를 취하여야 한다는 원칙이다.

7) 예외 인정권

국가안전보장, 질서유지, 타인의 자유와 권리보호, 반인륜적 범죄를 범한 범인추적과 같이 그 목적과 근거가 국내법 절차에 따라서 정당하게 제정된 법에 명시된 경우에 한하여 예외를 인정할 수 있다는 것이다.

8) 감독과 제재

개인정보의 보호를 위하여 상기 원칙을 준수하는지 여부를 감독하는 독립된 기관을 설치하여야 하며, 이들 원칙이 위배된 경우에는 제재를 하여야 한다는 내용을 담고 있다.

9) 국제적 정보유통

개인정보가 국가 간에 이동될 때 당해 국가들이 개인정보보호에 관한 충분한 보호대책을 마련하고 있다면 개인정보는 당해 국가들 사이에서 가능한 한 자유롭게 교류될 수 있어야 한다는 것이다.

원 칙	내 용
합법성 및 공정성	개인에 관한 정보는 합법적인 방법으로 수집, 처리하여야만 하고 UN헌장에 명시된 목적과 원칙에 반하여서는 안 되는 원칙으로, OECD의 8원칙 중 수집제한의 원칙과 흐름을 같이 한다.
정확성	개인정보를 수집하거나 저장하는 사람 및 이에 관하여 책임 있는 담당자는 개인정보를 정기적으로 검사하여 수록된 정보가 정확한 정보인지를 검토하여야 한다는 원칙으로, OECD 8원칙 중 정보의 정확성 원칙과 유사한 내용이다.
목적 명확화	개인정보의 수집 및 처리의 목적은 구체적이고 정당하여야 한다. 즉, 모든 개인정보는 특정한 목적과 관련해서 수집 및 처리되어야 하고, 이러한 개인정보는 정보주체의 동의가 없는 한 다른 목적으로 이용되거나 공개되어서는 안 되며, 특정의 목적에 필요한 기간을 넘어서 저장되어서도 안 된다는 원칙이다.
정보주체의 접근	정보주체는 자신의 정보가 어떻게 처리되며 이용되는 지에 관하여 알권리가 있으며, 잘못되거나 정확하지 않은 정보의 삭제권 등 여러 보호권리가 정보주체에게 부여되어야 한다는 원칙으로, OECD의 8원칙 중 개인 참여의 원칙과 유사하다.
차별 배제	개인정보의 주체는 성별, 종교적, 인종적 차이나 정치적 견해 등을 이유로 부당하게 차별을 받아서는 안 된다는 원칙이다.

보안	자연재해, 컴퓨터 바이러스, 권한 없는 접근 등으로부터 개인정보 파일을 보호하기 위한 적절한 조치를 취하여야 한다는 원칙이다.
예외 인정권	국가안전보장, 질서유지, 타인의 자유와 권리보호, 반인륜적 범죄를 범한 범인추적과 같이 그 목적과 근거가 국내법 절차에 따라서 정당하게 제정된 법에 명시된 경우에 한하여 예외를 인정할 수 있다는 것이다.
감독과 제재	개인정보의 보호를 위하여 상기 원칙을 준수하는지 여부를 감독하는 독립된 기관을 설치하여야 하며, 이들 원칙이 위배된 경우에는 제재를 하여야 한다는 내용을 담고 있다.
국제적 정보유통	개인정보가 국가 간에 이동될 때 당해 국가들이 개인정보보호에 관한 충분한 보호대책을 마련하고 있다면 개인정보는 당해 국가들 사이에서 가능한 한 자유롭게 교류될 수 있어야 한다는 것이다.

[그림 3-3] UN 컴퓨터화된 개인정보 파일의 규율지침

제4절 EU 가이드라인

1 EU 개인정보보호지침

EU는 회원국 국민들의 기본권과 자유를 보호하고 개인정보 처리와 관련한 개인의 프라이버시 보호와 EU 국가 간의 개인정보의 자유로운 유통을 촉진하기 위하여 1995년 10월 '개인정보의 처리와 자유로운 유통에 관한 개인정보보호지침'(Directive of the European Parliament of individuals with regard to the processing of personal data and on the free movement of such data, 95/46/EC)을 채택하였다. 이 지침은 회원국에 대한 법률의 제·개정을 강제하고 있으며, 독립된 감독의 의무적 설치 및 자국민의 개인정보보호와 관련하여 EU 수준으로 적절하게 개인정보를 보호하지 않는 국가에 대하여 개인정보의 이전을 금지하고 있다. 이와 같이 일정 수준의 개인정보보호 기준을 충족하지 못하는 국가에 개인정보의 이전을 금지하는 내용의 지령을 제정한 것에서 드러나듯이 개인정보의 이용 및 보호와 관련한 논의가 주로 선진국 주도로 이루어지고 있어 선·후진국간 새로운 무역장벽(Privacy Round) 요소로 대두되고 있음에 주목할 필요가 있다.

[표 3-1] EU 개인정보보호지침의 내용

구분	내 용
정보처리자의 의무	정보처리자의 의무로 공정하고 적법한 개인정보의 처리, 정보처리목적의 명시, 정보처리목적의 적절성과 관련성, 비례성 유지, 개인정보의 정확성과 최신성 확보, 기술적·조직적 보안조치 확보, 감독기구에 정보처리에 대하여 고지해야 함을 규정한다.
정보주체의 권리	정보주체의 권리로는 정보처리의 전반적인 사항에 대하여 통지받을 권리, 정보처리에 대하여 협의할 권리, 자신의 개인정보에 대해 수정을 요구할 권리, 특정상황에서 개인정보처리에 대하여 반대할 권리를 가진다.
제3국으로의 정보이전 금지	국외이전 제한의 원칙으로 적절한 보호수준을 갖추지 않은 제3국으로 개인정보이전을 금지한다.
독립기구의 설치	회원국 내 독립적인 개인정보보호기구의 설치를 권고한다.

2 GDPR(General Data Protection Regulation)

EU의회는 유럽 시민들의 개인정보보호를 강화하기 위해 GDPR을 공표하였다. GDPR은 유럽연합(EU)의 일반 개인정보 보호법으로, 개인정보를 보호하고 데이터 처리의 투명성과 책임을 강화하기 위해 2018년 5월부터 시행된 규정이다. 이는 전 세계적으로 데이터 보호의 기준을 제시

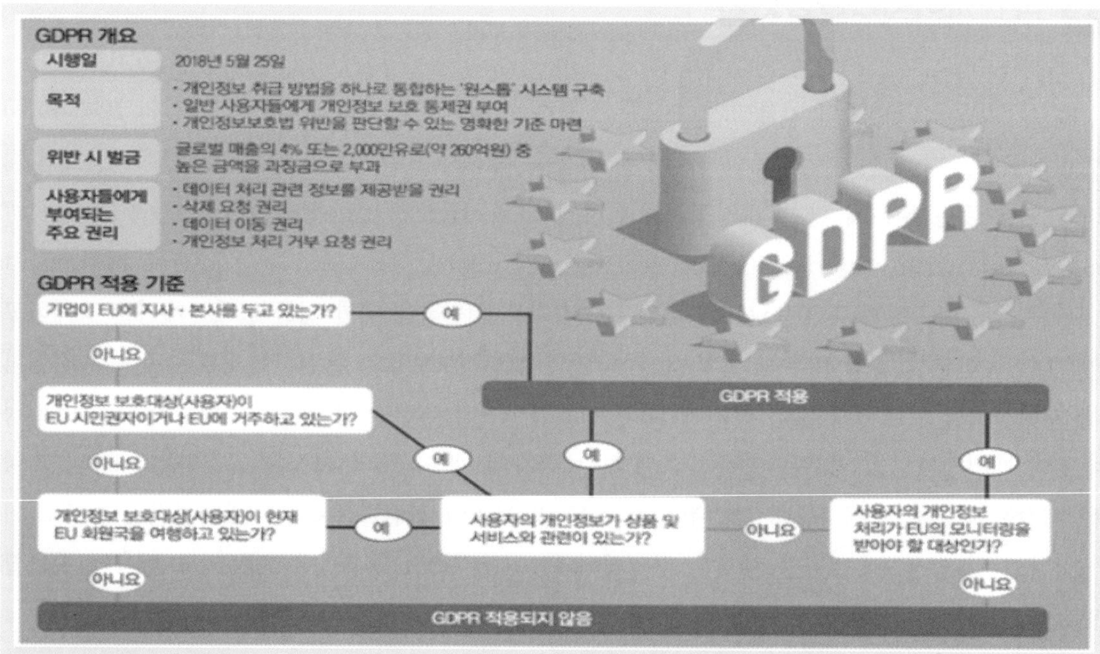

출처 : 매일경제 뉴스

하며, EU시민의 개인정보를 처리하는 규정(Regulation)이라는 법 형식으로 법적 구속력을 가지고 모든 EU회원국들에게 직접 적용되며, GDPR의 제정을 통해 보다 강력하고 일괄적인 개인정보보호 규제가 가능하게 되었다.

1) GDPR의 주요 목적

(1) 개인정보보호 강화

개인정보를 처리하는 조직이 데이터 주체(개인)의 권리를 존중하고, 데이터를 안전하게 관리하도록 요구한다.

(2) 투명성 향상

데이터 수집, 처리, 활용 과정에서 투명성을 확보해 개인이 자신의 데이터 사용 여부를 명확히 알 수 있도록 한다.

(3) 글로벌 표준화

EU뿐 아니라 전 세계적으로 데이터를 처리하는 기업에 동일한 규정을 적용해 글로벌 표준을 제시

2) 개인정보보호와 관련된 GDPR의 주요 내용

(1) 본인의 데이터 처리 관련 사항을 제공 받을 권리(the right to be informed)
(2) 열람요청 권리(the right of access)
(3) 정정요청 권리(the right to rectification)
(4) 삭제요청 권리(the right to erasure)
(5) 처리제한요청 권리(the right to restrict processing)
(6) 데이터이동 권리(the right to data portability)
(7) 처리거부요청 권리(the right to object)
(8) 개인정보의 자동 프로파일링 및 활용에 대한 결정 권리(right in relation to automated decision making and profiling)

[표 3-2] 국제기구의 개인정보보호 지침

기관	개인정보보호 지침의 주요내용
OECD(1980) OECD(2000)	• 수집제한, 질적 관리, 목적명시, 안전확보, 공개성, 정보주체의 권리, 책임성 • 세계적인 네트워크 환경하에서 전자상거래의 발달로 인한 소비자 보호의 문제와 전자상거래의 성장방해의 문제를 국제적 노력과 협의에 의하여 효과적으로 대처하기 위한 기본원칙을 채택함
UN(1990)	• 합법성과 공정성, 목적명시 보안성, 정보주체의 접근권, 차별금지, 예외부여권, 적절한 감독과 제재, 국가 간 정보유통의 원활화, 적용범위의 포괄성
EU(1995)	• 수집목적의 제한성과 합법성, 자료의 질적 관리 및 보안, 적절한 제재수단 확보 및 독립적 감독기구의 설치, 기준미달의 제3국으로 개인정보의 이전금지

학습문제

1. 경제협력개발기구(OECD) 개인정보보호 원칙에서 다음의 내용에 해당하는 것은?

> 정보주체가 자신의 권리를 거부당한 경우에 이의를 제기하고 자신의 정보에 대해 삭제, 정정, 보완을 요구할 수 있다.

① 공개의 원칙 ② 개인 참여의 원칙
③ 이용 제한의 원칙 ④ 안전성 확보의 원칙
⑤ 목적 명확화의 원칙

2. 개인정보를 정보 주체의 동의가 있거나 법률의 규정에 의하지 아니하고는 수집 시 제시된 목적 이외의 용도로 제공되거나 이용할 수 없도록 OECD에서 제시한 개인정보보호 원칙은?

① 공개의 원칙 ② 책임의 원칙
③ 개인 참여의 원칙 ④ 이용 제한의 원칙
⑤ 안전성 확보의 원칙

3. OECD 개인정보보호 원칙에서 개인정보의 존재 여부, 정보의 성격, 주요 이용 목적과 함께 정보취급자의 신원과 주소를 쉽게 알 수 있도록 하는 원칙은?

① 공개의 원칙 ② 책임의 원칙
③ 개인 참여의 원칙 ④ 목적 명확화의 원칙
⑤ 정보 정확성의 원칙

4. OECD에서 제시한 개인정보보호 원칙에 대한 설명으로 옳은 것은?

① 목적 명확화 원칙은 적법하고 공정하게 수집하는 것이다.
② 이용 제한의 원칙은 열람요구권, 정정삭제요구권을 보장하는 것이다.
③ 안전성 확보의 원칙은 개인정보의 유출, 접근, 이용, 공개 등에서 보안장치를 마련하는 것이다.

정답 1. ② 2. ④ 3. ① 4. ③

④ 수집 제한의 원칙은 이용 목적에 필요한 범위 내에서 정확하고 완전하게 최신 상태를 유지하는 것이다.

⑤ 공개의 원칙은 정보주체의 동의나 법률에 의하지 않으면 수집 목적 외 공개, 제공 등을 금지하는 것이다.

5. OECD의 프라이버시 보호 및 개인의 권리에 관한 8원칙의 내용을 이해하고 원칙을 채워 보세요.

원 칙	내 용
	개인 데이터는 적법하고 공정한 방법으로 당사자의 숙지 혹은 동의를 얻어서 수집이 제한되어야 한다.
	개인 데이터는 사용목적과 그 목적의 필요범위 안에서 정확하고 완전하고, 최신성이 유지되어야 한다.
	수집되는 개인 데이터는 수집당시에 특정되어야 하고, 목적 실현에 제한되어야 한다.
	개인 데이터는 주체의 동의와 법률에 의한 경우를 제외하고는, 공개되거나 특정한 목적이나 다른 용도로 사용되지 아니한다.
	개인 데이터는 불법적인 공개, 수정, 사용, 파괴, 접근 혹은 손실과 같은 위험에 대비하여 합리적인 비밀보호의 조치와 수단을 적용하여 보호되어야 한다.
	개인 데이터에 대한 개발이나 운영 및 정책에 관한 일반적 공개정책이 확립되어야 한다.
	데이터에 대한 개인의 권리(데이터 관리자에게 자신에 관한 데이터를 보유하고 있는지 확인할 권리, 합리적 기간, 타당한 방식, 과도한 비용부담이 없이 데이터를 통지받을 수 있는 상기의 요청을 거부당할 경우 거부하는 이유와 거부에 이의를 제기할 수 있는 권리, 그리고 이 정당한 경우에는 데이터의 삭제, 수정, 보완하는 권리)가 보장되어야 한다.
	데이터 관리자는 상기의 원칙을 실현하는데 필요한 조치를 수행할 책임을 진다.

제 4 장

건강정보 보호 관련 법률 - 국외 개인정보보호 관련 법규

제4장

건강정보 보호 관련 법률 - 국외 개인정보보호 관련 법규

학습목표

- 미국의 의료정보보호법(HIPAA) 취지와 일반원칙 등을 이해할 수 있다.
- 독일의 개인정보보호법을 이해할 수 있다.
- 일본의 개인정보보호법을 이해할 수 있다.

제1절 미국

1 의료정보보호법(Health Insurance Portability and Accountability Act, HIPAA)

미국은 다른 국가와 달리 개인 정보보호를 위해 프라이버시법과 더불어 공공, 금융, 통신, 의료 등 영역별 별도의 개별 법률을 마련하고 있다. 1974년 제정된 개인정보보호법을 비롯한 다양한 부문에서 프라이버시 법률이 존재하고 있으며, 사기와 도난으로부터 의료정보 보호를 위한 법제로는 1996년 미국 의료정보보호법(Health Insurance Portability and Accountability Act)을 운영하고 있다. 여기서 말하는 의료정보는 전자 및 문서로 저장된 의무기록 뿐만 아니라 의사와 환자 간 진료대화 내용, 청구 및 결제정보 등을 포함하고 있다. HIPAA는 미국 전역에서 주를 초월하여 의료보험에 대한 이전이 이루어질 수 있게 하기 위해 제정된 법으로 의료정보의 표준화, 안전보호, 프라이버시 보호 등과 관련된 규정을 담고 있다. 다른 나라의 개인(의료)정보보호법에 비해서 프라이버시, 시큐리티(Privacy & Security, P&S) 규칙이 자세하고 전자적으로 보호되는 의료정보를 위한 보안표준을 제시하여 보험수혜기관이 이를 준수하도록 규정하고 있다.

HIPAA의 적용대상인 기관들은 의료정보의 안전한 활용과 유지를 위한 행정적, 물리적, 기술적인 수단을 갖추어야 하며 이에 대한 세부적인 표준과 이행지침을 따라야 한다는 것이 다른 나라의 의료정보보호 법률과는 대비되는 특징이고, 또한 각 보안조치별로 세분화된 규정 때문에 다분히 미국 주도적인 세계 환경에서, 각 나라들이 HIPAA를 벤치마킹하는 사례가 늘고 있다. HIPAA는 의료시스템의 효율성을 높이고 환자 건강관리 정보의 안전한 전자적 이동에 중점을 두고 있어 건강관리정보를 안전하게 송·수신하기 위한 시스템 보안과 정보 프라이버시, 보험수혜기관에게 개인정보 안전관리의 의무를 부과함과 동시에 보건의료정보에 대한 정보주체의 권리(접근, 수정, 이용 내역의 열람, 사본을 교부 받을 권리 등)를 적극적으로 보장하는 규정을 포함하고 있다. 의료기관의 운영 목적에 따른 정보사용에 대하여 본인의 동의가 불필요하다고 전제하고 있지만 본인(의료소비자)이 요청한 경우 6년 동안의 정보이용 내역을 제공을 제공해야 하는 의료정보의 투명성 확보 및 의료소비자의 알권리를 최대한 보장하고 있다.

한 국가의 법률 구조는 그 나라의 환경과 정보보호 문화와 관행을 바탕으로 법률적 목적을 달성하기 위해 그 사회가 합의한 최소한의 규제라고 할 때 HIPAA는 미국의 상황에 맞게 설계된 법률로써, 국민 전체를 포괄하는 공적 의료보장제도가 없는 미국적 의료시스템 하에서 적용이 가능한 제도라는 것을 이해할 필요가 있다. 미국의 환자 프라이버시 권리재단(Patient Privacy Rights Foundation)과 전자프라이버시정보센터(Electronic Privacy Information Center)는 미국 환자의 의료정보에 대한 프라이버시권 강화를 위해 의료정보와 같은 민감한 개인정보가 적절한 프라이버시 보호책이 없이 공개되지 않을 수 있도록 노력하였고, 이 가운데 HIPAA는 의료정보의 비밀보장에 관한 법률로서 대표적인 것이다.

1) HIPAA 제정목적

의료보험의 이동 및 책임에 관한 법률(Health Insurance Portability and Accountability Act, 1996)의 제정은 첫째, 직장을 이동할 경우 계속하여 의료보험을 연계하여 사용할 수 있도록 지속성을 보장하고, 둘째, 의료보험 이용과 의료 제공에 관한 사기와 남용을 방지하며, 셋째, 의료를 위한 저축계좌 이용을 촉진, 장기요양에 대한 이용을 개선·확대하고, 넷째, 동시에 의료보험에 수반되는 행정업무 간소화를 목적으로 하였다.

2) HIPAA 적용대상

(1) 의료서비스 제공자

미국 보건복지부(Health and Human Service, HHS)가 기준으로 채택한 트랜잭션에 관한 모든 전산화된 형태의 의료정보를 전송하는 의학 혹은 기타 의료서비스 제공자, 혹은 물자 공급자

(2) 의료계획

의료서비스의 가격을 제공하거나 지불하는 모든 개인, 의료관련 단체

(3) 의료정보센터

표준규격에서 비표준규격으로, 혹은 그 반대로 이루어지는 다른 주체의 의료서비스 트랜잭션에 관여하는 공적 혹은 개별적인 주체

(4) 의료보장 처방약제카드 후원회

의료보장제도의 현대화를 위한 법령(Medicare Modernization Act)하에서 실시되는, endorsed discount drug program을 제공하는 비정부단체, 이 범주의 규칙 적용 대상은 약제카드 프로그램이 종료되는 2006년까지 효력을 가진다.

2 HIPAA법 일반원칙

미국의 의료정보보호법(HIPAA)의 일반원칙은 보호대상 건강정보 이용과 공개, 의료소비자의 권리, 정보관리자의 의무 및 권리로 구분되며 다음의 표와 같다(HIPAA법 일반원칙).

[표 4-1] HIPAA법 일반원칙

구 분		내 용
보호 대상 건강 정보 이용과 공개	허용되는 이용과 공개	• 이용과 공개를 요청한 개인에 대하여 • 치료, 지불 또는 보건의료행정업무를 위하여 • 본 법에 의하여 기타 허용되고 요구되는 이용이나 공개에 따르는 경우
	공개 요청	보험수혜기관은 개인이 요청한 경우에나, 보험수혜기관의 본 조항 준수여부를 조사 또는 판단하기 위하여 장관이 요구하는 경우에는 보호되는 보건의료정보를 공개해야 할 의무가 있다.

	필요 정보의 최소 이용	보험수혜기관은 의도하는 이용, 공개 또는 요청의 목적을 달성하기 위하여 보호되는 보건의료정보를 필요 최소한으로 제한하기 위한 합리적 노력을 기울여야 한다.
	개인식별이 불가능한 보건의료정보의 이용과 공개	• 개인식별을 할 수 없는 보호되는 보건의료정보의 생성, 이용과 공개 • 개인식별을 할 수 없는 정보의 이용과 공개 • 업무제휴자에 대한 공개 • 대리인 등에 대한 공개 • 법적으로 허용되는 공개 • 데이터의 이용제약
의료 소비자의 권리	보건의료정보에 대한 접근권	개인은 보호되는 보건의료정보가 지정기록세트(Designated Record Set)에 보존되어 있는 동안 지정기록세트에 있는 해당개인의 보호되는 보건의료정보를 조사 및 취득할 목적으로 접근할 권리를 가진다. 단 심리치료기록, 민사상, 형사상 또는 행정상의 소송이나 절차에 사용하기 위하여 합리적으로 수집된 정보이거나, (1) 1988년 임상실험증진개정법 제42 U.S.C.263a조에 의하여 개인에 대한 접근이 금지되는 경우, (2) 1988년 임상실험증진개정법 제42 CFR 493.3(a)(2)조에 따라 면제를 받는 경우에는 예외사항으로 취급된다.
	공개내역에 대한 권리	개인은 공개내역의 요청일로부터 6년 이내의 보험수혜기관이 작성한 보호되는 보건의료정보의 공개내역을 수취할 권리를 가진다.
	수정 요청권	지정기록세트에 보호되는 보건의료정보가 보존되는 동안 환자 개인은 보험수혜기관에 대하여 해당 보건의료정보나 기록의 수정을 요청할 권리를 가지며, 개인의 수정 요청이 있을 경우 보험수혜기관은 해당 지정기록세트에 있는 정보의 수정 요청을 받아들이고, 시기적절한 조치를 취해야 할 것을 정하고 있다.
	수정요청의 허락을 고지 받을 권리	보험수혜기관은 개인에게 수정요청이 허락되었음을 시기적절하게 고지하여야 하며, 수정사항을 공유해야 할 관련자들에게 통지하기 위하여 개인의 신원확인과 이에 대한 동의를 얻어야 한다.
	수정요청을 거부하는 경우	보험수혜기관이 전부 또는 일부의 수정요청을 거부하는 경우 개인에게 서면으로 거부를 통지하여야 한다. 보험수혜기관은 법적으로 요구하는 기간 내에 해당 개인에게 연기의 사유와 수정요청에 대한 조치를 완료하게 될 일자를 서면으로 고지하여야 한다.
	이의제기를 할 수 있는 권리	개인은 보험수혜기관에 대하여 거부에 대한 이의제기와 그러한 이의제기의 근거를 서면 작성하여 이의제기서를 제출할 수 있고, 보험수혜기관은 이의제기서의 분량을 합리적으로 제한할 수 있다.
정보 관리자의 의무 및 권리	개인건강정보에 대한 접근 보장	보험수혜기관은 지정기록세트에 보존되는 개인에 관한 보호되는 보건의료정보를 취득할 목적으로 해당 개인이 접근을 요청할 수 있도록 허용하여야 한다. 보험수혜기관은 개인에 대하여 접근요청을 서면으로 할 것을 요구할 수 있으나, 단, 개인에게 그 요구사항에 관하여 고지하여야 하고, 접근요청을 수령한 날로부터 30일 이내에 대응하여야 한다.
	개인보건의료정보에 대한 접근 거부권	보험수혜기관이 전부 또는 일부에 대하여 요청을 거부하는 경우 개인에게 서면으로 내용을 알려야 한다.
	수정요청에 응할 의무	보험수혜기관이 요청된 수정을 전부 또는 일부에 대하여 승락하는 경우 보험수혜기관은 정하여진 요건을 준수하여야 한다.

수정 작업	보험수혜기관은 수정으로 영향을 받는 지정기록세트를 확인하거나 수정을 가한 부분 또는 수정부분의 링크를 제시함으로써 수정요청의 대상인 보호되는 보건의료정보 대하여 최소한의 적절한 수정을 하여야 한다.
개인에 대한 고지	보험수혜기관은 개인에 대하여 수정요청이 허락되었음을 시기적절하게 고지하여야 하며, 또한 수정사항을 공유해야 할 관련자들에게 통지하기 위하여 개인의 신원확인과 이에 동의를 얻어야 한다.
기타의 사람들에 대한 고지	보험수혜기관은 합리적인 기간 내에 수정사항에 관한 고지를 하기 위한 합리적인 노력을 기울여야 한다.
수정거부의 권리	보험수혜기관은 수정요청의 대상인 보호되는 보건의료정보나 기록이 다음과 같은 경우에 개인의 수정요청을 거부할 수 있다. 보호되는 보건의료정보나 기록이 보험수혜기관에 생성되지 않은 경우, 보호되는 보건의료정보나 기록이 지정기록세트의 일부를 구성하지 않는 경우, 보호되는 보건의료정보나 기록이 이 법의 규정에 따라 조사 가능한 것이 아닐 경우, 또는 보호되는 보건의료정보나 기록이 정확하고 완전한 경우가 이에 해당된다.
반박서 제공의 권리와 의무	보험수혜기관은 개인의 이의제기에 대하여 반박서를 준비할 수 있고, 서면반박서가 준비될 때마다 이의제기서를 제출한 개인에게 반박서 사본을 제공해야 한다.
문서화의 의무	보험수혜기관은 개인의 접근대상이 되는 지정기록세트와 개인의 접근요청을 접수하고 처리할 책임 담당자와 부서의 명칭을 문서화하고 그 기록을 보존해야 한다.
기록 보존의 의무	보험수혜기관은 분쟁 대상인 보호되는 보건의료정보의 지정기록세트 상에 추가, 수정 또는 개인의 요청과 관련된 내용과 기록을 적정하게 확인하여야 하고, 개인의 수정요청, 보험수혜기관의 요청거부, 해당사항이 있는 경우 개인의 이의제기서와 보험수혜기관의 반박서 등을 보존하여야 한다.

3 HIPAA 프라이버시 규칙과 보안규칙의 비교

프라이버시 규칙이 PHI(Protected Health Information)에 접근할 수 있는 이들을 위한 것이라면 보안규칙은 EPHI(Electronic Protected Health Information)에 접근할 필요성을 가지는 이들만이 정보를 접근할 수 있도록 하기 위한 것이다.

프라이버시 규칙, 전자 트랜잭션과 코드 세트 기준이 실행된 이후, 많은 규칙 적용대상은 보안 필요조건에 관심을 보이고 있다. 보안 규칙의 개발 과정에서 미국의 보건복지부(Health and Human Services)는 프라이버시 규칙의 최종법안의 필요조건을 자세히 반영하기로 결정했다. 프라이버시 규칙은 규칙적용 대상들이 적절한 행정적・물리적・기술적인 부분에 대한 보장조항을 가지면서 그 보장조항들을 충실히 이행할 것을 요구했다.

결과적으로 조직 내에서 프라이버시 규칙의 필요조건을 이행해 온 규칙적용대상들은 보안규칙을 적용하기 위해 필요한 몇몇 기준을 이미 적용하고 있다는 사실을 알 수 있고, 두 규칙 사이의 가장 중요한 차이점은 다음과 같다.

1) 프라이버시 규칙

전산화, 기록, 구두로 작성된 환자의 모든 기밀의료정보에 적용된다.

2) 보안규칙

전산화된 형태의 의료정보에 대해서만 적용이 된다. 전자적으로 작성, 수신, 보존 되거나 전송되는 모든 PHI가 여기에 포함된다.

예를 들어 EPHI는 인터넷을 통해 전송될 수 있으며, 컴퓨터나 CD, USB, 전자테이프, 혹은 기타 관련수단 등에 저장될 수도 있으므로 보안규칙의 적용을 받고 문서로 작성되었거나 구두로 제공되는 PHI에는 적용되지 않는다.

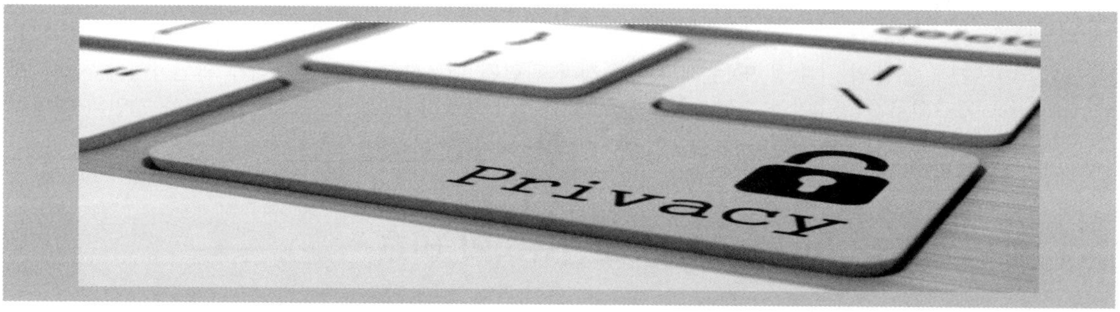

〔개인정보 및 프라이버시〕

제2절 독일

독일은 의료정보에 대한 보호를 특별한 개인정보로 보호하고 있다. 의료정보의 수집, 생산, 이용의 경우 동의는 명백하게 해당 개인정보에 관련이 되어야 함을 명시하고 있으며 연방의사법, 의약법, 보험법 등 의료관련법에는 정보보호관련 규정이 없고 일반 정보의 한 분야로서 연방정보보호법을 의료정보보호의 법률적 근거로 하고 있다.

1 독일의 개인정보보호법

독일은 1971년 헤센 주가 세계 최초로 개인정보보호법을 제정하고 발효한 것에 대해 큰 자부심을 갖고 있다. 그 후 다른 주들도 개인정보보호법을 제정했으며, 1978년에는 독일연방 차원의 개인정보보호법이 제정되었다. 주 차원의 개인정보보호법은 각 주의 공공 부문만을 그 대상으로 하는 반면에 연방법은 공공과 민간 부문에 모두 적용된다는 사실이 다르다.

개인정보보호법(이하, 정보보호법)의 법적 근거 및 보호대상은 정보의 자기결정(informationelle Selbstbestimmung)에 대한 기본권이다. 이 권리는 헌법에 명시된 것이 아니라 헌법재판소의 판결에 따른 것이다. 1983년 독일 연방헌법재판소는 정보화 사회에서 자유롭게 인성을 계발할 수 있는 기본권과 인간 존엄성(기본법 제1조)의 구체화를 근거로 이 권리를 인정했다. 또한, EU의 일반 개인정보보호법(GDPR)을 바탕으로 연방과 주차원에서 각각 개인정보보호법을 개정하여 시행하고 있다. 주별 개인정보보호법도 GDPR과 새로운 연방 개인정보보호법에 따라 개정이 이루어지고 있다.

2 독일 개인정보보호법의 목적 및 주요내용

1) 목적

(1) 이 권리를 침해당한 당해인은 이를 방어 및 보호의 법적 근거로 이용할 수 있다. 당해인은 자신의 정보 이용 결정 우선권을 가져야 한다. 이것을 통해 정보 자기결정권은 개인의 인성계발과 자기발전을 가능케 한다.

(2) 이 기본법은 자유롭고 민주적인 의사소통법의 기초이다. 원래 자기결정권이란 '국민의 행동, 참여능력에 근거한 자유민주적 공동체 운용의 기본 전제 조건이다(독일 연방헌법 기본권)'. 따라서, 자기결정권의 하나인 정보자기결정권은 정보교환과 의사결정의 자결성을 추구하는 의사소통 체계 구축을 그 목표로 하고 있다.

2) 특징

(1) 개인관련정보는 정보의 조사로부터 저장, 변경, 전달, 삭제, 이용을 거쳐 익명화할 때까지 보호되며 정보의 조사와 이용이 포함됨으로써 정보처리와 이외의 모든 개인관련정보의 사용이 정보이용을 뜻한다. 공공기관이 보유하고 있는 정보와 자료 가운데 자동화된 정보처

리뿐만 아니라 서류들도 포함시키고 있다.

(2) 자기결정권을 보호하기 위하여 개인관련정보를 처리하고 이용할 때 목적구속원칙이 엄격하게 규정되었다. 과제수행, 처리목적을 위하여 행해진 경우에만 개인관련정보의 저장, 변경, 이용이 허용되며 수신인은 전달받은 목적만을 위해서 그 정보를 처리하거나 이용하여야 할 것을 명시하고 있다.

(3) 개인정보관련자의 권리가 향상되면서 자신의 정보처리와 관련하여 저장기관을 통한 이용에 관하여 알 수 있기 위하여 관련 개인에게 인정되는 설명권은 개인정보를 보호하기 위해서 매우 중요한 통제권이다.

(4) 컴퓨터 연결을 통한 직접 호출절차는 정보가 교환되는 관련자의 이익이 고려되고 해당기관의 과제 측면에서 필요한 경우에만 허용되도록 함으로써 자동화된 호출절차로부터 개인정보를 보호하는 규정이 도입되어, 정보전달의 원인, 목적, 정보수신인, 종류 등이 문서로 확인되도록 하였다.

3 의료분야의 개인정보보호 현황

독일에서는 의료정보라는 구체적인 개념을 정의하고 있는 규정을 찾기란 어렵고, '의료'는 의사가 의학분야에서 인간의 건강과 관련하여 행하는 직업행위를 말한다. 그러므로 의료정보란 정보유형으로 의료라는 특정된 분야의 정보라는 점을 전제하고 개념을 정의하여야 한다.

의료정보라는 특정한 분야에 대하여 특별한 의식을 하지 않고 정보라는 일반적이고 포괄적 범위 내에서 의료정보를 이해하고 보호와 활용을 하려는 점에서 독일의 정보에 대한 개념 정의는 일반적인 개념의 수준을 벗어나지 않고 있어 법적 접근이 용이하지 않다.

의료정보보호의 법률적 근거, 즉 보호와 활용에 따른 헌법적 근거는 다양하게 찾아볼 수 있으나, 정보에 관한 법률적 근거는 연방정보보호법을 중심으로 전개되고 있다. 의료정보에 관한 내용은 우선 연방정보보호법 제3조 제9항에서 찾을 수 있다. 동 조항은 '특별한 개인정보란 인종적·윤리적 근거, 정치적 의견, 종교적 또는 철학적 신념, 노동조합원 유무, 건강 또는 성생활에 대한 개인 정보를 말한다.'라고 규정하여 특별한 개인정보로서 건강에 관한 정보를 들고 있다.

동법 제28조는 자기목적을 위한 개인정보의 수집·생산·이용에 관하여 규정하고 있는데, 동조 제7항 제1문은 '건강예방, 의약적 진단, 치료목적 또는 건강복지와 관련된 업무행정을 위하여 필요한 경우와 비밀보장의 의무가 있는 의사 또는 그 밖의 개인을 통해서 개인정보가 형성되는 경우 특별한 개인정보의 종류(제3조 제9항)의 수집이 허용된다.'라고 규정하여, 환자 건강을 위한 의사의 정보 수집을 보장하고 있다. 동조항의 제2문에서는 이 정보에 대한 비밀보장의 의무가 규정되어 개인의 정보의 보호를 강조하고 있다. 또한 동조 제6항에서는 학문적 연구의 이익이 개인정보보호 이익보다 더 크다면 제7항 제1문의 전제조건 하에서 전송이나 이용이 가능하다고 규정하고 있다. 이는 컴퓨터와 인터넷의 발달로 인한 진료에서 정보통신기술을 이용하거나, 진료나 치료기록 등을 문서 이외의 방법인 파일의 형태로 보존하고 필요한 경우 전송하는 등 변화에 대응하기 위한 규정이라고 볼 수 있다.

특별한 개인정보로서 의료와 관련된 정보의 수집에 관해서는 동법 제13조가 규정하고 있다. 연방정보보호법은 의료정보에 있어서 기본적으로 법률적 근거를 제공하고 있다. 독일은 의료정보의 경우 연방의사법, 의약법, 보험법 등 의료관련법에 관련 규정이 없고, 일반 정보의 한 분야로서 연방정보보호법을 법률적 근거로 하고 있다.

4 연방정보보호법

독일은 세계 최초로 제정된 1970년 Hessen주의 정보보호법과 1974년 Rheinland-Pfalz주의 정보남용금지법에 이어 1977년 연방정보보호법(Bunde-sdatenschutzgesetz)을 제정함으로써 일찍부터 개인정보보호 법체계를 마련한 국가이다. 이 법은 1977년 1월 27일 '데이터처리에 있어 개인에 관한 데이터의 남용방지에 관한 법률'로서 공포, 1978년 1월 1일에 시행되었으며 이후 1986년, 1990년, 2003년에 개정되었다.

주 차원의 개인정보보호법은 각 주의 공공 부분만을 그 대상으로 하는 반면, 연방법은 공공과 민간 부문에 모두 적용된다는 사실이 다르다. 이 법률은 효과적인 개인정보보호를 위하여 연방개인정보보호 감독관, 주 정부 개인정보보호 감독관 등과 같은 개인정보보호 감독체계를 규정하고 있다. 1991년에 개정된 위 법률은 컴퓨터에 의하여 처리되는 정보뿐만 아니라 공공기관의 수기자료를 포함한 개인에 관한 모든 정보도 적용대상으로 하며, 정보주체의 자기정보에 대한 청구권, 정정권, 폐쇄권, 삭제권 등의 권리를 보장하고 있다. 또한, 권리침해를 받은 사람은 연방기관을 통해 해결하도록 하고, 개인정보 수집에 있어서 목적의 명확성 등에 관한 기본원칙을 규정하고 있다.

5 건강정보관리인을 통한 자율 규제

독일 개인정보보호법은 정보보호 감독기관의 규제와 범칙금 부여, 공적·비공적 기관이 스스로 자가 규제할 것을 정하고 있다. 비공적 기관의 경우 일정량의 개인정보처리 규모와 정도에 따라 사(社)내 정보보호 관리인을 선정해야 할 의무가 있다. 이 관리인은 사내 정보보호관리 시스템을 구축하고 운용해야 하며 또 회사 경영진 및 기타 사원의 정보보호 상담역, 개인정보 처리업무 목록관리, 사원들의 정보보호관련 교육, 정보침해 위험성이 높은 신정보처리 시스템의 사전검사, 정보보호규정의 준수여부 정기검사 등의 의무를 가지고 있다.

1) 개인정보처리 시스템 등에 대한 인증제도

연방정보보호법에서는 개인정보보호의 개선과 안전을 위해서 개인정보처리 시스템과 프로그램의 제공자는 그들의 개인정보 정책과 기술적인 시설물을 독립적인 평가자를 통해 검사와 평가를 받도록 하고, 실험 결과를 공개하도록 하였다. 시험과 평가에 필요한 요구사항, 절차, 평가자의 선택과 허락은 특별법에 의해 규정되고 있다.

2) 개인정보 취급업무 위탁 시 위탁자의 책임

개인정보가 다른 개인정보처리소(자)를 통한 위임의 방법으로 수집, 생산, 이용되었을 경우, 연방정보보호법과 다른 관련 규정의 준수에 대해서는 위임자가 책임을 지며, 위임자는 수임자를 선택함에 있어 준비된 기술적이고 조직화된 대책들을 세심하게 검토하고, 적성여부에 대하여 특별히 고려하여야 한다. 위임은 개인정보의 수집, 생산, 그리고 기술적이고 조직화된 대책의 내용이 포함되는 문서로 작성하여야 한다. 공공부문의 위임일 경우에는 전문 감독관청을 통하여 할 수 있으며, 위임자는 수임자에 의해 마련된 기술적이고 조직화된 보호대책들을 확인하여야 한다.

3) 개인정보의 목적 외 저장, 변경 또는 이용의 허락

수집당시의 목적 외의 다른 목적을 위한 개인정보의 저장, 변경 또는 이용은 다음의 경우에만 허락된다.

(1) 법률의 규정
(2) 관련인의 동의
(3) 명백하게 관련인의 이익이 존재하고, 관련인이 동의를 거절할 수 있는 이유가 없을 경우
(4) 개인정보의 부정확성 때문에 관련인의 진술을 확인하여야만 하는 경우
(5) 일반적으로 접근할 수 있는 개인정보 또는 관련인의 보호받을 만한 이익이 명백하게 목적

변경보다 우월한 경우가 아니한 상태에서 개인정보처리소(자)가 개인정보를 공표하는 경우

(6) 공공복지에 있어 현저한 위해를 방지하기 위해서, 또는 공공안전의 위험방지를 위해서, 또는 공공복지의 유지를 위해 필요한 경우

(7) 범죄행위 또는 질서위반의 추적을 위해서, 형법 제11조 1항 8번의 의미에서, 또는 청소년보호법의 교정가호 또는 징계수단의 대책과 집행을 위해서, 또는 벌금실행의 집행을 위해서 필요한 경우

(8) 다른 사람의 권리에 대한 중대한 침해 방지를 위한 경우

(9) 학문연구의 목적이 관련인의 이익보다 현저하게 우월한 학문연구의 실행을 위한 경우

(10) 방법을 달리함으로써 연구 목적을 낭비를 감소하여 달성할 수가 있을 경우

4) 공공부문으로 전송

공공부문으로 개인정보를 전송하는 것이 허락되는 경우는

(1) 전송자 또는 전송 받은 제3자가 공공의 임무 수행을 위해 필요한 경우

(2) 제14조에 따라 이용이 허락되는 전제조건들이 사전에 제시되어 있는 경우이다.

이때 전송의 허락에 대한 책임은 전송자가 지고, 전송이 전송을 받은 제3자의 요구로 발생한다면 제3자가 책임을 진다. 이러한 경우에 전송 허락의 확인을 위해 특별한 사유가 존재하는 경우가 아니라면 전송자는 전송요구가 전송을 받고자 하는 제3자의 의무 범위 내에 존재하는지 여부를 검사한다.

제3절 일본

1 일본의 법률체계

일본은 민간, 공공영역에 공통 적용되는 개인정보보호법률을 제정하여 우리나라와는 다른 법률체제를 갖추고 있다. 보호법률 외에도 정보보호를 위한 다양한 가이드라인 및 인증제도를 마련하고 있다.

의료분야에 대한 가이드라인으로는 후생노동성이 제정한 의료・개호사업자를 위한 개인정보보호 가이드라인, 국민건강조합의 적절한 개인정보 취급을 위한 가이드라인이 있다. 이외에도 통산성, 우정성 및 각종 협의회에서 해당 산업을 운영하는 데 있어서 필요한 개인정보보호 가이드라인을 마련하고 있다. 이러한 입법정신에 부합하는 가이드라인의 제정을 통해 의료분야의 의료정보보호를 위한 실제적 지침을 제공하여 현장에서 의료정보의 특수성에 입각한 보호활동이 가능하도록 이해를 돕고 있으며 실제 다양한 사례도 함께 제시함으로써 상황별 처리법의 표준화를 도모하고 있다. 또한 의료기관이나 사업자가 개인정보보호행위를 적절히 수행하고 있는지 여부를 평가하여 의료소비자들이 의료기관의 정보보호 수준을 판단할 수 있는 객관적 자료로 이용할 수 있도록 개인정보보호(프라이버시 마크) 인증제도를 운영하고 있다.

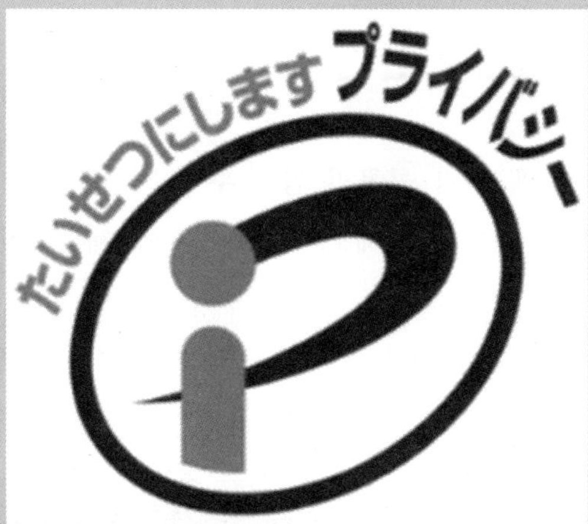

[그림 4-1] 일본정보처리개발협회(JIPDEC, Japean Information Processing Development Corporation) 프라이버시 마크

출처 : https://privacymark.jp/

2 일본 법률체계의 특징

일반적인 가이드라인의 경우 법적 구속력이 없지만 그 가이드라인이 법률을 제대로 준수하기 위한 안내의 성격을 가진 규정이라는 점에서 강제성이 배제되었다고 할 수 없다.

개인건강정보보호를 위한 가이드라인의 장점은 법률에서 일일이 열거하기 힘든 사례들에 대한 지침을 제공함으로써 현장에서 과도, 과소한 법적용으로 인한 혼란을 최소화할 수 있다는 것이다.

의료, 정보환경의 변화에 능동적, 전향적으로 대처하기 위하여 가이드라인을 정기적으로 갱신할 것을 명시하고 있어 법률의 제・개정에 소요되는 사회적 비용을 최소화하는 경제성과 정기적인 변경을 통한 융통성을 확보하고 있다. 또한 법률에서는 정정대상 정보의 세부적인 구분이 없으나 개인건강정보보호 가이드라인에서 의사의 판단정보를 정정대상에서 제외함으로써 의료소비자와 공급자간 발생할 수 있는 정보의 진정성에 대해 논란의 소지를 최소화하였다.

의료기관 내・외부자를 분리하여 의료기관 내부에서 정보를 이용하는 경우 명시적 동요하고 이용 목적만 통지, 공표하면 되게 되어 있고, 외부자(기관)에 의한 개인건강정보의 이용의 경우에는 환자의 동의를 원칙적으로 받도록 정하고 있다. 이러한 원칙은 기본적으로 의료기관 내부에서 진료정보의 이용에 정당성, 필수성, 상시성을 인정하고 의료기관내 사용에 대한 신뢰의 의미를 내포하고 있다.

3 의료・개호관계 사업자에 있어서 개인정보의 적절한 취급을 위한 가이드라인

이 가이드라인은 2004년 일본의 개인정보보호법 전면 시행에 대비해 의료기관이 개인건강정보를 어떻게 보호해야 할 것인지에 대한 실질적 지침으로서 후생노동성 주도로 제정되었다. 이 가이드라인은 병원, 진료소, 약국, 조산소 등의 진료기록 등의 전자 저장에 관한 책임자를 대상으로 하며, 이해를 쉽게 하도록 현재 선택 가능한 기술도 구체적으로 언급하였다. 정보 시스템만 담당하는 담당자라도 '의료・개호 관계 사업자들의 개인정보의 적절한 취급을 위한 가이드라인'을 충분히 이해하고 정보 시스템에 관련되지 않는 부분이라도 개인정보보호에 관한 대책이 포함되었다는 것을 확인할 수 있다. 또한 의료기관의 적절한 정보 이용의 예를 제시하고 있으며 개인정보보호법에서 요구하는 정보주체의 권리보장에 대한 내용을 가이드라인의 근거조항으로 포함하고 있다. 각 의료기관들은 이 가이드라인을 기본으로 하여 환자에 대한 설명자료 작성이 쉽고 환자 또한 자신의 개인진료 정보가 어떻게 사용되고 있는지 알 수 있다.

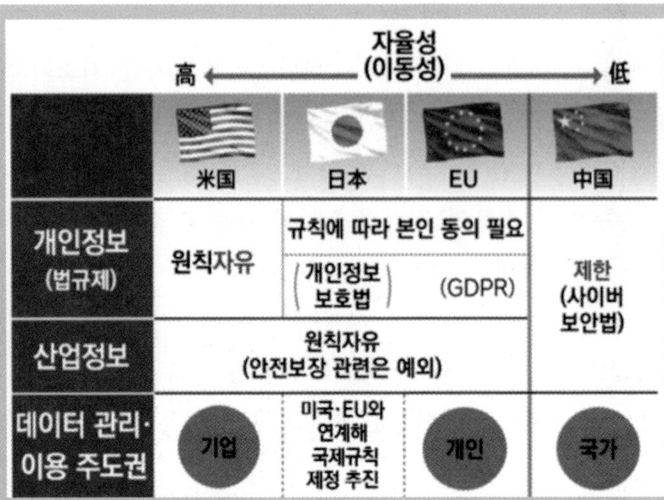

[그림 4-2] 글로벌 주요국의 데이터 이동에 관한 자율성

출처 : www.boan24.com/news

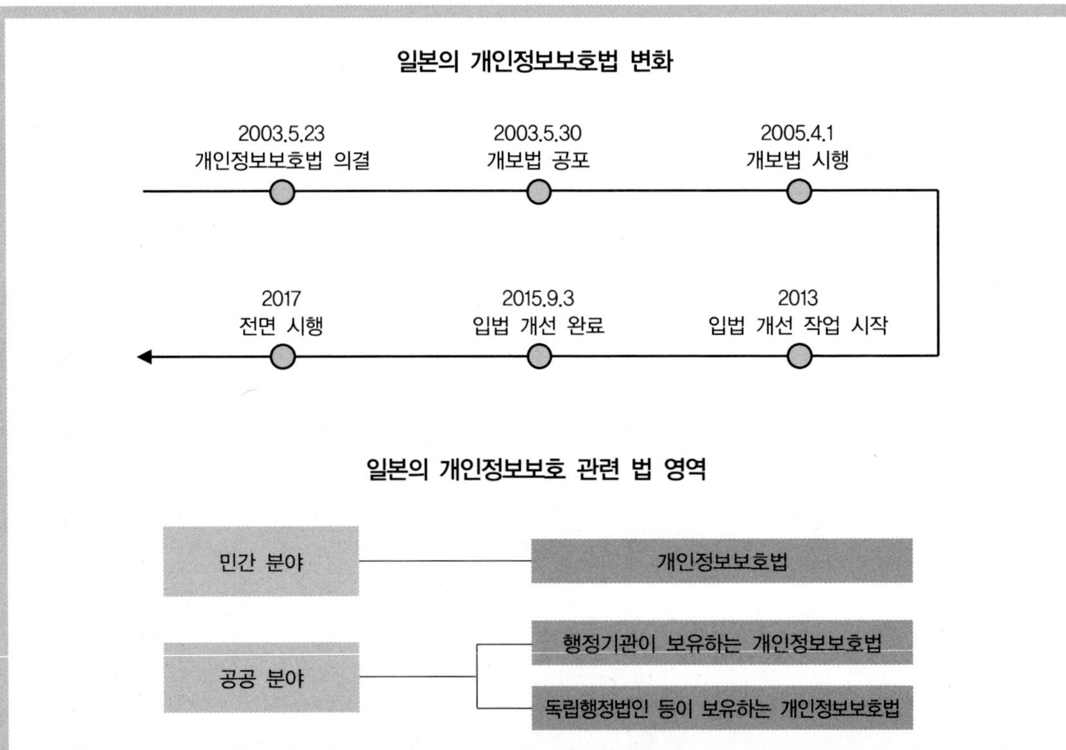

[그림 4-3] 일본의 개인정보보호법 변화

출처 : 일본경제신문, '18.10.19

학습문제

1. 미국의 의료정보보호법(HIPAA)의 제정 목적이 아닌 것은?

① 의료보험 이동성 보장

② 의료보험 사기와 남용 방지

③ 개인정보 공개 의무화

④ 의료보험 행정업무 간소화

⑤ 저축계좌 이용 촉진

2. HIPAA법 일반원칙에 따라 보호되는 보건의료정보의 공개가 의무화되는 경우가 아닌 것은?

① 개인이 공개를 요청한 경우

② 보험수혜기관의 법 준수 여부를 판단하기 위해 장관이 요구한 경우

③ 치료, 지불 또는 보건의료행정업무를 위해 필요한 경우

④ 연구기관의 요청에 따라 의료 데이터를 제공해야 하는 경우

⑤ 법적으로 허용되거나 요구되는 경우

3. 독일의 개인정보보호법은 무엇을 기반으로 하고 있는가?

① 의료보험법

② 정보의 자기결정권

③ 프라이버시 마크 제도

④ 보험자의 정보 이용 권리

⑤ EU의 일반 데이터 보호 규정(GDPR)

4. 일본 개인정보보호법의 특징으로 맞는 것은?

① 의료기관 내부 정보 이용은 환자 동의가 필수이다.

② 외부기관에 정보 제공 시 동의가 원칙이다.

정답 1. ③ 2. ④ 3. ② 4. ②

③ 모든 개인정보 처리는 법률에 의해 강제된다.

④ 의료정보는 일반 데이터 보호 규정의 대상이 아니다.

⑤ 정보 변경 요청은 항상 거부된다.

5. 미국, 독일, 일본의 개인정보보호 관련 법규에 대한 내용을 이해하고 개인정보보호 관련 법규 내용을 정리해 보세요.

6. EU의 GDPR에 대하여 설명하시오.

제 5 장

건강정보 보호 관련 법률
- 국내 개인정보보호 관련 법규 및 체제

제 5 장

건강정보 보호 관련 법률
- 국내 개인정보보호 관련 법규 및 체제

학습목표

- 개인정보 보호법의 주요 내용을 이해할 수 있다.
- 정보통신 이용촉진 및 정보보호 등에 관한 법률을 이해할 수 있다.
- 건강정보보호를 위한 현행 법 체계를 이해할 수 있다.

제1절 개인정보보호 입법체계의 필요성

1995년 1월 8일부터 시행된 각종 컴퓨터 범죄 및 개인의 사생활 침해 등 정보화 사회에서의 역기능을 방지하기 위해 제정된 '공공기관의 개인정보보호에 관한 법'은 공공부문의 법률과 민간부문 중 정보통신부문과 신용부문 등의 주요 법률과 기타 개별법규의 체계로 이해되고 있었다. 개인정보보호 기본법의 제정을 추진하기로 정부시책이 정해진 이후로는 기본법의 내용과 해당기관의 입법체계를 맞추어 나가는 입장으로 변모하였으며, 통합입법의 수준을 어느 정도로 설정하고 타 입법과의 체계 조절이 관건이 되었다. 이에 '공공기관의 개인정보에 관한 법'을 폐지하고 당사자의 동의 없이는 개인정보의 수집・활용하거나 제3자에게 제공하는 것을 금지하는 등의 개인정보를 강화한 내용을 담아 제정된 법률이 '개인정보 보호법'이다.

이 법은 제298회 국회 법제사법위원회 제4차 전체회의에서 의결하여 새롭게 제정되었으며, 2011년 9월 30일부터 시행되었다.

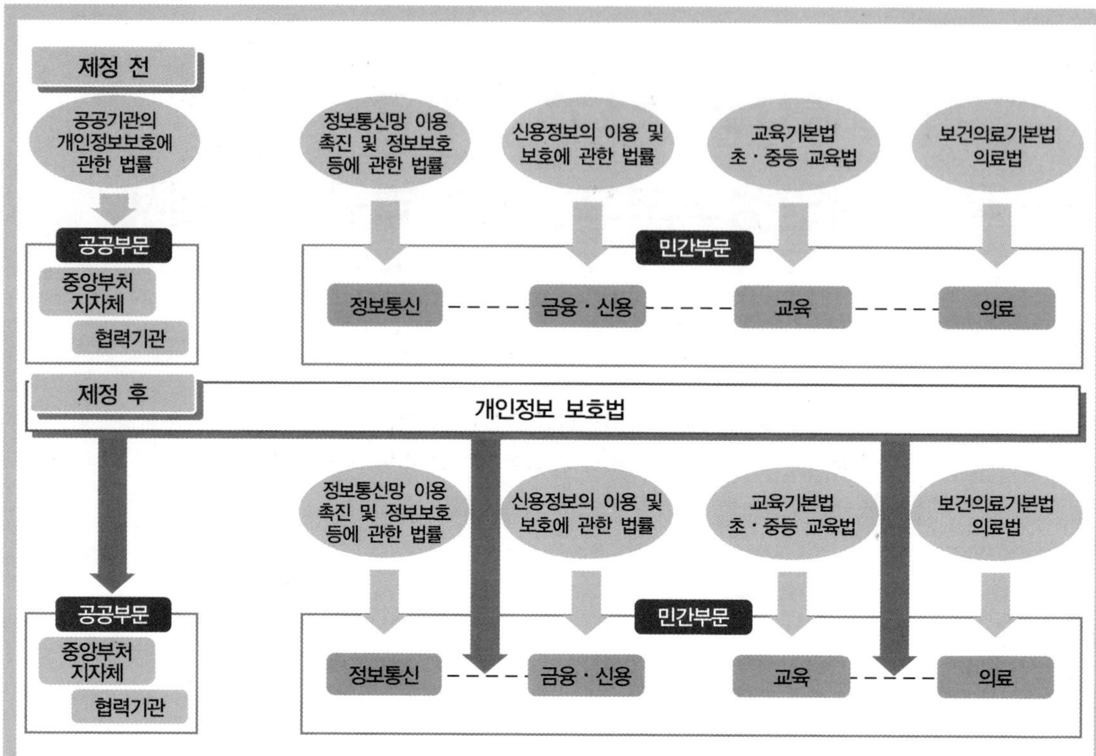

[그림 5-1] 개인정보 보호법 제정 전 · 후 법령체계 비교

출처 : 'WWW.jbe.go.kr–미래인재과–부서자료실–2012개인정보보호법 업무사례집'

1 개인정보 보호법이 필요한 이유

1) 정보사회의 고도화와 개인정보의 경제적 가치 증대로 사회 모든 영역에 걸쳐 개인정보의 수집과 이용이 보편화되고 있으나, 국가사회 전반을 규율하는 개인정보 보호원칙과 개인정보 처리기준이 마련되지 못해 개인정보 보호의 사각지대가 발생하게 되었다.
2) 개인정보의 유출, 오용, 남용 등 개인정보 침해 사례가 지속적으로 발생함에 따라 국민의 프라이버시 침해는 물론 명의도용, 전화사기 등 정신적, 금전적 피해를 초래하게 되었다.
3) 공공부문과 민간부문을 망라하여 국제수준에 부합하는 개인정보 처리원칙 등을 규정하고, 개인정보 침해로 인한 국민의 피해 구제를 강화함은 물론 국민의 사생활의 비밀을 보호하며 개인정보에 대한 권리와 이익을 보장하기 위한 일반법의 제정이 절실히 필요하게 되었다.

[표 5-1] 한국의 개인정보보호 체계

구분	관련법규	규제내용
전체 (공공 민간 부문)	개인정보 보호법	• 공공 · 민간기관 처리 개인정보 보호 • 수집 · 이용 · 제공, 파기 등 단계별 보호기준 • 고유 식별정보의 처리제한 • 개인정보 영향평가제도 • 개인정보 유출 · 침해사실의 통지 · 신고제도 • 단체소송의 도입
공공 부문	공공기관의 개인정보 보호에 관한 법률	• 2011년 9월 30일 이후 폐지
	공공기관의 정보 공개에 관한 법률	• 개인정보의 비공개, 부분공개
	주민등록법	• 주민등록의 열람 또는 등 · 초본의 교부, 주민등록 전산정보자료의 이용 등
	통계법	• 통계 작성 과정에서 개인, 단체 법인의 비밀번호 채택
	국정감사 및 조사에 관한 법률	• 사생활 침해목적의 감사, 조사 제한
	국가공무원법	• 업무상 지득한 비밀의 보호
통신 부문	정보통신망 이용 촉진 및 정보보호 등에 관한 법률	• 정보통신서비스 제공자에 의한 개인정보 수집, 처리규제 • 여행업, 호텔업, 한공운송사업, 학원 등 사업자의 개인정보보호
	통신비밀보호법	• 우편물의 검열, 전기통신의 감청 등 통신관련 사생활의 보호
	통신 제한 조치의 허가 절차 및 비밀유지에 관한 규칙	• 범죄수사 · 국가안보를 위한 통신 제한조치와 허가 절차
	전기통신사업법	• 개별이용자에 관한 정보의 공개 및 유용금지 등
	위치정보의 보호 및 이용 등에 관한 법률	• 위치정보의 수집 · 제공의 범위, 오 · 남용 방지
의료 부문	보건의료기본법	• 보건의료 관련 사생활의 보호
	의료법, 감염병예방법, 후천성면역결핍증예방법	• 업무상 비밀 누설 금지
	생명윤리 및 안전에 관한 법률	• 유전자정보의 보호 등
금융 부문	신용정보의 이용 및 보호에 관한 법률	• 민간부분에 의한 개인신용정보의 처리의 규제 • 신용정보주체의 열람 및 정정 청구 등
	금융실명거래 및 비밀보장에 관한 법률	• 금융거래의 비밀보장
	증권거래법	• 정보의 제공, 누설금지
기타	보험업법, 변호사법, 외국환거래법, 법무사법, 공증인법 등	• 업무상 취득한 비밀의 보호

제2절 개인정보 보호법

1 구성

개인정보 보호법은 공공기관에서의 개인정보를 보호하기 위해 필요한 사항을 제정한 법으로 개인정보의 수집·이용 및 제공 등 개인정보 처리의 기본원칙, 개인정보의 처리 절차 및 방법, 개인정보 처리의 제한, 개인정보의 안전한 처리를 위한 관리·감독, 정보주체의 권리, 개인정보 권리 침해에 대한 구제 등으로 이루어져 있고 구성된 법률의 법제정 주요 목적은 다음과 같다.

2 목적

개인정보의 처리 및 보호에 관한 사항을 정함으로써 개인의 자유와 권리를 보호하고, 나아가 개인의 존엄과 가치를 구현함을 목적으로 한다.

3 용어의 뜻

1) 개인정보

살아 있는 개인에 관한 정보로서 성명, 주민등록번호 및 영상 등을 통하여 개인을 알아볼 수 있는 정보(해당 정보만으로는 특정 개인을 알아볼 수 없더라도 다른 정보와 쉽게 결합하여 알아볼 수 있는 것을 포함한다)를 말한다.

2) 가명처리

개인정보의 일부를 삭제하거나 일부 또는 전부를 대체하는 등의 방법으로 추가 정보가 없이는 특정 개인을 알아볼 수 없도록 처리하는 것을 말한다.

3) 처리

개인정보의 수집, 생성, 연계, 연동, 기록, 저장, 보유, 가공, 편집, 검색, 출력, 정정, 복구, 이용, 제공, 공개, 파기, 그 밖에 이와 유사한 행위를 말한다.

4) 정보주체

처리되는 정보에 의하여 알아볼 수 있는 사람으로서 그 정보의 주체가 되는 사람을 말한다.

5) 개인정보파일

개인정보를 쉽게 검색할 수 있도록 일정한 규칙에 따라 체계적으로 배열하거나 구성한 개인정보의 집합물을 말한다.

6) 개인정보처리자

업무를 목적으로 개인정보파일을 운용하기 위하여 스스로 또는 다른 사람을 통하여 개인정보를 처리하는 공공기관, 법인, 단체 및 개인 등을 말한다.

7) 공공기관

국회, 법원, 헌법재판소, 중앙선거관리위원회의 행정사무를 처리하는 기관, 중앙행정기관(대통령 소속 기관과 국무총리 소속 기관을 포함) 및 그 소속 기관, 지방자치단체나 그 밖의 국가기관 및 공공단체의 기관을 말한다.

8) 고정형 영상정보처리기기

일정한 공간에 설치되어 지속적 또는 주기적으로 사람 또는 사물의 영상 등을 촬영하거나 이를 유·무선망을 통하여 전송하는 장치를 말한다.

9) 이동형 영상정보처리기기

사람이 신체에 착용 또는 휴대하거나 이동 가능한 물체에 부착 또는 거치하여 사람 또는 사물의 영상 등을 촬영하거나 이를 유·무선망을 통하여 전송하는 장치를 말한다.

10) 과학적 연구

기술의 개발과 실증, 기초연구, 응용연구 및 민간 투자 연구 등 과학적 방법을 적용하는 연구를 말한다.

☞ 개인정보의 구체적 예시
- ▸신분관계 : 성명, 주민등록번호, 주소, 본적, 가족관계, 본관 등
- ▸내면의 비밀 : 사상, 신조, 종교, 가치관, 정치적 성향 등
- ▸심신의 상태 : 건강상태, 신장, 체중 등 신체적 특징, 병력, 장애정도 등
- ▸사회경력 : 학력, 직업, 자격, 전과 여부 등
- ▸경제관계 : 소득규모, 재산보유상황, 거래내역, 신용정보, 채권채무관계 등
- ▸기타 새로운 유형 : 생체인식정보(홍채, 지문, DNA 등), 위치정보 등

(자료출처 : 개인정보분쟁조정위원회-분쟁조정 제도안내-개인정보 의미)

4 개인정보 보호법의 내용

1) 개인정보 보호의 원칙

제3조(개인정보 보호 원칙)

① 개인정보처리자는 개인정보의 처리 목적을 명확하게 하여야 하고 그 목적에 필요한 범위에서 최소한의 개인정보만을 적법하고 정당하게 수집하여야 한다.

② 개인정보처리자는 개인정보의 처리 목적에 필요한 범위에서 적합하게 개인정보를 처리하여야 하며, 그 목적 외의 용도로 활용하여서는 아니 된다.

③ 개인정보처리자는 개인정보의 처리 목적에 필요한 범위에서 개인정보의 정확성, 완전성 및 최신성이 보장되도록 하여야 한다.

④ 개인정보처리자는 개인정보의 처리 방법 및 종류 등에 따라 정보주체의 권리가 침해받을 가능성과 그 위험 정도를 고려하여 개인정보를 안전하게 관리하여야 한다.

⑤ 개인정보처리자는 제30조에 따른 개인정보 처리방침 등 개인정보의 처리에 관한 사항을 공개하여야 하며, 열람청구권 등 정보주체의 권리를 보장하여야 한다.

⑥ 개인정보처리자는 정보주체의 사생활 침해를 최소화하는 방법으로 개인정보를 처리하여야 한다.

⑦ 개인정보처리자는 개인정보를 익명 또는 가명으로 처리하여도 개인정보 수집목적을 달성할 수 있는 경우 익명처리가 가능한 경우에는 익명에 의하여, 익명처리로 목적을 달성할 수 없는 경우에는 가명에 의하여 처리될 수 있도록 하여야 한다.

⑧ 개인정보처리자는 이 법 및 관계 법령에서 규정하고 있는 책임과 의무를 준수하고 실천함으로써 정보주체의 신뢰를 얻기 위하여 노력하여야 한다.

2) 정보주체의 권리

제4조(정보주체의 권리)

정보주체는 자신의 개인정보 처리와 관련하여 다음 각 호의 권리를 가진다.

1. 개인정보의 처리에 관한 정보를 제공받을 권리
2. 개인정보의 처리에 관한 동의 여부, 동의 범위 등을 선택하고 결정할 권리

3. 개인정보의 처리 여부를 확인하고 개인정보에 대한 열람(사본의 발급을 포함한다. 이하 같다) 및 전송을 요구할 권리
4. 개인정보의 처리 정지, 정정·삭제 및 파기를 요구할 권리
5. 개인정보의 처리로 인하여 발생한 피해를 신속하고 공정한 절차에 따라 구제받을 권리
6. 완전히 자동화된 개인정보 처리에 따른 결정을 거부하거나 그에 대한 설명 등을 요구할 권리

3) 국가 등의 책무

제5조(국가 등의 책무)

① 국가와 지방자치단체는 개인정보의 목적 외 수집, 오용·남용 및 무분별한 감시·추적 등에 따른 폐해를 방지하여 인간의 존엄과 개인의 사생활 보호를 도모하기 위한 시책을 강구하여야 한다.

② 국가와 지방자치단체는 제4조에 따른 정보주체의 권리를 보호하기 위하여 법령의 개선 등 필요한 시책을 마련하여야 한다.

③ 국가와 지방자치단체는 만 14세 미만 아동이 개인정보 처리가 미치는 영향과 정보주체의 권리 등을 명확하게 알 수 있도록 만 14세 미만 아동의 개인정보 보호에 필요한 시책을 마련하여야 한다.

④ 국가와 지방자치단체는 개인정보의 처리에 관한 불합리한 사회적 관행을 개선하기 위하여 개인정보처리자의 자율적인 개인정보 보호활동을 존중하고 촉진·지원하여야 한다.

⑤ 국가와 지방자치단체는 개인정보의 처리에 관한 법령 또는 조례를 적용할 때에는 정보주체의 권리가 보장될 수 있도록 개인정보 보호 원칙에 맞게 적용하여야 한다.

4) 다른 법률과의 관계

제6조(다른 법률과의 관계)

① 개인정보의 처리 및 보호에 관하여 다른 법률에 특별한 규정이 있는 경우를 제외하고는 이 법에서 정하는 바에 따른다.

② 개인정보의 처리 및 보호에 관한 다른 법률을 제정하거나 개정하는 경우에는 이 법의 목적과 원칙에 맞도록 하여야 한다.

5) 개인정보 보호위원회 및 기능

제7조(개인정보 보호위원회)

① 개인정보 보호에 관한 사무를 독립적으로 수행하기 위하여 국무총리 소속으로 개인정보 보호위원회(이하 "보호위원회"라 한다)를 둔다.

② 보호위원회는 「정부조직법」 제2조[1]에 따른 중앙행정기관으로 본다. 다만, 다음 각 호의 사항에 대하여는 「정부조직법」 제18조[2]를 적용하지 아니한다.

---

1) 중앙행정기관의 설치와 조직 등

2) 국무총리의 행정감독권

1. 제7조의8[3]제3호 및 제4호의 사무
2. 제7조의9[4]제1항의 심의·의결 사항 중 제1호에 해당하는 사항

③-⑨ 삭제

제7조의2(보호위원회의 구성 등)

① 보호위원회는 상임위원 2명(위원장 1명, 부위원장 1명)을 포함한 9명의 위원으로 구성한다.

② 보호위원회의 위원은 개인정보 보호에 관한 경력과 전문지식이 풍부한 다음 각 호의 사람 중에서 위원장과 부위원장은 국무총리의 제청으로, 그 외 위원 중 2명은 위원장의 제청으로, 2명은 대통령이 소속되거나 소속되었던 정당의 교섭단체 추천으로, 3명은 그 외의 교섭단체 추천으로 대통령이 임명 또는 위촉한다.

1. 개인정보 보호 업무를 담당하는 3급 이상 공무원(고위공무원단에 속하는 공무원을 포함한다)의 직에 있거나 있었던 사람
2. 판사·검사·변호사의 직에 10년 이상 있거나 있었던 사람
3. 공공기관 또는 단체(개인정보처리자로 구성된 단체를 포함한다)에 3년 이상 임원으로 재직하였거나 이들 기관 또는 단체로부터 추천받은 사람으로서 개인정보 보호 업무를 3년 이상 담당하였던 사람
4. 개인정보 관련 분야에 전문지식이 있고 「고등교육법」 제2조[5]제1호에 따른 학교에서 부교수 이상으로 5년 이상 재직하고 있거나 재직하였던 사람

③ 위원장과 부위원장은 정무직 공무원으로 임명한다.

④ 위원장, 부위원장, 제7조의13[6]에 따른 사무처의 장은 「정부조직법」 제10조[7]에도 불구하고 정부위원이 된다.

제7조의3(위원장)

① 위원장은 보호위원회를 대표하고, 보호위원회의 회의를 주재하며, 소관 사무를 총괄한다.

② 위원장이 부득이한 사유로 직무를 수행할 수 없을 때에는 부위원장이 그 직무를 대행하고, 위원장·부위원장이 모두 부득이한 사유로 직무를 수행할 수 없을 때에는 위원회가 미리 정하는 위원이 위원장의 직무를 대행한다.

③ 위원장은 국회에 출석하여 보호위원회의 소관 사무에 관하여 의견을 진술할 수 있으며, 국회에서 요구하면 출석하여 보고하거나 답변하여야 한다.

④ 위원장은 국무회의에 출석하여 발언할 수 있으며, 그 소관 사무에 관하여 국무총리에게 의안 제출을 건의할 수 있다.

제7조의4(위원의 임기)

① 위원의 임기는 3년으로 하되, 한 차례만 연임할 수 있다.

---

3) 보호위원회의 소관 사무
4) 보호위원회의 심의·의결 사항 중
5) 학교의 종류
6) 사무처
7) 정부위원

② 위원이 궐위된 때에는 지체 없이 새로운 위원을 임명 또는 위촉하여야 한다. 이 경우 후임으로 임명 또는 위촉된 위원의 임기는 새로이 개시된다.

제7조의5(위원의 신분보장)

① 위원은 다음 각 호의 어느 하나에 해당하는 경우를 제외하고는 그 의사에 반하여 면직 또는 해촉되지 아니한다.

1. 장기간 심신장애로 인하여 직무를 수행할 수 없게 된 경우
2. 제7조의7[8]의 결격사유에 해당하는 경우
3. 이 법 또는 그 밖의 다른 법률에 따른 직무상의 의무를 위반한 경우

② 위원은 법률과 양심에 따라 독립적으로 직무를 수행한다.

제7조의6(겸직금지 등)

① 위원은 재직 중 다음 각 호의 직(職)을 겸하거나 직무와 관련된 영리업무에 종사하여서는 아니 된다.

1. 국회의원 또는 지방의회의원
2. 국가공무원 또는 지방공무원
3. 그 밖에 대통령령으로 정하는 직

② 제1항에 따른 영리업무에 관한 사항은 대통령령으로 정한다.

③ 위원은 정치활동에 관여할 수 없다.

제7조의7(결격사유)

① 다음 각 호의 어느 하나에 해당하는 사람은 위원이 될 수 없다.

1. 대한민국 국민이 아닌 사람
2. 「국가공무원법」 제33조각 호의 어느 하나에 해당하는 사람
3. 「정당법」 제22조[10]에 따른 당원

② 위원이 제1항 각 호의 어느 하나에 해당하게 된 때에는 그 직에서 당연 퇴직한다. 다만, 「국가공무법」 제33조제2호[11]는 파산선고를 받은 사람으로서 「채무자 회생 및 파산에 관한 법률」에 따라 신청기한 내에 면책신청을 하지 아니하였거나 면책불허가 결정 또는 면책 취소가 확정된 경우만 해당하고, 같은 법 제33조제5호[12]는 「형법」 제129조부터 제132조까지, 「성폭력범죄의 처벌 등에 관한 특례법」 제2조[13], 「아동·청소년의 성보호에 관한 법률」 제2조제2[14]호 및 직무와 관련하여 「형법」 제355조[15] 또는 제356조[16]에 규정된 죄를 범한 사람으로서 금고 이상의 형의 선고유예를 받은 경우만 해당한다.

---

8) 9) 결격사유
10) 발기인 및 당원의 자격
11) 결격사유
12) 「민사소송법」 및 「민사집행법」의 준용
13) 정의
14) 정의
15) 횡령, 배임
16) 업무상의 횡령과 배임

제7조의8(보호위원회의 소관 사무)

보호위원회는 다음 각 호의 소관 사무를 수행한다.

1. 개인정보의 보호와 관련된 법령의 개선에 관한 사항
2. 개인정보 보호와 관련된 정책·제도·계획 수립·집행에 관한 사항
3. 정보주체의 권리침해에 대한 조사 및 이에 따른 처분에 관한 사항
4. 개인정보의 처리와 관련한 고충처리·권리구제 및 개인정보에 관한 분쟁의 조정
5. 개인정보 보호를 위한 국제기구 및 외국의 개인정보 보호기구와의 교류·협력
6. 개인정보 보호에 관한 법령·정책·제도·실태 등의 조사·연구, 교육 및 홍보에 관한 사항
7. 개인정보 보호에 관한 기술개발의 지원·보급, 기술의 표준화 및 전문인력의 양성에 관한 사항
8. 이 법 및 다른 법령에 따라 보호위원회의 사무로 규정된 사항

제7조의9(보호위원회의 심의·의결 사항 등)

① 보호위원회는 다음 각 호의 사항을 심의·의결한다.

1. 제8조의2[17]에 따른 개인정보 침해요인 평가에 관한 사항
2. 제9조[18]에 따른 기본계획 및 제10조[19]에 따른 시행계획에 관한 사항
3. 개인정보 보호와 관련된 정책, 제도 및 법령의 개선에 관한 사항
4. 개인정보의 처리에 관한 공공기관 간의 의견조정에 관한 사항
5. 개인정보 보호에 관한 법령의 해석·운용에 관한 사항
6. 제18조[20]제2항제5호에 따른 개인정보의 이용·제공에 관한 사항

6의2. 제28조의9[21]에 따른 개인정보의 국외 이전 중지 명령에 관한 사항

7. 제33조[22]제3항에 따른 영향평가 결과에 관한 사항
8. 제28조의6[23], 제34조의2[24], 제39조의15[25]에 따른 과징금 부과에 관한 사항
9. 제61조[26]에 따른 의견제시 및 개선권고에 관한 사항
10. 제64조[27]에 따른 시정조치 등에 관한 사항
11. 제65조[28]에 따른 고발 및 징계권고에 관한 사항
12. 제66조[29]에 따른 처리 결과의 공표에 관한 사항

---

17) 개인정보 침해요인 평가
18) 기본계획
19) 시행계획
20) 개인정보의 목적 외 이용·제공 제한
21) 개인정보의 국외 이전 중지 명령
22) 개인정보 영향평가
23) 가명정보 처리에 대한 과징금 부과 등
24) 과징금의 부과 등
25) 과징금 부과 등에 대한 특례
26) 의견제시 및 개선권고
27) 시정조치 등
28) 고발 및 징계권고
29) 결과의 공표

13. 제75조[30]에 따른 과태료 부과에 관한 사항
14. 소관 법령 및 보호위원회 규칙의 제정·개정 및 폐지에 관한 사항
15. 개인정보 보호와 관련하여 보호위원회의 위원장 또는 위원 2명 이상이 회의에 부치는 사항
16. 그 밖에 이 법 또는 다른 법령에 따라 보호위원회가 심의·의결하는 사항

② 보호위원회는 제1항 각 호의 사항을 심의·의결하기 위하여 필요한 경우 다음 각 호의 조치를 할 수 있다.

1. 관계 공무원, 개인정보 보호에 관한 전문 지식이 있는 사람이나 시민사회단체 및 관련 사업자부터의 의견 청취
2. 관계 기관 등에 대한 자료제출이나 사실조회 요구

③ 제2항제2호에 따른 요구를 받은 관계 기관 등은 특별한 사정이 없으면 이에 따라야 한다.
④ 보호위원회는 제1항제3호의 사항을 심의·의결한 경우에는 관계 기관에 그 개선을 권고할 수 있다.
⑤ 보호위원회는 제4항에 따른 권고 내용의 이행 여부를 점검할 수 있다.

제7조의10(회의)

① 보호위원회의 회의는 위원장이 필요하다고 인정하거나 재적위원 4분의 1 이상의 요구가 있는 경우에 위원장이 소집한다.
② 위원장 또는 2명 이상의 위원은 보호위원회에 의안을 제의할 수 있다.
③ 보호위원회의 회의는 재적위원 과반수의 출석으로 개의하고, 출석위원 과반수의 찬성으로 의결한다.

제7조의11(위원의 제척·기피·회피)

① 위원은 다음 각 호의 어느 하나에 해당하는 경우에는 심의·의결에서 제척된다.

1. 위원 또는 그 배우자나 배우자였던 자가 해당 사안의 당사자가 되거나 그 사건에 관하여 공동의 권리자 또는 의무자의 관계에 있는 경우
2. 위원이 해당 사안의 당사자와 친족이거나 친족이었던 경우
3. 위원이 해당 사안에 관하여 증언, 감정, 법률자문을 한 경우
4. 위원이 해당 사안에 관하여 당사자의 대리인으로서 관여하거나 관여 하였던 경우
5. 위원이나 위원이 속한 공공기관·법인 또는 단체 등이 조언 등 지원을 하고 있는 자와 이해관계가 있는 경우

② 위원에게 심의·의결의 공정을 기대하기 어려운 사정이 있는 경우 당사자는 기피 신청을 할 수 있고, 보호위원회는 의결로 이를 결정한다.
③ 위원이 제1항 또는 제2항의 사유가 있는 경우에는 해당 사안에 대하여 회피할 수 있다.

제7조의12(소위원회)

① 보호위원회는 효율적인 업무 수행을 위하여 개인정보 침해 정도가 경미하거나 유사·반복되는 사항 등을 심의·의결할 소위원회를 둘 수 있다.
② 소위원회는 3명의 위원으로 구성한다.
③ 소위원회가 제1항에 따라 심의·의결한 것은 보호위원회가 심의·의결한 것으로 본다.
④ 소위원회의 회의는 구성위원 전원의 출석과 출석위원 전원의 찬성으로 의결한다.

30) 과태료

제7조의13(사무처)

보호위원회의 사무를 처리하기 위하여 보호위원회에 사무처를 두며, 이 법에 규정된 것 외에 보호위원회의 조직에 관한 사항은 대통령령으로 정한다.

제7조의14(운영 등)

이 법과 다른 법령에 규정된 것 외에 보호위원회의 운영 등에 필요한 사항은 보호위원회의 규칙으로 정한다.

제8조 삭제

제8조의2(개인정보 침해요인 평가)

① 중앙행정기관의 장은 소관 법령의 제정 또는 개정을 통하여 개인정보 처리를 수반하는 정책이나 제도를 도입·변경하는 경우에는 보호위원회에 개인정보 침해요인 평가를 요청하여야 한다.
② 보호위원회가 제1항에 따른 요청을 받은 때에는 해당 법령의 개인정보 침해요인을 분석·검토하여 그 법령의 소관기관의 장에게 그 개선을 위하여 필요한 사항을 권고할 수 있다.
③ 제1항에 따른 개인정보 침해요인 평가의 절차와 방법에 관하여 필요한 사항은 대통령령으로 정한다.

제9조(기본계획)

① 보호위원회는 개인정보의 보호와 정보주체의 권익 보장을 위하여 3년마다 개인정보 보호 기본계획(이하 "기본계획"이라 한다)을 관계 중앙행정기관의 장과 협의하여 수립한다.
② 기본계획에는 다음 각 호의 사항이 포함되어야 한다.
1. 개인정보 보호의 기본목표와 추진방향
2. 개인정보 보호와 관련된 제도 및 법령의 개선
3. 개인정보 침해 방지를 위한 대책
4. 개인정보 보호 자율규제의 활성화
5. 개인정보 보호 교육·홍보의 활성화
6. 개인정보 보호를 위한 전문인력의 양성
7. 그 밖에 개인정보 보호를 위하여 필요한 사항
③ 국회, 법원, 헌법재판소, 중앙선거관리위원회는 해당 기관(그 소속 기관을 포함한다)의 개인정보 보호를 위한 기본계획을 수립·시행할 수 있다.

제10조(시행계획)

① 중앙행정기관의 장은 기본계획에 따라 매년 개인정보 보호를 위한 시행계획을 작성하여 보호위원회에 제출하고, 보호위원회의 심의·의결을 거쳐 시행하여야 한다.
② 시행계획의 수립·시행에 필요한 사항은 대통령령으로 정한다.

제11조(자료제출 요구 등)

① 보호위원회는 기본계획을 효율적으로 수립하기 위하여 개인정보처리자, 관계 중앙행정기관의 장, 지방자치단체의 장 및 관계 기관·단체 등에 개인정보처리자의 법규 준수 현황과 개인정보 관리 실태 등에 관한 자료의 제출이나 의견의 진술 등을 요구할 수 있다.

② 보호위원회는 개인정보 보호 정책 추진, 성과평가 등을 위하여 필요한 경우 개인정보처리자, 관계 중앙행정기관의 장, 지방자치단체의 장 및 관계 기관·단체 등을 대상으로 개인정보관리 수준 및 실태 파악 등을 위한 조사를 실시할 수 있다.
③ 중앙행정기관의 장은 시행계획을 효율적으로 수립·추진하기 위하여 소관 분야의 개인정보처리자에게 제1항에 따른 자료제출 등을 요구할 수 있다.
④ 제1항부터 제3항까지에 따른 자료제출 등을 요구받은 자는 특별한 사정이 없으면 이에 따라야 한다.
⑤ 제1항부터 제3항까지에 따른 자료제출 등의 범위와 방법 등 필요한 사항은 대통령령으로 정한다.

제11조의2(개인정보 보호수준 평가)
① 보호위원회는 공공기관 중 중앙행정기관 및 그 소속기관, 지방자치단체, 그 밖에 대통령령으로 정하는 기관을 대상으로 매년 개인정보 보호 정책·업무의 수행 및 이 법에 따른 의무의 준수 여부 등을 평가(이하 "개인정보 보호수준 평가"라 한다)하여야 한다.
② 보호위원회는 개인정보 보호수준 평가에 필요한 경우 해당 공공기관의 장에게 관련 자료를 제출하게 할 수 있다.
③ 보호위원회는 개인정보 보호수준 평가의 결과를 인터넷 홈페이지 등을 통하여 공개할 수 있다.
④ 보호위원회는 개인정보 보호수준 평가의 결과에 따라 우수기관 및 그 소속 직원에 대하여 포상할 수 있고, 개인정보 보호를 위하여 필요하다고 인정하면 해당 공공기관의 장에게 개선을 권고할 수 있다. 이 경우 권고를 받은 공공기관의 장은 이를 이행하기 위하여 성실하게 노력하여야 하며, 그 조치 결과를 보호위원회에 알려야 한다.
⑤ 그 밖에 개인정보 보호수준 평가의 기준·방법·절차 및 제2항에 따른 자료 제출의 범위 등에 필요한 사항은 대통령령으로 정한다.

제12조(개인정보 보호지침)
① 보호위원회는 개인정보의 처리에 관한 기준, 개인정보 침해의 유형 및 예방조치 등에 관한 표준 개인정보 보호지침(이하 "표준지침"이라 한다)을 정하여 개인정보처리자에게 그 준수를 권장할 수 있다.
② 중앙행정기관의 장은 표준지침에 따라 소관 분야의 개인정보 처리와 관련한 개인정보 보호지침을 정하여 개인정보처리자에게 그 준수를 권장할 수 있다.
③ 국회, 법원, 헌법재판소 및 중앙선거관리위원회는 해당 기관(그 소속 기관을 포함한다)의 개인정보 보호지침을 정하여 시행할 수 있다.

제13조(자율규제의 촉진 및 지원)
보호위원회는 개인정보처리자의 자율적인 개인정보 보호활동을 촉진하고 지원하기 위하여 다음 각 호의 필요한 시책을 마련하여야 한다.
1. 개인정보 보호에 관한 교육·홍보
2. 개인정보 보호와 관련된 기관·단체의 육성 및 지원
3. 개인정보 보호 인증마크의 도입·시행 지원
4. 개인정보처리자의 자율적인 규약의 제정·시행 지원
5. 그 밖에 개인정보처리자의 자율적 개인정보 보호활동을 지원하기 위하여 필요한 사항

6) 개인정보의 보호의 날

제13조의2(개인정보 보호의 날)

① 개인정보의 보호 및 처리의 중요성을 국민에게 알리기 위하여 매년 9월 30일을 개인정보 보호의 날로 지정한다.

② 국가와 지방자치단체는 개인정보 보호의 날이 포함된 주간에 개인정보 보호 문화 확산을 위한 각종 행사를 실시할 수 있다.

7) 국제협력

제14조(국제협력)

① 정부는 국제적 환경에서의 개인정보 보호 수준을 향상시키기 위하여 필요한 시책을 마련하여야 한다.

② 정부는 개인정보 국외 이전으로 인하여 정보주체의 권리가 침해되지 아니하도록 관련 시책을 마련하여야 한다.

8) 개인정보의 이용과 제공

제15조(개인정보의 수집ㆍ이용)

① 개인정보처리자는 다음 각 호의 어느 하나에 해당하는 경우에는 개인정보를 수집할 수 있으며 그 수집 목적의 범위에서 이용할 수 있다.

1. 정보주체의 동의를 받은 경우
2. 법률에 특별한 규정이 있거나 법령상 의무를 준수하기 위하여 불가피한 경우
3. 공공기관이 법령 등에서 정하는 소관 업무의 수행을 위하여 불가피한 경우
4. 정보주체와 체결한 계약을 이행하거나 계약을 체결하는 과정에서 정보주체의 요청에 따른 조치를 이행하기 위하여 필요한 경우
5. 명백히 정보주체 또는 제3자의 급박한 생명, 신체, 재산의 이익을 위하여 필요하다고 인정되는 경우
6. 개인정보처리자의 정당한 이익을 달성하기 위하여 필요한 경우로서 명백하게 정보주체의 권리보다 우선하는 경우. 이 경우 개인정보처리자의 정당한 이익과 상당한 관련이 있고 합리적인 범위를 초과하지 아니하는 경우에 한한다.
7. 공중위생 등 공공의 안전과 안녕을 위하여 긴급히 필요한 경우

② 개인정보처리자는 제1항제1호에 따른 동의를 받을 때에는 다음 각 호의 사항을 정보주체에게 알려야 한다. 다음 각 호의 어느 하나의 사항을 변경하는 경우에도 이를 알리고 동의를 받아야 한다.

1. 개인정보의 수집ㆍ이용 목적
2. 수집하려는 개인정보의 항목
3. 개인정보의 보유 및 이용 기간
4. 동의를 거부할 권리가 있다는 사실 및 동의 거부에 따른 불이익이 있는 경우에는 그 불이익의 내용

③ 개인정보처리자는 당초 수집 목적과 합리적으로 관련된 범위에서 정보주체에게 불이익이 발생하는지 여부, 암호화 등 안전성 확보에 필요한 조치를 하였는지 여부 등을 고려하여 대통령령으로 정하는 바에 따라 정보주체의 동의 없이 개인정보를 이용할 수 있다.

제16조(개인정보의 수집 제한)
① 개인정보처리자는 제15조[31]제1항 각 호의 어느 하나에 해당하여 개인정보를 수집하는 경우에는 그 목적에 필요한 최소한의 개인정보를 수집하여야 한다. 이 경우 최소한의 개인정보 수집이라는 입증책임은 개인정보처리자가 부담한다.
② 개인정보처리자는 정보주체의 동의를 받아 개인정보를 수집하는 경우 필요한 최소한의 정보 외의 개인정보 수집에는 동의하지 아니할 수 있다는 사실을 구체적으로 알리고 개인정보를 수집하여야 한다.
③ 개인정보처리자는 정보주체가 필요한 최소한의 정보 외의 개인정보 수집에 동의하지 아니한다는 이유로 정보주체에게 재화 또는 서비스의 제공을 거부하여서는 아니 된다.

제17조(개인정보의 제공)
① 개인정보처리자는 다음 각 호의 어느 하나에 해당되는 경우에는 정보주체의 개인정보를 제3자에게 제공(공유를 포함한다. 이하 같다)할 수 있다.
1. 정보주체의 동의를 받은 경우
2. 제15조[32]제1항제2호, 제3호 및 제5호부터 제7호까지에 따라 개인정보를 수집한 목적 범위에서 개인정보를 제공하는 경우
② 개인정보처리자는 제1항제1호에 따른 동의를 받을 때에는 다음 각 호의 사항을 정보주체에게 알려야 한다. 다음 각 호의 어느 하나의 사항을 변경하는 경우에도 이를 알리고 동의를 받아야 한다.
1. 개인정보를 제공받는 자
2. 개인정보를 제공받는 자의 개인정보 이용 목적
3. 제공하는 개인정보의 항목
4. 개인정보를 제공받는 자의 개인정보 보유 및 이용 기간
5. 동의를 거부할 권리가 있다는 사실 및 동의 거부에 따른 불이익이 있는 경우에는 그 불이익의 내용
③ 삭제 〈2023.3.14.〉
④ 개인정보처리자는 당초 수집 목적과 합리적으로 관련된 범위에서 정보주체에게 불이익이 발생하는지 여부, 암호화 등 안전성 확보에 필요한 조치를 하였는지 여부 등을 고려하여 대통령령으로 정하는 바에 따라 정보주체의 동의 없이 개인정보를 제공할 수 있다.

제18조(개인정보의 목적 외 이용·제공 제한)
① 개인정보처리자는 개인정보를 제15조제1항에 따른 범위를 초과하여 이용하거나 제17조제1항[33] 및 제28조의8[34]제1항에 따른 범위를 초과하여 제3자에게 제공하여서는 아니 된다.
② 제1항에도 불구하고 개인정보처리자는 다음 각 호의 어느 하나에 해당하는 경우에는 정보주체 또는 제3자의 이익을 부당하게 침해할 우려가 있을 때를 제외하고는 개인정보를 목적 외의 용도로 이용하거나 이를 제3자에게 제공할 수 있다. 다만, 제5호부터 제9호까지에 따른 경우는 공공기관의 경우로 한정한다.
1. 정보주체로부터 별도의 동의를 받은 경우

31) 개인정보의 수집·이용
32) 개인정보의 수집·이용
33) 개인정보의 제공/정보주체의 동의를 받은 경우
34) 가명정보에 대한 안전조치의무 등

2. 다른 법률에 특별한 규정이 있는 경우
3. 명백히 정보주체 또는 제3자의 급박한 생명, 신체, 재산의 이익을 위하여 필요하다고 인정되는 경우
4. 삭제
5. 개인정보를 목적 외의 용도로 이용하거나 이를 제3자에게 제공하지 아니하면 다른 법률에서 정하는 소관 업무를 수행할 수 없는 경우로서 보호위원회의 심의·의결을 거친 경우
6. 조약, 그 밖의 국제협정의 이행을 위하여 외국정부 또는 국제기구에 제공하기 위하여 필요한 경우
7. 범죄의 수사와 공소의 제기 및 유지를 위하여 필요한 경우
8. 법원의 재판업무 수행을 위하여 필요한 경우
9. 형(刑) 및 감호, 보호처분의 집행을 위하여 필요한 경우
10. 공중위생 등 공공의 안전과 안녕을 위하여 긴급히 필요한 경우

③ 개인정보처리자는 제2항제1호에 따른 동의를 받을 때에는 다음 각 호의 사항을 정보주체에게 알려야 한다. 다음 각 호의 어느 하나의 사항을 변경하는 경우에도 이를 알리고 동의를 받아야 한다.
1. 개인정보를 제공받는 자
2. 개인정보의 이용 목적(제공 시에는 제공받는 자의 이용 목적을 말한다)
3. 이용 또는 제공하는 개인정보의 항목
4. 개인정보의 보유 및 이용 기간(제공 시에는 제공받는 자의 보유 및 이용 기간을 말한다)
5. 동의를 거부할 권리가 있다는 사실 및 동의 거부에 따른 불이익이 있는 경우에는 그 불이익의 내용

④ 공공기관은 제2항제2호부터 제6호까지, 제8호부터 제10호까지에 따라 개인정보를 목적 외의 용도로 이용하거나 이를 제3자에게 제공하는 경우에는 그 이용 또는 제공의 법적 근거, 목적 및 범위 등에 관하여 필요한 사항을보호위원회가 고시로 정하는바에 따라 관보 또는 인터넷 홈페이지 등에 게재하여야 한다.

⑤ 개인정보처리자는 제2항 각 호의 어느 하나의 경우에 해당하여 개인정보를 목적 외의 용도로 제3자에게 제공하는 경우에는 개인정보를 제공받는 자에게 이용 목적, 이용 방법, 그 밖에 필요한 사항에 대하여 제한을 하거나, 개인정보의 안전성 확보를 위하여 필요한 조치를 마련하도록 요청하여야 한다. 이 경우 요청을 받은 자는 개인정보의 안전성 확보를 위하여 필요한 조치를 하여야 한다.

제19조(개인정보를 제공받은 자의 이용·제공 제한)

개인정보처리자로부터 개인정보를 제공받은 자는 다음 각 호의 어느 하나에 해당하는 경우를 제외하고는 개인정보를 제공받은 목적 외의 용도로 이용하거나 이를 제3자에게 제공하여서는 아니 된다.
1. 정보주체로부터 별도의 동의를 받은 경우
2. 다른 법률에 특별한 규정이 있는 경우

9) 개인정보의 수집 출처 등 고지

제20조(정보주체 이외로부터 수집한 개인정보의 수집 출처 등 고지)

① 개인정보처리자가 정보주체 이외로부터 수집한 개인정보를 처리하는 때에는 정보주체의 요구가 있으면 즉시 다음 각 호의 모든 사항을 정보주체에게 알려야 한다.
1. 개인정보의 수집 출처
2. 개인정보의 처리 목적

3. 제37조[35]에 따른 개인정보 처리의 정지를 요구하거나 동의를 철회할 권리가 있다는 사실

② 제1항에도 불구하고 처리하는 개인정보의 종류·규모, 종업원 수 및 매출액 규모 등을 하여 대통령령으로 정하는 기준에 해당하는 개인정보처리자가 제17조[36]제1항제1호에 따라 정보주체 이외로부터 개인정보를 수집하여 처리하는 때에는 제1항 각 호의 모든 사항을 정보주체에게 알려야 한다. 다만, 개인정보처리자가 수집한 정보에 연락처 등 정보주체에게 알릴 수 있는 개인정보가 포함되지 아니한 경우에는 그러하지 아니하다.

③ 제2항 본문에 따라 알리는 경우 정보주체에게 알리는 시기·방법 및 절차 등 필요한 사항은 대통령령으로 정한다.

④ 제1항과 제2항 본문은 다음 각 호의 어느 하나에 해당하는 경우에는 적용하지 아니한다. 다만, 이 법에 따른 정보주체의 권리보다 명백히 우선하는 경우에 한한다.

1. 통지를 요구하는 대상이 되는 개인정보가 제32조제2항[37] 각 호의 어느 하나에 해당하는 개인정보파일에 포함되어 있는 경우
2. 통지로 인하여 다른 사람의 생명·신체를 해할 우려가 있거나 다른 사람의 재산과 그 밖의 이익을 부당하게 침해할 우려가 있는 경우

제20조의2(개인정보 이용·제공 내역의 통지)

① 대통령령으로 정하는 기준에 해당하는 개인정보처리자는 이 법에 따라 수집한 개인정보의 이용·제공 내역이나 이용·제공 내역을 확인할 수 있는 정보시스템에 접속하는 방법을 주기적으로 정보주체에게 통지하여야 한다. 다만, 연락처 등 정보주체에게 통지할 수 있는 개인정보를 수집·보유하지 아니한 경우에는 통지하지 아니할 수 있다.

② 제1항에 따른 통지의 대상이 되는 정보주체의 범위, 통지 대상 정보, 통지 주기 및 방법 등에 필요한 사항은 대통령령으로 정한다.

10) 개인정보의 파기

제21조(개인정보의 파기)

① 개인정보처리자는 보유기간의 경과, 개인정보의 처리 목적 달성, 가명정보의 처리 기간 경과 등 그 개인정보가 불필요하게 되었을 때에는 지체 없이 그 개인정보를 파기하여야 한다. 다만, 다른 법령에 따라 보존하여야 하는 경우에는 그러하지 아니하다.

② 개인정보처리자가 제1항에 따라 개인정보를 파기할 때에는 복구 또는 재생되지 아니하도록 조치하여야 한다.

③ 개인정보처리자가 제1항 단서에 따라 개인정보를 파기하지 아니하고 보존하여야 하는 경우에는 해당 개인정보 또는 개인정보파일을 다른 개인정보와 분리하여서 저장·관리하여야 한다.

④ 개인정보의 파기방법 및 절차 등에 필요한 사항은 대통령령으로 정한다.

35) 개인정보의 처리정지 등

36) 개인정보의 제공

37) 개인정보파일의 등록 및 공개

11) 동의를 받는 방법

제22조(동의를 받는 방법)

① 개인정보처리자는 이 법에 따른 개인정보의 처리에 대하여 정보주체(제22조의2제1항에 따른 법정대리인을 포함한다. 이하 이 조에서 같다)의 동의를 받을 때에는 각각의 동의 사항을 구분하여 정보주체가 이를 명확하게 인지할 수 있도록 알리고 동의를 받아야 한다. 이 경우 다음 각 호의 경우에는 동의 사항을 구분하여 각각 동의를 받아야 한다.

1. 제15조제1항제1호[38]에 따라 동의를 받는 경우
2. 제17조제1항제1호[39]에 따라 동의를 받는 경우
3. 제18조제2항[40]제1호에 따라 동의를 받는 경우
4. 제19조제1호[41]에 따라 동의를 받는 경우
5. 제23조제1항제1호[42]에 따라 동의를 받는 경우
6. 제24조제1항제1호[43]에 따라 동의를 받는 경우
7. 재화나 서비스를 홍보하거나 판매를 권유하기 위하여 개인정보의 처리에 대한 동의를 받으려는 경우
8. 그 밖에 정보주체를 보호하기 위하여 동의 사항을 구분하여 동의를 받아야 할 필요가 있는 경우로서 대통령령으로 정하는 경우

② 개인정보처리자는 제1항의 동의를 서면(「전자문서 및 전자거래 기본법」 제2조제1호에 따른 전자문서를 포함한다)으로 받을 때에는 개인정보의 수집·이용 목적, 수집·이용하려는 개인정보의 항목 등 대통령령으로 정하는 중요한 내용을 보호위원회가 고시로 정하는 방법에 따라 명확히 표시하여 알아보기 쉽게 하여야 한다.

③ 개인정보처리자는 정보주체의 동의 없이 처리할 수 있는 개인정보에 대해서는 그 항목과 처리의 법적 근거를 정보주체의 동의를 받아 처리하는 개인정보와 구분하여 제30조제2항[44]에 따라 공개하거나 전자우편 등 대통령령으로 정하는 방법에 따라 정보주체에게 알려야 한다. 이 경우 동의 없이 처리할 수 있는 개인정보라는 입증책임은 개인정보처리자가 부담한다.

④ 삭제

⑤ 개인정보처리자는 정보주체가 선택적으로 동의할 수 있는 사항을 동의하지 아니하거나 제1항제3호 및 제7호에 따른 동의를 하지 아니한다는 이유로 정보주체에게 재화 또는 서비스의 제공을 거부하여서는 아니 된다.

⑥ 삭제

⑦ 제1항부터 제5항까지에서 규정한 사항 외에 정보주체의 동의를 받는 세부적인 방법에 관하여 필요한 사항은 개인정보의 수집매체 등을 고려하여 대통령령으로 정한다.

---

38) 개인정보 수집·이용/정보주체의 동의를 받은 경우
39) 개인정보의 제공/정보주체의 동의를 받은 경우
40) 개인정보의 목적 외 이용·제공 제한/정보주체로부터의 동의를 받은 경우
41) 개인정보를 제공받은 자의 이용·제공 제한/정보주체로부터 별도의 동의를 받은 경우
42) 민감정보의 처리 제한/개인정보를 제공받은 자의 이용·제공 제한
43) 고유식별정보의 처리제한
44) 개인정보 처리방침의 수립 및 공개

제22조2(아동의 개인정보 보호)

① 개인정보처리자는 만 14세 미만 아동의 개인정보를 처리하기 위하여 이 법에 따른 동의를 받아야 할 때에는 그 법정대리인의 동의를 받아야 하며, 법정대리인이 동의하였는지를 확인하여야 한다.

② 제1항에도 불구하고 법정대리인의 동의를 받기 위하여 필요한 최소한의 정보로서 대통령령으로 정하는 정보는 법정대리인의 동의 없이 해당 아동으로부터 직접 수집할 수 있다.

③ 개인정보처리자는 만 14세 미만의 아동에게 개인정보 처리와 관련한 사항의 고지 등을 할 때에는 이해하기 쉬운 양식과 명확하고 알기 쉬운 언어를 사용하여야 한다.

④ 제1항부터 제3항까지에서 규정한 사항 외에 동의 및 동의 확인 방법 등에 필요한 사항은 대통령령으로 정한다.

12) 개인정보의 처리 제한

제23조(민감정보의 처리 제한)

① 개인정보처리자는 사상・신념, 노동조합・정당의 가입・탈퇴, 정치적 견해, 건강, 성생활 등에 관한 정보, 그 밖에 정보주체의 사생활을 현저히 침해할 우려가 있는 개인정보로서 대통령령으로 정하는 정보(이하 "민감정보"라 한다)를 처리하여서는 아니 된다. 다만, 다음 각 호의 어느 하나에 해당하는 경우에는 그러하지 아니하다.

1. 정보주체에게 제15조제2항 각 호 또는 제17조제2항 각 호의 사항을 알리고 다른 개인정보의 처리에 대한 동의와 별도로 동의를 받은 경우
2. 법령에서 민감정보의 처리를 요구하거나 허용하는 경우

② 개인정보처리자가 제1항 각 호에 따라 민감정보를 처리하는 경우에는 그 민감정보가 분실・도난・유출・위조・변조 또는 훼손되지 아니하도록 제29조[45]에 따른 안전성 확보에 필요한 조치를 하여야 한다.

③ 개인정보처리자는 재화 또는 서비스를 제공하는 과정에서 공개되는 정보에 정보주체의 민감정보가 포함됨으로써 사생활 침해의 위험성이 있다고 판단하는 때에는 재화 또는 서비스의 제공 전에 민감정보의 공개 가능성 및 비공개를 선택하는 방법을 정보주체가 알아보기 쉽게 알려야 한다.

제24조(고유식별정보의 처리 제한)

① 개인정보처리자는 다음 각 호의 경우를 제외하고는 법령에 따라 개인을 고유하게 구별하기 위하여 부여된 식별정보로서 대통령령으로 정하는 정보(이하 "고유식별정보"라 한다)를 처리할 수 없다.

1. 정보주체에게 제15조[46]제2항 각 호 또는 제17조[47]제2항 각 호의 사항을 알리고 다른 개인정보의 처리에 대한 동의와 별도로 동의를 받은 경우
2. 법령에서 구체적으로 고유식별정보의 처리를 요구하거나 허용하는 경우

45) 안전조치의무

46) 개인정보의 수집・이용

47) 개인정보의 제공

② 삭제
③ 개인정보처리자가 제1항 각 호에 따라 고유식별정보를 처리하는 경우에는 그 고유식별정보가 분실·도난·유출·위조·변조 또는 훼손되지 아니하도록 대통령령으로 정하는 바에 따라 암호화 등 안정성 확보에 필요한 조치를 하여야 한다.
④ 보호위원회는 처리하는 개인정보의 종류·규모, 종업원 수 및 매출액 규모 등을 고려하여 대통령령으로 정하는 기준에 해당하는 개인정보처리자가 제3항에 따라 안전성 확보에 필요한 조치를 하였는지에 관하여 대통령령으로 정하는 바에 따라 정기적으로 조사하여야 한다.
⑤ 보호위원회는 대통령령으로 정하는 전문기관으로 하여금 제4항에 따른 조사를 수행하게 할 수 있다.

제24조의2(주민등록번호 처리의 제한)

① 제24조[48]제1항에도 불구하고 개인정보처리자는 다음 각 호의 어느 하나에 해당하는 경우를 제외 하고는 주민등록번호를 처리할 수 없다.
1. 법률·대통령령·국회규칙·대법원규칙·헌법재판소규칙·중앙선거관리위원회규칙 및 감사원규칙에서 구체적으로 주민등록번호의 처리를 요구하거나 허용한 경우
2. 정보주체 또는 제3자의 급박한 생명, 신체, 재산의 이익을 위하여 명백히 필요하다고 인정되는 경우
3. 제1호 및 제2호에 준하여 주민등록번호 처리가 불가피한 경우로서 보호위원회가 고시로 정하는 경우

② 개인정보처리자는 제24조제3항에도 불구하고 주민등록번호가 분실·도난·유출·위조·변조 또는 훼손되지 아니하도록 암호화 조치를 통하여 안전하게 보관하여야 한다. 이 경우 암호화 적용 대상 및 대상별 적용 시기 등에 관하여 필요한 사항은 개인정보의 처리 규모와 유출 시 영향 등을 고려하여 대통령령으로 정한다.
③ 개인정보처리자는 제1항 각 호에 따라 주민등록번호를 처리하는 경우에도 정보주체가 인터넷 홈페이지를 통하여 회원으로 가입하는 단계에서는 주민등록번호를 사용하지 아니하고도 회원으로 가입할 수 있는 방법을 제공하여야 한다.
④ 보호위원회는 개인정보처리자가 제3항에 따른 방법을 제공할 수 있도록 관계 법령의 정비, 계획의 수립, 필요한 시설 및 시스템의 구축 등 제반 조치를 마련·지원할 수 있다.

제25조(고정형 영상정보처리기기의 설치·운영 제한)

① 누구든지 다음 각 호의 경우를 제외하고는 공개된 장소에 고정형 영상정보처리기기를 설치·운영하여서는 아니 된다.
1. 법령에서 구체적으로 허용하고 있는 경우
2. 범죄의 예방 및 수사를 위하여 필요한 경우
3. 시설의 안전 및 관리, 화재 예방을 위하여 정당한 권한을 가진 자가 설치·운영하는 경우
4. 교통단속을 위하여 정당한 권한을 가진 자가 설치·운영하는 경우
5. 교통정보의 수집·분석 및 제공을 위하여 정당한 권한을 가진 자가 설치·운영하는 경우
6. 촬영된 영상정보를 저장하지 아니하는 경우로서 대통령령으로 정하는 경우

② 누구든지 불특정 다수가 이용하는 목욕실, 화장실, 발한실(發汗室), 탈의실 등 개인의 사생활을 현저히 침해할 우려가 있는 장소의 내부를 볼 수 있도록 고정형 영상정보처리기기를 설치·운영하여서는 아니 된다. 다만, 교도소, 정신보건 시설 등 법령에 근거하여 사람을 구금하거나 보호하는 시설로서 대통령령으로 정하는 시설에 대하여는 그러하지 아니하다.

48) 고유식별정보의 처리 제한

③ 제1항 각 호에 따라 고정형 영상정보처리기기를 설치·운영하려는 공공기관의 장과 제2항 단서에 따라 고정형 영상정보처리기기를 설치·운영하려는 자는 공청회·설명회의 개최 등 대통령령으로 정하는 절차를 거쳐 관계 전문가 및 이해관계인의 의견을 수렴하여야 한다.

④ 제1항 각 호에 따라 고정형 영상정보처리기기를 설치·운영하는 자(이하 "고정형영상정보처리기기운영자"라 한다)는 정보주체가 쉽게 인식할 수 있도록 다음 각 호의 사항이 포함된 안내판을 설치하는 등 필요한 조치를 하여야 한다. 다만, 「군사기지 및 군사시설 보호법」 제2조[49]제2호에 따른 군사시설, 「통합방위법」 제2조제13호[50]에 따른 국가중요시설, 그 밖에 대통령령으로 정하는 시설의 경우에는 그러하지 아니하다.

1. 설치 목적 및 장소
2. 촬영 범위 및 시간
3. 관리책임자의 연락처
4. 그 밖에 대통령령으로 정하는 사항

⑤ 고정형영상정보처리기기운영자는 고정형 영상정보처리기기의 설치 목적과 다른 목적으로 고정형영상정보처리기기를 임의로 조작하거나 다른 곳을 비춰서는 아니 되며, 녹음기능은 사용할 수 없다.

⑥ 고정형영상정보처리기기운영자는 개인정보가 분실·도난·유출·위조·변조 또는 훼손되지 아니 하도록 제29조에 따라 안전성 확보에 필요한 조치를 하여야 한다.

⑦ 고정형영상정보처리기기운영자는 대통령령으로 정하는 바에 따라 고정형 영상정보처리기기 운영·관리 방침을 마련하여야 한다. 다만, 제30조[51]에 따른 개인정보 처리방침을 정할 때 고정형 영상정보처리기기 운영·관리에 관한 사항을 포함시킨 경우에는 고정형 영상정보처리기기 운영·관리 방침을 마련하지 아니할 수 있다.

⑧ 고정형영상정보처리기기운영자는 고정형 영상정보처리기기의 설치·운영에 관한 사무를 위탁할 수 있다. 다만, 공공기관이 고정형 영상정보처리기기 설치·운영에 관한 사무를 위탁하는 경우에는 대통령령으로 정하는 절차 및 요건에 따라야 한다.

제25조의2(이동형 영상정보처리기기의 운영 제한)

① 업무를 목적으로 이동형 영상정보처리기기를 운영하려는 자는 다음 각 호의 경우를 제외하고는 공개된 장소에서 이동형 영상정보처리기기로 사람 또는 그 사람과 관련된 사물의 영상(개인정보에 해당하는 경우로 한정한다. 이하 같다)을 촬영하여서는 아니 된다.

1. 제15조제1항 각 호의 어느 하나에 해당하는 경우
2. 촬영 사실을 명확히 표시하여 정보주체가 촬영 사실을 알 수 있도록 하였음에도 불구하고 촬영 거부 의사를 밝히지 아니한 경우. 이 경우 정보주체의 권리를 부당하게 침해할 우려가 없고 합리적인 범위를 초과하지 아니하는 경우로 한정한다.
3. 그 밖에 제1호 및 제2호에 준하는 경우로서 대통령령으로 정하는 경우

② 누구든지 불특정 다수가 이용하는 목욕실, 화장실, 발한실, 탈의실 등 개인의 사생활을 현저히 침해할 우려가 있는 장소의 내부를 볼 수 있는 곳에서 이동형 영상정보처리기기로 사람 또는 그 사람과 관련된 사물의 영상을 촬영하여서는 아니 된다. 다만, 인명의 구조·구급 등을 위하여 필요한 경우로서 대통령령으로 정하는 경우에는 그러하지 아니하다.

---

49) 정의/군사시설

50) 정의/국가중요시설

51) 개인정보 처리방침의 수립 및 공개

③ 제1항 각 호에 해당하여 이동형 영상정보처리기기로 사람 또는 그 사람과 관련된 사물의 영상을 촬영하는 경우에는 불빛, 소리, 안내판 등 대통령령으로 정하는 바에 따라 촬영 사실을 표시하고 알려야 한다.
④ 제1항부터 제3항까지에서 규정한 사항 외에 이동형 영상정보처리기기의 운영에 관하여는 제25조 제6항부터 제8항까지의 규정을 준용한다.

제26조(업무위탁에 따른 개인정보의 처리 제한)
① 개인정보처리자가 제3자에게 개인정보의 처리 업무를 위탁하는 경우에는 다음 각 호의 내용이 포함된 문서로 하여야 한다.
1. 위탁업무 수행 목적 외 개인정보의 처리 금지에 관한 사항
2. 개인정보의 기술적·관리적 보호조치에 관한 사항
3. 그 밖에 개인정보의 안전한 관리를 위하여 대통령령으로 정한 사항
② 제1항에 따라 개인정보의 처리 업무를 위탁하는 개인정보처리자(이하 "위탁자"라 한다)는 위탁하는 업무의 내용과 개인정보 처리 업무를 위탁받아 처리하는 자(개인정보 처리 업무를 위탁받아 처리하는 자로부터 위탁받은 업무를 다시 위탁받은 제3자를 포함하며, 이하 "수탁자"라 한다)를 정보주체가 언제든지 쉽게 확인할 수 있도록 대통령령으로 정하는 방법에 따라 공개하여야 한다.
③ 위탁자가 재화 또는 서비스를 홍보하거나 판매를 권유하는 업무를 위탁하는 경우에는 대통령령으로 정하는 방법에 따라 위탁하는 업무의 내용과 수탁자를 정보주체에게 알려야 한다. 위탁하는 업무의 내용이나 수탁자가 변경된 경우에도 또한 같다.
④ 위탁자는 업무 위탁으로 인하여 정보주체의 개인정보가 분실·도난·유출·위조·변조 또는 훼손되지 아니하도록 수탁자를 교육하고, 처리 현황 점검 등 대통령령으로 정하는 바에 따라 수탁자가 개인정보를 안전하게 처리하는지를 감독하여야 한다.
⑤ 수탁자는 개인정보처리자로부터 위탁받은 해당 업무 범위를 초과하여 개인정보를 이용하거나 제3자에게 제공하여서는 아니 된다.
⑥ 수탁자는 위탁받은 개인정보의 처리 업무를 제3자에게 다시 위탁하려는 경우에는 위탁자의 동의를 받아야 한다.
⑦ 수탁자가 위탁받은 업무와 관련하여 개인정보를 처리하는 과정에서 이 법을 위반하여 발생한 손해배상책임에 대하여는 수탁자를 개인정보처리자의 소속 직원으로 본다.
⑧ 수탁자에 관하여는 제15조부터 제18조까지, 제21조, 제22조, 제22조의2, 제23조, 제24조, 제24조의2, 제25조, 제25조의2, 제27조, 제28조[52], 제28조의2[53]부터 제28조의5까지, 제28조[54]의7부터 제28조의11까지, 제29조[55], 제30조[56], 제30조의2[57], 제31조[58], 제33조[59], 제34조[60], 제34조의2[61],

52) 개인정보취급자에 대한 감독
53) 가명정보의 처리 등, 가명정보의 결합 제한, 가명정보에 대한 안전조치의무 등, 가명정보 처리 시 금지의무 등
54) 적용범위, 개인정보의 국외 이전, 개인정보의 국외 이전 중지 명령, 상호주의, 준용규정
55) 안전조치의무
56) 개인정보 처리방침의 수립 및 공개
57) 개인정보 처리방침의 평가 및 개선권고
58) 개인정보 보호책임자의 지정
59) 개인정보 영향평가
60) 개인정보 유출 통지 등
61) 과징금의 부과 등

제35조[62], 제35조의2[63], 제36조[64], 제37조[65], 제37조의2[66], 제38조[67], 제59조[68], 제63조[69], 제63조의2[70] 및 제64조의2[71]를 준용한다. 이 경우 "개인정보처리자"는 "수탁자"로 본다.

제27조(영업양도 등에 따른 개인정보의 이전 제한)
① 개인정보처리자는 영업의 전부 또는 일부의 양도·합병 등으로 개인정보를 다른 사람에게 이전하는 경우에는 미리 다음 각 호의 사항을 대통령령으로 정하는 방법에 따라 해당 정보주체에게 알려야 한다.
1. 개인정보를 이전하려는 사실
2. 개인정보를 이전받는 자(이하 "영업양수자등"이라 한다)의 성명(법인의 경우에는 법인의 명칭을 말한다), 주소, 전화번호 및 그 밖의 연락처
3. 정보주체가 개인정보의 이전을 원하지 아니하는 경우 조치할 수 있는 방법 및 절차
② 영업양수자등은 개인정보를 이전받았을 때에는 지체 없이 그 사실을 대통령령으로 정하는 방법에 따라 정보주체에게 알려야 한다. 다만, 개인정보처리자가 제1항에 따라 그 이전 사실을 이미 알린 경우에는 그러하지 아니한다.
③ 영업양수자등은 영업의 양도·합병 등으로 개인정보를 이전받은 경우에는 이전 당시의 본래 목적으로만 개인정보를 이용하거나 제3자에게 제공할 수 있다. 이 경우 영업양수자등은 개인정보처리자로 본다.

13) 개인정보취급자 감독

제28조(개인정보취급자에 대한 감독)
① 개인정보처리자는 개인정보를 처리함에 있어서 개인정보가 안전하게 관리될 수 있도록 임직원, 파견근로자, 시간제근로자 등 개인정보처리자의 지휘·감독을 받아 개인정보를 처리하는 자(이하 "개인정보취급자"라 한다)의 범위를 최소한으로 제한하고, 개인정보취급자에 대하여 적절한 관리·감독을 하여야 한다.
② 개인정보처리자는 개인정보의 적정한 취급을 보장하기 위하여 개인정보취급자에게 정기적으로 필요한 교육을 실시하여야 한다.

62) 개인정보의 열람
63) 개인정보의 전송 요구
64) 개인정보의 정정·삭제
65) 개인정보의 처리정지 등
66) 자동화된 결정에 대한 정보주체의 권리 등
67) 권리행사의 방법 및 절차
68) 금지행위
69) 자료제출 요구 및 검사
70) 사전 실태점검
71) 과징금의 부과

14) 가명정보의 처리

제28조의2(가명정보의 처리 등)

① 개인정보처리자는 통계작성, 과학적 연구, 공익적 기록보존 등을 위하여 정보주체의 동의 없이 가명정보를 처리할 수 있다.

② 개인정보처리자는 제1항에 따라 가명정보를 제3자에게 제공하는 경우에는 특정 개인을 알아보기 위하여 사용될 수 있는 정보를 포함해서는 아니 된다.

제28조의3(가명정보의 결합 제한)

① 제28조의2에도 불구하고 통계작성, 과학적 연구, 공익적 기록보존 등을 위한 서로 다른 개인정보 처리자 간의 가명정보의 결합은 보호위원회 또는 관계 중앙행정기관의 장이 지정하는 전문기관이 수행한다.

② 결합을 수행한 기관 외부로 결합된 정보를 반출하려는 개인정보처리자는 가명정보 또는 제58조의2[72]에 해당하는 정보로 처리한 뒤 전문기관의 장의 승인을 받아야 한다.

③ 제1항에 따른 결합 절차와 방법, 전문기관의 지정과 지정 취소 기준・절차, 관리・감독, 제2항에 따른 반출 및 승인 기준・절차 등 필요한 사항은 대통령령으로 정한다.

제28조의4(가명정보에 대한 안전조치의무 등)

① 개인정보처리자는 제28조의2[73] 또는 제28조의3[74]에 따라 가명정보를 처리하는 경우에는 원래의 상태로 복원하기 위한 추가 정보를 별도로 분리하여 보관・관리하는 등 해당 정보가 분실・도난・유출・위조・변조 또는 훼손되지 않도록 대통령령으로 정하는 바에 따라 안전성 확보에 필요한 기술적・관리적 및 물리적 조치를 하여야 한다.

② 개인정보처리자는 제28조의2 또는 제28조의3에 따라 가명정보를 처리하는 경우 처리목적 등을 고려하여 가명정보의 처리 기간을 별도로 정할 수 있다.

③ 개인정보처리자는 제28조의2 또는 제28조의3에 따라 가명정보를 처리하고자 하는 경우에는 가명정보의 처리 목적, 제3자 제공 시 제공받는 자, 가명정보의 처리 기간(제2항에 따라 처리 기간을 별도로 정한 경우에 한한다) 등 가명정보의 처리 내용을 관리하기 위하여 대통령령으로 정하는 사항에 대한 관련 기록을 작성하여 보관하여야 하며, 가명정보를 파기한 경우에는 파기한 날부터 3년 이상 보관하여야 한다.

제28조의5(가명정보 처리 시 금지의무 등)

① 제28조의2 또는 제28조의3에 따라 가명정보를 처리하는 자는 특정 개인을 알아보기 위한 목적으로 가명정보를 처리해서는 아니 된다.

② 개인정보처리자는 제28조의2 또는 제28조의3에 따라 가명정보를 처리하는 과정에서 특정 개인을 알아볼 수 있는 정보가 생성된 경우에는 즉시 해당 정보의 처리를 중지하고, 지체 없이 회수・파기하여야 한다.

---

72) 적용제외

73) 가명정보의 처리 등

74) 가명정보의 결합 제한

제28조의6 삭제〈2023.3.14.〉

제28조의7(적용범위)

제28조의2 또는 제28조의3에 따라 처리된 가명정보는 제20조[75], 제20조의2[76], 제27조[77], 제34조 제1항[78], 제35조[79], 제35조의2[80], 제36조[81] 및 제37조[82]를 적용하지 아니한다.

15) 개인정보의 국외 이전

제28조의8(개인정보의 국외 이전)

① 개인정보처리자는 개인정보를 국외로 제공(조회되는 경우를 포함한다)·처리위탁·보관(이하 이 절에서 "이전"이라 한다)하여서는 아니 된다. 다만, 다음 각 호의 어느 하나에 해당 하는 경우에는 개인정보를 국외로 이전할 수 있다.

1. 정보주체로부터 국외 이전에 관한 별도의 동의를 받은 경우
2. 법률, 대한민국을 당사자로 하는 조약 또는 그 밖의 국제협정에 개인정보의 국외 이전에 관한 특별한 규정이 있는 경우
3. 정보주체와의 계약의 체결 및 이행을 위하여 개인정보의 처리위탁·보관이 필요한 경우로서 다음 각 목의 어느 하나에 해당하는 경우
   가. 제2항 각 호의 사항을 제30조[83]에 따른 개인정보 처리방침에 공개한 경우
   나. 전자우편 등 대통령령으로 정하는 방법에 따라 제2항 각 호의 사항을 정보주체에게 알린 경우
4. 개인정보를 이전받는 자가 제32조의2[84]에 따른 개인정보 보호 인증 등 보호위원회가 정하여 고시하는 인증을 받은 경우로서 다음 각 목의 조치를 모두 한 경우
   가. 개인정보 보호에 필요한 안전조치 및 정보주체 권리보장에 필요한 조치
   나. 인증받은 사항을 개인정보가 이전되는 국가에서 이행하기 위하여 필요한 조치
5. 개인정보가 이전되는 국가 또는 국제기구의 개인정보 보호체계, 정보주체 권리보장 범위, 피해구제 절차 등이 이 법에 따른 개인정보 보호 수준과 실질적으로 동등한 수준을 갖추었다고 보호위원회가 인정하는 경우

---

75) 정보주체 이외로부터 수집한 개인정보의 수집 출처 등 통지
76) 개인정보 이용·제공 내역의 통지
77) 영업양도 등에 따른 개인정보의 이전 제한
78) 개인정보 유출 통지 등
79) 과징금의 부과 등
80) 개인정보의 열람
81) 개인정보의 정정·삭제
82) 개인정보의 처리정지 등
83) 개인정보처리 방침의 수립 및 공개
84) 개인정보 처리방침의 평가 및 개선권고

② 개인정보처리자는 제1항제1호에 따른 동의를 받을 때에는 미리 다음 각 호의 사항을 정보주체에게 알려야 한다.
1. 이전되는 개인정보 항목
2. 개인정보가 이전되는 국가, 시기 및 방법
3. 개인정보를 이전받는 자의 성명(법인인 경우에는 그 명칭과 연락처를 말한다)
4. 개인정보를 이전받는 자의 개인정보 이용목적 및 보유·이용 기간
5. 개인정보의 이전을 거부하는 방법, 절차 및 거부의 효과

③ 개인정보처리자는 제2항 각 호의 어느 하나에 해당하는 사항을 변경하는 경우에는 정보주체에게 알리고 동의를 받아야 한다.

16) 개인정보의 안전한 관리

제29조(안전조치의무)

개인정보처리자는 개인정보가 분실·도난·유출·변조 또는 훼손되지 아니하도록 내부 관리계획 수립, 접속기록 보관 등 대통령령으로 정하는 바에 따라 안전성 확보에 필요한 기술적·관리적 및 물리적 조치를 하여야 한다.

제30조(개인정보 처리방침의 수립 및 공개)

① 개인정보처리자는 다음 각 호의 사항이 포함된 개인정보의 처리 방침(이하 "개인정보 처리방침"이라 한다)을 정하여야 한다. 이 경우 공공기관은 제32조[85]에 따라 등록대상이 되는 개인정보파일에 대하여 개인정보 처리방침을 정한다.
1. 개인정보의 처리 목적
2. 개인정보의 처리 및 보유 기간
3. 개인정보의 제3자 제공에 관한 사항(해당되는 경우에만 정한다)

3의2. 개인정보의 파기절차 및 파기방법(제21조[86]제1항 단서에 따라 개인 정보를 보존하여야 하는 경우에는 그 보존근거와 보존하는 개인정보항목을 포함한다)

3의3. 제23조제3항에 따른 민감정보의 공개 가능성 및 비공개를 선택하는 방법(해당되는 경우에만 정한다)

4. 개인정보처리의 위탁에 관한 사항(해당되는 경우에만 정한다)

4의2. 제28조의2 및 제28조의3에 따른 가명정보의 처리 등에 관한 사항(해당되는 경우에만 정한다)

5. 정보주체와 법정대리인의 권리·의무 및 그 행사방법에 관한 사항
6. 제31조[87]에 따른 개인정보 보호책임자의 성명 또는 개인정보 보호업무 및 관련 고충사항을 처리하는 부서의 명칭과 전화번호 등 연락처
7. 인터넷 접속정보파일 등 개인정보를 자동으로 수집하는 장치의 설치·운영 및 그 거부에 관한 사항(해당하는 경우에만 정한다)

85) 개인정보파일의 등록 및 공개

86) 개인정보의 파기

87) 개인정보 보호책임자의 지정

8. 그 밖에 개인정보의 처리에 관하여 대통령령으로 정한 사항

② 개인정보처리자가 개인정보 처리방침을 수립하거나 변경하는 경우에는 정보주체가 쉽게 확인할 수 있도록 대통령령으로 정하는 방법에 따라 공개하여야 한다.

③ 개인정보 처리방침의 내용과 개인정보처리자와 정보주체 간에 체결한 계약의 내용이 다른 경우에는 정보주체에게 유리한 것을 적용한다.

④ 보호위원회는 개인정보 처리방침의 작성지침을 정하여 개인정보처리자에게 그 준수를 권장할 수 있다.

제30조의2(개인정보 처리방침의 평가 및 개선권고)

① 보호위원회는 개인정보 처리방침에 관하여 다음 각 호의 사항을 평가하고, 평가 결과 개선이 필요하다고 인정하는 경우에는 개인정보처리자에게 제61조[88]제2항에 따라 개선을 권고할 수 있다.

1. 이 법에 따라 개인정보 처리방침에 포함하여야 할 사항을 적정하게 정하고 있는지 여부
2. 개인정보 처리방침을 알기 쉽게 작성하였는지 여부
3. 개인정보 처리방침을 정보주체가 쉽게 확인할 수 있는 방법으로 공개하고 있는지 여부

② 개인정보 처리방침의 평가 대상, 기준 및 절차 등에 필요한 사항은 대통령령으로 정한다.

제31조(개인정보 보호책임자의 지정)

① 개인정보처리자는 개인정보의 처리에 관한 업무를 총괄해서 책임질 개인정보 보호책임자를 지정하여야 한다. 다만, 종업원 수, 매출액 등이 대통령령으로 정하는 기준에 해당하는 개인정보처리자의 경우에는 지정하지 아니할 수 있다.

② 제1항 단서에 따라 개인정보 보호책임자를 지정하지 아니하는 경우에는 개인정보처리자의 사업주 또는 대표자가 개인정보 보호책임자가 된다.

③ 개인정보 보호책임자는 다음 각 호의 업무를 수행한다.

1. 개인정보 보호 계획의 수립 및 시행
2. 개인정보 처리 실태 및 관행의 정기적인 조사 및 개선
3. 개인정보 처리와 관련한 불만의 처리 및 피해 구제
4. 개인정보 유출 및 오용·남용 방지를 위한 내부통제시스템의 구축
5. 개인정보 보호 교육 계획의 수립 및 시행
6. 개인정보파일의 보호 및 관리·감독
7. 그 밖에 개인정보의 적절한 처리를 위하여 대통령령으로 정한 업무

④ 개인정보 보호책임자는 제3항 각 호의 업무를 수행함에 있어서 필요한 경우 개인정보의 처리 현황, 처리 체계 등에 대하여 수시로 조사하거나 관계 당사자로부터 보고를 받을 수 있다.

⑤ 개인정보 보호책임자는 개인정보 보호와 관련하여 이 법 및 다른 관계 법령의 위반 사실을 알게 된 경우에는 즉시 개선조치를 하여야 하며, 필요하면 소속 기관 또는 단체의 장에게 개선조치를 보고하여야 한다.

⑥ 개인정보처리자는 개인정보 보호책임자가 제3항 각 호의 업무를 수행함에 있어서 정당한 이유 없이 불이익을 주거나 받게 하여서는 아니 되며, 개인정보 보호책임자가 업무를 독립적으로 수행할 수 있도록 보장하여야 한다.

⑦ 개인정보처리자는 개인정보의 안전한 처리 및 보호, 정보의 교류, 그 밖에 대통령령으로 정하는 공동의 사업을 수행하기 위하여 제1항에 따른 개인정보 보호책임자를 구성원으로 하는 개인정보 보호책임자협의회를 구성·운영할 수 있다.

88) 의견제시 및 개선권고

⑧ 보호위원회는 제7항에 따른 개인정보 보호책임자 협의회의 활동에 필요한 지원을 할 수 있다.
⑨ 제1항에 따른 개인정보 보호책임자의 자격요건, 제3항에 따른 업무 및 제6항에 따른 독립성 보장 등에 필요한 사항은 매출액, 개인정보의 보유 규모 등을 고려하여 대통령령으로 정한다.

제31조2(국내대리인의 지정)
① 국내에 주소 또는 영업소가 없는 개인정보처리자로서 매출액, 개인정보의 보유 규모 등을 고려하여 대통령령으로 정하는 자는 다음 각 호의 사항을 대리하는 자(이하 "국내대리인"이라 한다)를 지정하여야 한다. 이 경우 국내대리인의 지정은 문서로 하여야 한다.
1. 제31조제3항에 따른 개인정보 보호책임자의 업무
2. 제34조제1항 및 제3항에 따른 개인정보 유출 등의 통지 및 신고
3. 제63조제1항[89]에 따른 물품·서류 등 자료의 제출
② 국내대리인은 국내에 주소 또는 영업소가 있어야 한다.
③ 개인정보처리자는 제1항에 따라 국내대리인을 지정하는 경우에는 다음 각 호의 사항을 개인정보 처리방침에 포함하여야 한다.
1. 국내대리인의 성명(법인의 경우에는 그 명칭 및 대표자의 성명을 말한다)
2. 국내대리인의 주소(법인의 경우에는 영업소의 소재지를 말한다), 전화번호 및 전자우편 주소
④ 국내대리인이 제1항 각 호와 관련하여 이 법을 위반한 경우에는 개인정보처리자가 그 행위를 한 것으로 본다.

제32조(개인정보파일의 등록 및 공개)
① 공공기관의 장이 개인정보파일을 운용하는 경우에는 다음 각 호의 사항을 보호위원회에 등록하여야 한다. 등록한 사항이 변경된 경우에도 또한 같다.
1. 개인정보파일의 명칭
2. 개인정보파일의 운영 근거 및 목적
3. 개인정보파일에 기록되는 개인정보의 항목
4. 개인정보의 처리방법
5. 개인정보의 보유기간
6. 개인정보를 통상적 또는 반복적으로 제공하는 경우에는 그 제공받는 자
7. 그 밖에 대통령령으로 정하는 사항
② 다음 각 호의 어느 하나에 해당하는 개인정보파일에 대하여는 제1항을 적용하지 아니한다.
1. 국가 안전, 외교상 비밀, 그 밖에 국가의 중대한 이익에 관한 사항을 기록한 개인정보파일
2. 범죄의 수사, 공소의 제기 및 유지, 형 및 감호의 집행, 교정처분, 보호처분, 보안관찰처분과 출입국관리에 관한 사항을 기록한 개인정보파일
3. 「조세범처벌법」에 따른 범칙행위 조사 및 「관세법」에 따른 범칙행위 조사에 관한 사항을 기록한 개인정보파일
4. 일회적으로 운영되는 파일 등 지속적으로 관리할 필요성이 낮다고 인정되어 대통령령으로 정하는 개인정보파일
5. 다른 법령에 따라 비밀로 분류된 개인정보파일
③ 보호위원회는 필요하면 제1항에 따른 개인정보파일의 등록여부와 그 내용을 검토하여 해당 공공기관의 장에게 개선을 권고할 수 있다.

89) 자료제출 요구 및 검사/보호위원회

④ 보호위원회는 정보주체의 권리 보장 등을 위하여 필요한 경우 제1항에 따른 개인정보파일의 등록 현황을 누구든지 쉽게 열람할 수 있도록 공개할 수 있다.
⑤ 제1항에 따른 등록과 제4항에 따른 공개의 방법, 범위 및 절차에 관하여 필요한 사항은 대통령령으로 정한다.
⑥ 국회, 법원, 헌법재판소, 중앙선거관리위원회(그 소속 기관을 포함한다)의 개인정보파일 등록 및 공개에 관하여는 국회규칙, 대법원규칙, 헌법재판소규칙 및 중앙선거관리위원회규칙으로 정한다.

제32조의2(개인정보 보호 인증)
① 보호위원회는 개인정보처리자의 개인정보 처리 및 보호와 관련한 일련의 조치가 이 법에 부합하는지 등에 관하여 인증할 수 있다.
② 제1항에 따른 인증의 유효기간은 3년으로 한다.
③ 보호위원회는 다음 각 호의 어느 하나에 해당하는 경우에는 대통령령으로 정하는 바에 따라 제1항에 따른 인증을 취소할 수 있다. 다만, 제1호에 해당하는 경우에는 취소하여야 한다.
1. 거짓이나 그 밖의 부정한 방법으로 개인정보 보호 인증을 받은 경우
2. 제4항에 따른 사후관리를 거부 또는 방해한 경우
3. 제8항에 따른 인증기준에 미달하게 된 경우
4. 개인정보 보호 관련 법령을 위반하고 그 위반사유가 중대한 경우
④ 보호위원회는 개인정보 보호 인증의 실효성 유지를 위하여 연 1회 이상 사후관리를 실시하여야 한다.
⑤ 보호위원회는 대통령령으로 정하는 전문기관으로 하여금 제1항에 따른 인증, 제3항에 따른 인증 취소, 제4항에 따른 사후관리 및 제7항에 따른 인증 심사원 관리 업무를 수행하게 할 수 있다.
⑥ 제1항에 따른 인증을 받은 자는 대통령령으로 정하는 바에 따라 인증의 내용을 표시하거나 홍보할 수 있다.
⑦ 제1항에 따른 인증을 위하여 필요한 심사를 수행할 심사원의 자격 및 자격 취소 요건 등에 관하여는 전문성과 경력 및 그 밖에 필요한 사항을 고려하여 대통령령으로 정한다.
⑧ 그 밖에 개인정보 관리체계, 정보주체 권리보장, 안전성 확보조치가 이 법에 부합하는지 여부 등 제1항에 따른 인증의 기준·방법·절차 등 필요한 사항은 대통령령으로 정한다.

제33조(개인정보 영향평가)
① 공공기관의 장은 대통령령으로 정하는 기준에 해당하는 개인정보파일의 운용으로 인하여 정보주체의 개인정보 침해가 우려되는 경우에는 그 위험요인의 분석과 개선 사항 도출을 위한 평가(이하 "영향평가"라 한다)를 하고 그 결과를 보호위원회에 제출하여야 한다.
② 보호위원회는 대통령령으로 정하는 인력·설비 및 그 밖에 필요한 요건을 갖춘 자를 영향평가를 수행하는 기관(이하 "평가기관"이라 한다)으로 지정할 수 있으며, 공공기관의 장은 영향평가를 평가기관에 의뢰하여야 한다.
③ 영향평가를 하는 경우에는 다음 각 호의 사항을 고려하여야 한다.
1. 처리하는 개인정보의 수
2. 개인정보의 제3자 제공 여부
3. 정보주체의 권리를 해할 가능성 및 그 위험 정도
4. 그 밖에 대통령령으로 정한 사항
④ 보호위원회는 제1항에 따라 제출받은 영향평가 결과에 대하여 의견을 제시할 수 있다.
⑤ 공공기관의 장은 제1항에 따라 영향평가를 한 개인정보파일을 제32조[90]제1항에 따라 등록할 때에는 영향평가 결과를 함께 첨부하여야 한다.

90) 개인정보파일의 등록 및 공개

⑥ 보호위원회는 영향평가의 활성화를 위하여 관계 전문가의 육성, 영향평가 기준의 개발·보급 등 필요한 조치를 마련하여야 한다.
⑦ 보호위원회는 제2항에 따라 지정된 평가기관이 다음 각 호의 어느 하나에 해당하는 경우에는 평가기관의 지정을 취소할 수 있다. 다만, 제1호 또는 제2호에 해당하는 경우에는 평가기관의 지정을 취소하여야 한다.
1. 거짓이나 그 밖의 부정한 방법으로 지정을 받은 경우
2. 지정된 평가기관 스스로 지정취소를 원하거나 폐업한 경우
3. 제2항에 따른 지정요건을 충족하지 못하게 된 경우
4. 고의 또는 중대한 과실로 영향평가업무를 부실하게 수행하여 그 업무를 적정하게 수행할 수 없다고 인정되는 경우
5. 그 밖에 대통령령으로 정하는 사유에 해당하는 경우
⑧ 보호위원회는 제7항에 따라 지정을 취소하는 경우에는 「행정절차법」에 따른 청문을 실시하여야 한다.
⑨ 제1항에 따른 영향평가의 기준·방법·절차 등에 관하여 필요한 사항은 대통령령으로 정한다.
⑩ 국회, 법원, 헌법재판소, 중앙선거관리위원회(그 소속 기관을 포함한다)의 영향평가에 관한 사항은 국회규칙, 대법원규칙, 헌법재판소규칙 및 중앙선거관리위원회규칙으로 정하는 바에 따른다.
⑪ 공공기관 외의 개인정보처리자는 개인정보파일 운용으로 인하여 정보주체의 개인정보 침해가 우려되는 경우에는 영향평가를 하기 위하여 적극 노력하여야 한다.

제34조(개인정보 유출 등의 통지·신고)
① 개인정보처리자는 개인정보가 분실·도난·유출(이하 이 조에서 "유출등"이라 한다)되었음을 알게 되었을 때에는 지체 없이 해당 정보주체에게 다음 각 호의 사항을 알려야 한다. 다만, 정보주체의 연락처를 알 수 없는 경우 등 정당한 사유가 있는 경우에는 대통령령으로 정하는 바에 따라 통지를 갈음하는 조치를 취할 수 있다.
1. 유출등이 된 개인정보의 항목
2. 유출등이 된 시점과 그 경위
3. 유출등으로 인하여 발생할 수 있는 피해를 최소화하기 위하여 정보주체가 할 수 있는 방법 등에 관한 정보
4. 개인정보처리자의 대응조치 및 피해 구제절차
5. 정보주체에게 피해가 발생한 경우 신고 등을 접수할 수 있는 담당부서 및 연락처
② 개인정보처리자는 개인정보가 유출등이 된 경우 그 피해를 최소화하기 위한 대책을 마련하고 필요한 조치를 하여야 한다.
③ 개인정보처리자는 개인정보의 유출등이 있음을 알게 되었을 때에는 개인정보의 유형, 유출등의 경로 및 규모 등을 고려하여 대통령령으로 정하는 바에 따라 제1항 각 호의 사항을 지체 없이 보호위원회 또는 대통령령으로 정하는 전문기관에 신고하여야 한다. 이 경우 보호위원회 또는 대통령령으로 정하는 전문기관은 피해 확산방지, 피해 복구 등을 위한 기술을 지원할 수 있다.
④ 제1항에 따른 유출등의 통지 및 제3항에 따른 유출등의 신고의 시기, 방법, 절차 등에 필요한 사항은 대통령령으로 정한다.

제34조의2(노출된 개인정보의 삭제·차단)
① 개인정보처리자는 고유식별정보, 계좌정보, 신용카드정보 등 개인정보가 정보통신망을 통하여 공중(公衆)에 노출되지 아니하도록 하여야 한다.
② 개인정보처리자는 공중에 노출된 개인정보에 대하여 보호위원회 또는 대통령령으로 지정한 전문기관의 요청이 있는 경우에는 해당 정보를 삭제하거나 차단하는 등 필요한 조치를 하여야 한다.

17) 정보주체의 권리 보장

제35조(개인정보의 열람)

① 정보주체는 개인정보처리자가 처리하는 자신의 개인정보에 대한 열람을 해당 개인정보처리자에게 요구할 수 있다.

② 제1항에도 불구하고 정보주체가 자신의 개인정보에 대한 열람을 공공기관에 요구하고자 할 때에는 공공기관에 직접 열람을 요구하거나 대통령령으로 정하는 바에 따라 보호위원회를 통하여 열람을 요구할 수 있다.

③ 개인정보처리자는 제1항 및 제2항에 따른 열람을 요구받았을 때에는 대통령령으로 정하는 기간 내에 정보주체가 해당 개인정보를 열람할 수 있도록 하여야 한다. 이 경우 해당 기간 내에 열람할 수 없는 정당한 사유가 있을 때에는 정보주체에게 그 사유를 알리고 열람을 연기할 수 있으며, 그 사유가 소멸하면 지체 없이 열람하게 하여야 한다.

④ 개인정보처리자는 다음 각 호의 어느 하나에 해당하는 경우에는 정보주체에게 그 사유를 알리고 열람을 제한하거나 거절할 수 있다.

1. 법률에 따라 열람이 금지되거나 제한되는 경우
2. 다른 사람의 생명·신체를 해할 우려가 있거나 다른 사람의 재산과 그 밖의 이익을 부당하게 침해할 우려가 있는 경우
3. 공공기관이 다음 각 목의 어느 하나에 해당하는 업무를 수행할 때 중대한 지장을 초래하는 경우
   가. 조세의 부과·징수 또는 환급에 관한 업무
   나. 「초·중등교육법」 및 「고등교육법」에 따른 각급 학교, 「평생교육법」에 따른 평생교육시설, 그 밖의 다른 법률에 따라 설치된 고등 교육기관에서의 성적 평가 또는 입학자 선발에 관한 업무
   다. 학력·기능 및 채용에 관한 시험, 자격 심사에 관한 업무
   라. 보상금·급부금 산정 등에 대하여 진행 중인 평가 또는 판단에 관한 업무
   마. 다른 법률에 따라 진행 중인 감사 및 조사에 관한 업무

⑤ 제1항부터 제4항까지의 규정에 따른 열람 요구, 열람 제한, 통지 등의 방법 및 절차에 관하여 필요한 사항은 대통령령으로 정한다.

제35조2(개인정보의 전송 요구)

① 정보주체는 개인정보 처리 능력 등을 고려하여 대통령령으로 정하는 기준에 해당하는 개인정보처리자에 대하여 다음 각 호의 요건을 모두 충족하는 개인정보를 자신에게로 전송할 것을 요구할 수 있다.

1. 정보주체가 전송을 요구하는 개인정보가 정보주체 본인에 관한 개인정보로서 다음 각 목의 어느 하나에 해당하는 정보일 것
   가. 제15조제1항제1호, 제23조제1항제1호 또는 제24조제1항제1호에 따른 동의를 받아 처리되는 개인정보
   나. 제15조제1항제4호에 따라 체결한 계약을 이행하거나 계약을 체결하는 과정에서 정보주체의 요청에 따른 조치를 이행하기 위하여 처리되는 개인정보
   다. 제15조제1항제2호·제3호, 제23조제1항제2호 또는 제24조제1항제2호에 따라 처리되는 개인정보 중 정보주체의 이익이나 공익적 목적을 위하여 관계 중앙행정기관의 장의 요청에 따라 보호위원회가 심의·의결하여 전송 요구의 대상으로 지정한 개인정보
2. 전송을 요구하는 개인정보가 개인정보처리자가 수집한 개인정보를 기초로 분석·가공하여 별도로 생성한 정보가 아닐 것
3. 전송을 요구하는 개인정보가 컴퓨터 등 정보처리장치로 처리되는 개인정보일 것

② 정보주체는 매출액, 개인정보의 보유 규모, 개인정보 처리 능력, 산업별 특성 등을 고려하여 대통령

령으로 정하는 기준에 해당하는 개인정보처리자에 대하여 제1항에 따른 전송 요구 대상인 개인정보를 기술적으로 허용되는 합리적인 범위에서 다음 각 호의 자에게 전송할 것을 요구할 수 있다.
1. 제35조의3제1항에 따른 개인정보관리 전문기관
2. 제29조[91]에 따른 안전조치의무를 이행하고 대통령령으로 정하는 시설 및 기술 기준을 충족하는 자
③ 개인정보처리자는 제1항 및 제2항에 따른 전송 요구를 받은 경우에는 시간, 비용, 기술적으로 허용되는 합리적인 범위에서 해당 정보를 컴퓨터 등 정보처리장치로 처리 가능한 형태로 전송하여야 한다.
④ 제1항 및 제2항에 따른 전송 요구를 받은 개인정보처리자는 다음 각 호의 어느 하나에 해당하는 법률의 관련 규정에도 불구하고 정보주체에 관한 개인정보를 전송하여야 한다.
1. 「국세기본법」 제81조의13[92]
2. 「지방세기본법」 제86조[93]
3. 그 밖에 제1호 및 제2호와 유사한 규정으로서 대통령령으로 정하는 법률의 규정
⑤ 정보주체는 제1항 및 제2항에 따른 전송 요구를 철회할 수 있다.
⑥ 개인정보처리자는 정보주체의 본인 여부가 확인되지 아니하는 경우 등 대통령령으로 정하는 경우에는 제1항 및 제2항에 따른 전송 요구를 거절하거나 전송을 중단할 수 있다.
⑦ 정보주체는 제1항 및 제2항에 따른 전송 요구로 인하여 타인의 권리나 정당한 이익을 침해하여서는 아니 된다.
⑧ 제1항부터 제7항까지에서 규정한 사항 외에 전송 요구의 대상이 되는 정보의 범위, 전송 요구의 방법, 전송의 기한 및 방법, 전송 요구 철회의 방법, 전송 요구의 거절 및 전송 중단의 방법 등 필요한 사항은 대통령령으로 정한다.

제35조3(개인정보관리 전문기관)
① 다음 각 호의 업무를 수행하려는 자는 보호위원회 또는 관계 중앙행정기관의 장으로부터 개인정보관리 전문기관의 지정을 받아야 한다.
1. 제35조의2에 따른 개인정보의 전송 요구권 행사 지원
2. 정보주체의 권리행사를 지원하기 위한 개인정보 전송시스템의 구축 및 표준화
3. 정보주체의 권리행사를 지원하기 위한 개인정보의 관리·분석
4. 그 밖에 정보주체의 권리행사를 효과적으로 지원하기 위하여 대통령령으로 정하는 업무
② 제1항에 따른 개인정보관리 전문기관의 지정요건은 다음 각 호와 같다.
1. 개인정보를 전송·관리·분석할 수 있는 기술수준 및 전문성을 갖추었을 것
2. 개인정보를 안전하게 관리할 수 있는 안전성 확보조치 수준을 갖추었을 것
3. 개인정보관리 전문기관의 안정적인 운영에 필요한 재정능력을 갖추었을 것
③ 개인정보관리 전문기관은 다음 각 호의 어느 하나에 해당하는 행위를 하여서는 아니 된다.
1. 정보주체에게 개인정보의 전송 요구를 강요하거나 부당하게 유도하는 행위
2. 그 밖에 개인정보를 침해하거나 정보주체의 권리를 제한할 우려가 있는 행위로서 대통령령으로 정하는 행위
④ 보호위원회 및 관계 중앙행정기관의 장은 개인정보관리 전문기관이 다음 각 호의 어느 하나에 해해당하는 경우에는 개인정보관리 전문기관의 지정을 취소할 수 있다. 다만, 제1호에 해당하는 경우에는 지정을 취소하여야 한다.
1. 거짓이나 부정한 방법으로 지정을 받은 경우

91) 안전조치의무
92) 비밀유지
93) 비밀유지

2. 제2항에 따른 지정요건을 갖추지 못하게 된 경우

⑤ 보호위원회 및 관계 중앙행정기관의 장은 제4항에 따라 지정을 취소하는 경우에는 「행정절차법」에 따른 청문을 실시하여야 한다.

⑥ 보호위원회 및 관계 중앙행정기관의 장은 개인정보관리 전문기관에 대하여 업무 수행에 필요한 지원을 할 수 있다.

⑦ 개인정보관리 전문기관은 정보주체의 요구에 따라 제1항 각 호의 업무를 수행하는 경우 정보주체로부터 그 업무 수행에 필요한 비용을 받을 수 있다.

⑧ 제1항에 따른 개인정보관리 전문기관의 지정 절차, 제2항에 따른 지정요건의 세부기준, 제4항에 따른 지정취소의 절차 등에 필요한 사항은 대통령령으로 정한다.

제35조4(개인정보 전송 관리 및 지원)

① 보호위원회는 제35[94]조의2제1항 및 제2항에 따른 개인정보처리자 및 제35조의3[95]제1항에 따른 개인정보관리 전문기관 현황, 활용내역 및 관리실태 등을 체계적으로 관리・감독하여야 한다.

② 보호위원회는 개인정보가 안전하고 효율적으로 전송될 수 있도록 다음 각 호의 사항을 포함한 개인정보 전송 지원 플랫폼을 구축・운영할 수 있다.

1. 개인정보관리 전문기관 현황 및 전송 가능한 개인정보 항목 목록
2. 정보주체의 개인정보 전송 요구・철회 내역
3. 개인정보의 전송 이력 관리 등 지원 기능
4. 그 밖에 개인정보 전송을 위하여 필요한 사항

③ 보호위원회는 제2항에 따른 개인정보 전송지원 플랫폼의 효율적 운영을 위하여 개인정보관리 전문기관에서 구축・운영하고 있는 전송 시스템을 상호 연계하거나 통합할 수 있다. 이 경우 관계 중앙행정기관의 장 및 해당 개인정보관리 전문기관과 사전에 협의하여야 한다.

④ 제1항부터 제3항까지의 규정에 따른 관리・감독과 개인정보 전송지원 플랫폼의 구축 및 운영에 필요한 사항은 대통령령으로 정한다.

제36조(개인정보의 정정・삭제)

① 제35조[96]에 따라 자신의 개인정보를 열람한 정보주체는 개인정보처리자에게 그 개인정보의 정정 또 삭제를 요구할 수 있다. 다만, 다른 법령에서 그 개인정보가 수집 대상으로 명시되어 있는 경우에는 그 삭제를 요구할 수 없다.

② 개인정보처리자는 제1항에 따른 정보주체의 요구를 받았을 때에는 개인정보의 정정 또는 삭제에 관하여 다른 법령에 특별한 절차가 규정되어 있는 경우를 제외하고는 지체 없이 그 개인정보를 조사하여 정보주체의 요구에 따라 정정・삭제 등 필요한 조치를 한 후 그 결과를 정보주체에게 알려야 한다.

③ 개인정보처리자가 제2항에 따라 개인정보를 삭제할 때에는 복구 또는 재생되지 아니하도록 조치하여야 한다.

④ 개인정보처리자는 정보주체의 요구가 제1항 단서에 해당될 때에는 지체 없이 그 내용을 정보주체에게 알려야 한다.

⑤ 개인정보처리자는 제2항에 따른 조사를 할 때 필요하면 해당 정보주체에게 정정・삭제 요구사항의 확인에 필요한 증거자료를 제출하게 할 수 있다.

⑥ 제1항・제2항 및 제4항에 따른 정정 또는 삭제 요구, 통지 방법 및 절차 등에 필요한 사항은 대통령령으로 정한다.

94) 개인정보의 전송 요구

95) 개인정보관리 전문기관

96) 개인정보의 열람

제37조(개인정보의 처리정지 등)

① 정보주체는 개인정보처리자에 대하여 자신의 개인정보 처리의 정지를 요구하거나 개인정보 처리에 대한 동의를 철회할 수 있다. 이 경우 공공기관에 대해서는 제32조[97]에 따라 등록 대상이 되는 개인정보파일 중 자신의 개인정보에 대한 처리의 정지를 요구하거나 개인정보 처리에 대한 동의를 철회할 수 있다.

② 개인정보처리자는 제1항에 따른 처리정지 요구를 받았을 때에는 지체 없이 정보주체의 요구에 따라 개인정보 처리의 전부를 정지하거나 일부를 정지하여야 한다. 다만, 다음 각 호의 어느 하나에 해당하는 경우에는 정보주체의 처리정지 요구를 거절할 수 있다.

1. 법률에 특별한 규정이 있거나 법령상 의무를 준수하기 위하여 불가피한 경우
2. 다른 사람의 생명·신체를 해할 우려가 있거나 다른 사람의 재산과 그 밖의 이익을 부당하게 침해할 우려가 있는 경우
3. 공공기관이 개인정보를 처리하지 아니하면 다른 법률에서 정하는 소관 업무를 수행할 수 없는 경우
4. 개인정보를 처리하지 아니하면 정보주체와 약정한 서비스를 제공하지 못하는 등 계약의 이행이 곤란한 경우로서 정보주체가 그 계약의 해지의사를 명확하게 밝히지 아니한 경우

③ 개인정보처리자는 정보주체가 제1항에 따라 동의를 철회한 때에는 지체 없이 수집된 개인정보를 복구·재생할 수 없도록 파기하는 등 필요한 조치를 하여야 한다. 다만, 제2항 각 호의 어느 하나에 해당하는 경우에는 동의 철회에 따른 조치를 하지 아니할 수 있다.

④ 개인정보처리자는 제2항 단서에 따라 처리정지 요구를 거절하거나 제3항 단서에 따라 동의 철회에 따른 조치를 하지 아니하였을 때에는 정보주체에게 지체 없이 그 사유를 알려야 한다.

⑤ 개인정보처리자는 정보주체의 요구에 따라 처리가 정지된 개인정보에 대하여 지체 없이 해당 개인정보의 파기 등 필요한 조치를 하여야 한다.

⑥ 제1항부터 제5항까지의 규정에 따른 처리정지의 요구, 동의 철회, 처리정지의 거절, 통지 등의 방법 및 절차에 필요한 사항은 대통령령으로 정한다.

제37조의2(자동화된 결정에 대한 정보주체의 권리 등)

① 정보주체는 완전히 자동화된 시스템(인공지능 기술을 적용한 시스템을 포함한다)으로 개인정보를 처리하여 이루어지는 결정(「행정기본법」 제20조[98]에 따른 행정청의 자동적 처분은 제외하며, 이하 이 조에서 "자동화된 결정"이라 한다)이 자신의 권리 또는 의무에 중대한 영향을 미치는 경우에는 해당 개인정보처리자에 대하여 해당 결정을 거부할 수 있는 권리를 가진다. 다만, 자동화된 결정이 제15조 제1항 제1호·제2호 및 제4호에 따라 이루어지는 경우에는 그러하지 아니하다.

② 정보주체는 개인정보처리자가 자동화된 결정을 한 경우에는 그 결정에 대하여 설명 등을 요구할 수 있다.

③ 개인정보처리자는 제1항 또는 제2항에 따라 정보주체가 자동화된 결정을 거부하거나 이에 대한 설명 등을 요구한 경우에는 정당한 사유가 없는 한 자동화된 결정을 적용하지 아니하거나 인적 개입에 의한 재처리·설명 등 필요한 조치를 하여야 한다.

④ 개인정보처리자는 자동화된 결정의 기준과 절차, 개인정보가 처리되는 방식 등을 정보주체가 쉽게 확인할 수 있도록 공개하여야 한다.

97) 개인정보파일의 등록 및 공개

98) 자동적처분

⑤ 제1항부터 제4항까지에서 규정한 사항 외에 자동화된 결정의 거부·설명 등을 요구하는 절차 및 방법, 거부·설명 등의 요구에 따른 필요한 조치, 자동화된 결정의 기준·절차 및 개인정보가 처리되는 방식의 공개 등에 필요한 사항은 대통령령으로 정한다.

제38조(권리행사의 방법 및 절차)

① 정보주체는 제35조[99]에 따른 열람, 제35조의2[100]에 따른 전송, 제36조[101]에 따른 정정·삭제, 제37조[102]에 따른 처리정지 및 동의 철회, 제37조의2[103]에 따른 거부·설명 등의 요구(이하 "열람등요구"라 한다)를 문서 등 대통령령으로 정하는 방법·절차에 따라 대리인에게 하게 할 수 있다.

② 만 14세 미만 아동의 법정대리인은 개인정보처리자에게 그 아동의 개인정보 열람등요구를 할 수 있다.

③ 개인정보처리자는 열람등요구를 하는 자에게 대통령령으로 정하는 바에 따라 수수료와 우송료(사본의 우송을 청구하는 경우에 한한다)를 청구할 수 있다. 다만, 제35조의2제2항에 따른 전송 요구의 경우에는 전송을 위해 추가로 필요한 설비 등을 함께 고려하여 수수료를 산정할 수 있다.

④ 개인정보처리자는 정보주체가 열람등요구를 할 수 있는 구체적인 방법과 절차를 마련하고, 이를 정보주체가 알 수 있도록 공개하여야 한다. 이 경우 열람등요구의 방법과 절차는 해당 개인정보의 수집 방법과 절차보다 어렵지 아니하도록 하여야 한다.

제39조(손해배상책임)

① 정보주체는 개인정보처리자가 이 법을 위반한 행위로 손해를 입으면 개인정보처리자에게 손해배상청구할 수 있다. 이 경우 그 개인정보처리자는 고의 또는 과실이 없음을 입증하지 아니하면 책임을 면할 수 없다.

② 삭제

③ 개인정보처리자의 고의 또는 중대한 과실로 인하여 개인정보가 분실·도난·유출·위조·변조 또는 훼손된 경우로서 정보주체에게 손해가 발생한 때에는 법원은 그 손해액의 5배를 넘지 아니하는 범위에 서 손해배상액을 정할 수 있다. 다만, 개인정보처리자가 고의 또는 중대한 과실이 없음을 증명한 경우에는 그러하지 아니하다.

④ 법원은 제3항의 배상액을 정할 때에는 다음 각 호의 사항을 고려하여야 한다.

1. 고의 또는 손해 발생의 우려를 인식한 정도
2. 위반행위로 인하여 입은 피해 규모
3. 위법행위로 인하여 개인정보처리자가 취득한 경제적 이익
4. 위반행위에 따른 벌금 및 과징금
5. 위반행위의 기간·횟수 등
6. 개인정보처리자의 재산상태
7. 개인정보처리자가 정보주체의 개인정보 분실·도난·유출 후 해당 개인정보를 회수하기 위하여 노력한 정도
8. 개인정보처리자가 정보주체의 피해구제를 위하여 노력한 정도

---

99) 개인정보의 열람
100) 개인정보의 전송 요구
101) 개인정보의 정정·삭제
102) 개인정보의 처리정지 등
103) 자동화된 결정에 대한 정보주체의 권리 등

제39조의2(법정손해배상의 청구)

① 제39조제1항에도 불구하고 정보주체는 개인정보처리자의 고의 또는 과실로 인하여 개인정보가 분실・도난・유출・위조・변조 또는 훼손된 경우에는 300만원 이하의 범위에서 상당한 금액을 손해액으로 하여 배상을 청구할 수 있다. 이 경우 해당 개인정보처리자는 고의 또는 과실이 없음을 입증하지 아니하면 책임을 면할 수 없다.

② 법원은 제1항에 따른 청구가 있는 경우에 변론 전체의 취지와 증거조사의 결과를 고려하여 제1항의 범위에서 상당한 손해액을 인정할 수 있다.

③ 제39조에 따라 손해배상을 청구한 정보주체는 사실심(事實審)의 변론이 종결되기 전까지 그 청구를 제1항에 따른 청구로 변경할 수 있다.

제39조의3(자료의 제출)

① 법원은 이 법을 위반한 행위로 인한 손해배상청구소송에서 당사자의 신청에 따라 상대방 당사자에게 해당 손해의 증명 또는 손해액의 산정에 필요한 자료의 제출을 명할 수 있다. 다만, 제출명령을 받은 자가 그 자료의 제출을 거부할 정당한 이유가 있으면 그러하지 아니하다.

② 법원은 제1항에 따른 제출명령을 받은 자가 그 자료의 제출을 거부할 정당한 이유가 있다고 주장하는 경우에는 그 주장의 당부(當否)를 판단하기 위하여 자료의 제시를 명할 수 있다. 이 경우 법원은 그 자료를 다른 사람이 보게 하여서는 아니 된다.

③ 제1항에 따라 제출되어야 할 자료가 「부정경쟁방지 및 영업비밀보호에 관한 법률」 제2조제2호에 따른 영업비밀(이하 "영업비밀"이라 한다)에 해당하나 손해의 증명 또는 손해액의 산정에 반드시 필요한 경우에는 제1항 단서에 따른 정당한 이유로 보지 아니한다. 이 경우 법원은 제출명령의 목적 내에서 열람할 수 있는 범위 또는 열람할 수 있는 사람을 지정하여야 한다.

④ 법원은 제1항에 따른 제출명령을 받은 자가 정당한 이유 없이 그 명령에 따르지 아니한 경우에는 자료의 기재에 대한 신청인의 주장을 진실한 것으로 인정할 수 있다.

⑤ 법원은 제4항에 해당하는 경우 신청인이 자료의 기재에 관하여 구체적으로 주장하기에 현저히 곤란한 사정이 있고 자료로 증명할 사실을 다른 증거로 증명하는 것을 기대하기도 어려운 경우에는 신청인이 자료의 기재로 증명하려는 사실에 관한 주장을 진실한 것으로 인정할 수 있다.

제39조의4(비밀유지명령)

① 법원은 이 법을 위반한 행위로 인한 손해배상청구소송에서 당사자의 신청에 따른 결정으로 다음 각 호의 자에게 그 당사자가 보유한 영업비밀을 해당 소송의 계속적인 수행 외의 목적으로 사용하거나 그 영업비밀에 관계된 이 항에 따른 명령을 받은 자 외의 자에게 공개하지 아니할 것을 명할 수 있다. 다만, 그 신청 시점까지 다음 각 호의 자가 준비서면의 열람이나 증거조사 외의 방법으로 그 영업비밀 이미 취득하고 있는 경우에는 그러하지 아니하다.

1. 다른 당사자(법인인 경우에는 그 대표자를 말한다)
2. 당사자를 위하여 해당 소송을 대리하는 자
3. 그 밖에 해당 소송으로 영업비밀을 알게 된 자

② 제1항에 따른 명령(이하 "비밀유지명령"이라 한다)을 신청하는 자는 다음 각 호의 사유를 모두 소명하여야 한다.

1. 이미 제출하였거나 제출하여야 할 준비서면, 이미 조사하였거나 조사하여야 할 증거 또는 제39조의3제1항에 따라 제출하였거나 제출하여야 할 자료에 영업비밀이 포함되어 있다는 것
2. 제1호의 영업비밀이 해당 소송 수행 외의 목적으로 사용되거나 공개되면 당사자의 영업에 지장을

줄 우려가 있어 이를 방지하기 위하여 영업비밀의 사용 또는 공개를 제한할 필요가 있다는 것
③ 비밀유지명령의 신청은 다음 각 호의 사항을 적은 서면으로 하여야 한다.
1. 비밀유지명령을 받을 자
2. 비밀유지명령의 대상이 될 영업비밀을 특정하기에 충분한 사실
3. 제2항 각 호의 사유에 해당하는 사실
④ 법원은 비밀유지명령이 결정된 경우에는 그 결정서를 비밀유지명령을 받을 자에게 송달하여야 한다.
⑤ 비밀유지명령은 제4항의 결정서가 비밀유지명령을 받을 자에게 송달된 때부터 효력이 발생한다.
⑥ 비밀유지명령의 신청을 기각하거나 각하한 재판에 대해서는 즉시항고를 할 수 있다.

제39조의5(비밀유지명령의 취소)
① 비밀유지명령을 신청한 자 또는 비밀유지명령을 받은 자는 제39조의4제2항 각 호의 사유에 부합하지 아니하는 사실이나 사정이 있는 경우 소송기록을 보관하고 있는 법원(소송기록을 보관하고 있는 법원이 없는 경우에는 비밀유지명령을 내린 법원을 말한다)에 비밀유지명령의 취소를 신청할 수 있다.
② 법원은 비밀유지명령의 취소신청에 대한 재판이 있는 경우에는 그 결정서를 그 신청을 한 자 및 상대방에게 송달하여야 한다.
③ 비밀유지명령의 취소신청에 대한 재판에 대해서는 즉시항고를 할 수 있다.
④ 비밀유지명령을 취소하는 재판은 확정되어야 효력이 발생한다.
⑤ 비밀유지명령을 취소하는 재판을 한 법원은 비밀유지명령의 취소신청을 한 자 또는 상대방 외에 해당 영업비밀에 관한 비밀유지명령을 받은 자가 있는 경우에는 그 자에게 즉시 비밀유지명령의 취소 재판을 한 사실을 알려야 한다.

제39조의6(소송기록 열람 등의 청구 통지 등)
① 비밀유지명령이 내려진 소송(모든 비밀유지명령이 취소된 소송은 제외한다)에 관한 소송기록에 대하여 「민사소송법」 제163조[104]제1항에 따라 열람 등의 신청인을 당사자로 제한하는 결정이 있었던 경우로서 당사자가 같은 항에서 규정하는 비밀 기재부분의 열람 등의 청구를 하였으나 그 청구 절차를 해당 소송에서 비밀유지명령을 받지 아니한 자가 밟은 경우에는 법원서기관, 법원사무관, 법원주사 또는 법원주사보(이하 이 조에서 “법원사무관등”이라 한다)는 같은 항의 신청을 한 당사자(그 열람 등의 청구를 한 자는 제외한다. 이하 제3항에서 같다)에게 그 청구 직후에 그 열람 등의 청구가 있었다는 사실을 알려야 한다.
② 법원사무관등은 제1항의 청구가 있었던 날부터 2주일이 지날 때까지(그 청구 절차를 밟은 자에 대한 비밀유지명령 신청이 그 기간 내에 이루어진 경우에는 그 신청에 대한 재판이 확정되는 시점까지를 말한다) 그 청구 절차를 밟은 자에게 제1항의 비밀 기재부분의 열람 등을 하게 하여서는 아니 된다.
③ 제2항은 제1항의 열람 등의 청구를 한 자에게 제1항의 비밀 기재부분의 열람 등을 하게 하는 것에 대하여 「민사소송법」 제163조[105]제1항의 신청을 한 당사자 모두가 동의하는 경우에는 적용되지 아니한다.

제39조의7(손해배상의 보장)
① 개인정보처리자로서 매출액, 개인정보의 보유 규모 등을 고려하여 대통령령으로 정하는 기준에 해당

104) 비밀보호를 위한 열람 등의 제한
105) 비밀보호를 위한 열람 등의 제한

하는 자는 제39조[106] 및 제39조의2[107]에 따른 손해배상책임의 이행을 위하여 보험 또는 공제에 가입하거나 준비금을 적립하는 등 필요한 조치를 하여야 한다.
② 제1항에도 불구하고 다음 각 호의 어느 하나에 해당하는 자는 제1항에 따른 조치를 하지 아니할 수 있다.
1. 대통령령으로 정하는 공공기관, 비영리법인 및 단체
2. 「소상공인기본법」 제2조[108]제1항에 따른 소상공인으로서 대통령령으로 정하는 자에게 개인정보 처리를 위탁한 자
3. 다른 법률에 따라 제39조 및 제39조의2에 따른 손해배상책임의 이행을 보장하는 보험 또는 공제에 가입하거나 준비금을 적립한 개인정보처리자
③ 제1항 및 제2항에 따른 개인정보처리자의 손해배상책임 이행 기준 등에 필요한 사항은 대통령령으로 정한다.

18) 개인정보 분쟁조정위원회

제40조(설치 및 구성)
① 개인정보에 관한 분쟁의 조정(調停)을 위하여 개인정보 분쟁조정위원회(이하 "분쟁조정위원회"라 한다)를 둔다.
② 분쟁조정위원회는 위원장 1명을 포함한 30명 이내의 위원으로 구성하며, 위원은 당연직위원과 위촉위원으로 구성한다.
③ 위촉위원은 다음 각 호의 어느 하나에 해당하는 사람 중에서 보호위원회 위원장이 위촉하고, 대통령령으로 정하는 국가기관 소속 공무원은 당연직위원이 된다.
1. 개인정보 보호업무를 관장하는 중앙행정기관의 고위공무원단에 속하는 공무원으로 재직하였던 사람 또는 이에 상당하는 공공부문 및 관련 단체의 직에 재직하고 있거나 재직하였던 사람으로서 개인정보 보호업무의 경험이 있는 사람
2. 대학이나 공인된 연구기관에서 부교수 이상 또는 이에 상당하는 직에 재직하고 있거나 재직하였던 사람
3. 판사・검사 또는 변호사로 재직하고 있거나 재직하였던 사람
4. 개인정보 보호와 관련된 시민사회단체 또는 소비자단체로부터 추천을 받은 사람
5. 개인정보처리자로 구성된 사업자단체의 임원으로 재직하고 있거나 재직하였던 사람
④ 위원장은 위원 중에서 공무원이 아닌 사람으로 보호위원회 위원장이 위촉한다.
⑤ 위원장과 위촉위원의 임기는 2년으로 하되, 1차에 한하여 연임할 수 있다.
⑥ 분쟁조정위원회는 분쟁조정 업무를 효율적으로 수행하기 위하여 필요하면 대통령령으로 정하는 바에 따라 조정사건의 분야별로 5명 이내의 위원으로 구성되는 조정부를 둘 수 있다. 이 경우 조정부가 분쟁조정위원회에서 위임받아 의결한 사항은 분쟁조정위원회에서 의결한 것으로 본다.
⑦ 분쟁조정위원회 또는 조정부는 재적위원 과반수의 출석으로 개의하며 출석위원 과반수의 찬성으로 의결한다.

106) 손해배상책임
107) 법정손해새상의 청구
108) 정의/소상공인

⑧ 보호위원회는 분쟁조정 접수, 사실 확인 등 분쟁조정에 필요한 사무를 처리할 수 있다.
⑨ 이 법에서 정한 사항 외에 분쟁조정위원회 운영에 필요한 사항은 대통령령으로 정한다.

제41조(위원의 신분보장)

위원은 자격정지 이상의 형을 선고받거나 심신상의 장애로 직무를 수행할 수 없는 경우를 제외하고는 그의 의사에 반하여 면직되거나 해촉되지 아니한다.

제42조(위원의 제척・기피・회피)

① 분쟁조정위원회의 위원은 다음 각 호의 어느 하나에 해당하는 경우에는 제43조[109]제1항에 따라 분쟁조정위원회에 신청된 분쟁조정사건(이하 이 조에서 "사건"이라 한다)의 심의・의결에서 제척(除斥)된다.
1. 위원 또는 그 배우자나 배우자였던 자가 그 사건의 당사자가 되거나 그 사건에 관하여 공동의 권리자 또는 의무자의 관계에 있는 경우
2. 위원이 그 사건의 당사자와 친족이거나 친족이었던 경우
3. 위원이 그 사건에 관하여 증언, 감정, 법률자문을 한 경우
4. 위원이 그 사건에 관하여 당사자의 대리인으로서 관여하거나 관여하였던 경우

② 당사자는 위원에게 공정한 심의・의결을 기대하기 어려운 사정이 있으면 위원장에게 기피신청을 할 수 있다. 이 경우 위원장은 기피신청에 대하여 분쟁조정위원회의 의결을 거치지 아니하고 결정한다.
③ 위원이 제1항 또는 제2항의 사유에 해당하는 경우에는 스스로 그 사건의 심의・의결에서 회피할 수 있다.

제43조(조정의 신청 등)

① 개인정보와 관련한 분쟁의 조정을 원하는 자는 분쟁조정위원회에 분쟁조정을 신청할 수 있다.
② 분쟁조정위원회는 당사자 일방으로부터 분쟁조정 신청을 받았을 때에는 그 신청내용을 상대방에게 알려야 한다.
③ 개인정보처리자가 제2항에 따른 분쟁조정의 통지를 받은 경우에는 특별한 사유가 없으면 분쟁조정에 응하여야 한다.

제44조(처리기간)

① 분쟁조정위원회는 제43조제1항에 따른 분쟁조정 신청을 받은 날부터 60일 이내에 이를 심사하여 조정안을 작성하여야 한다. 다만, 부득이한 사정이 있는 경우에는 분쟁조정위원회의 의결로 처리기간을 연장할 수 있다.
② 분쟁조정위원회는 제1항 단서에 따라 처리기간을 연장한 경우에는 기간연장의 사유와 그 밖의 기간연장에 관한 사항을 신청인에게 알려야 한다.

제45조(자료의 요청 및 사실조사 등)

① 분쟁조정위원회는 제43조제1항에 따라 분쟁조정 신청을 받았을 때에는 해당 분쟁의 조정을 위하여 필요한 자료를 분쟁당사자에게 요청할 수 있다. 이 경우 분쟁당사자는 정당한 사유가 없으면 요청에 따라야 한다.

109) 조정의 신청 등

② 분쟁조정위원회는 분쟁의 조정을 위하여 사실 확인이 필요한 경우에는 분쟁조정위원회의 위원 또는 대통령령으로 정하는 사무기구의 소속 공무원으로 하여금 사건과 관련된 장소에 출입하여 관련자료 조사하거나 열람하게 할 수 있다. 이 경우 분쟁당사자는 해당 조사·열람을 거부할 정당한 사유가 있을 때에는 그 사유를 소명하고 조사·열람에 따르지 아니할 수 있다.
③ 제2항에 따른 조사·열람을 하는 위원 또는 공무원은 그 권한을 표시하는 증표를 지니고 이를 관계인에게 내보여야 한다.
④ 분쟁조정위원회는 분쟁의 조정을 위하여 필요하다고 인정하면 관계 기관 등에 자료 또는 의견의 제출 등 필요한 협조를 요청할 수 있다.
⑤ 분쟁조정위원회는 필요하다고 인정하면 분쟁당사자나 참고인을 위원회에 출석하도록 하여 그 의견을 들을 수 있다.

제45조의2(진술의 원용 제한)

조정절차에서의 의견과 진술은 소송(해당 조정에 대한 준재심은 제외한다)에서 원용(援用)하지 못한다.

제46조(조정 전 합의 권고)

분쟁조정위원회는 제43조제1항에 따라 분쟁조정 신청을 받았을 때에는 당사자에게 그 내용을 제시하고 조정 전 합의를 권고할 수 있다.

제47조(분쟁의 조정)

① 분쟁조정위원회는 다음 각 호의 어느 하나의 사항을 포함하여 조정안을 작성할 수 있다.
1. 조사 대상 침해행위의 중지
2. 원상회복, 손해배상, 그 밖에 필요한 구제조치
3. 같거나 비슷한 침해의 재발을 방지하기 위하여 필요한 조치
② 분쟁조정위원회는 제1항에 따라 조정안을 작성하면 지체 없이 각 당사자에게 제시하여야 한다.
③ 제2항에 따라 조정안을 제시받은 당사자가 제시받은 날부터 15일 이내에 수락 여부를 알리지 아니하면 조정을 수락한 것으로 본다.
④ 당사자가 조정내용을 수락한 경우(제3항에 따라 수락한 것으로 보는 경우를 포함한다) 분쟁조정위원회는 조정서를 작성하고, 분쟁조정위원회의 위원장과 각 당사자가 기명날인 또는 서명을 한 후 조정서 정본을 지체 없이 각 당사자 또는 그 대리인에게 송달하여야 한다. 다만, 제3항에 따라 수락한 것으로 보는 경우에는 각 당사자의 기명날인 및 서명을 생략할 수 있다.
⑤ 제4항에 따른 조정의 내용은 재판상 화해와 동일한 효력을 갖는다.

제48조(조정의 거부 및 중지)

① 분쟁조정위원회는 분쟁의 성질상 분쟁조정위원회에서 조정하는 것이 적합하지 아니하다고 인정하거나 부정한 목적으로 조정이 신청되었다고 인정하는 경우에는 그 조정을 거부할 수 있다. 이 경우 조정 거부의 사유 등을 신청인에게 알려야 한다.
② 분쟁조정위원회는 신청된 조정사건에 대한 처리절차를 진행하던 중에 한 쪽 당사자가 소를 제기하면 그 조정의 처리를 중지하고 이를 당사자에게 알려야 한다.

제49조(집단분쟁조정)

① 국가 및 지방자치단체, 개인정보 보호단체 및 기관, 정보주체, 개인정보처리자는 정보주체의 피해 또는 권리침해가 다수의 정보주체에게 같거나 비슷한 유형으로 발생하는 경우로서 대통령령으로 정하

는 사건에 대하여는 분쟁조정위원회에 일괄적인 분쟁조정(이하 "집단분쟁조정"이라 한다)을 의뢰 또는 신청할 수 있다.

② 제1항에 따라 집단분쟁조정을 의뢰받거나 신청받은 분쟁조정위원회는 그 의결로써 제3항부터 제7항까지의 규정에 따른 집단분쟁조정의 절차를 개시할 수 있다. 이 경우 분쟁조정위원회는 대통령령으로 정하는 기간 동안 그 절차의 개시를 공고하여야 한다.

③ 분쟁조정위원회는 집단분쟁조정의 당사자가 아닌 정보주체 또는 개인정보처리자로부터 그 분쟁조정의 당사자에 추가로 포함될 수 있도록 하는 신청을 받을 수 있다.

④ 분쟁조정위원회는 그 의결로써 제1항 및 제3항에 따른 집단분쟁조정의 당사자 중에서 공동의 이익을 대표하기에 가장 적합한 1인 또는 수인을 대표당사자로 선임할 수 있다.

⑤ 분쟁조정위원회는 개인정보처리자가 분쟁조정위원회의 집단분쟁조정의 내용을 수락한 경우에는 집단분쟁조정의 당사자가 아닌 자로서 피해를 입은 정보주체에 대한 보상계획서를 작성하여 분쟁조정위원회에 제출하도록 권고할 수 있다.

⑥ 제48조[110]제2항에도 불구하고 분쟁조정위원회는 집단분쟁조정의 당사자인 다수의 정보주체 중 일부의 정보주체가 법원에 소를 제기한 경우에는 그 절차를 중지하지 아니하고, 소를 제기한 일부의 정보주체를 그 절차에서 제외한다.

⑦ 집단분쟁조정의 기간은 제2항에 따른 공고가 종료된 날의 다음 날부터 60일 이내로 한다. 다만, 부득이한 사정이 있는 경우에는 분쟁조정위원회의 의결로 처리기간을 연장할 수 있다.

⑧ 집단분쟁조정의 절차 등에 관하여 필요한 사항은 대통령령으로 정한다.

제50조(조정절차 등)

① 제43조부터 제49조까지[111]의 규정에서 정한 것 외에 분쟁의 조정방법, 조정절차 및 조정업무의 처리 등에 필요한 사항은 대통령령으로 정한다.

② 분쟁조정위원회의 운영 및 분쟁조정 절차에 관하여 이 법에서 규정하지 아니한 사항에 대하여는 「민사조정법」을 준용한다.

제50조의2(개선의견의 통보)

분쟁조정위원회는 소관 업무 수행과 관련하여 개인정보 보호 및 정보주체의 권리 보호를 위한 개선의견을 보호위원회 및 관계 중앙행정기관의 장에게 통보할 수 있다.

19) 개인정보 단체소송

제51조(단체소송의 대상 등)

다음 각 호의 어느 하나에 해당하는 단체는 개인정보처리자가 제49조에 따른 집단분쟁조정을 거부하거나 집단분쟁조정의 결과를 수락하지 아니한 경우에는 법원에 권리침해 행위의 금지·중지를 구하는 소송(이하 "단체소송"이라 한다)을 제기할 수 있다.

110) 조정의 거부 중지

111) 제43조(조정의 신청 등), 제44조(처리기간), 제45조(자료의 요청 등), 제46조(조정 전 합의 권고), 제47조(분쟁의 조정), 제48조(조정의 거부 및 중지), 제49조(집단분쟁조정)

1. 「소비자기본법」 제29조[112]에 따라 공정거래위원회에 등록한 소비자단체로서 다음 각 목의 요건을 모두 갖춘 단체
   가. 정관에 따라 상시적으로 정보주체의 권익증진을 주된 목적으로 하는 단체일 것
   나. 단체의 정회원수가 1천명 이상일 것
   다. 「소비자기본법」 제29조에 따른 등록 후 3년이 경과하였을 것
2. 「비영리민간단체 지원법」 제2조[113]에 따른 비영리민간단체로서 다음 각 목의 요건을 모두 갖춘 단체
   가. 법률상 또는 사실상 동일한 침해를 입은 100명 이상의 정보주체로부터 단체소송의 제기를 요청받을 것
   나. 정관에 개인정보 보호를 단체의 목적으로 명시한 후 최근 3년 이상 이를 위한 활동실적이 있을 것
   다. 단체의 상시 구성원수가 5천명 이상일 것
   라. 중앙행정기관에 등록되어 있을 것

제52조(전속관할)

① 단체소송의 소는 피고의 주된 사무소 또는 영업소가 있는 곳, 주된 사무소나 영업소가 없는 경우에는 주된 업무담당자의 주소가 있는 곳의 지방법원 본원 합의부의 관할에 전속한다.
② 제1항을 외국사업자에 적용하는 경우 대한민국에 있는 이들의 주된 사무소·영업소 또는 업무담당자의 주소에 따라 정한다.

제53조(소송대리인의 선임)

단체소송의 원고는 변호사를 소송대리인으로 선임하여야 한다.

제54조(소송허가신청)

① 단체소송을 제기하는 단체는 소장과 함께 다음 각 호의 사항을 기재한 소송허가신청서를 법원에 제출하여야 한다.
   1. 원고 및 그 소송대리인
   2. 피고
   3. 정보주체의 침해된 권리의 내용
② 제1항에 따른 소송허가신청서에는 다음 각 호의 자료를 첨부하여야 한다.
   1. 소제기단체가 제51조[114] 각 호의 어느 하나에 해당하는 요건을 갖추고 있음을 소명하는 자료
   2. 개인정보처리자가 조정을 거부하였거나 조정결과를 수락하지 아니하였음을 증명하는 서류

제55조(소송허가요건 등)

① 법원은 다음 각 호의 요건을 모두 갖춘 경우에 한하여 결정으로 단체소송을 허가한다.
   1. 개인정보처리자가 분쟁조정위원회의 조정을 거부하거나 조정결과를 수락하지 아니하였을 것
   2. 제54조[115]에 따른 소송허가신청서의 기재사항에 흠결이 없을 것

---

112) 소비자단체의 등록

113) 정의

114) 단체소송의 대상 등

115) 소송허가신청

② 단체소송을 허가하거나 불허가하는 결정에 대하여는 즉시 항고할 수 있다.

제56조(확정판결의 효력)

원고의 청구를 기각하는 판결이 확정된 경우 이와 동일한 사안에 관하여는 제51조에 따른 다른 단체는 단체소송을 제기할 수 없다. 다만, 다음 각 호의 어느 하나에 해당하는 경우에는 그러하지 아니하다.

1. 판결이 확정된 후 그 사안과 관련하여 국가·지방자치단체 또는 국가·지방자치단체가 설립한 기관에 의하여 새로운 증거가 나타난 경우
2. 기각판결이 원고의 고의로 인한 것임이 밝혀진 경우

제57조(「민사소송법의 적용 등)

① 단체소송에 관하여 이 법에 특별한 규정이 없는 경우에는 「민사소송법」을 적용한다.
② 제55조[116]에 따른 단체소송의 허가결정이 있는 경우에는 「민사집행법」 제4편에 따른 보전처분을 할 수 있다.
③ 단체소송의 절차에 관하여 필요한 사항은 대법원규칙으로 정한다.

20) 비밀유지 및 금지행위

제59조(금지행위)

개인정보를 처리하거나 처리하였던 자는 다음 각 호의 어느 하나에 해당하는 행위를 하여서는 아니 된다.

1. 거짓이나 그 밖의 부정한 수단이나 방법으로 개인정보를 취득하거나 처리에 관한 동의를 받는 행위
2. 업무상 알게 된 개인정보를 누설하거나 권한 없이 다른 사람이 이용하도록 제공하는 행위
3. 정당한 권한 없이 또는 허용된 권한을 초과하여 다른 사람의 개인정보를 이용, 훼손, 멸실, 변경, 위조 또는 유출하는 행위

제60조(비밀유지 등)

다음 각 호의 업무에 종사하거나 종사하였던 자는 직무상 알게 된 비밀을 다른 사람에게 누설하거나 직무상 목적 외의 용도로 이용하여서는 아니 된다. 다만, 다른 법률에 특별한 규정이 있는 경우에는 그러하지 아니하다.

1. 제7조의8[117] 및 제7조의9[118]에 따른 보호위원회의 업무
2. 제28조의3[119]에 따른 전문기관의 지정 업무 및 전문기관의 업무
3. 제32조의2[120]에 따른 개인정보 보호 인증 업무
4. 제33조[121]에 따른 영향평가 업무

116) 소송허가요건 등
117) 보호위원회의 소관 사무
118) 보호위원회의 심의·의결 사항 등
119) 가명정보의 결합 제한
120) 개인정보 보호 인증
121) 개인정보 영향평가

5. 제35조의3[122]에 따른 개인정보관리 전문기관의 지정 업무 및 개인정보관리 전문기관의 업무
6. 제40조[123]에 따른 분쟁조정위원회의 분쟁조정 업무

21) 기타 개인정보보호를 위한 사항

제58조(적용의 일부 제외)

① 다음 각 호의 어느 하나에 해당하는 개인정보에 관하여는 제3장부터 제8장까지를 적용하지 아니한다.

1. 삭제 〈2023.3.14.〉
2. 국가안전보장과 관련된 정보 분석을 목적으로 수집 또는 제공 요청되는 개인정보
3. 삭제 〈2023.3.14.〉
4. 언론, 종교단체, 정당이 각각 취재·보도, 선교, 선거 입후보자 추천 등 고유 목적을 달성하기 위하여 수집·이용하는 개인정보

② 제25조[124]제1항 각 호에 따라 공개된 장소에 고정형 영상정보처리기기를 설치·운영하여 처리되는 개인정보에 대해서는 제15조[125], 제22조[126], 제27조[127]제1항·제2항, 제34조[128] 및 제37조[129]를 적용하지 아니한다.

③ 개인정보처리자가 동창회, 동호회 등 친목 도모를 위한 단체를 운영하기 위하여 개인정보를 처리하는 경우에는 제15조, 제30조[130] 및 제31조[131]를 적용하지 아니한다.

④ 개인정보처리자는 제1항 각 호에 따라 개인정보를 처리하는 경우에도 그 목적을 위하여 필요한 범위에서 최소한의 기간에 최소한의 개인정보만을 처리하여야 하며, 개인정보의 안전한 관리를 위하여 필요한 기술적·관리적 및 물리적 보호조치, 개인정보의 처리에 관한 고충처리, 그 밖에 개인정보의 적절한 처리를 위하여 필요한 조치를 마련하여야 한다.

제58조의2(적용제외)

이 법은 시간·비용·기술 등을 합리적으로 고려할 때 다른 정보를 사용하여도 더 이상 개인을 알아볼 수 없는 정보에는 적용하지 아니한다.

---

122) 개인정보관리 전문기관
123) 설치 및 구성
124) 영상정보처리기기의 설치·운영 제한
125) 개인정보의 수집·이용
126) 동의를 받는 방법
127) 영업양도 등에 따른 개인정보의 이전 제한
128) 개인정보 유출 통지 등
129) 개인정보의 처리정지 등
130) 개인정보 처리방침의 수립 및 공개
131) 개인정보 보호책임자의 지정

제61조(의견제시 및 개선권고)

① 보호위원회는 개인정보 보호에 영향을 미치는 내용이 포함된 법령이나 조례에 대하여 필요하다고 인정하면 심의·의결을 거쳐 관계 기관에 의견을 제시할 수 있다.

② 보호위원회는 개인정보 보호를 위하여 필요하다고 인정하면 개인정보처리자에게 개인정보처리 실태의 개선을 권고할 수 있다. 이 경우 권고를 받은 개인정보처리자는 이를 이행하기 위하여 성실하게 노력하여야 하며, 그 조치 결과를 보호위원회에 알려야 한다.

③ 관계 중앙행정기관의 장은 개인정보 보호를 위하여 필요하다고 인정하면 소관 법률에 따라 개인정보처리자에게 개인정보 처리 실태의 개선을 권고할 수 있다. 이 경우 권고를 받은 개인정보처리자는 이를 이행하기 위하여 성실하게 노력하여야 하며, 그 조치 결과를 관계 중앙행정기관의 장에게 알려야 한다.

④ 중앙행정기관, 지방자치단체, 국회, 법원, 헌법재판소, 중앙선거관리위원회는 그 소속 기관 및 소관 공기관에 대하여 개인정보 보호에 관한 의견을 제시하거나 지도·점검을 할 수 있다.

제62조(침해 사실의 신고 등)

① 개인정보처리자가 개인정보를 처리할 때 개인정보에 관한 권리 또는 이익을 침해받은 사람은 보호위원회에 그 침해 사실을 신고할 수 있다.

② 보호위원회는 제1항에 따른 신고의 접수·처리 등에 관한 업무를 효율적으로 수행하기 위하여 대통령령으로 정하는 바에 따라 전문기관을 지정할 수 있다. 이 경우 전문기관은 개정은 정보침해 신고센터(이하 "신고센터"라 한다)를 설치·운영하여야 한다.

③ 신고센터는 다음 각 호의 업무를 수행한다.

1. 개인정보 처리와 관련한 신고의 접수·상담
2. 사실의 조사·확인 및 관계자의 의견 청취
3. 제1호 및 제2호에 따른 업무에 딸린 업무

④ 보호위원회는 제3항제2호의 사실 조사·확인 등의 업무를 효율적으로 하기 위하여 필요하면 「국가공무원법」 제32조의4[132]에 따라 소속 공무원을 제2항에 따른 전문기관에 파견할 수 있다.

제63조(자료제출 요구 및 검사)

① 보호위원회는 다음 각 호의 어느 하나에 해당하는 경우에는 개인정보처리자에게 관계 물품·서류 등 자료를 제출하게 할 수 있다.

1. 이 법을 위반하는 사항을 발견하거나 혐의가 있음을 알게 된 경우
2. 이 법 위반에 대한 신고를 받거나 민원이 접수된 경우
3. 그 밖에 정보주체의 개인정보 보호를 위하여 필요한 경우로서 대통령령으로 정하는 경우

② 보호위원회는 개인정보처리자가 제1항에 따른 자료를 제출하지 아니하거나 이 법을 위반한 사실이 있다고 인정되면 소속 공무원으로 하여금 개인정보처리자 및 해당 법 위반사실과 관련한 관계인의 사무소나 사업장에 출입하여 업무 상황, 장부 또는 서류 등을 검사하게 할 수 있다. 이 경우 검사를 하는 공무원은 그 권한을 나타내는 증표를 지니고 이를 관계인에게 내보여야 한다.

③ 보호위원회는 이 법 등 개인정보 보호와 관련된 법규의 위반행위로 인하여 중대한 개인정보 침해사고가 발생한 경우 신속하고 효과적인 대응을 위하여 다음 각 호의 어느 하나에 해당하는 관계 기관의 장에게 협조를 요청할 수 있다.

132) 파견근무

1. 중앙행정기관
2. 지방자치단체
3. 그 밖에 법령 또는 자치법규에 따라 행정권한을 가지고 있거나 위임 또는 위탁받은 공공기관

④ 제3항에 따라 협조를 요청받은 관계 기관의 장은 특별한 사정이 없으면 이에 따라야 한다.
⑤ 제1항 및 제2항에 따른 자료제출 요구, 검사 절차 및 방법 등에 관하여 필요한 사항은 보호위원회가 정하여 고시할 수 있다.
⑥ 보호위원회는 제1항 및 제2항에 따라 제출받거나 수집한 서류·자료 등을 이 법에 따른 경우를 제외하고는 제3자에게 제공하거나 일반에 공개해서는 아니 된다.
⑦ 보호위원회는 정보통신망을 통하여 자료의 제출 등을 받은 경우나 수집한 자료 등을 전자화한 경우에는 개인정보·영업비밀 등이 유출되지 아니하도록 제도적·기술적 보완조치를 하여야 한다.

제63조의2(사전 실태점검)

① 보호위원회는 제63조제1항 각 호에 해당하지 아니하는 경우로서 개인정보 침해사고 발생의 위험성이 높고 개인정보 보호의 취약점을 사전에 점검할 필요성이 인정되는 개인정보처리자에 대하여 개인정보 보호실태를 점검할 수 있다
② 보호위원회는 제1항에 따른 실태점검을 실시하여 이 법을 위반하는 사항을 발견한 경우 해당 개인정보처리자에 대하여 시정방안을 정하여 이에 따를 것을 권고할 수 있다.
③ 제2항에 따른 시정권고를 받은 개인정보처리자는 이를 통보받은 날부터 10일 이내에 해당 권고를 수락하는지 여부에 관하여 보호위원회에 통지하여야 하며, 그 이행 결과를 보호위원회가 고시로 정하는 바에 따라 보호위원회에 알려야 한다.
④ 제2항에 따른 시정권고를 받은 자가 해당 권고를 수락한 때에는 제64조제1항에 따른 시정조치 명령(중앙행정기관, 지방자치단체, 국회, 법원, 헌법재판소, 중앙선거관리위원회의 경우에는 제64조제3항에 따른 권고를 말한다)을 받은 것으로 본다.
⑤ 보호위원회는 제2항에 따른 시정권고를 받은 자가 해당 권고를 수락하지 아니하거나 이행하지 아니한 경우 제63조제2항에 따른 검사를 할 수 있다.
⑥ 보호위원회는 관계 중앙행정기관의 장과 합동으로 제1항에 따른 개인정보 보호실태를 점검할 수 있다.

제64조(시정조치 등)

① 보호위원회는 이 법을 위반한 자(중앙행정기관, 지방자치단체, 국회, 법원, 헌법재판소, 중앙선거관리위원회는 제외한다)에 대하여 다음 각 호에 해당하는 조치를 명할 수 있다.
1. 개인정보 침해행위의 중지
2. 개인정보 처리의 일시적인 정지
3. 그 밖에 개인정보의 보호 및 침해 방지를 위하여 필요한 조치

② 지방자치단체, 국회, 법원, 헌법재판소, 중앙선거관리위원회는 그 소속 기관 및 소관 공공기관이 이 법을 위반하였을 때에는 제1항 각 호에 해당하는 조치를 명할 수 있다.
③ 보호위원회는 중앙행정기관, 지방자치단체, 국회, 법원, 헌법재판소, 중앙선거관리위원회가 이 법을 위반하였을 때에는 해당 기관의 장에게 제1항 각 호에 해당하는 조치를 하도록 권고할 수 있다. 이 경우 권고를 받은 기관은 특별한 사유가 없으면 이를 존중하여야 한다.

제64조의2(과징금의 부과)

① 보호위원회는 다음 각 호의 어느 하나에 해당하는 경우에는 해당 개인정보처리자에게 전체 매출액의

100분의 3을 초과하지 아니하는 범위에서 과징금을 부과할 수 있다. 다만, 매출액이 없거나 매출액의 산정이 곤란한 경우로서 대통령령으로 정하는 경우에는 20억원을 초과하지 아니하는 범위에서 과징금을 부과할 수 있다.

1. 제15조제1항, 제17조제1항, 제18조제1항 · 제2항(제26조제8항에 따라 준용되는 경우를 포함한다) 또는 제19조[133]를 위반하여 개인정보를 처리한 경우
2. 제22조의2제1항[134](제26조제8항에 따라 준용되는 경우를 포함한다)을 위반하여 법정대리인의 동의를 받지 아니하고 만 14세 미만인 아동의 개인정보를 처리한 경우
3. 제23조제1항[135]제1호(제26조제8항에 따라 준용되는 경우를 포함한다)를 위반하여 정보주체의 동의를 받지 아니하고 민감정보를 처리한 경우
4. 제24조제1항 · 제24조의2[136]제1항(제26조제8항에 따라 준용되는 경우를 포함한다)을 위반하여 고유식별정보 또는 주민등록번호를 처리한 경우
5. 제26조제4[137]항에 따른 관리 · 감독 또는 교육을 소홀히 하여 수탁자가 이 법의 규정을 위반한 경우
6. 제28조의5[138]제1항(제26조제8항에 따라 준용되는 경우를 포함한다)을 위반하여 특정 개인을 알아보기 위한 목적으로 정보를 처리한 경우
7. 제28조의8[139]제1항(제26조제8항 및 제28조의11에 따라 준용되는 경우를 포함한다)을 위반하여 개인정보를 국외로 이전한 경우
8. 제28조의9[140]제1항(제26조제8항 및 제28조의11에 따라 준용되는 경우를 포함한다)을 위반하여 국외 이전 중지 명령을 따르지 아니한 경우
9. 개인정보처리자가 처리하는 개인정보가 분실 · 도난 · 유출 · 위조 · 변조 · 훼손된 경우. 다만, 개인정보가 분실 · 도난 · 유출 · 위조 · 변조 · 훼손되지 아니하도록 개인정보처리자가 제29조[141](제26조제8항에 따라 준용되는 경우를 포함한다)에 따른 안전성 확보에 필요한 조치를 다한 경우에는 그러하지 아니하다.

② 보호위원회는 제1항에 따른 과징금을 부과하려는 경우 전체 매출액에서 위반행위와 관련이 없는 매출액을 제외한 매출액을 기준으로 과징금을 산정한다.

③ 보호위원회는 제1항에 따른 과징금을 부과하려는 경우 개인정보처리자가 정당한 사유 없이 매출액 산정자료의 제출을 거부하거나 거짓의 자료를 제출한 경우에는 해당 개인정보처리자의 전체 매출액을 기준으로 산정하되 해당 개인정보처리자 및 비슷한 규모의 개인정보처리자의 개인정보 보유 규모, 재무제표 등 회계자료, 상품 · 용역의 가격 등 영업현황 자료에 근거하여 매출액을 추정할 수 있다.

---

133) 제15조(개인정보의 수집 · 이용)/정보주체의 동의를 받은 경우, 제18조(개인정보의 목적 외 이용 · 제공 제한)/정보주체의 동의를 받은 경우, 제26조(업무위탁에 따른 개인정보의 처리제한)/ 수탁자, 제19조(개인정보를 제공받은 자의 이용 · 제공 제한)

134) 아동의 개인정보 보호

135) 민감정보의 처리 제한/정보주체에게 다른 개인정보의 처리에 대한 동의와 별도로 동의를 받은 경우

136) 고유식별정보의 처리제한, 주민등록번호 처리의 제한

137) 업무위탁에 따른 개인정보의 처리 제한

138) 가명정보 처리 시 금지의무 등

139) 개인정보의 국외 이전

140) 개인정보의 국외 이전 중지 명령

141) 안전조치 의무

④ 보호위원회는 제1항에 따른 과징금을 부과하는 경우에는 위반행위에 상응하는 비례성과 침해 예방에 대한 효과성이 확보될 수 있도록 다음 각 호의 사항을 고려하여야 한다.

1. 위반행위의 내용 및 정도
2. 위반행위의 기간 및 횟수
3. 위반행위로 인하여 취득한 이익의 규모
4. 암호화 등 안전성 확보 조치 이행 노력
5. 개인정보가 분실·도난·유출·위조·변조·훼손된 경우 위반행위와의 관련성 및 분실·도난·유출·위조·변조·훼손의 규모
6. 위반행위로 인한 피해의 회복 및 피해 확산 방지 조치의 이행 여부
7. 개인정보처리자의 업무 형태 및 규모
8. 개인정보처리자가 처리하는 개인정보의 유형과 정보주체에게 미치는 영향
9. 위반행위로 인한 정보주체의 피해 규모
10. 개인정보 보호 인증, 자율적인 보호 활동 등 개인정보 보호를 위한 노력
11. 보호위원회와의 협조 등 위반행위를 시정하기 위한 조치 여부

⑤ 보호위원회는 다음 각 호의 어느 하나에 해당하는 사유가 있는 경우에는 과징금을 부과하지 아니할 수 있다.

1. 지급불능·지급정지 또는 자본잠식 등의 사유로 객관적으로 과징금을 낼 능력이 없다고 인정되는 경우
2. 본인의 행위가 위법하지 아니한 것으로 잘못 인식할 만한 정당한 사유가 있는 경우
3. 위반행위의 내용·정도가 경미하거나 산정된 과징금이 소액인 경우
4. 그 밖에 정보주체에게 피해가 발생하지 아니하였거나 경미한 경우로서 대통령령으로 정하는 사유가 있는 경우

⑥ 제1항에 따른 과징금은 제2항부터 제5항까지를 고려하여 산정하되, 구체적인 산정기준과 산정절차는 대통령령으로 정한다.

⑦ 보호위원회는 제1항에 따른 과징금을 내야 할 자가 납부기한까지 이를 내지 아니하면 납부기한의 다음 날부터 내지 아니한 과징금의 연 100분의 6에 해당하는 가산금을 징수한다. 이 경우 가산금을 징수하는 기간은 60개월을 초과하지 못한다.

⑧ 보호위원회는 제1항에 따른 과징금을 내야 할 자가 납부기한까지 내지 아니한 경우에는 기간을 정하여 독촉하고, 독촉으로 지정한 기간 내에 과징금과 제7항에 따른 가산금을 내지 아니하면 국세강제징수의 예에 따라 징수한다.

⑨ 보호위원회는 법원의 판결 등의 사유로 제1항에 따라 부과된 과징금을 환급하는 경우에는 과징금을 낸 날부터 환급하는 날까지의 기간에 대하여 금융회사 등의 예금이자율 등을 고려하여 대통령령으로 정하는 이자율을 적용하여 계산한 환급가산금을 지급하여야 한다.

⑩ 보호위원회는 제9항에도 불구하고 법원의 판결에 따라 과징금 부과처분이 취소되어 그 판결이유에 따라 새로운 과징금을 부과하는 경우에는 당초 납부한 과징금에서 새로 부과하기로 결정한 과징금을 공제한 나머지 금액에 대해서만 환급가산금을 계산하여 지급한다.

제65조(고발 및 징계권고)

① 보호위원회는 개인정보처리자에게 이 법 등 개인정보 보호와 관련된 법규의 위반에 따른 범죄혐의가 있다고 인정될 만한 상당한 이유가 있을 때에는 관할 수사기관에 그 내용을 고발할 수 있다.

② 보호위원회는 이 법 등 개인정보 보호와 관련된 법규의 위반행위가 있다고 인정될 만한 상당한 이유가 있을 때에는 책임이 있는 자(대표자 및 책임있는 임원을 포함한다)를 징계할 것을 해당 개인정보처리자에게 권고할 수 있다. 이 경우 권고를 받은 사람은 이를 존중하여야 하며 그 결과를 보호위원회에 통보하여야 한다.

③ 관계 중앙행정기관의 장은 소관 법률에 따라 개인정보처리자에 대하여 제1항에 따른 고발을 하거나 소속 기관・단체 등의 장에게 제2항에 따른 징계권고를 할 수 있다. 이 경우 제2항에 따른 권고를 받은 사람은 이를 존중하여야 하며 그 결과를 관계 중앙행정기관의 장에게 통보하여야 한다.

제66조(결과의 공표)

① 보호위원회는 제61조[142)]에 따른 개선권고, 제64조[143)]에 따른 시정조치 명령, 제64조의2[144)]에 따른 과징금의 부과, 제65조에 따른 고발 또는 징계권고 및 제75조[145)]에 따른 과태료 부과의 내용 및 결과에 대하여 공표할 수 있다.

② 보호위원회는 제61조[146)]에 따른 개선권고, 제64조[147)]에 따른 시정조치 명령, 제64조의2[148)]에 따른 과징금의 부과, 제65조에 따른 고발 또는 징계권고 및 제75조에 따른 과태료 부과처분 등을 한 경우에는 처분 등을 받은 자에게 해당 처분 등을 받았다는 사실을 공표할 것을 명할 수 있다.

③ 제1항 및 제2항에 따른 개선권고 사실 등의 공표 및 공표명령의 방법, 기준 및 절차 등은 대통령령으로 정한다.

제67조(연차보고)

① 보호위원회는 관계 기관 등으로부터 필요한 자료를 제출받아 매년 개인정보 보호시책의 수립 및 시행에 관한 보고서를 작성하여 정기국회 개회 전까지 국회에 제출(정보통신망에 의한 제출을 포함한다)하여야 한다.

② 제1항에 따른 보고서에는 다음 각 호의 내용이 포함되어야 한다.

1. 정보주체의 권리침해 및 그 구제현황
2. 개인정보 처리에 관한 실태조사 및 개인정보 보호수준 평가 등의 결과
3. 개인정보 보호시책의 추진현황 및 실적
4. 개인정보 관련 해외의 입법 및 정책 동향
5. 주민등록번호 처리와 관련된 법률・대통령령・국회규칙・대법원규칙・헌법재판소규칙・중앙선거관리위원회규칙 및 감사원규칙의 제정・개정 현황
6. 그 밖에 개인정보 보호시책에 관하여 공개 또는 보고하여야 할 사항

---

142) 의견제시 및 개선권고

143) 시정조치 등

144) 과징금의 부과

145) 과태료

146) 의견제시 및 개선권고

147) 시정조치 등

148) 과징금의 부과

제68조(권한의 위임 · 위탁)

① 이 법에 따른 보호위원회 또는 관계 중앙행정기관의 장의 권한은 그 일부를 대통령령으로 정하는 바에 따라 특별시장, 광역시장, 도지사, 특별자치도지사 또는 대통령령으로 정하는 전문기관에 위임하거나 위탁할 수 있다.

② 제1항에 따라 보호위원회 또는 관계 중앙행정기관의 장의 권한을 위임 또는 위탁받은 기관은 위임 또는 위탁받은 업무의 처리 결과를 보호위원회 또는 관계 중앙행정기관의 장에게 통보하여야 한다.

③ 보호위원회는 제1항에 따른 전문기관에 권한의 일부를 위임하거나 위탁하는 경우 해당 전문기관의 업무 수행을 위하여 필요한 경비를 출연할 수 있다.

제69조(벌칙 적용 시의 공무원 의제)

① 보호위원회의 위원 중 공무원이 아닌 위원 및 공무원이 아닌 직원은 「형법」이나 그 밖의 법률에 따른 벌칙을 적용할 때에는 공무원으로 본다.

② 보호위원회 또는 관계 중앙행정기관의 장의 권한을 위탁한 업무에 종사하는 관계 기관의 임직원은 「형법」 제129조부터 제132조[149]까지의 규정을 적용할 때에는 공무원으로 본다.

5 개인정보와 개인건강정보의 관련 법령 및 조치사항

개인정보는 생존하는 개인에 관한 정보로 성명 · 주민등록번호 등에 의하여 개인을 식별할 수 있는 정보를 말하며, 개인건강정보는 진료를 목적으로 수집하여 처리하는 개인정보가 포함된 정보를 말한다. 이와 관련 법령 및 조치사항은 아래의 표와 같다.

[표 5-2] 개인정보와 개인건강정보의 관련 법령 및 조치사항

구 분	개인건강정보	일반 개인정보
개념	• 진료를 목적으로 수집하여 처리하는 개인정보가 포함된 정보 – 진료기록부, 수술기록부, 조산기록부, 간호기록부, 환자명부 등	• 홈페이지 회원정보, 홍보를 위한 연락처, 일반 개인정보
일반원칙	• 의료법에 규정이 있는 경우 의료법 우선 적용 – 규정이 없는 경우 개인정보 보호법 적용	• 개인정보 보호법 적용
수집 • 이용	• 의료법 제22조(시행규칙 제14조)[150] – 동의 없이 수집 가능 – 진료목적으로만 사용 가능	• 개인정보 보호법 제15조[151] – 동의를 받아 수집

149) 형법 129조(수뢰, 사전수뢰), 130조(제삼자뇌물제공), 131조(수뢰후부정처사, 사후수뢰), 132조(알선수뢰)
150) 의료법 제22조(진료기록부 등), 시행규칙 제14조(진료기록부 등의 기재 사항)
151) 개인정보의 수집 · 이용

관리	• 개인정보 보호법 – 제26조[152]: 업무위탁에 따른 개인정보의 처리제한 – 제29조[153]: 안전한 관리를 위해 접근통제, 암호화, 접속기록보관, 물리적 보호조치 등 안정성 확보를 하여야 함(시행령 제30조[154])	
제공·열람	• 의료법 제21조[155] – 의료법에서 지정하는 경우 외에는 제공이나 열람할 수 없음. 의사, 치과의사, 한의사가 진료를 위하여 불가피하다고 인정한 경우	• 개인정보 보호법 – 개인정보 보호법에서 지정하는 경우 외에는 제공할 수 없음 * 다른 법률 근거 시 제공 가능
정정·삭제 등 요구사항 처리	• 의료법 제22조: 진료기록부 등 – 거짓 또는 고의로 사실과 달리 추가기재·수정할 수 없음 • 의료법 제23조[156]: 전자의무기록 – 전자의무기록에 추가기재·수정을 한 경우 시행령(제10조의4[157])에 정하는 바에 따라 접속기록을 별도로 보관하여야 한다.	• 개인정보 보호법 제35조, 제36조[158] – 법에서 정한 사유 외에는 정보주체의 열람·정정·삭제 등 요구에 응하여야 함
보관 및 파기	• 의료법 시행규칙 제15조[159] – 법에서 정하는 기간 동안 보존하여야 하며 진료목적상 필요한 경우 연장보존 가능	• 개인정보 보호법 제21조[160] – 보유목적이 달성되면 즉시 파기
이관	• 의료법 제40조[161] – 폐업이나 휴업 시 관할 보건소장에게 진료기록 이관 – 보건소장의 허가를 받은 경우 의료기관 개설자가 계속 보관 가능 ※ 허가사항 변경 시는 의료기관이 유지되는 것으로 봄	• 개인정보 보호법 제27조[162]
유출, 침해 대응	• 개인정보 보호법 제34조[163] – 정보주체에게 유출사실을 알리고 법에서 정한 정도에 따라 행정안전부 또는 전문기관	

152) 업무위탁에 따른 개인정보의 처리 제한
153) 안전조치의무
154) 개인정보의 안전성 확보 조치
155) 기록 열람 등
156) 전자의무기록
157) 진료기록전송지원시스템 구축·운영 업무의 위탁
158) 제35조(개인정보의 열람), 제36조(개인정보의 정정·삭제)
159) 진료기록부 등의 보존
160) 개인정보의 파기
161) 폐업·휴업의 신고
162) 영업양도 등에 따른 개인정보의 이전 제한
163) 개인정보 유출 등의 통지·신고

유출, 침해 대응	(KISA, NIA)에 신고 • 개인정보 보호법 제62조[164], 제63조[165] – 정보주체가 침해신고센터에 침해 사실을 신고한 경우 조사에 협조
영상정보 처리 기기 운영	• 개인정보 보호법 제25조[166] – 대기실 등 공개된 장소에 CCTV 설치 시 반드시 안내문 게시 • 개인정보 보호법 제15조, 제16조[167] – 진료실, 수술실 등 비공개 장소에 CCTV를 운영하려면 정보주체의 동의를 받아야 함

제3절 정보통신망 이용촉진 및 정보보호 등에 관한 법률

인터넷 사용의 보편화로 정보통신망을 이용한 상거래가 활발해지고 있고 이 과정에서 개인정보가 유출되면서 정보의 무단, 불법 침해에 의한 피해사례가 발생하였다. 이러한 피해로부터 국민을 보호하기 위해 1996년 '전산망 보급 확장과 이용촉진에 관한 법률(1986년 제정)'의 명칭을 변경한 것이다.

정보통신망 이용촉진 및 정보보호 등에 관한 법률(이하, 정보통신망법)은 약칭 '정보통신망법', '정통망법' 등으로 부르며, 목적은 정보통신망의 이용을 촉진하고 정보통신서비스를 이용하는 자의 개인정보를 보호함과 아울러 정보통신망을 건전하고 안전하게 이용할 수 있도록 환경을 조성함으로써 국민생활의 향상과 공공복리 증진에 이바지함을 목적으로 하는 법률이다. 적용대상은 정보통신 제공망을 이용하여 정보통신서비스를 제공하는 정보통신서비스 제공자이다.

1 정보통신망 이용촉진 및 정보보호 등에 관한 법 체계

정보통신망법은 총 10개의 장에 75개의 법조항과 부칙으로 구성되어 있으나, 2015년부터 법률 제정 및 개정을 통하여 일부 삭제되고 9개의 장에 53개의 법조항과 부칙으로 구성되어 각 장의 내용은 표와 같다.

164) 침해 사실의 신고 등
165) 자료제출 요구 및 검사
166) 고정형 영상정보처리기기의 설치·운영 제한
167) 개인정보의 수집 제한

[표 5-3] 정보통신망법의 구성

구 분	내 용
총칙	목적, 정의, 정보통신서비스 제공자 및 이용자의 책무, 정보통신망 이용촉진 및 정보보호 등에 관한 시책의 마련, 다른 법률과의 관계, 국외행위에 대한 적용
정보통신망의 이용촉진	기술개발의 추진 등, 기술관련 정보의 관리 및 보급, 정보통신망의 표준화 및 인증, 인증기관의 지정 등, 정보내용물의 개발 지원, 정보통신망 응용서비스의 개발 촉진 등, 정보의 공동활용체제 구축, 정보통신망의 이용촉진 등에 관한 사업, 인터넷 이용의 확산, 인터넷 서비스의 품질 개선
정보통신서비스의 안전한 이용환경 조성	접근권한에 대한 동의, 주민등록번호의 사용 제한, 본인확인기관의 지정 등, 본인확인업무의 정지 및 지정취소, 국내 대리인의 지정
정보통신망에서의 이용자 보호 등	청소년 보호를 위한 시책의 마련 등, 청소년유해매체물의 표시, 청소년유해매체물의 광고금지, 청소년 보호 책임자의 지정 등, 영상 또는 음향정보 제공사업자의 보관의무, 정보통신망에서의 권리보호, 정보의 삭체요청 등, 임의의 임시조치, 자율규제, 게시판 이용자의 본인 확인, 이용자 정보의 제공청구, 불법정보의 유통금지 등, 대화형정보통신서비스에서의 아동 보호, 불법촬영물 증 유통방지 책임자, 명예훼손 분쟁조정부
정보통신망의 안정성 확보 등	정보통신망의 안정성 확보 등, 정보보호 사전점검, 정보보호 최고책임자의 지정 등, 집적된 정보통신시설의 보호, 집적정보통신시설 사업자의 긴급대응, 정보보호 관리체계의 인증, 정보보호 관리체계 인증기관 및 정보보호 관리체계 심사기관의 지정취소 등, 이용자의 정보보호, 정보보호 관리등급 부여, 정보통신망 침해행위 등의 금지, 정보보호 관리등급 부여, 정보통신망 침해행위 등의 금지, 침해사고의 대응 등, 침해사고의 신고 등, 침해사고의 원인 분석 등, 정보통신망연결기기 등에 관한 인증, 비밀 등의 보호, 속이는 행위에 의한 정보의 수집 금지 등, 영리목적의 광고성 정보 전송 제한, 영리목적의 광고성 정보 전송의 위탁 등, 정보 전송 역무 제공 등의 제한, 영리목적의 광고성 프로그램 등의 설치, 영리목적의 광고성 정보 전송차단 소프트웨어의 보급 등, 영리목적의 광고성 정보 게시의 제한, 불법행위를 위한 광고성 정보 전송금지, 중요 정보의 국외유출 제한 등, 한국인터넷진흥원
통신과금서비스	통신과금서비스제공자의 등록 등, 등록의 결격사유, 등록의 취소명령, 약관의 신고 등, 통신과금서비스의 안전성 확보 등, 통신과금서비스이용자의 권리 등, 구매자정보제공 요청 등, 분쟁조정 및 해결 등, 손해배상 등, 통신과금의 이용제한
국제협력	국제협력
보칙	자료의 제출 등, 자료 등의 보호 및 폐기, 청문, 투명성 보고서 제출의무 등, 권한의 위임·위탁, 비밀유지, 벌칙 적용 시의 공무원 의제
벌칙 및 부칙	벌칙, 양벌규정, 몰수·추징, 과태료, 부칙

2 용어의 뜻

정보통신망법에는 사용되는 다양한 용어들은 다음과 같다.

1) 정보통신망

전기통신설비를 이용하거나 전기통신설비와 컴퓨터 및 컴퓨터의 이용기술을 활용하여 정보를 수집・가공・저장・검색・송신 또는 수신하는 정보통신체제를 말한다.

2) 정보통신서비스

전기통신역무와 이를 이용하여 정보를 제공하거나 정보의 제공을 매개하는 것을 말한다.

3) 정보통신서비스 제공자

전기통신사업자와 영리를 목적으로 전기통신사업자의 전기통신역무를 이용하여 정보를 제공하거나 정보의 제공을 매개하는 자를 말한다.

4) 이용자

정보통신서비스 제공자가 제공하는 정보통신서비스를 이용하는 자를 말한다.

5) 전자문서

컴퓨터 등 정보처리능력을 가진 장치에 의하여 전자적인 형태로 작성되어 송수신되거나 저장된 문서형식의 자료로서 표준화된 것을 말한다.

6) 침해사고

해킹, 컴퓨터바이러스, 논리폭탄, 메일폭탄, 서비스거부 또는 고출력 전자기파 등의 방법, 정보통신망의 정상적인 보호・인증 절차를 우회하여 정보통신망에 접근할 수 있도록 하는 프로그램이나 기술적 장치 등을 정보통신망 또는 이와 관련된 정보시스템에 설치하는 방법으로 정보통신망 또는 이와 관련된 정보시스템을 공격하는 행위로 인하여 발생한 사태를 말한다.

7) 게시판

그 명칭과 관계없이 정보통신망을 이용하여 일반에게 공개할 목적으로 부호・문자・음성・음향・화상・동영상 등의 정보를 이용자가 게재할 수 있는 컴퓨터 프로그램이나 기술적 장치를 말한다.

8) 통신과금서비스

정보통신서비스로서 타인이 판매·제공하는 재화 또는 용역(이하, 재화등)의 대가를 자신이 제공하는 전기통신역무의 요금과 함께 청구·징수하는 업무 또는 타인이 판매·제공하는 재화 등의 대가가 업무를 제공하는 자의 전기통신업무의 요금과 함께 청구·징수되도록 거래정보를 전자적으로 송수신하는 것 또는 그 대가의 정산을 대행하거나 매개하는 업무를 말한다.

9) 통신과금서비스제공자

통신과금서비스를 제공하려는 자로 통신과금서비스제공자의 등록에 따라 등록을 하고 통신과금서비스를 제공하는 자를 말한다.

10) 통신과금서비스이용자

통신과금서비스제공자로부터 통신과금서비스를 이용하여 재화 등을 구입·이용하는 자를 말한다.

11) 전자적 전송매체

정보통신망을 통하여 부호·문자·음성·화상 또는 영상 등을 수신자에게 전자문서 등의 전자적 형태로 전송하는 매체를 말한다.

[표 5-4] 정보통신망법 용어정리

용 어	뜻
정보통신망	전기통신설비를 이용하거나 전기통신설비와 컴퓨터 및 컴퓨터의 이용기술을 활용하여 정보를 수집·가공·저장·검색·송신 또는 수신하는 정보통신체제를 말한다.
정보통신서비스	전기통신역무와 이를 이용하여 정보를 제공하거나 정보의 제공을 매개하는 것을 말한다.
정보통신서비스 제공자	전기통신사업자와 영리를 목적으로 전기통신사업자의 전기통신역무를 이용하여 정보를 제공하거나 정보의 제공을 매개하는 자를 말한다.
이용자	정보통신서비스 제공자가 제공하는 정보통신서비스를 이용하는 자를 말한다.
전자문서	컴퓨터 등 정보처리능력을 가진 장치에 의하여 전자적인 형태로 작성되어 송수신되거나 저장된 문서형식의 자료로서 표준화된 것을 말한다.
침해사고	해킹, 컴퓨터바이러스, 논리폭탄, 메일폭탄, 서비스거부 또는 고출력 전자기파 등의 방법 또는 정보통신망의 정상적인 보호·인증 절차를 우회하여 정보통신망에 접근할 수 있도록 하는 프로그램이나 기술적 장치 등을 정보통신망 또는 이와 관련된 정보시스템에 설치하는 방법으로 정보통신망 또는 이와 관련된 정보시스템을 공격하는 행위로 인하여 발생한 사태를 말한다.

게시판	그 명칭과 관계없이 정보통신망을 이용하여 일반에게 공개할 목적으로 부호·문자·음성·음향·화상·동영상 등의 정보를 이용자가 게재할 수 있는 컴퓨터 프로그램이나 기술적 장치를 말한다.
통신과금서비스	정보통신서비스로서 타인이 판매·제공하는 재화 또는 용역(이하, 재화등)의 대가를 자신이 제공하는 전기통신역무의 요금과 함께 청구·징수하는 업무 또는 타인이 판매·제공하는 재화등의 대가가 업무를 제공하는 자의 전기통신역무의 요금과 함께 청구·징수되도록 거래정보를 전자적으로 송수신하는 것 또는 그 대가의 정산을 대행하거나 매개하는 업무를 말한다.
통신과금서비스 제공자	통신과금서비스를 제공하려는 자로 통신과금서비스제공자의 등록에 따라 등록을 하고 통신과금서비스를 제공하는 자를 말한다.
통신과금서비스 이용자	통신과금서비스제공자로부터 통신과금서비스를 이용하여 재화 등을 구입·이용하는 자를 말한다.
전자적 전송매체	정보통신망을 통하여 부호·문자·음성·화상 또는 영상 등을 수신자에게 전자문서 등의 전자적 형태로 전송하는 매체를 말한다.

3 정보통신망 이용촉진 및 정보보호 등에 관한 법률 내용

1) 정보통신서비스 제공자 및 이용자의 책무

제3조(정보통신서비스 제공자 및 이용자의 책무)

① 정보통신서비스 제공자는 이용자를 보호하고 건전하고 안전한 정보통신서비스를 제공하여 이용자의 권익보호와 정보이용능력의 향상에 이바지하여야 한다.
② 이용자는 건전한 정보사회가 정착되도록 노력하여야 한다.
③ 정부는 정보통신서비스 제공자단체 또는 이용자단체의 정보보호 및 정보통신망에서의 청소년 보호 등을 위한 활동을 지원할 수 있다.

2) 정보통신망 이용촉진 및 정보보호 등에 관한 시책의 마련

제4조(정보통신망 이용촉진 및 정보보호등에 관한 시책의 마련)

① 과학기술정보통신부장관 또는 방송통신위원회는 정보통신망의 이용촉진 및 안정적 관리·운영과 이용자 보호 등(이하 "정보통신망 이용촉진 및 정보보호등"이라 한다)을 통하여 정보사회의 기반을 조성하기 위한 시책을 마련하여야 한다.
② 제1항에 따른 시책에는 다음 각 호의 사항이 포함되어야 한다.
1. 정보통신망에 관련된 기술의 개발·보급
2. 정보통신망의 표준화

3. 정보내용물 및 제11조[168]에 따른 정보통신망 응용서비스의 개발 등 정보통신망의 이용 활성화
4. 정보통신망을 이용한 정보의 공동활용 촉진
5. 인터넷 이용의 활성화
6. 삭제 〈2020.2.4.〉
6의2. 삭제 〈2020.2.4.〉
7. 정보통신망에서의 청소년 보호
7의2. 정보통신망을 통하여 유통되는 정보 중 인공지능 기술을 이용하여 만든 거짓의 음향・화상 또는 영상 등의 정보를 식별하는 기술의 개발・보급
8. 정보통신망의 안전성 및 신뢰성 제고
9. 그 밖에 정보통신망 이용촉진 및 정보보호등을 위하여 필요한 사항

③ 과학기술정보통신부장관 또는 방송통신위원회는 제1항에 따른 시책을 마련할 때에는 「지능정보화 기본법」 제6조에 따른 지능정보사회 종합계획과 연계되도록 하여야 한다.

3) 합성영상으로 인한 피해 예방을 위한 시책

제4조의2(합성영상등으로 인한 피해 예방을 위한 시책)

① 과학기술정보통신부장관과 방송통신위원회는 인공지능 기술을 이용하여 사람의 얼굴・신체 또는 음성을 대상으로 한 촬영물・영상물 또는 음성물을 대상자의 의사에 반하여 편집・합성 또는 가공한 정보(이하 이 조에서 "합성영상등"이라 한다)의 무분별한 유통으로 인한 성범죄, 명예훼손 또는 사기 등의 피해를 예방하기 위하여 시책을 마련하여야 한다.

② 제1항에 따른 시책에는 다음 각 호의 사항이 포함되어야 한다.
1. 합성영상등으로 인한 피해 실태 파악
2. 합성영상등의 유통 실태 파악
3. 합성영상등 관련 국내외 기술 동향 파악
4. 합성영상등의 무분별한 유통 방지를 위한 기술 개발의 촉진
5. 합성영상등의 무분별한 유통 방지 및 피해 예방을 위한 교육・홍보
6. 그 밖에 합성영상등의 무분별한 유통 방지 및 피해 예방에 필요한 사항

4) 다른 법률과의 관계 및 국외행위에 대한 적용

제5조(다른 법률과의 관계)

정보통신망 이용촉진 및 정보보호등에 관하여는 다른 법률에서 특별히 규정된 경우 외에는 이 법으로 정하는 바에 따른다. 다만, 제7장의 통신과금서비스에 관하여 이 법과 「전자금융거래법」의 적용이 경합하는 때에는 이 법을 우선 적용한다.

제5조의2(국외행위에 대한 적용)

이 법은 국외에서 이루어진 행위라도 국내 시장 또는 이용자에게 영향을 미치는 경우에는 적용한다.

168) 정보통신망 응용서비스의 개발 촉진 등

5) 기술관련 정보의 관리 및 보급

제7조(기술관련 정보의 관리 및 보급)

① 과학기술정보통신부장관은 정보통신망과 관련된 기술 및 기기에 관한 정보(이하 이 조에서 "기술 관련 정보"라 한다)를 체계적이고 종합적으로 관리하여야 한다.

② 과학기술정보통신부장관은 기술관련 정보를 체계적이고 종합적으로 관리하기 위하여 필요하면 관계 행정기관 및 국공립 연구기관 등에 대하여 기술관련 정보와 관련된 자료를 요구할 수 있다. 이 경우 요구를 받은 기관의 장은 특별한 사유가 없으면 그 요구에 따라야 한다.

③ 과학기술정보통신부장관은 기술관련 정보를 신속하고 편리하게 이용할 수 있도록 그 보급을 위한 사업을 하여야 한다.

④ 제3항에 따라 보급하려는 정보통신망과 관련된 기술 및 기기의 범위에 관하여 필요한 사항은 대통령령으로 정한다.

6) 정보통신망의 표준화 및 인증

제8조(정보통신망의 표준화 및 인증)

① 과학기술정보통신부장관은 정보통신망의 이용을 촉진하기 위하여 정보통신망에 관한 표준을 정하여 고시하고, 정보통신서비스 제공자 또는 정보통신망과 관련된 제품을 제조하거나 공급하는 자에게 그 표준을 사용하도록 권고할 수 있다. 다만, 「산업표준화법」 제12조[169]에 따른 한국산업표준이 제정되어 있는 사항에 대하여는 그 표준에 따른다.

② 제1항에 따라 고시된 표준에 적합한 정보통신과 관련된 제품을 제조하거나 공급하는 자는 제9조 제1항[170]에 따른 인증기관의 인증을 받아 그 제품이 표준에 적합한 것임을 나타내는 표시를 할 수 있다.

③ 제1항 단서에 해당하는 경우로서 「산업표준화법」 제15조[171]에 따라 인증을 받은 경우에는 제2항에 따른 인증을 받은 것으로 본다.

④ 제2항에 따른 인증을 받은 자가 아니면 그 제품이 표준에 적합한 것임을 나타내는 표시를 하거나 이와 비슷한 표시를 하여서는 아니 되며, 이와 비슷한 표시를 한 제품을 판매하거나 판매할 목적으로 진열하여서는 아니 된다.

⑤ 과학기술정보통신부장관은 제4항을 위반하여 제품을 판매하거나 판매할 목적으로 진열한 자에게 그 제품을 수거·반품하도록 하거나 인증을 받아 그 표시를 하도록 하는 등 필요한 시정조치를 명할 수 있다.

⑥ 제1항부터 제3항까지의 규정에 따른 표준화의 대상·방법·절차 및 인증표시, 제5항에 따른 수거·반품·시정 등에 필요한 사항은 과학기술정보통신부령으로 정한다.

169) 한국산업표준

170) 인증기관의 지정 등

171) 제품의 인증

7) 접근권한에 대한 동의

제22조의2(접근권한에 대한 동의)

① 정보통신서비스 제공자는 해당 서비스를 제공하기 위하여 이용자의 이동통신단말장치 내에 저장되어 있는 정보 및 이동통신단말장치에 설치된 기능에 대하여 접근할 수 있는 권한(이하 "접근권한"이라 한다)이 필요한 경우 다음 각 호의 사항을 이용자가 명확하게 인지할 수 있도록 알리고 이용자의 동의를 받아야 한다.

1. 해당 서비스를 제공하기 위하여 반드시 필요한 접근권한인 경우
   가. 접근권한이 필요한 정보 및 기능의 항목
   나. 접근권한이 필요한 이유
2. 해당 서비스를 제공하기 위하여 반드시 필요한 접근권한이 아닌 경우
   가. 접근권한이 필요한 정보 및 기능의 항목
   나. 접근권한이 필요한 이유
   다. 접근권한 허용에 대하여 동의하지 아니할 수 있다는 사실

② 정보통신서비스 제공자는 해당 서비스를 제공하기 위하여 반드시 필요하지 아니한 접근권한을 설정하는데 이용자가 동의하지 아니한다는 이유로 이용자에게 해당 서비스의 제공을 거부하여서는 아니 된다.

③ 이동통신단말장치의 기본 운영체제(이동통신단말장치에서 소프트웨어를 실행할 수 있는 기반 환경을 말한다)를 제작하여 공급하는 자와 이동통신단말장치 제조업자 및 이동통신단말장치의 소프트웨어를 제작하여 공급하는 자는 정보통신서비스 제공자가 이동통신단말장치 내에 저장되어 있는 정보 및 이동통신단말장치에 설치된 기능에 접근하려는 경우 접근권한에 대한 이용자의 동의 및 철회 방법을 마련하는 등 이용자 정보 보호에 필요한 조치를 하여야 한다.

④ 방송통신위원회는 해당 서비스의 접근권한의 설정이 제1항부터 제3항까지의 규정에 따라 이루어졌는지 여부에 대하여 실태조사를 실시할 수 있다.

⑤ 제1항에 따른 접근권한의 범위 및 동의의 방법, 제3항에 따른 이용자 정보 보호를 위하여 필요한 조치 및 그 밖에 필요한 사항은 대통령령으로 정한다.

8) 주민등록번호의 사용 제한

제23조의2(주민등록번호의 사용 제한)

① 정보통신서비스 제공자는 다음 각 호의 어느 하나에 해당하는 경우를 제외하고는 이용자의 주민등록번호를 수집·이용할 수 없다.

1. 제23조의3에 따라 본인확인기관으로 지정받은 경우
2. 삭제 〈2020.2.4.〉
3. 「전기통신사업법」 제38조제1항[172]에 따라 기간통신사업자로부터 이동통신서비스 등을 제공받아 재판매하는 전기통신사업자가 제23조의3에 따라 본인확인기관으로 지정받은 이동통신사업자의 본인확인업무 수행과 관련하여 이용자의 주민등록번호를 수집·이용하는 경우

② 제1항제3호에 따라 주민등록번호를 수집·이용할 수 있는 경우에도 이용자의 주민등록번호를 사용하지 아니하고 본인을 확인하는 방법(이하 "대체수단"이라 한다)을 제공하여야 한다.

172) 전기통신서비스의 도매제공

9) 정보통신망의 안전성 확보

제45조(정보통신망의 안정성 확보 등)

① 다음 각 호의 어느 하나에 해당하는 자는 정보통신서비스의 제공에 사용되는 정보통신망의 안정성 및 정보의 신뢰성을 확보하기 위한 보호조치를 하여야 한다.

1. 정보통신서비스 제공자
2. 정보통신망에 연결되어 정보를 송·수신할 수 있는 기기·설비·장비 중 대통령령으로 정하는 기기·설비·장비(이하 "정보통신망연결기기등"이라 한다)를 제조하거나 수입하는 자

② 과학기술정보통신부장관은 제1항에 따른 보호조치의 구체적 내용을 정한 정보보호조치에 관한 지침(이하 "정보보호지침"이라 한다)을 정하여 고시하고 제1항 각 호의 어느 하나에 해당하는 자에게 이를 지키도록 권고할 수 있다.

③ 정보보호지침에는 다음 각 호의 사항이 포함되어야 한다.

1. 정당한 권한이 없는 자가 정보통신망에 접근·침입하는 것을 방지하거나 대응하기 위한 정보보호시스템의 설치·운영 등 기술적·물리적 보호조치
2. 정보의 불법 유출·위조·변조·삭제 등을 방지하기 위한 기술적 보호조치
3. 정보통신망의 지속적인 이용이 가능한 상태를 확보하기 위한 기술적·물리적 보호조치
4. 정보통신망의 안정 및 정보보호를 위한 인력·조직·경비의 확보 및 관련 계획수립 등 관리적 보호조치
5. 정보통신망연결기기등의 정보보호를 위한 기술적 보호조치

④ 과학기술정보통신부장관은 관계 중앙행정기관의 장에게 소관 분야의 정보통신망연결기기등과 관련된 시험·검사·인증 등의 기준에 정보보호지침의 내용을 반영할 것을 요청할 수 있다.

10) 비밀 등의 보호 및 속이는 행위에 의한 정보의 수집금지 등

제49조(비밀 등의 보호)

누구든지 정보통신망에 의하여 처리·보관 또는 전송되는 타인의 정보를 훼손하거나 타인의 비밀을 침해·도용 또는 누설하여서는 아니 된다.

제49조의2(속이는 행위에 의한 정보의 수집금지 등)

① 누구든지 정보통신망을 통하여 속이는 행위로 다른 사람의 정보를 수집하거나 다른 사람이 정보를 제공하도록 유인하여서는 아니 된다.

② 정보통신서비스 제공자는 제1항을 위반한 사실을 발견하면 즉시 과학기술정보통신부장관 또는 한국인터넷진흥원에 신고하여야 한다.

③ 과학기술정보통신부장관 또는 한국인터넷진흥원은 제2항에 따른 신고를 받거나 제1항을 위반한 사실을 알게 되면 다음 각 호의 필요한 조치를 하여야 한다.

1. 위반 사실에 관한 정보의 수집·전파
2. 유사 피해에 대한 예보·경보
3. 정보통신서비스 제공자에게 접속경로의 차단을 요청하거나 이용자에게 제1항의 위반행위에 노출되었다는 사실을 알리도록 요청하는 등 피해 예방 및 피해 확산을 방지하기 위한 긴급조치

④ 과학기술정보통신부장관은 제3항제3호의 조치를 취하기 위하여 정보통신서비스 제공자에게 정보통신서비스 제공자 간 정보통신망을 통하여 속이는 행위에 대한 정보 공유 등 필요한 조치를 취하도록 명할 수 있다.

11) 영리목적의 광고성 정보 전송 제한

제50조(영리목적의 광고성 정보 전송 제한)

① 누구든지 전자적 전송매체를 이용하여 영리목적의 광고성 정보를 전송하려면 그 수신자의 명시적인 사전 동의를 받아야 한다. 다만, 다음 각 호의 어느 하나에 해당하는 경우에는 사전 동의를 받지 아니한다.

1. 재화등의 거래관계를 통하여 수신자로부터 직접 연락처를 수집한 자가 대통령령으로 정한 기간 이내에 자신이 처리하고 수신자와 거래한 것과 같은 종류의 재화등에 대한 영리목적의 광고성 정보를 전송하려는 경우
2. 「방문판매 등에 관한 법률」에 따른 전화권유판매자가 육성으로 수신자에게 개인정보의 수집출처를 고지하고 전화권유를 하는 경우

② 전자적 전송매체를 이용하여 영리목적의 광고성 정보를 전송하려는 자는 제1항에도 불구하고 수신자가 수신거부의사를 표시하거나 사전 동의를 철회한 경우에는 영리목적의 광고성 정보를 전송하여서는 아니 된다.

③ 오후 9시부터 그 다음 날 오전 8시까지의 시간에 전자적 전송매체를 이용하여 영리목적의 광고성 정보를 전송하려는 자는 제1항에도 불구하고 그 수신자로부터 별도의 사전 동의를 받아야 한다. 다만, 대통령령으로 정하는 매체의 경우에는 그러하지 아니하다.

④ 전자적 전송매체를 이용하여 영리목적의 광고성 정보를 전송하는 자는 대통령령으로 정하는 바에 따라 다음 각 호의 사항 등을 광고성 정보에 구체적으로 밝혀야 한다.

1. 전송자의 명칭 및 연락처
2. 수신의 거부 또는 수신동의의 철회 의사표시를 쉽게 할 수 있는 조치 및 방법에 관한 사항

⑤ 전자적 전송매체를 이용하여 영리목적의 광고성 정보를 전송하는 자는 다음 각 호의 어느 하나에 해당하는 행위를 하여서는 아니 된다.

1. 광고성 정보 수신자의 수신거부 또는 수신동의의 철회를 회피·방해하는 행위
2. 숫자·부호 또는 문자를 조합하여 전화번호·전자우편주소 등 수신자의 연락처를 자동으로 만들어 내는 행위
3. 영리목적의 광고성 정보를 전송할 목적으로 전화번호 또는 전자우편주소를 자동으로 등록하는 행위
4. 광고성 정보 전송자의 신원이나 광고 전송 출처를 감추기 위한 각종 행위
5. 영리목적의 광고성 정보를 전송할 목적으로 수신자를 기망하여 회신을 유도하는 각종 행위

⑥ 전자적 전송매체를 이용하여 영리목적의 광고성 정보를 전송하는 자는 수신자가 수신거부나 수신 동의의 철회를 할 때 발생하는 전화요금 등의 금전적 비용을 수신자가 부담하지 아니하도록 대통령령으로 정하는 바에 따라 필요한 조치를 하여야 한다.

⑦ 전자적 전송매체를 이용하여 영리목적의 광고성 정보를 전송하려는 자는 수신자가 제1항 및 제3항에 따른 수신 동의, 제2항에 따른 수신거부 또는 수신동의의 철회에 관한 의사를 표시할 때에는 해당 수신자에게 대통령령으로 정하는 바에 따라 수신동의, 수신거부 또는 수신동의의 철회에 대한 처리 결과를 알려야 한다.

> ⑧ 제1항 또는 제3항에 따라 수신동의를 받은 자는 대통령령으로 정하는 바에 따라 정기적으로 광고성 정보 수신자의 수신동의 여부를 확인하여야 한다.

12) 손해배상

> 제60조(손해배상 등)
> ① 통신과금서비스제공자는 통신과금서비스의 제공과 관련하여 통신과금서비스이용자에게 손해가 발생한 경우에 그 손해를 배상하여야 한다. 다만, 그 손해의 발생이 통신과금서비스이용자의 고의 또는 중과실로 인한 경우에는 그러하지 아니하다.
> ② 제1항에 따라 손해배상을 하는 경우에는 손해배상을 받을 자와 협의하여야 한다.
> ③ 제2항에 따른 손해배상에 관한 협의가 성립되지 아니하거나 협의를 할 수 없는 경우에는 당사자는 방송통신위원회에 재정을 신청할 수 있다.

제4절 건강정보보호를 위한 현행 법 체계

1 보건의료기본법

1) 목적 및 기본 이념

보건의료기본법의 목적은 보건의료에 관한 국민의 권리·의무와 국가 및 지방자치단체의 책임을 정하고 보건의료의 수요와 공급에 관한 기본적인 사항을 규정함으로써 보건의료의 발전과 국민의 보건 및 복지의 증진에 이바지하는 것을 말한다. 기본 이념은 보건의료를 통하여 모든 국민이 인간으로서의 존엄과 가치를 가지고 행복을 추구할 수 있도록 하며 국민 개개인의 건강한 삶을 영위할 수 있도록 제도와 여건을 조성하여 보건의료의 형평과 효율이 조화를 이룰 수 있도록 함으로써 국민의 삶의 질을 향상시키는 것이다.

2) 용어의 정리

(1) 보건의료

국민의 건강을 보호·증진하기 위하여 국가·지방자치단체·보건의료기관 또는 보건의료인 등이 행하는 모든 활동을 말한다.

(2) 보건의료서비스

국민의 건강을 보호・증진하기 위하여 보건의료인이 행하는 모든 활동을 말한다.

(3) 보건의료인

보건의료 관계 법령에서 정하는 바에 따라 자격・면허 등을 취득하거나 보건의료서비스에 종사하는 것이 허용된 자를 말한다.

(4) 공공보건의료기관

국가・지방자치단체, 그 밖의 공공단체가 설립・운영하는 보건의료기관을 말한다.

(5) 보건의료정보

보건의료와 관련한 지식 또는 부호・숫자・문자・음성・음향・영상 등으로 표현된 모든 종류의 자료를 말한다.

3) 보건의료기본법의 체계

보건의료기본법은 2000년 7월 13일 제정되었으며, 7개의 장과 57개 법조항으로 이루어져 있고 보건의료에 관한 국민의 권리와 의무에 관한 내용은 제2장에 포함되어 있다.

[표 5-5] 보건의료기본법의 구성

구 분	내 용
총칙	목적, 기본 이념, 정의, 국가와 지방자치단체의 책임, 보건의료인의 책임, 환자 및 보건의료인의 권리, 보건의료정책과 사회보장정책과의 연계, 국민의 참여, 다른 법률과의 관계
보건의료에 관한 국민의 권리와 의무	건강권 등, 보건의료에 관한 알 권리, 보건의료서비스에 관한 자기결정권, 비밀보장, 보건의료에 관한 국민의 의무
보건의료발전계획의 수립・시행	보건의료발전계획의 수립 등, 주요 시책 추진방안의 수립・시행, 지역보건의료계획의 수립・시행, 계획 수립의 협조, 국회에 대한 보고, 비용의 보조, 보건의료정책심의위원회, 위원회의 구성, 위원회의 기능, 관계 행정기관의 협조
보건의료자원의 관리 등	보건의료자원의 관리 등, 보건의료인력의 양성 등, 보건의료인 간의 협력, 공공・민간 보건의료기관의 역할 분담 등, 보건의료 지식 및 기술

보건의료의 제공과 이용	보건의료의 제공 및 이용체계, 응급의료체계, 평생국민건강관리사업, 여성과 어린이의 건강 증진, 노인의 건강 증진, 장애인의 건강 증진, 학교 보건의료, 산업 보건의료, 환경 보건의료, 기후변화에 따른 국민건강영향평가 등, 식품위생·영양
주요질병관리체계	주요질병관리체계의 확립, 감염병의 예방 및 관리, 만성질환의 예방 및 관리, 정신 보건의료, 구강 보건의료
보건의료의 육성·발전 등	보건의료 시범사업, 취약계층 등에 대한 보건의료서비스 제공, 분쟁 조정 등, 건강위해원인자의 비용 부담, 보건의료 관련 산업의 진흥, 한방의료의 육성·발전, 국제협력 등, 보건의료사업의 평가, 보건의료서비스의 평가
보건의료 통계·정보관리	보건의료 통계·정보 관리시책, 보건의료 정보화의 촉진, 보건의료 실태조사, 보건의료정보의 보급·확대, 보건의료정보의 표준화 추진

4) 보건의료기본법의 내용

(1) 건강권

제10조(건강권 등)

① 모든 국민은 이 법 또는 다른 법률에서 정하는 바에 따라 자신과 가족의 건강에 관하여 국가의 보호를 받을 권리를 가진다.

② 모든 국민은 성별, 나이, 종교, 사회적 신분 또는 경제적 사정 등을 이유로 자신과 가족의 건강에 관한 권리를 침해받지 아니한다.

(2) 보건의료에 관한 알 권리

제11조(보건의료에 관한 알 권리)

① 모든 국민은 관계 법령에서 정하는 바에 따라 국가와 지방자치단체의 보건의료시책에 관한 내용의 공개를 청구할 권리를 가진다.

② 모든 국민은 관계 법령에서 정하는 바에 따라 보건의료인이나 보건의료기관에 대하여 자신의 보건의료와 관련한 기록 등의 열람이나 사본의 교부를 요청할 수 있다. 다만, 본인이 요청할 수 없는 경우에는 그 배우자·직계존비속 또는 배우자의 직계존속이, 그 배우자·직계존비속 및 배우자의 직계존속이 없거나 질병이나 그 밖에 직접 요청을 할 수 없는 부득이한 사유가 있는 경우에는 본인이 지정하는 대리인이 기록의 열람 등을 요청할 수 있다.

(3) 보건의료서비스에 관한 자기결정권

제12조(보건의료서비스에 관한 자기결정권)

모든 국민은 보건의료인으로부터 자신의 질병에 대한 치료 방법, 의학적 연구 대상 여부, 장기이식 여부 등에 관하여 충분한 설명을 들은 후 이에 관한 동의 여부를 결정할 권리를 가진다.

■ 의료소비자의 권리 - 자기정보결정권

프라이버시의 구체적 실현의 내용으로 인정되는 자기정보결정권이란 개인관계정보의 사용과 처리에 대하여 원칙적으로 정보주체가 스스로 결정할 수 있는 권리이며, 동의어로 자기정보통제권이란 용어가 사용되기도 한다. 보건의료기본법 제12조에서 사용된 '보건의료서비스에 대한 자기결정권'의 내용은 모든 국민은 자신의 질병에 대한 치료방법 등을 충분히 들은 후 이에 관한 동의여부를 결정한 권리를 갖는다는 것이다. 이는 informed consent를 의미하며, 반면 정보에 대한 고지와 동의(충분한 이해를 전제로 한다)는 knowledgeable consent를 말한다.

정보에 대한 자기결정권이란 용어는 보건의료기본법, 의료법에서 사용되지 않고 있다. 다만 보건의료기본법 제11조 알권리에서 '보건의료인 또는 보건의료기관에 대하여 자신의 보건의료와 관련한 기록 등의 열람이나 사본의 교부를 요청할 수 있다'고 하였고, 의료법 제20조에서 기록의 열람과 사본교부가 가능함을 명시하고 있다.

(4) 비밀보장

제13조(비밀 보장)

모든 국민은 보건의료와 관련하여 자신의 신체상·건강상의 비밀과 사생활의 비밀을 침해받지 아니 한다.

■ 프라이버시권의 소극적인 침해 배제권

'프라이버시권의 소극적인 침해 배제권'에 관한 법 조항으로 진료정보에 대한 비밀유지 조항과 관련된 의료관련 법률

- 보건의료기본법 제13조(비밀보장)
- 의료법 제19조(정보 누설 금지)
- 감염병예방법 제74조(비밀누설의 금지)
- 결핵예방법 제29조(비밀누설 금지)
- 후천성면역결핍증 예방법 제7조(비밀누설 금지)
- 생명윤리 및 안전에 관한 법률 제63조(비밀 누설 등의 금지)
- 정신건강복지법 제71조(비밀누설의 금지)

등에 진료정보의 비밀보장을 선언하고 있다.

2 의료법

1) 목적

의료법은 모든 국민이 수준 높은 의료 혜택을 받을 수 있도록 국민의료에 필요한 사항을 규정함으로써 국민의 건강을 보호하고 증진하는 데에 목적이 있다.

2) 의료법의 체계

1951년 12월 25일 국민의료법으로 처음 제정되었고 1962년 3월 20일 의료법으로 변경되었으며, 9개의 장과 93개 법조항으로 이루어져 있다.

[표 5-6] 의료법의 구성

구 분	내 용
총칙	목적, 의료인, 의료기관
의료인	의료인과 의료기관의 장의 의무, 의사·치과의사 및 한의사의 면허, 조산사 면허, 간호사 면허, 결격사유 등, 국가시험 등, 응시자격 제한 등, 면허 조건과 등록, 의료기술 등에 대한 보호, 의료기재 압류 금지, 기구 등 우선공급, 진료거부 금지 등, 세탁물 처리, 진단서 등, 처방전 작성과 교부, 정보 누설 금지, 태아 성 감별 행위 등 금지, 기록 열람 등, 진료기록부 등, 전자의무기록, 요양방법 지도, 신고, 변사체 신고, 무면허 의료행위 등 금지, 중앙회와 지부, 설립 허가 등, 협조 의무, 감독
의료기관	개설 등, 원격의료, 의료기관 개설 특례, 준수사항, 진단용 방사선 발생장치, 특수의료장비의 설치·운영, 시설 등의 공동이용, 폐업·휴업 신고와 진료기록부 등의 이관, 당직의료인, 의료기관의 명칭, 진료과목 등, 비급여 진료비용 등의 고지, 환자의 진료의사 선택 등, 의료관련감염 예방, 설립 허가 등, 부대사업, 「민법」의 준용, 설립 허가 취소, 의료기관단체 설립
신의료기술평가	신의료기술의 평가, 신의료기술평가위원회의 설치 등, 자료의 수집 업무 등의 위탁
의료광고	의료광고의 금지 등, 의료광고의 심의
감독	의료기관 인증, 지도와 명령, 병상 수급계획의 수립 등, 보고와 업무 검사 등, 의료기관 회계기준, 시정 명령 등, 개설 허가 취소 등, 면허 취소와 재교부, 자격정지 등, 과징금 처분, 행정처분의 기준, 의료지도원
보칙 및 벌칙	전문의, 전문간호사, 한지 의료인, 간호조무사 자격, 의료유사업자, 안마사, 경비 보조 등, 청문, 수수료, 권한의 위임 및 위탁, 벌칙, 양벌규정, 과태료

3) 의료법의 개인건강정보보호

의료법의 개인건강정보보호와 관련된 내용은 제18조(처방전 작성과 교부), 제19조(정보 누설 금지), 제20조(태아 성 감별 행위 금지), 제21조(기록 열람 등), 제21조의2(진료기록의 송부 등), 제23조(전자의무기록), 제47조(의료관련감염 예방), 제69조(의료지도원)가 있다.

4) 의료법의 내용

(1) 처방전 작성과 교부

제18조(처방전 작성과 교부)

① 의사나 치과의사는 환자에게 의약품을 투여할 필요가 있다고 인정하면 「약사법」에 따라 자신이 직접 의약품을 조제할 수 있는 경우가 아니면 보건복지부령으로 정하는 바에 따라 처방전을 작성하여 환자에게 내주거나 발송(전자처방전만 해당된다)하여야 한다.
② 제1항에 따른 처방전의 서식, 기재사항, 보존, 그 밖에 필요한 사항은 보건복지부령으로 정한다.
③ 누구든지 정당한 사유 없이 전자처방전에 저장된 개인정보를 탐지하거나 누출·변조 또는 훼손하여서는 아니 된다.
④ 제1항에 따라 처방전을 발행한 의사 또는 치과의사(처방전을 발행한 한의사를 포함한다)는 처방전에 따라 의약품을 조제하는 약사 또는 한약사가 「약사법」 제26조제2항[173]에 따라 문의한 때 즉시 이에 응하여야 한다. 다만, 다음 각 호의 어느 하나에 해당하는 사유로 약사 또는 한약사의 문의에 응할 수 없는 경우 사유가 종료된 때 즉시 이에 응하여야 한다.
1. 「응급의료에 관한 법률」 제2조제1호에 따른 응급환자를 진료 중인 경우
2. 환자를 수술 또는 처치 중인 경우
3. 그 밖에 약사의 문의에 응할 수 없는 정당한 사유가 있는 경우

⑤ 의사, 치과의사 또는 한의사가 「약사법」에 따라 자신이 직접 의약품을 조제하여 환자에게 그 의약품을 내어주는 경우에는 그 약제의 용기 또는 포장에 환자의 이름, 용법 및 용량, 그 밖에 보건복지부령으로 정하는 사항을 적어야 한다. 다만, 급박한 응급의료상황 등 환자의 진료 상황이나 의약품의 성질상 그 약제의 용기 또는 포장에 적는 것이 어려운 경우로서 보건복지부령으로 정하는 경우에는 그러하지 아니하다.

(2) 정보누설금지

제19조(정보 누설 금지)

① 의료인이나 의료기관 종사자는 이 법이나 다른 법령에 특별히 규정된 경우 외에는 의료·조산 또는 간호업무나 제17조[174]에 따른 진단서·검안서·증명서 작성·교부 업무, 제18조[175]에 따른 처방전 작성·교부 업무, 제21조[176]에 따른 진료기록 열람·사본 교부 업무, 제22조제2항[177]에 따른 진료기록부 등 보존 업무 및 제23조[178]에 따른 전자의무기록 작성·보관·관리 업무를 하면서 알게 된 다른 사람의 정보를 누설하거나 발표하지 못한다.

---

173) 처방의 변경·수정
174) 진단서 등
175) 처방전 작성과 교부
176) 기록 열람 등
177) 진료기록부 등
178) 전자의무기록

② 제58조제2항[179]에 따라 의료기관 인증에 관한 업무에 종사하는 자 또는 종사하였던 자는 그 업무를 하면서 알게 된 정보를 다른 사람에게 누설하거나 부당한 목적으로 사용하여서는 아니 된다.

(3) 태아 성 감별 행위 등 금지

제20조(태아 성 감별 행위 등 금지)
① 의료인은 태아 성 감별을 목적으로 임부를 진찰하거나 검사하여서는 아니 되며, 같은 목적을 위한 다른 사람의 행위를 도와서도 아니 된다.
② 의료인은 임신 32주 이전에 태아나 임부를 진찰하거나 검사하면서 알게 된 태아의 성(性)을 임부, 임부의 가족, 그 밖의 다른 사람이 알게 하여서는 아니 된다.

(4) 기록 열람 등

제21조(기록 열람 등)
① 환자는 의료인, 의료기관의 장 및 의료기관 종사자에게 본인에 관한 기록(추가기재・수정된 경우 추가기재・수정된 기록 및 추가기재・수정 전의 원본을 모두 포함한다. 이하 같다)의 전부 또는 일부에 대하여 열람 또는 그 사본의 발급 등 내용의 확인을 요청할 수 있다. 이 경우 의료인, 의료기관의 장 및 의료기관 종사자는 정당한 사유가 없으면 이를 거부하여서는 아니 된다.
② 의료인, 의료기관의 장 및 의료기관 종사자는 환자가 아닌 다른 사람에게 환자에 관한 기록을 열람하게 하거나 그 사본을 내주는 등 내용을 확인할 수 있게 하여서는 아니 된다.
③ 제2항에도 불구하고 의료인, 의료기관의 장 및 의료기관 종사자는 다음 각 호의 어느 하나에 해당하면 그 기록을 열람하게 하거나 그 사본을 교부하는 등 그 내용을 확인할 수 있게 하여야 한다. 다만, 의사・치과의사 또는 한의사가 환자의 진료를 위하여 불가피하다고 인정한 경우에는 그러하지 아니하다.
1. 환자의 배우자, 직계 존속・비속, 형제・자매(환자의 배우자 및 직계 존속・비속, 배우자의 직계 존속이 모두 없는 경우에 한정한다) 또는 배우자의 직계 존속이 환자 본인의 동의서와 친족관계임을 나타내는 증명서 등을 첨부하는 등 보건복지부령으로 정하는 요건을 갖추어 요청한 경우
2. 환자가 지정하는 대리인이 환자 본인의 동의서와 대리권이 있음을 증명하는 서류를 첨부하는 등 보건복지부령으로 정하는 요건을 갖추어 요청한 경우
3. 환자가 사망하거나 의식이 없는 등 환자의 동의를 받을 수 없어 환자의 배우자, 직계 존속・비속, 형제・자매(환자의 배우자 및 직계 존속・비속, 배우자의 직계존속이 모두 없는 경우에 한정한다) 또는 배우자의 직계 존속이 친족관계임을 나타내는 증명서 등을 첨부하는 등 보건복지부령으로 정하는 요건을 갖추어 요청한 경우
4. 「국민건강보험법」 제14조[180], 제47조[181], 제48조[182] 및 제63조[183]에 따라 급여비용 심사・지급・대상여부 확인・사후관리 및 요양급여의 적정성 평가・가감지급 등을 위하여 국민건강보험공단

179) 의료기관 인증
180) 업무 등
181) 요양급여비용의 청구와 지급 등
182) 요양급여 대상 여부의 확인 등
183) 업무 등

또는 건강보험심사평가원에 제공하는 경우
5.「의료급여법」 제5조[184], 제11조[185], 제11조의3[186] 및 제33조[187]에 따라 의료급여 수급권자 확인, 급여비용의 심사・지급, 사후관리 등 의료급여 업무를 위하여 보장기관(시・군・구), 국민건강보험공단, 건강보험심사평가원에 제공하는 경우
6.「형사소송법」 제106조[188], 제215조[189] 또는 제218조[190]에 따른 경우
6의2.「군사법원법」 제146조[191], 제254조[192] 또는 제257조[193]에 따른 경우
7.「민사소송법」 제347조[194]에 따라 문서제출을 명한 경우
8.「산업재해보상보험법」 제118조[195]에 따라 근로복지공단이 보험급여를 받는 근로자를 진료한 산재보험 의료기관(의사를 포함한다)에 대하여 그 근로자의 진료에 관한 보고 또는 서류 등 제출을 요구하거나 조사하는 경우
9.「자동차손해배상 보장법」 제12조제2항[196] 및 제14조[197]에 따라 의료기관으로부터 자동차보험진료수가를 청구받은 보험회사등이 그 의료기관에 대하여 관계 진료기록의 열람을 청구한 경우
10.「병역법」 제11조의2[198]에 따라 지방병무청장이 병역판정검사와 관련하여 질병 또는 심신장애의 확인을 위하여 필요하다고 인정하여 의료기관의 장에게 병역판정검사대상자의 진료기록・치료 관련 기록의 제출을 요구한 경우
11.「학교안전사고 예방 및 보상에 관한 법률」 제42조[199]에 따라 공제회가 공제급여의 지급 여부를 결정하기 위하여 필요하다고 인정하여「국민건강보험법」 제42조[200]에 따른 요양기관에 대하여 관계 진료기록의 열람 또는 필요한 자료의 제출을 요청하는 경우
12.「고엽제후유의증 등 환자지원 및 단체설립에 관한 법률」 제7조제3항[201]에 따라 의료기관의 장이 진료기록 및 임상소견서를 보훈병원장에게 보내는 경우
13.「의료사고 피해구제 및 의료분쟁 조정 등에 관한 법률」 제28조제1항 또는 제3항[202]에 따른 경우

184) 보장기관
185) 급여비용의 청구와 지급
186) 급여 대상 여부의 확인 등
187) 권한의 위임 및 위탁
188) 압수
189) 압수, 수색, 검증
190) 영장에 의하지 아니한 압수
191) 압수 등
192) 압수・수색・검증
193) 영장 없이 하는 압수
194) 제출신청의 허가여부에 대한 재판
195) 산재보험 의료기관에 대한 조사 등
196) 자동차보험진료수가의 청구 및 지급
197) 진료기록의 열람 등
198) 자료의 제출 요구 등
199) 학교안전사고의 조사 등
200) 요양기관
201) 고엽제후유의증환자 등에 대한 진료 등
202) 의료사고의 조사

14. 「국민연금법」 제123조[203]에 따라 국민연금공단이 부양가족연금, 장애연금 및 유족연금 급여의 지급심사와 관련하여 가입자 또는 가입자였던 사람을 진료한 의료기관에 해당 진료에 관한 사항의 열람 또는 사본 교부를 요청하는 경우
14의2. 다음 각 목의 어느 하나에 따라 공무원 또는 공무원이었던 사람을 진료한 의료기관에 해당 진료에 관한 사항의 열람 또는 사본 교부를 요청하는 경우
가. 「공무원연금법」 제92조[204]에 따라 인사혁신처장이 퇴직유족급여 및 비공무상장해급여와 관련하여 요청하는 경우
나. 「공무원연금법」 제93조[205]에 따라 공무원연금공단이 퇴직유족급여 및 비공무상장해급여와 관련하여 요청하는 경우
다. 「공무원 재해보상법」 제57조[206] 및 제58조[207]에 따라 인사혁신처장(같은 법 제61조[208]에 따라 업무를 위탁받은 자를 포함한다)이 요양급여, 재활급여, 장해급여, 간병급여 및 재해유족급여와 관련하여 요청하는 경우
14의3. 「사립학교교직원 연금법」 제19조제4항제4호의2[209]에 따라 사립학교교직원연금공단이 요양급여, 장해급여 및 재해유족급여의 지급심사와 관련하여 교직원 또는 교직원이었던 자를 진료한 의료기관에 해당 진료에 관한 사항의 열람 또는 사본 교부를 요청하는 경우
14의4. 다음 각 목의 어느 하나에 따라 군인 또는 군인이었던 사람을 진료한 의료기관에 해당 진료에 관한 사항의 열람 또는 사본 교부를 요청하는 경우
가. 「군인연금법」 제54조제2항에 따라 국방부장관이 퇴직유족급여와 관련하여 요청하는 경우
나. 「군인 재해보상법」 제52조제2항에 따라 국방부장관(같은 법 제54조에 따라 권한을 위임받거나 업무를 위탁받은 자를 포함한다)이 공무상요양비, 장해급여 및 재해유족급여와 관련하여 요청하는 경우
15. 「장애인복지법」 제32조제7항[210]에 따라 대통령령으로 정하는 공공기관의 장이 장애 정도에 관한 심사와 관련하여 장애인 등록을 신청한 사람 및 장애인으로 등록한 사람을 진료한 의료기관에 해당 진료에 관한 사항의 열람 또는 사본 교부를 요청하는 경우
16. 「감염병의 예방 및 관리에 관한 법률」 제18조의4[211] 및 제29조[212]에 따라 질병관리청장, 시・도지사 또는 시장・군수・구청장이 감염병의 역학조사 및 예방접종에 관한 역학조사를 위하여 필요하다고 인정하여 의료기관의 장에게 감염병환자등의 진료기록 및 예방접종을 받은 사람의 예방접종 후 이상반응에 관한 진료기록의 제출을 요청하는 경우
17. 「국가유공자 등 예우 및 지원에 관한 법률」 제74조의8제1항제7호[213]에 따라 보훈심사위원회가 보훈심사와 관련하여 보훈심사대상자를 진료한 의료기관에 해당 진료에 관한 사항의 열람 또는 사본 교부를 요청하는 경우

203) 자료의 요청 및 전산망의 이용
204) 인사혁신처장의 권한
205) 공단의 권한 등
206) 조사・보고 등
207) 자료제공의 요청
208) 업무의 위탁
209) 공단의 권한 등
210) 장애인 등록
211) 자료제출 요구 등
212) 예방접종에 관한 역학조사
213) 자료제출 요구권 등

18. 「한국보훈복지의료공단법」 제24조의2[214]에 따라 한국보훈복지의료공단이 같은 법 제6조제1호[215]에 따른 국가유공자등에 대한 진료기록등의 제공을 요청하는 경우
19. 「군인사법」 제54조의6에 따라 중앙전공사상심사위원회 또는 보통전공사상심사위원회가 전공사상심사와 관련하여 전사자등을 진료한 의료기관에 대하여 해당 진료에 관한 사항의 열람 또는 사본 교부를 요청하는 경우

④ 진료기록을 보관하고 있는 의료기관이나 진료기록이 이관된 보건소에 근무하는 의사·치과의사 또는 한의사는 자신이 직접 진료하지 아니한 환자의 과거 진료 내용의 확인 요청을 받은 경우에는 진료기록을 근거로 하여 사실을 확인하여 줄 수 있다.

⑤ 제1항, 제3항 또는 제4항의 경우 의료인, 의료기관의 장 및 의료기관 종사자는 「전자서명법」에 따른 전자서명이 기재된 전자문서를 제공하는 방법으로 환자 또는 환자가 아닌 다른 사람에게 기록의 내용을 확인하게 할 수 있다.

(5) 진료기록의 송부 등

제21조의2(진료기록의 송부 등)

① 의료인 또는 의료기관의 장은 다른 의료인 또는 의료기관의 장으로부터 제22조 또는 제23조[216]에 따른 진료기록의 내용 확인이나 진료기록의 사본 및 환자의 진료경과에 대한 소견 등을 송부 또는 전송할 것을 요청받은 경우 해당 환자나 환자 보호자의 동의를 받아 그 요청에 응하여야 한다. 다만, 해당 환자의 의식이 없거나 응급환자인 경우 또는 환자의 보호자가 없어 동의를 받을 수 없는 경우에는 환자나 환자 보호자의 동의 없이 송부 또는 전송할 수 있다.

② 의료인 또는 의료기관의 장이 응급환자를 다른 의료기관에 이송하는 경우에는 지체 없이 내원 당시 작성된 진료기록의 사본 등을 이송하여야 한다.

③ 보건복지부장관은 제1항 및 제2항에 따른 진료기록의 사본 및 진료경과에 대한 소견 등의 전송 업무를 지원하기 위하여 전자정보시스템(이하 이 조에서 "진료기록전송지원시스템"이라 한다)을 구축·운영할 수 있다.

④ 보건복지부장관은 진료기록전송지원시스템의 구축·운영을 대통령령으로 정하는 바에 따라 관계 전문기관에 위탁할 수 있다. 이 경우 보건복지부장관은 그 소요 비용의 전부 또는 일부를 지원할 수 있다.

⑤ 제4항에 따라 업무를 위탁받은 전문기관은 다음 각 호의 사항을 준수하여야 한다.
1. 진료기록전송지원시스템이 보유한 정보의 누출, 변조, 훼손 등을 방지하기 위하여 접근 권한자의 지정, 방화벽의 설치, 암호화 소프트웨어의 활용, 접속기록 보관 등 대통령령으로 정하는 바에 따라 안전성 확보에 필요한 기술적·관리적 조치를 할 것
2. 진료기록전송지원시스템 운영 업무를 다른 기관에 재위탁하지 아니할 것
3. 진료기록전송지원시스템이 보유한 정보를 제3자에게 임의로 제공하거나 유출하지 아니할 것

⑥ 보건복지부장관은 의료인 또는 의료기관의 장에게 보건복지부령으로 정하는 바에 따라 제1항 본문에 따른 환자나 환자 보호자의 동의에 관한 자료 등 진료기록전송지원시스템의 구축·운영에 필요한 자료의 제출을 요구하고 제출받은 목적의 범위에서 보유·이용할 수 있다. 이 경우 자료 제출을 요구받은 자는 정당한 사유가 없으면 이에 따라야 한다.

⑦ 그 밖에 진료기록전송지원시스템의 구축·운영 등에 필요한 사항은 보건복지부령으로 정한다.

214) 자료의 제공 요청

215) 사업

216) 제22조(진료기록부), 제23조(전자의무기록)

⑧ 누구든지 정당한 사유 없이 진료기록전송지원시스템에 저장된 정보를 누출·변조 또는 훼손하여서는 아니 된다.
⑨ 진료기록전송지원시스템의 구축·운영에 관하여 이 법에서 규정된 것을 제외하고는 「개인정보 보호법」에 따른다.

(6) 전자의무기록

제23조(전자의무기록)
① 의료인이나 의료기관 개설자는 제22조의 규정에도 불구하고 진료기록부등을 「전자서명법」에 따른 전자서명이 기재된 전자문서(이하 "전자의무기록"이라 한다)로 작성·보관할 수 있다.
② 의료인이나 의료기관 개설자는 보건복지부령으로 정하는 바에 따라 전자의무기록을 안전하게 관리·보존하는 데에 필요한 시설과 장비를 갖추어야 한다.
③ 누구든지 정당한 사유 없이 전자의무기록에 저장된 개인정보를 탐지하거나 누출·변조 또는 훼손하여서는 아니 된다.
④ 의료인이나 의료기관 개설자는 전자의무기록에 추가기재·수정을 한 경우 보건복지부령으로 정하는 바에 따라 접속기록을 별도로 보관하여야 한다.

(7) 의료관련감염 예방

제47조(의료관련감염 예방)
① 보건복지부령으로 정하는 일정 규모 이상의 병원급 의료기관의 장은 의료관련감염 예방을 위하여 감염관리위원회와 감염관리실을 설치·운영하고 보건복지부령으로 정하는 바에 따라 감염관리 업무를 수행하는 전담 인력을 두는 등 필요한 조치를 하여야 한다.
② 의료기관의 장은 「감염병의 예방 및 관리에 관한 법률」 제2조제1호[217]에 따른 감염병의 예방을 위하여 해당 의료기관에 소속된 의료인, 의료기관 종사자 및 「보건의료인력지원법」 제2조제3호[218]의 보건의료인력을 양성하는 학교 및 기관의 학생으로서 해당 의료기관에서 실습하는 자에게 보건복지부령으로 정하는 바에 따라 정기적으로 교육을 실시하여야 한다.
③ 의료기관의 장은 「감염병의 예방 및 관리에 관한 법률」 제2조제1호에 따른 감염병이 유행하는 경우 환자, 환자의 보호자, 의료인, 의료기관 종사자 및 「경비업법」 제2조제3호[219]에 따른 경비원 등 해당 의료기관 내에서 업무를 수행하는 사람에게 감염병의 확산 방지를 위하여 필요한 정보를 제공하여야 한다.
④ 질병관리청장은 의료관련감염의 발생·원인 등에 대한 의과학적인 감시를 위하여 의료관련감염 감시 시스템을 구축·운영할 수 있다.
⑤ 의료기관은 제4항에 따른 시스템을 통하여 매월 의료관련감염 발생 사실을 등록할 수 있다.

217) 정의
218) 정의
219) 정의

⑥ 질병관리청장은 제4항에 따른 시스템의 구축・운영 업무를 대통령령으로 정하는 바에 따라 관계 전문기관에 위탁할 수 있다.
⑦ 질병관리청장은 제6항에 따라 업무를 위탁한 전문기관에 대하여 그 업무에 관한 보고 또는 자료의 제출을 명할 수 있다.
⑧ 의료관련감염이 발생한 사실을 알게 된 의료기관의 장, 의료인, 의료기관 종사자 또는 환자 등은 보건복지부령으로 정하는 바에 따라 질병관리청장에게 그 사실을 보고(이하 이 조에서 "자율보고"라 한다)할 수 있다. 이 경우 질병관리청장은 자율보고한 사람의 의사에 반하여 그 신분을 공개하여서는 아니된다.
⑨ 자율보고한 사람이 해당 의료관련감염과 관련하여 관계 법령을 위반한 사실이 있는 경우에는 그에 따른 행정처분을 감경하거나 면제할 수 있다.
⑩ 자율보고가 된 의료관련감염에 관한 정보는 보건복지부령으로 정하는 검증을 한 후에는 개인식별이 가능한 부분을 삭제하여야 한다.
⑪ 자율보고의 접수 및 분석 등의 업무에 종사하거나 종사하였던 사람은 직무상 알게 된 비밀을 다른 사람에게 누설하거나 직무 외의 목적으로 사용하여서는 아니 된다.
⑫ 의료기관의 장은 해당 의료기관에 속한 자율보고를 한 보고자에게 그 보고를 이유로 해고 또는 전보나 그 밖에 신분 또는 처우와 관련하여 불리한 조치를 할 수 없다.
⑬ 질병관리청장은 제4항 또는 제8항에 따라 수집한 의료관련감염 관련 정보를 감염 예방・관리에 필요한 조치, 계획 수립, 조사・연구, 교육 등에 활용할 수 있다.
⑭ 제1항에 따른 감염관리위원회의 구성과 운영, 감염관리실 운영, 제2항에 따른 교육, 제3항에 따른 정보 제공, 제5항에 따라 등록하는 의료관련감염의 종류와 그 등록의 절차・방법 등에 필요한 사항은 보건복지부령으로 정한다.

(8) 의료지도원

제69조(의료지도원)
① 제61조[220]에 따른 관계 공무원의 직무를 행하게 하기 위하여 보건복지부, 시・도 및 시・군・구에 의료지도원을 둔다.
② 의료지도원은 보건복지부장관, 시・도지사 또는 시장・군수・구청장이 그 소속 공무원 중에서 임명하되, 자격과 임명 등에 필요한 사항은 보건복지부령으로 정한다.
③ 의료지도원 및 그 밖의 공무원은 직무를 통하여 알게 된 의료기관, 의료인, 환자의 비밀을 누설하지 못한다.

5) 의료기관 고유식별 정보 및 민감정보 수집관련 법령

의료기관에서 환자의 의료정보를 통한 고유식별 정보 및 민감정보 수집관련 법령은 아래의 표와 같다.

220) 보고와 업무 검사 등

[표 5-7] 의료기관의 고유식별 정보 및 민감정보 수집관련 법령

개인정보 파일명	근거법령
진료 신청서	의료법 제22조
선택진료 신청서	의료법 제46조, 선택진료에 관한 규칙 제2조
진료기록부	의료법 제22조, 같은 법 시행규칙 제14조
조산기록부	의료법 제22조, 같은 법 시행규칙 제14조
간호기록부	의료법 제22조, 같은 법 시행규칙 제14조
환자명부	의료법 제22조, 같은 법 시행규칙 제15조
처방전	의료법 제18조, 같은 법 시행규칙 제12조
수술기록	의료법 제22조, 같은 법 시행규칙 제15조
검사소견서	의료법 제22조, 같은 법 시행규칙 제15조
방사선사진 • 소견서	의료법 제22조, 같은 법 시행규칙 제15조
진단서	의료법 제17조, 같은 법 시행규칙 제9조
사망진단서(사체검안서)	의료법 제17조, 같은 법 시행규칙 제10조
출생증명서	의료법 제17조, 같은 법 시행규칙 제11조
사산 • 사태증명서	의료법 제17조, 같은 법 시행규칙 제11조
감영병환자, 감염병의사환자, 병원체보유자 신고	감염병의 예방 및 관리에 관한 법률 제11조, 같은 법 시행규칙 제6조, 성매개감염병 및 후천성면역결핍증 건강진단규칙 제7조
응급환자이송	응급의료에 관한 법률 제11조, 같은 법 시행규칙 제4조
감염인 진단 • 검안사실 신고	후천성면역결핍증 예방법 제5조
특정수혈부작용 신고	혈액관리법 제10조, 같은 법 시행규칙 제13조
뇌사추정자 신고	장기 등 이식에 관학 법률 제17조, 같은 법 시행규칙 제11조
질병자 또는 질병의심 대상자 발견 보고, 신고, 통지 등	보건의료기본법 제5조
환자진료기록의 열람 및 사본 교부	의료법 제21조, 같은 법 시행규칙 제13조의2
요양급여 의뢰서	국민건강보험법 제41조, 국민건강보험 요양급여의 기준에 관한 규칙 제2조

3 의료기사 등에 관한 법

1) 목적

의료기사 등에 관한 법은 의료기사, 보건의료정보관리사 및 안경사의 자격・면허 등에 관하여 필요한 사항을 정함으로써 국민의 보건 및 의료 향상에 이바지함을 목적으로 한다.

2) 의료기사 등에 관한 법의 체계

1973년 8월 17일 의료기사법으로 처음 제정되었고 1995년 10월 6일 의료기사 등에 관한 법으로 변경되었으며, 33개 법조항으로 이루어져 있다.

3) 의료기사 등에 관한 법률의 내용

(1) 비밀 누설의 금지

> 제10조(비밀누설의 금지)
> 의료기사등은 이 법 또는 다른 법령에 특별히 규정된 경우를 제외하고는 업무상 알게 된 비밀을 누설하여서는 아니 된다.

(2) 벌칙

> 제30조(벌칙)
> ① 다음 각 호의 어느 하나에 해당하는 사람은 3년 이하의 징역 또는 3천만원 이하의 벌금에 처한다.
> 1. 제9조제1항[221] 본문을 위반하여 의료기사등의 면허 없이 의료기사등의 업무를 한 사람
> 2. 제9조제3항[222] 을 위반하여 다른 사람에게 면허를 대여한 사람
> 2의2. 제9조제4[223] 항을 위반하여 면허를 대여받거나 면허 대여를 알선한 사람
> 3. 제10조[224]를 위반하여 업무상 알게 된 비밀을 누설한 사람
> 4. 제11조의2제1[225]항을 위반하여 치과기공사의 면허 없이 치과기공소를 개설한 자. 다만, 제11조의2제1항에 따라 개설등록을 한 치과의사는 제외한다.
> 5. 제11조의3제1항[226]을 위반하여 치과의사가 발행한 치과기공물제작의뢰서에 따르지 아니하고 치과기공물제작등 업무를 행한 자
> 6. 제12조제1항[227]을 위반하여 안경사의 면허 없이 안경업소를 개설한 사람
> ② 제1항제3호의 죄는 고소가 있어야 공소를 제기할 수 있다.

221) 무면허자의 업무금지 등
222) 무면허자의 업무금지 등
223) 무면허자의 업무금지 등
224) 비밀누설의 금지
225) 치과기공소의 개설등록 등
226) 치과기공사 등의 준수사항
227) 안경업소의 개설등록 등

학습문제

1. 개인정보 보호법의 용어의 뜻을 기술하시오.

2. 개인정보보호의 원칙을 설명하시오.

3. 정보통신망 이용촉진 및 정보보호 등에 관한 법을 설명하시오.

4. 보건의료기본법의 목적과 개인정보보호와 관련된 내용을 설명하시오.

5. 의료법의 개인건강정보보호와 관련된 법을 설명하시오.

제 6 장

보건의료정보보호 표준화

제 6 장

보건의료정보보호 표준화

학습목표

- 보건의료정보 표준화의 필요성을 설명할 수 있다.
- 보건의료정보분야 관련 표준화 기구의 현황과 활동내용을 설명할 수 있다.
- 국내 보건의료정보 표준화 현황을 설명할 수 있다.

제1절 보건의료정보 표준화의 필요성

1 표준과 표준화

1) 표준

표준(標準, standard)은 현재 사회를 이루는 제일 중요한 요소 중 하나로 사전적 의미는 '사물의 정도, 성격 따위를 알기 위한 근거나 기준을 마련하는 것'이다. 그리고 '합의에 의해 작성되고 공인된 기관에 의해 승인된 것으로서 주어진 범위 내에서 최적 수준의 성취를 목적으로 공통적이고 반복적인 사용을 위한 규칙, 지침 또는 특성을 제공하는 문서'로 정의된다. 즉, 표준은 인정된 기관에 의해 승인된 또는 합의에 의해 작성되는 것을 의미한다. KS A ISO/IEC Guide 2에서는 표준을 '과학, 기술 및 경험에 대한 총괄적인 발견 사항들에 근거하여야 하며, 공동체 이익의 최적화 촉진을 목표로 제정되어야 한다'고 규정하고 있다.

다자가 함께 쓰기로 약속한 기준인 표준은 다양한 것들이 섞여 있는 범주에서 가장 일반적이거나 평균적인 것 또는 사물의 정도나 성격 따위를 알기 위한 근거나 기준으로 공통적이고 반복적인 사용을 위해 제공되는 규칙, 가이드 또는 특성을 제공하는 문서 등을 의미한다. 따라서 표준은 상이한 데이터를 하나의 기준으로 연결해서 정확한 해석을 가능하게 한다.

2) 표준화

표준화(標準化, Standardization)는 일상적이고 반복적으로 일어나거나 일어날 수 있는 문제를 주어진 여건하에서 최선의 상태로 해결하기 위한 일련의 활동이다. 다시 말하면, 우리가 사용하는 각종 제품, 부품, 성능, 재질, 시험방법 등에 대하여 통일화 및 단순화시켜 따르게 하는 것이다. 표준화는 '실제적이거나 잠재적인 문제들에 대하여 주어진 범위 내에서 최적 수준을 성취할 목적으로 공통적이고 반복적인 사용을 위한 규정을 만드는 활동'으로 정의된다.

즉, 표준화는 이해관계자의 합의, 공개원칙, 자발성 존중, 통일성과 일관성 유지, 시장 적합성, 경제성, 공공이익 추구 등 여러 원리를 기초로 사물, 개념, 방법 및 절차 등에 대하여 합리적인 표준(Standard)을 설정하고, 이를 따르고 활용하기 위한 규칙, 지침, 가이드 등을 만드는 조직적 행위를 의미한다. 표준화의 효과로는 품질 향상과 균일성 유지, 생산 능률 증진과 생산 원가 절감, 부품의 호환성 증가, 인력과 자재의 절약, 종업원의 교육과 훈련의 용이와 작업 능률 향상 등이 있다.

3) 4차 산업혁명과 표준

4차 산업혁명(4IR) 시대에는 인공지능(AI), 사물인터넷(IoT), 클라우드 컴퓨팅, 빅데이터, 모바일 등의 지능정보기술과 3D프린팅, 로봇공학, 생명공학, 나노기술 등 여러 분야의 신기술이 기존 산업과 서비스에 융합되어 새로운 생산방식과 서비스를 창출하고 있다. 오늘날 인간이 건강하게 살아가는데 필요한 에너지, 교통, 수자원, 환경, 헬스케어 등의 요소들이 지속 가능한 사회를 추구하여 미래성장동력으로서의 역할을 수행하는데 표준화 활동은 매우 중요하다.

[표 6-1] 4차 산업혁명과 표준

시기	18세기 후반	20세기 초반	1970년대 이후	2020년대 이후
혁신동력	증기의 동력화	전력, 노동 분업	전자기기, ICT 혁명	기술・산업간 융합
생산방식	생산기계화	대량생산	정보화・부분자동화	초융합・초연결・초지능
표준화 관점	치수・모양 등 기초표준 중심	제품・부품・공정 등 품질관리표준 중심	프로토콜 및 호환성 표준 중심	시스템・인터페이스 표준중심

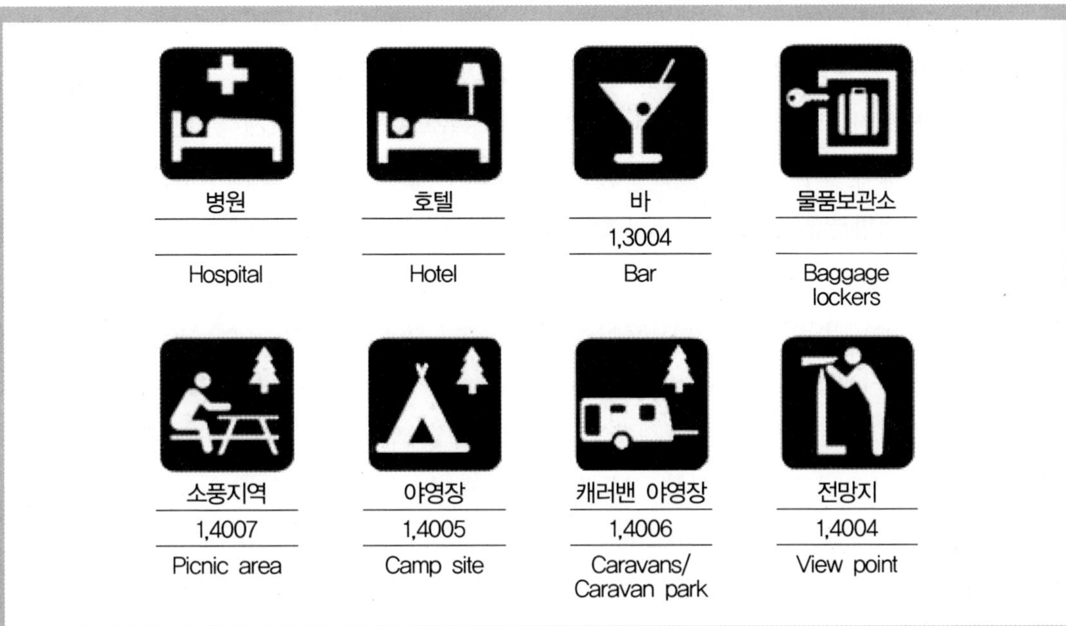

[그림 6-1] 국제표준으로 채택된 그림 표지 예시

출처 : e나라표준 인증, https://standard.go.kr/

2 보건의료정보 표준화

보건의료정보표준이란 보건의료정보시스템 간의 의사소통을 지원하는 기준을 의미한다. 원시 자료(data)가 모여 의미 있는 정보(information)로 발전하고, 이러한 정보는 과학적 방법론을 거쳐 검증된 지식(knowledge)이 된다. 일반인과 환자의 생물학적 과정은 자료를 만들어내고, 웨어러블 기기 또는 임상의나 과학자 등의 다양한 경로를 거쳐 자료로 수집된다. 수집된 자료는 분석을 통해 정보가 되며, 정보는 연역적·귀납적인 상호 환류 과정을 거쳐 정교해진다. 이러한 과정이 반복되면서 귀납적 추론 또는 통찰력 등에 의하여 정보는 지식으로 만들어진다. 생성된 지식은 또 다른 자료 해석에 활용된다.

개인의 보건의료데이터는 민감한 자료로 여러 기관에서 일생 동안 축적되는 대용량의 데이터이다. 이중 다수의 의료기관에서 생성된 흩어진 데이터는 상호운용성을 갖춰 호환되지 못하면 효과적으로 통합·활용되지 못한다. 보건의료 영역에서 정보는 보건의료에 정보 범주가 결합된 형식이다. 21세기에는 의료의 질 향상과 의료체계의 효율성 강화 요구에 직면하면서 보건의료분야에 표준화를 통한 보건의료체계 변화를 시도하고 있다. 의료에서 IT의 융합은 효과적으로 양질의 비용 효율적 의료서비스를 제공하게 한다. 따라서 보건의료정보의 표준화 확립은 상호운용성 확보를 통한 정확한 정보의 전달이 가능한 보건의료정보망의 효율적 구축을 통하여 환자안전, 의료비 지출 절감과 보건의료산업의 국제적 산업 경쟁력 확보 등이 가능하게 된다.

보건의료정보 영역에서의 표준은 크게 용어와 자료교환에 대한 표준으로 구분할 수 있다. 용어 표준으로는 국제질병분류(International Classification of Diseases, ICD), 국제일차진료분류(International Classification of Primary Care, ICPC), 의학논문 등 문헌검색의 MeSH(Medical Subject Headings), 명명법인 SNOMED(Systematized Nomenclature of Medicine), UMLS (Unified Medical Language System), DRG(Diagnosis-related group) 등과 같은 용어표준 체계가 있다. 자료교환은 다양한 의료정보 시스템 간의 정보 교환을 위한 의료정보 교환 표준 규약인 HL7(Health Level 7), 의학영상 PACS(Picture Archiving and Communicating System), 의료용 디지털 영상 및 통신(Digital Imaging and Communications in Medicine, DICOM) 등이 있다.

보건의료정보 표준화 영역 표준은 도메인에 관한 콘텐츠 표준과 콘텐츠를 운영, 관리, 지원하는 기술 표준이 있다. 콘텐츠 표준에는 대표적으로 용어 표준과 의약품 표준이 있고, 기술 표준으로는 데이터 구조, 교환, 보안, 의료기기 표준이 있다.

보건의료정보 표준화의 효과는 다음과 같다.

- 표준화된 전자의무기록 작성 유도
- 기관 간 또는 환자와 기관 간의 정보교류 및 보건의료빅데이터 구축
- 국제 보건의료정보의 상호 비교·분석을 통한 글로벌 협력연구 활성화
- 의료정보의 폭넓은 활용
- 환자 맞춤형 진료, 근거 기반의 임상연구 등 지원
- 의료서비스의 질 향상과 국민건강 증진

3 보건의료정보의 보호와 윤리

정보보호(protection)는 정보 안전성(safety)과 자료 보안성(security)의 두 가지 측면이 있다. 정보 안정성은 자료의 무리한 조작이나 손실, 도난 등으로 인한 자료의 잘못된 사용 또는 아예 사용하지 못하는 일이 없도록 하는 것이며, 자료 보안성은 의도적이든 의도적이지 않든

자료의 잘못된 사용을 막아주는 것이다. 의료정보화에는 정보 보호 문제가 필연적으로 따르게 된다.

의료정보는 언제든 접근 가능하도록 자료의 완전성(integrity)을 유지하여야 한다. 따라서 환자의 이익에 위배되는 의도적이거나 비의도적 접근・불법적 유출・허가 받지 않은 수정・파괴를 막기 위한 기술적이고 행정적 절차와 조치가 필요하다. 국가와 공공기관에서는 자료 수집, 자료의 질 관리, 자료 사용의 명확성, 보안정책 등에 대해 명시적 지침이나 법규, 자료 암호화 기술 등을 수립하여야 한다.

4 표준의 분류

국제표준화기구에서 제정하는 표준문건으로는 국제표준(International Standard), 기술규격서(Technical Specification), 기술보고서(Technical Report), ITA(Industry Technical Agreement) 등이 있다. 국제표준과 기술규격서는 공식표준이며 기술보고서는 정보 제공용 문건이다.

1) 표준의 영역에 따른 분류

표준은 적용 범위에 따라 국제표준, 지역표준, 국가표준, 단체표준, 사내표준으로 구분할 수 있다.

첫째, 국제표준은 전 세계 각국의 관련 단체가 회원이 될 수 있는 표준화 단체이다. 따라서 국제적으로 적용되는 규격으로 ISO, IEC, ITU 같은 국제표준화 기관이 있다.

둘째, 지역표준은 특정 국가의 관련 단체로 회원 자격을 제한한 표준화단체이다. 지역표준화단체가 채택한 규격으로 유럽의 EN규격 기관이 있다.

셋째, 국가표준으로 특정 국가에서 국가규격기관이 채택・제정하여 사용되는 규격이다. 우리나라의 KS, 일본의 JIS, 영국의 BS, 미국의 ANSI, 독일의 DIN 등이 대표적인 사례이다.

넷째, 단체표준은 업계, 단체, 학회 등의 특정 단체에서 제정하여 사용하는 표준이다. 미국의 ASTM, ASME, IEEE, 그리고 UL 규격 등이 대표적인 사례이다.

마지막으로 사내표준은 한 회사의 규격이나 규정 등과 같이 특정회사 내에서 사용되는 표준이다.

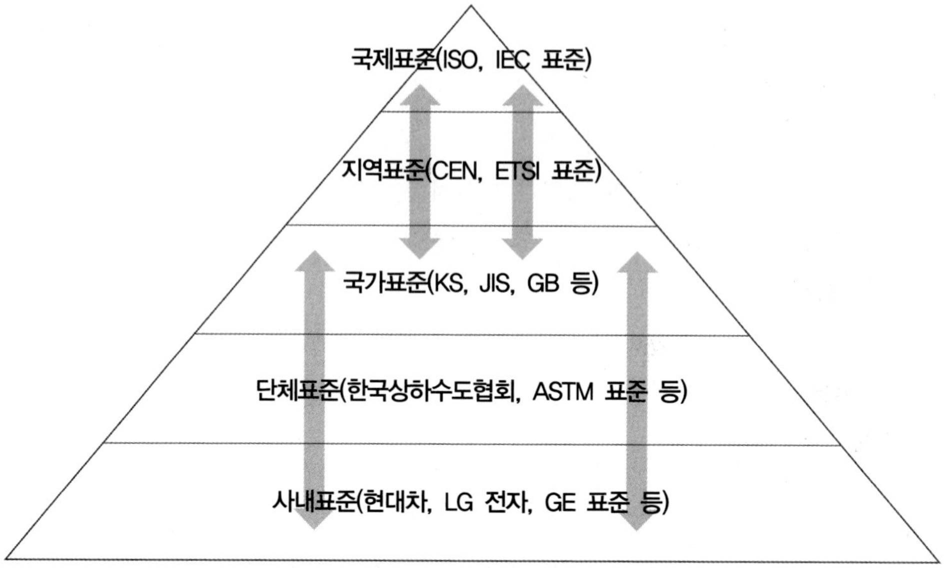

[그림 6-2] 표준의 제정주체에 따른 계층적 분류

출처 : KSA 한국표준협회, 한국형 단체표준의 현황과 과제, 2013.

2) U-Health 표준화

U-Health에서의 표준화는 산업형 표준, 사실 표준, 정부주도형 표준과 사용자 동의형 표준의 4가지 형태로 나타난다.

첫째, 산업형 표준(Industry standard)은 특정분야의 관심이 있는 전문가 또는 기업이 개발 편이를 위해 표준안을 개발하여 상호동의에 의해 사용하는 경우이다. 의료영상저장관리시스템(Picture Archiving Communication System, PACS)에서 사용하는 DICOM(Digital Image Communication in Medicine)의 경우는 미국방사선과학회와 관련 기업이 공동으로 개발한 산업주도형 표준의 대표적인 사례이다.

둘째, 사실 표준(De facto standard)은 시장형 표준(market standard)이라고도 하는 것으로 사회 전반에 이미 널리 보급된 경우 이를 표준으로 인정하는 경우이다. 대표적 예로는 마이크로소프트사의 윈도우즈 제품이다.

셋째, 정부주도형 표준(Government-mandate standard)은 미국 정부기관에서 개발하여 보급하는 보험청구 및 개인 비밀정보보호 표준과 같은 경우이다. 국내에서는 기술표준원이 시행하는 한국형표준(KS)이 대표적인 경우이다.

마지막으로 사용자 동의형 표준(Consensus standard)은 정보 사용자 및 산업 관련자들이 자발적인 참여에 의해 개발된 개방형 표준을 의미한다. 임상 의료정보의 교환을 위해 개발된 HL7(Health Level Seven), 국제 표준기구(ISO) 등이 대표적 예이다.

미국의 NIST에서 제시한 e-Health 서비스 플랫폼 실현을 위한 국제표준과 보안 관련 기술과 표준의 관계는 [그림 6-3]과 같다.

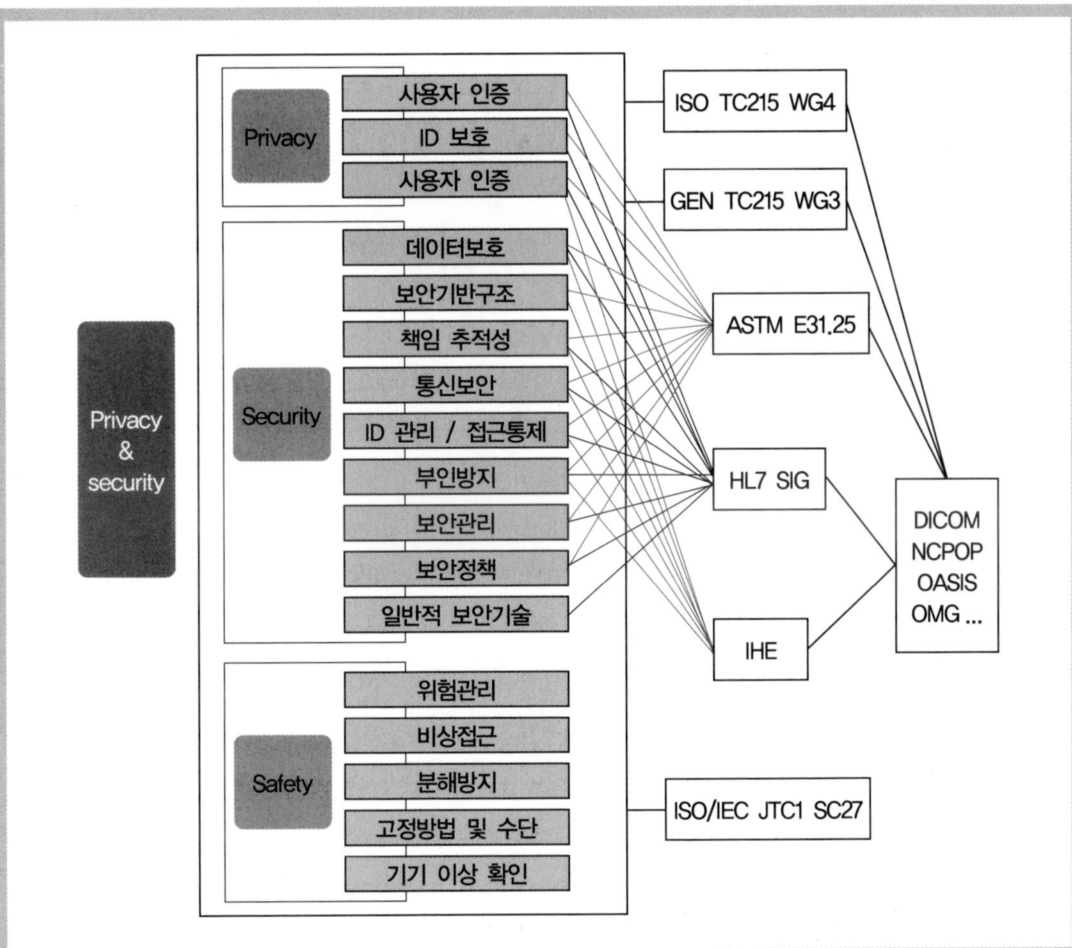

[그림 6-3] 의료정보 보호·보안 관련 기술 및 표준

출처 : NIST, Privacy and Security framework Rev. ver 2.0. 2015.

제2절 보건의료정보분야 표준화 기구 및 활동

지구상에 존재하는 모든 표준을 제정하는 '3대 공식표준화기구'로 국제표준화기구(International Organization for Standardization, IOS), 국제전기통신연합(International Telecommunication Union, ITU), 국제전기기술위원회 (International Electrotechnical Commission, IEC)가 있다. 급격한 기술의 발달로 3대 공식표준화기구 내에 ISO/TC307(블록체인 및 분산원장 기술), IEC/TC 124(착용형 스마트 기기), IEC SyCAAL(지능형 생활지원 및 시스템위원회), ISO/IEC JTC 1 SC 42(인공지능)과 ITU-T 포커스 그룹(인공지능과 블록체인) 등이 생겨나고 있다.

각 국마다 표준개발기관이 있으며 국내에서는 한국기술표준원이 헌법 제127조제2항 '국가는 국가표준제도를 확립한다'는 명령하에 국가표준 제도확립을 통한 경제발전과 국민안전보호 업무를 수행하고 있다.

보건의료분야의 표준화기구로는 HL7 인터내셔널, IEEE(의료기기 통신 표준화), SNOMED CT(임상용어의 표준화) 등이 있다. 보건의료분야의 의료장비, 의료정보시스템, 의료시설, 업무환경 등의 표준화를 담당한다.

1 WHO-FIC

세계보건기구 국제표준용어분류체계 협력센터(WHO-Family of International Classifications, WHO-FIC)는 세계보건기구(WHO)에서 보건의료정보의 국제적 호환 및 보건의료서비스 향상을 위하여 국제표준분류체계의 개발・개정・보급・교육을 추진하기 위해 지정한 협력센터로, 약 20여 개 국가가 지정되어 있다. WHO-FIC은 질병분류와 같은 분류체계(Classification)와 용어체계(Terminology)를 '의료행위 뿐만 아니라 사망, 질병, 장애 및 건강 등 주요 건강 지표를 수집하기 위한 의미 있는 정보도구로서 국제적인 이용을 목적으로 한 분류체계의 집합'으로 정의하고 있다.

WHO-FIC에서는 분류체계를 관련분류체계, 참조분류체계와 파생분류체계로 구분한다. 관련분류체계는 참조분류체계나 파생분류체계에 의해 포함되지 않는 건강이나 의료체계의 중요한 양상을 기술한 것으로 국제 1차 진료분류체계(ICPC), 국제 상해외인 분류체계(ICECI), 약물분류기준(ATC), 장애인에 대한 기술적인 보조 분류체계 및 용어체계(ISO9999)와 국제간호실무체계(ICNP)가 있다. 참조분류체계에는 건강 및 건강계통의 주요 매개변수를 다루는 것으로 국제질병사인분류(ICD), 국제기능장애건강분류(ICF)와 국제건강행위분류(ICHI)가 있다. 파생분류체계는 참조 분류체계보다 좀 더 세분화된 정보를 제공하는 것으로 종양학 국제질병분류체계 3판(ICD-O-3), 치과 및 구강학 국제질병분류체계(ICD-DA), 신경학 국제질병분류체계(ICD-10-NA)와 소아청소년 국제장애분류체계(ICF-CY)가 있다.

[표 6-2] 보건의료정보의 국제표준분류체계

구분	내용
국제 1차 진료분류체계 (ICPC)	World Organization of Family Doctors(WONCA)에서 제정한 환자의 내원 이유, 진료과정, 진단명을 모두 입력함으로써 보다 포괄적인 분류가 가능한 환자 중심의 분류법
국제 상해외인 분류체계 (ICECI)	손상감시체계 구축 시 수집해야 할 필수항목으로 손상의 영역을 정확하게 정의하고, 손상을 입을 당시의 상황을 확인하고, 특정한 사고 범주에 대한 보다 상세한 정보를 제공하기 위한 분류체계
약물분류기준(ATC)	세계보건기구(WHO)에서 국제단위의 약물 소비 통계를 구현 및 비교할 목적으로 개발·관리하는 국제 의약품 분류
장애인에 대한 기술적인 보조 분류체계 및 용어체계 (ISO9999)	장애를 예방, 보완, 점검, 완화 또는 상쇄하기 위해 특별히 생산되거나 일반적으로 이용 가능한 장애인이 사용하는 제품, 도구, 장비, 또는 기술 시스템
국제간호실무체계(ICNP)	국제간호협회에서 임상간호실무를 서술하고 기록할 목적으로 만든 용어체계
국제질병사인분류(ICD)	국제적으로 통일된 질병, 상해 및 사인분류를 정하여 활용하기 위해 세계보건기구가 제안한 국제분류체계
국제기능·장애·건강분류 (ICF)	개인과 인구 수준에서 보건과 기능제약을 측정할 수 있도록 세계보건기구가 제안한 국제분류체계
국제의료행위분류(ICHI)	2005년 호주의 분류체계인 ACHI(Australia Classification of Health Intervention)를 바탕으로 3개축(대상, 수단, 행위)으로 행위분류를 구성함
종양학 국제질병분류체계 3판(ICD-O-3)	세계보건기구(WHO)에서 악성종양에 기반을 둔 해부학적 부위(tophology)와 MOTNAC 행태학에 한 자리 확장자를 가진 형태학(morphology)으로 구성한 분류체계
치과 및 구강학 국제질병분류체계 (ICD-DA)	치과 및 구강 관련 증상 또는 질병 및 상태 분류
신경학 국제질병분류체계 (ICD-10-NA)	1992년 10차 국제질병분류(ICD-10) 개정 이후, 개별 세부분야의 특정 요구가 반영된 신경학 분류체계
소아청소년 국제장애분류체계 (ICF-CY)	세계보건기구(WHO)가 개발한 국제기능·장애·건강분류 ICF의 아동-청소년 버전으로 발달, 학습, 행동, 발달 측면 및 상황에 대한 국제기능·장애·건강분류

2 SNOMED-CT International

1965년에 미국병리학회에서 개발한 용어체계로 1975년에 SNOMED(Systematized Nomenclature of Medicine)라고 명명, 2002년 SNOMED CT(Systematized Nomenclature of Medicine - Clinical Terms) 첫버전이 발표되었다. 전세계 80여개 국에서 활용하는 국제표준용어체계인 SNOMED-CT는 국제 비영리 표준개발기구인 SNOMED International에서 관리 및 배포하고 있다. SNOMED-CT는 다른 국제표준과 분류체계와의 상호매핑을 할 수 있는 용어체계로 일관성 있는 의료정보의 기록, 정보의 교환, 상호운용 가능한 전자건강기록의 기반이 된다. 이를 통하여 임상 결정 및 분석을 통해 환자에게 안정성 높고 일관된 의료서비스를 제공할 수 있게 된다.

우리나라는 보건복지부로부터 한국보건의료정보원이 SNOMED CT NRC(국가배포센터, National Release Center)로 지정되었다. SNOMED CT NRC는 국가 단위의 라이선스 보급, 기관별 라이선스 관리, 용어교육, 활용 분야 발굴과 SNOMED International 본부와 국내 사용자, 다른 국가 내 NRC간 가교역할을 수행한다.

3 Regenstrief Institute

미국 인디아나 대학의 Regenstrief 연구소에서 개발한 LOINC(Logical Observation Identifier Names) 코드 체계는 진단검사의학분야의 국제표준용어로 검사실에서 사용하는 대부분의 검사를 포괄하는 용어 시스템이다. LOINC은 검체를 분석하는 진단검사용어와 생리기능을 관찰 또는 측정하는 기능검사용어로 구성되어 있다. 건강보험요양급여비용(EDI)코드를 매개로 의료기관 용어(local terms)와 용어표준(LOINC) 매핑과 LOINC에서 제공하는 RELMA(Regenstrief Loinc Mapping Assistant) 프로그램을 이용한 매핑을 통하여 의료기관 간의 정보교류 시 사용된다.

4 HL7 International

HL7은 서로 다른 의료 분야 소프트웨어 간에 정보 호환이 가능하도록 하는 표준 제정을 위해 1987년에 조직된 국제 표준화 기구이다. ANSI(American National Standards Institute)가 승인한 표준개발기구 중 하나로 ANSI 인증 표준을 개발하는 비영리 단체이다. 보건의료정보의 대용량 처리를 위하여 효율적인 시스템간의 자료 전송과 전송 중의 오류 발생 최소화를 위한 표준

정립을 목표로 하고 있다. 또한 표준으로서의 HL7은 이 표준화 기구에서 제정한 의료정보의 전자적 교환에 대한 사실 표준(de facto standard)으로 전자적 데이터 교환을 위한 애플리케이션 프로토콜을 의미한다.

HL7의 도입에 따라 의료기관은 이기종 시스템 간의 상세 정보의 교류·전송, 의료정보 활용성의 향상, 표준의 의료코드를 활용한 인터페이스 시스템의 용이한 개발, 시스템의 용이한 유지보수가 가능하게 되었다.

5 ISO의 TC215

ISO는 상품 및 서비스의 국제적 교환 촉진, 지적·과학적·기술적·경제적 활동 분야에서의 협력 증진을 위하여 세계의 표준화 및 관련 활동의 발전을 촉진시키는 것을 목적으로 활동하는 세계 최대 규모의 국제표준화기구이다.

ISO가 수행하는 업무로는 다음과 같다.

- 표준 및 관련 활동의 세계적인 조화를 촉진시키기 위한 조치
- 국제표준의 개발·발간 및 세계적으로 사용되기 위한 조치
- 회원기관 및 기술위원회의 작업에 관한 정보 교환 주선
- 관련 문제에 관심을 갖는 다른 국제기구와 협력 및 표준화 사업 연구를 통한 국제기구와의 협력
- 표준화 사업에 관한 연구를 통하여 타 국제기구와 협력

1946년 창립되었으며 2021년 3월 기준 정회원(Member body)에 124개국, 준회원(Correspondent Member)에 39개국, 통신회원(Subscriber Member)에 4개국 등 총 167개국이 가입, 활동하고 있다. 우리나라는 1963년 상공부 표준국이 Member body로 최초 가입하였다. 1996년 이후 국가기술표준원(Korean Agency for Technology and Standards, KATS)이 정회원으로 활동하고 있다.

보건의료정보 표준화와 관련된 작업은 보건의료정보 기술위원회(ISO/TC 215 Health Informatics)에서 담당한다. ISO/TC 215는 독립된 시스템 간의 호환성과 상호운용성을 보장하기 위해 의료정보통신기술의 기준을 마련하는 활동을 한다. 보건의료정보 아키텍처, 프레임워크, 정보모델, 정보의 품질 평가(WG 1), 기기·시스템의 통신과 호환성(WG 2), 표준용어관리(WG 3), 정보 보

안과 보호(WG 4), 약품 용어 표준화 및 약품 비즈니스(WG 6) 분과에서 표준 개발을 담당하며 ISO/TC 249(한의학)와 IEC/62(의료용 전기기기) 분과와 표준 개발 협력을 위한 공동실무작업반반(JWG: Joint Working Group)을 운영하고 있다. 2022년 기준 215종의 표준이 발간되었으며 60종의 표준이 개발 중에 있다.

6 CEN/TC251

유럽표준화위원회(European Committee for Standardization, CEN)는 EU내 국가들의 무역 촉진 및 유럽 표준의 이행을 촉진하기 위해 1957년 설립된 표준화기구이다. CEN은 ISO 국제표준에 대응하기 위해 설립되었으며, 유럽표준화에 맞추어 유럽경쟁력 강화를 목표로 한다.

CEN 산하의 여러 분과 중 하나인 보건의료정보 기술위원회(TC 251 Health Informatics)는 독립된 시스템 간의 호환성(compatibility)과 상호운용성(interoperability)을 보장하고 모듈화가 가능하도록 의료정보통신 분야의 표준화 활동을 한다. ISO와의 공조를 통해 자체의 지역 표준을 속성표준과정(fast track)을 통해 최종 투표를 거쳐 국제 표준으로 추진하고 있다. CEN/TC251의 중요 목표는 전자 데이터 교환에 근거한 의료내용의 표준화 작업으로 독립된 시스템간의 호환성 및 상호 운용성을 달성하기 위한 건강정보통신기술분야의 표준화를 목표로 한다. 여기에는 안전, 보안, 질과 관련된 요구조건과 상호운영적인 시스템을 지원하기 위한 기술적인 방법, 임상 및 행정 업무를 지원하기 위한 의료 정보 체계(health information structure)의 요건을 포함한다.

7 DICOM

의료용 디지털 영상 및 통신 표준 DICOM(Digital Imaging and Communications in Medicine)은 미국방사선학회(American College of Radiology, ACR)와 전기공업회(National Electrical Manufacturers' Association, NEMA)가 합동으로 설립한 공동위원회인 ACR/NEMA에 의해 개발되었다. 1996년에 ACR/NEMA가 DICOM 위원회로 개칭되면서 의료영상전송을 중심으로 표준 규격과 표준개발기관으로 인정되었다.

DICOM은 의료용 기기에서 디지털 영상표현과 통신, 저장과 관련된 규격을 정의하고 있다. DICOM 표준은 영상 의학 분야 모든 촬영술에서 생성되는 영상 데이터들을 제조사나 모델과 관계없이 교환할 수 있도록 한다. 의료영상을 저장, 검색, 배포, 표현하는 기능을 가진 컴퓨터들 또는 네트워크인 PACS는 DICOM 규격에 따라 이미지 데이터를 저장, 관리하고 있다.

의료영상 기반의 CADx(Computer Aided Diagnostic), CDSS(Clinical Decision Support System) 등이 확산됨에 따라 인공지능 기반 진단 업무 흐름 표준화를 위하여 DICOM 표준 확장 개발이 추진되고 있다. 2018년 11월, WG 23의 명칭과 활동 범위에 AI를 추가하였으며 임상 환경에서 표준화된 AI workflow 지원과 AI result 표시를 위한 표준 개발을 DICOM WG 23은 IHE(Integrating the Healthcare Enterprise)와 함께 진행하고 있다.

8 ASTM의 E31

미국재료시험협회(ASTM)는 세계의 가장 큰 자발적인 표준 개발 단체로 1898년 기구화 되었다. ASTM은 재료, 제품, 시스템 및 서비스의 자발적인 컨센서스 표준 개발 및 발행을 위한 포럼을 제공하고 있다. 의료정보관련 표준화는 E31 보건의료정보 기술위원회(E31 healthcare informatics)에서 담당한다.

ASTM 표준기구에서는 E31 Healthcare Informatics 기술위원회에서 헬스케어 관련 표준화를 진행하고 있다. E31 위원회는 의료정보 및 진료의사결정지원시스템(Clinical Decision Support System, CDSS)구조, 기능, 내용, 정보전달 등에 대한 표준 개발을 목표로 하여 하위 위원회를 포함하고 있다.

9 ANSI

미국 국가표준 협회(American National Standards Institute, ANSI)는 1918년에 비영리 민간단체로 설립되었으며 현재는 미국 정부가 인정하는 공식적인 국가표준기구이다. 미국에서 제품, 서비스, 과정, 시스템, 인력관리 분야에서 표준 개발을 감독하고 있다.

보건의료 영역의 적극적인 국제표준화(ISO) 활동을 위해 ANSI−HISB(Healthcare Informatics Standard Board)는 다음 6가지 영역의 의료정보 표준화를 제안하였다.

1) 전자의무기록
2) 의학용어와 코드 표준안
3) 음성, 영상 등의 멀티미디어 정보교환
4) 검사 장비 간의 정보교환
5) 진료규약, 임상지식 및 통계자료 데이터베이스의 표현과 교환
6) 기타 진료관련 의료정보 보완 사항

제3절 국내 보건의료정보 표준화 현황

국가와 의료기관은 인구 고령화, 의료비 부담 증가에 대하여 발전된 보건의료기술을 활용하여 국민건강 향상과 국가 경쟁력 강화 등의 노력을 기울이고 있다. 정보기술의 발달로 사회 전방의 정보화가 빠르게 진행되고 있다. 미래는 현재의 의료서비스의 디지털화를 넘어 언제 어디서나 의료서비스를 접할 수 있는 유비쿼터스 의료(ubiquitous health), 인공지능 기술이 적용된 융합의학의 시대이다. 아픈 환자가 직접 병원을 찾아가는 현재의 시스템에서 환자뿐만 아니라 일반인의 각종 모바일 생체 신호를 유무선 통신망을 활용하여 언제, 어디서나 모니터링이 가능해지면서 생활습관 교정, 유전체 정보 분석 등을 활용하는 의료의 디지털화로 소비자 주권이 향상되는 변화를 가져오고 있다.

현재의 물리적 지역사회병원과 달리 미래에는 사물인터넷과 모바일 ICT 기술이 접목된 홈케어를 활용한 디지털 병원, 스마트 병원 등의 플랫폼이 구축될 것이다. 이는 복잡하고 다양한 의료서비스의 오류를 예방하는 자동화와 물류관리 효율의 향상을 가져와 환자 중심의 고효율 병원 서비스를 제공하는 온라인 병원, 가상병원과의 결합된 형태 또는 완전한 가상 병원 시스템을 구축할 것이다. 따라서 정보의 획득과 전달, 분석의 과정에서 자료의 안전한 전달 및 공유를 위한 통신기술과 자료 분석을 위한 인공지능시스템, 정보 표준, 정보 보안 등의 안전성이 요구된다.

보건의료계는 메르스, 사스, 코로나-19와 같은 감염병을 겪으면서 전 국민 의료보험 데이터와 의료기관들이 보유한 데이터를 활용하여 의료데이터, 유전체데이터, 라이프 로그 등의 다양한 데이터를 활용해 백신과 치료제를 개발하고자 하고 있다. 이에 2020년 8월 개인정보 보호법(데이터3법)을 개정하여 개인정보를 일부 삭제하거나 마스킹하여 추가정보 없이는 특정개인을 식별할 수 없고 가명정보를 이용하여 개인 동의 없이 통계작성, 과학적 연구, 공익적 기록 보존 등의 목적으로 데이터를 활용할 수 있도록 되었다. 보건복지부 대통령 직속 4차산업혁명위원회 산하 데이터 특별위원회에서는 데이터 공유・연계・활용・생태계 조성을 위한 보건의료데이터 표준화 로드맵(2021~2025)을 발표하였다. 표준화 로드맵에서는 기존 용어 표준 중심의 표준화 사업 범위에서 기술・서식, 개인생성건강데이터(Patient(Person)-Generated Health Data) 등으로까지 확장, 국가보건의료데이터 표준화 거버넌스 구축 및 사용자 참여구조의 상향식 표준 개발・확산을 실행하기 위한 추진전략을 담고 있다.

표준화 로드맵의 주요 내용은 다음과 같다.

- 한국인 주요 질환・감염병 대상 표준참조용어세트 개발
- 국제용어표준 기반 용어 매핑 가이드라인 개발・보급
- 우리나라 의료현장에 맞는 K-표준용어체계 마련
- 다양한 형태 데이터 구현, CDA(Clinical Document Architectur) 등과의 데이터 매핑과 폭넓은 상호운용성 지원하는 차세대 기술표준인 FHIR(Fast Healthcare Interoperability Resources) 도입을 위한 공통데이터 항목 표준 마련
- 실사용례 기반 개인생성건강데이터(Patient(Person)-Generated Health Data, PGHD) 표준화 방안 마련
- 임상-개인생성건강데이터(PGHD) 연계・활용 가이드라인 개발
- 표준화 선도 의료기관 중심 시범사업 추진
- 지속 가능한 표준화 유인체계 마련
- 보건의료정보 표준 국내・외 협력체계 강화
- 보건의료정보 용어・기술표준 전문인력 양성

보건의료데이터 표준화 로드맵을 통하여 보건의료 분야의 다양한 데이터의 연계・공유・활용 가능한 생태계 구축, 의료서비스 효율성・안전성 향상 및 의료비용 절감, 정밀의료 구현 지원 및 의료서비스 분야 산업 활성화 촉진과 글로벌 협력 연구 촉진 및 해외시장 진출 기회 마련 등의 효과를 기대하고 있다. 이를 위하여 선행되어야 할 의료정보 표준 분야는 다음과 같다.

- 건강데이터를 분석하여 개인에게 맞는 치료법을 만들어 부작용을 방지하며 치료 효과를 극대화하는 정밀의료(precision medicine)
- 정보통신기술과 보건의료를 결합하여 언제 어디서나 예방, 진단, 치료, 사후관리를 받을 수 있는 유비쿼터스 헬스(ubiquitous health)
- 의료인을 만나지 않고 진단과 건강관리를 하는 웨어러블 기기와 같은 웰니스(wellness) 제품
- 컴퓨터의 연산 및 학습기능을 이용해 인간의 지능을 모방한 인공지능(artificial intelligence)
- 네트워크 상의 컴퓨터 자원을 필요한 만큼 사용하고 비용을 지불하는 클라우드 컴퓨팅

의료정보의 표준에 따른 성능, 효율 및 질적 수준이 향상된 인공지능 기술은 질병 예측 및 예방 등의 새로운 가치를 창출할 것이다.

학습문제

1. 다음 내용에 해당하는 국제표준화 기구는?

• 표준화된 임상용어 배포, 사용 및 유지보수 관련 사업 수행 • 의미론적으로 정확하고 상호 운용 가능한 건강기록의 실행에 초점을 두고 있음 • IHTSDO에서 변경됨

① IEEE ② ISO/TC 215
③ CEN/TC 251 ④ HL7 International
⑤ SNOMED International

2. 유럽 지역의 보건의료정보 표준을 주도적으로 개발하는 기구는?

① ANSI ② ASTM
③ CEN/TC 251 ④ CIMI
⑤ ISO/TC 215

3. 의료기관 내의 디지털 영상 전송을 위한 표준은?

① CCOW(clinical context object workgroup)
② DICOM(digital imaging and communications in medicine)
③ FAIR(fast healthcare interoperability resources)
④ IEEE(institute of electrical and electronics engineers)
⑤ IHE(integrating the healthcare enterprise)

4. 미국국립의학도서관에서 개발한 용어체계로, 자연어를 처리하기 위해 개발된 전문가 사전이 포함된 것은?

① DSM(diagnostic and statistical manual of mental disorders)
② HL7-CDA(HL7-clinical document architecture)
③ ICNP(international classification for nursing practice)

정답 1. ⑤ 2. ③ 3. ② 4. ⑤

④ NANDA(north american nursing diagnosis association)
⑤ UMLS(unified medical language system)

5. 미국국립표준연구소(ANSI)가 인증한 보건의료정보시스템간 전자적 정보교환을 목적으로 하는 표준 개발기구는?

① CEN/TC 251(european committee for standardization/technical committee 251)
② HL7(health level 7)
③ HIMSS(healthcare information and management systems society)
④ ISO/TC 215(international standardization organization/technical committee 215)
⑤ WHO-FIC(WHO-family of international classifications)

6. 보건의료정보의 표준화에 따른 효과를 설명하시오.

7. 보건의료정보분야 표준화 기구 및 활동에 대하여 설명하시오.

8. 국내외 보건의료표준화 활동에 대하여 설명하시오.

정답 5. ②

제 7 장

보건의료정보의 안전관리

제7장

보건의료정보의 안전관리

학습목표

- 정보의 보안과 보호에 대한 기본 개념을 설명할 수 있다.
- 보건의료정보의 관리적·기술적·물리적 안전조치를 설명할 수 있다.
- 보건의료정보의 재해·재난 대비 안전조치와 파기를 설명할 수 있다.

제1절 정보의 보안과 보호

정보(情報, information)란 관찰이나 측정을 통하여 수집한 자료를 실제 문제에 도움이 될 수 있도록 정리한 지식 또는 그 자료이다. 컴퓨터 공학에서는 정보를 특정 목적을 위하여 광(光) 또는 전자적 방식으로 처리되어 부호, 문자, 음성, 음향 및 영상 등으로 표현된 모든 종류의 자료 또는 지식을 말한다. 따라서 정보란 자료를 일정한 처리 과정을 통하여 의사결정에 유용하게 이용될 수 있도록 변환한 것으로 생산 또는 입수를 통하여 컴퓨터나 정보저장매체 등에 전자문서 형태로 기록되어 있는 것이라 하겠다.

보안(security)은 유·무형의 자산을 도난, 소실 또는 유출로부터 보호하는 것이며, 보호(protection)는 보안보다는 넓은 의미로 위협으로부터의 안정 정도를 의미한다. 정보보호(information protection)는 구체적인 방법보다는 원칙적이고 일반적인 의미로 특정 대상을 보호한다는 의미로 사용된다. 따라서 정보보안 또는 정보보호는 정보시스템 및 정보통신망을 통해 수집·가공·저장·검색·송수신되는 정보의 유출·위변조·훼손 등을 방지하거나 정보통신망을 보호하기 위하여 관리적·물리적·기술적 수단을 강구하는 일체의 행위로서 사이버안전을 포함한다.

4차 산업혁명 시대에 빅데이터 활용이 핵심으로 떠오르면서 보건의료정보의 개방과 활용에 대한 사회적 요구가 높아지고 있다. 보건의료정보에는 민감한 내용이 포함되어 있어 정보 주체의 권리 침해 우려가 높기 때문이다. 따라서 보건의료데이터는 보호와 활용의 균형을 도모하여야 할 것이다.

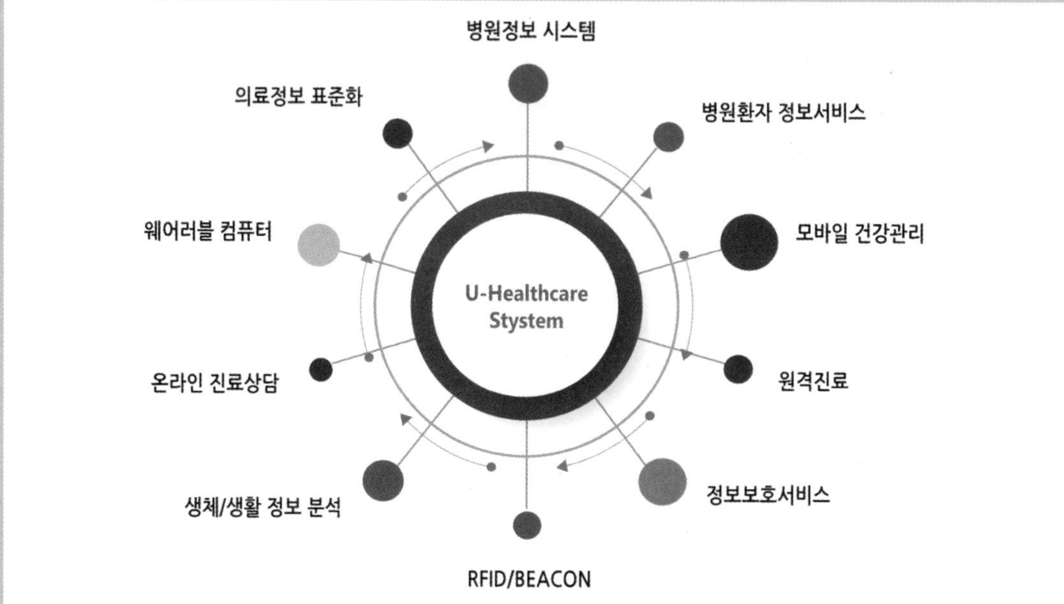

[그림 7-1] 보건의료정보의 구성

출처 : 이원 헬스케어 홈페이지

제2절 의료정보의 단계별 안전조치

최근 네트워크 기반의 의료기기 및 의료정보시스템의 증가, 인공지능·빅데이터 등 최첨단 기술의 도입으로 민감한 개인의료정보가 활발히 수집·유통·활용되고 있다. 개인정보의 안전과 관련하여 개인정보처리자, 개인정보처리자로부터 개인정보를 제공받은 자 및 개인정보처리자로부터 개인정보 처리를 위탁받은 자는 「개인정보 보호법」 제23조(민감정보의 처리 제한), 제24조(고유식별정보의 처리 제한), 제29조(안전조치의무)와 「개인정보 보호법 시행령」 제21조(고유식별정보의 안전성 확보 조치), 제30조(개인정보의 안전성 확보 조치)에 따라 개인정보 안전성 확보 조치를 취하여야 한다. 개인정보처리자는 업무를 목적으로 개인정보 파일을 운용하기 위하여 스스로 또는 다른 사람을 통하여 개인정보를 처리하는 공공기관, 법인, 단체, 사업자 및 개인 등을 말한다.

「개인정보 보호법」
제23조(민감정보의 처리 제한) ① 개인정보처리자는 사상·신념, 노동조합·정당의 가입·탈퇴, 정치적 견해, 건강, 성생활 등에 관한 정보, 그 밖에 정보주체의 사생활을 현저히 침해할 우려가 있는 개인정보로서 대통령령으로 정하는 정보(이하 "민감정보"라 한다)를 처리하여서는 아니 된다. 다만, 다음 각 호의 어느 하나에 해당하는 경우에는 그러하지 아니하다. 1. 정보주체에게 제15조제2항 각 호 또는 제17조제2항 각 호의 사항을 알리고 다른 개인정보의 처리에 대한 동의와 별도로 동의를 받은 경우 2. 법령에서 민감정보의 처리를 요구하거나 허용하는 경우 ② 개인정보처리자가 제1항 각 호에 따라 민감정보를 처리하는 경우에는 그 민감정보가 분실·도난·유출·위조·변조 또는 훼손되지 아니하도록 제29조에 따른 안전성 확보에 필요한 조치를 하여야 한다.
제24조(고유식별정보의 처리 제한) ① 개인정보처리자는 다음 각 호의 경우를 제외하고는 법령에 따라 개인을 고유하게 구별하기 위하여 부여된 식별정보로서 대통령령으로 정하는 정보(이하 "고유식별정보"라 한다)를 처리할 수 없다. 1. 정보주체에게 제15조제2항 각 호 또는 제17조제2항 각 호의 사항을 알리고 다른 개인정보의 처리에 대한 동의와 별도로 동의를 받은 경우 2. 법령에서 구체적으로 고유식별정보의 처리를 요구하거나 허용하는 경우 ② 삭제 ③ 개인정보처리자가 제1항 각 호에 따라 고유식별정보를 처리하는 경우에는 그 고유식별정보가 분실·도난·유출·위조·변조 또는 훼손되지 아니하도록 대통령령으로 정하는 바에 따라 암호화 등 안전성 확보에 필요한 조치를 하여야 한다. ④ 보호위원회는 처리하는 개인정보의 종류·규모, 종업원 수 및 매출액 규모 등을 고려하여 대통령령으로 정하는 기준에 해당하는 개인정보처리자가 제3항에 따라 안전성 확보에 필요한 조치를 하였는지에 관하여 대통령령으로 정하는 바에 따라 정기적으로 조사하여야 한다. ⑤ 보호위원회는 대통령령으로 정하는 전문기관으로 하여금 제4항에 따른 조사를 수행하게 할 수 있다.
제29조(안전조치의무) 개인정보처리자는 개인정보가 분실·도난·유출·위조·변조 또는 훼손되지 아니하도록 내부 관리계획 수립, 접속기록 보관 등 대통령령으로 정하는 바에 따라 안전성 확보에 필요한 기술적·관리적 및 물리적 조치를 하여야 한다.

「개인정보 보호법 시행령」

제21조(고유식별정보의 안전성 확보 조치)

① 법 제24조제3항에 따른 고유식별정보의 안전성 확보 조치에 관하여는 제30조 또는 제48조의2를 준용한다. 이 경우 "법 제29조"는 "법 제24조제3항"으로, "개인정보"는 "고유식별정보"로 본다.

② 법 제24조제4항에서 "대통령령으로 정하는 기준에 해당하는 개인정보처리자"란 다음 각 호의 어느 하나에 해당하는 개인정보처리자를 말한다.

1. 공공기관
2. 5만명 이상의 정보주체에 관하여 고유식별정보를 처리하는 자

③ 보호위원회는 제2항 각 호의 어느 하나에 해당하는 개인정보처리자에 대하여 법 제24조제4항에 따라 안전성 확보에 필요한 조치를 하였는지를 2년마다 1회 이상 조사해야 한다.

④ 제3항에 따른 조사는 제2항 각 호의 어느 하나에 해당하는 개인정보처리자에게 온라인 또는 서면을 통하여 필요한 자료를 제출하게 하는 방법으로 한다.

⑤ 법 제24조제5항에서 "대통령령으로 정하는 전문기관"이란 다음 각 호의 기관을 말한다.

1. 「정보통신망 이용촉진 및 정보보호 등에 관한 법률」 제52조에 따른 한국인터넷진흥원(이하 "한국인터넷진흥원"이라 한다)
2. 법 제24조제4항에 따른 조사를 수행할 수 있는 기술적·재정적 능력과 설비를 보유한 것으로 인정되어 보호위원회가 정하여 고시하는 법인, 단체 또는 기관

제30조(개인정보의 안전성 확보 조치)

① 개인정보처리자는 법 제29조에 따라 다음 각 호의 안전성 확보 조치를 하여야 한다.

1. 개인정보의 안전한 처리를 위한 내부 관리계획의 수립·시행
2. 개인정보에 대한 접근 통제 및 접근 권한의 제한 조치
3. 개인정보를 안전하게 저장·전송할 수 있는 암호화 기술의 적용 또는 이에 상응하는 조치
4. 개인정보 침해사고 발생에 대응하기 위한 접속기록의 보관 및 위조·변조 방지를 위한 조치
5. 개인정보에 대한 보안프로그램의 설치 및 갱신
6. 개인정보의 안전한 보관을 위한 보관시설의 마련 또는 잠금장치의 설치 등 물리적 조치

② 보호위원회는 개인정보처리자가 제1항에 따른 안전성 확보 조치를 하도록 시스템을 구축하는 등 필요한 지원을 할 수 있다.

③ 제1항에 따른 안전성 확보 조치에 관한 세부 기준은 보호위원회가 정하여 고시한다.

개인정보의 안전성 확보 조치는 개인정보처리자가 개인정보를 처리함에 있어서 개인정보가 분실·도난·유출·위조·변조 또는 훼손되지 아니하도록 안전성 확보에 필요한 기술적·관리적 및 물리적 안전조치에 관한 최소한의 기준을 정한 것이다. 가명정보를 처리하는 경우, 개인정보처리자는 원래 상태로 복원하기 위한 추가 정보를 별도로 분리하여 보관·관리하는 등 해당 정보가 분실·도난·유출·위조·변조 또는 훼손되지 않도록 안전성 확보 조치, 가명정보와 추가 정보의 분리 보관, 가명정보와 추가 정보에 대한 접근 권한의 분리 등의 기술적·관리적 및 물리적 조치를 하여야 한다.

「개인정보 보호법」은 개인의 존엄과 가치 구현을 목적으로 개인정보 처리에 관한 사항을 규정하고 있는 일반법이지만, 의료기관에서 개인정보 처리를 규율하고 있는 다른 법률에 환자, 의료인, 직원의 개인정보 처리와 관련된 특별한 규정이 있으면 해당 법률이 우선적으로 적용되며 그렇지 않은 경우 「개인정보 보호법」을 적용한다. 즉, 개인정보 보호에 관하여 「의료법」에 그 규정이 있는 경우에는 「의료법」이 우선 적용되지만, 의료법에 그 규정이 없는 경우에는 「개인정보 보호법」이 적용된다.

가명처리란?

• 가명처리는 '개인정보의 일부를 삭제하거나 일부 또는 전부를 대체하는 등의 방법으로 추가정보 없이는 특정 개인을 알아볼 수 없도록 처리하는 것'을 의미
  – 가명처리 시 가명정보 자체만으로 특정 개인을 알아볼 수 있는지와 추가정보 또는 다른 정보의 결합 가능성을 고려할 필요가 있음

※ 가명정보처리자가 보유한 다른 정보 등을 통해 개인이 식별 가능한 경우 가명처리가 잘못된 경우라고 할 수 있음

• 가명정보처리자는 개인정보를 가명처리할 때에는 일반적으로 사용할 수 있는 절차와 단계별 유의사항 제시
  – 가명정보의 특성·목적 및 분야별 가이드라인 등을 고려하여 추가절차를 포함하거나 일부 절차를 간략화 할 수 있음

※ 통계법 등 관련법령에 따라 개인정보를 수집·이용하는 경우에는 당해 법령에 따라 처리

• 가명처리 절차

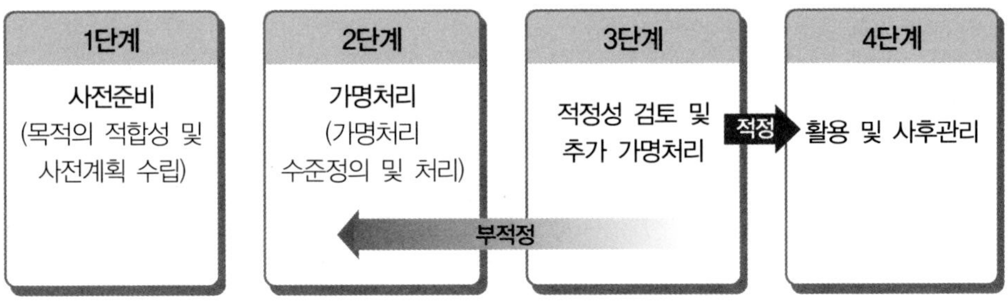

[그림 7-2] 가명처리 단계별 절차도

출처 : 개인정보보호위원회, 가명정보 처리 가이드라인

1 관리적 안전조치

개인정보처리자는 개인정보의 안전한 처리를 위한 내부관리계획의 수립·시행을 하여야 한다. 내부관리계획은 개인정보처리자가 개인정보가 분실·도난·유출·위조·변조 또는 훼손되지 아니하도록 안전한 개인정보 처리를 위한 내부 의사결정 절차를 수립·시행하는 내부 기준이다. 내부관리계획을 통하여 개인정보처리자와 개인정보취급자는 개인정보의 안전한 처리에 필요한 동일한 기준에 따라 동일한 행동을 취할 수 있다.

개인정보처리자가 수립·시행하여야 하는 내부관리계획은 상기에 언급한 「개인정보 보호법 시행령」 제30조(개인정보의 안전성 확보 조치)와 「개인정보의 안전성 확보조치 기준」 제4조(내부 관리계획의 수립·시행)이다.

개인정보의 안전성 확보조치 기준
제4조(내부 관리계획의 수립·시행) ① 개인정보처리자는 개인정보의 분실·도난·유출·위조·변조 또는 훼손되지 아니하도록 내부 의사결정 절차를 통하여 다음 각 호의 사항을 포함하는 내부 관리계획을 수립·시행하여야 한다. 1. 개인정보 보호책임자의 지정에 관한 사항 2. 개인정보 보호책임자 및 개인정보취급자의 역할 및 책임에 관한 사항 3. 개인정보취급자에 대한 교육에 관한 사항 4. 접근 권한의 관리에 관한 사항 5. 접근 통제에 관한 사항 6. 개인정보의 암호화 조치에 관한 사항 7. 접속기록 보관 및 점검에 관한 사항 8. 악성프로그램 등 방지에 관한 사항 9. 물리적 안전조치에 관한 사항 10. 개인정보 보호조직에 관한 구성 및 운영에 관한 사항 11. 개인정보 유출사고 대응 계획 수립·시행에 관한 사항 12. 위험도 분석 및 대응방안 마련에 관한 사항 13. 재해 및 재난 대비 개인정보처리시스템의 물리적 안전조치에 관한 사항 14. 개인정보 처리업무를 위탁하는 경우 수탁자에 대한 관리 및 감독에 관한 사항 15. 그 밖에 개인정보 보호를 위하여 필요한 사항 ② [별표]의 유형1에 해당하는 개인정보처리자는 제1항에 따른 내부 관리계획을 수립하지 아니할 수 있고, [별표]의 유형2에 해당하는 개인정보처리자는 제1항 제12호부터 제14호까지를 내부 관리계획에 포함하지 아니할 수 있다. ③ 개인정보처리자는 제1항 각 호의 사항에 중요한 변경이 있는 경우에는 이를 즉시 반영하여 내부 관리계획을 수정하여 시행하고, 그 수정 이력을 관리하여야 한다. ④ 개인정보 보호책임자는 접근권한 관리, 접속기록 보관 및 점검, 암호화 조치 등 내부 관리계획의 이행 실태를 연 1회 이상으로 점검·관리하여야 한다.

2 기술적 안전조치

1) 접근 권한의 관리

개인정보처리자는 다음과 같이 개인정보처리시스템에 대한 접근 권한을 통제하여야 한다. 개인정보처리시스템은 개인정보를 처리할 수 있도록 체계적으로 구성한 데이터베이스시스템 등의 시스템을 말한다.

(1) 개인정보처리자는 개인정보처리시스템에 대한 접근 권한을 업무 수행에 필요한 최소한의 범위로 업무 담당자에 따라 차등 부여하여야 한다.
(2) 개인정보처리자는 전보 또는 퇴직 등 인사이동이 발생하여 개인정보취급자가 변경되었을 경우 지체없이 개인정보처리시스템의 접근 권한을 변경 또는 말소하여야 한다.
(3) 개인정보처리자는 제1항 및 제2항에 의한 권한 부여, 변경 또는 말소에 대한 내역을 기록하고, 그 기록을 최소 3년간 보관하여야 한다.
(4) 개인정보처리자는 개인정보처리시스템에 접속할 수 있는 사용자계정을 발급하는 경우 개인정보취급자별로 사용자계정을 발급하여야 하며, 다른 개인정보취급자와 공유되지 않도록 하여야 한다.
(5) 개인정보처리자는 개인정보취급자 또는 정보주체가 안전한 비밀번호를 설정하여 이행할 수 있도록 비밀번호 작성규칙을 수립하여 적용하여야 한다.
(6) 개인정보처리자는 권한 있는 개인정보취급자만이 개인정보처리시스템에 접근할 수 있도록 계정정보 또는 비밀번호를 일정 횟수 이상 잘못 입력한 경우 개인정보처리 시스템에 대한 접근을 제한하는 등 필요한 기술적 조치를 하여야 한다.

의료기관은 개인정보처리시스템에 대한 접근 권한을 업무 수행에 필요한 최소한의 범위로 업무 담당자에 따라 차등 부여하는 등 조치를 하여야 한다. 접근권한 부여를 위하여는 다음의 업무 특성을 파악하여야 한다.

① 기관 전체의 조직구성과 그에 따른 책임 및 역할
② 개인건강정보를 생성, 취급하는 의료제공자 및 임직원의 책임 및 역할
③ 기관의 업무를 수행하는 외부 위탁업체의 직원의 책임 및 역할
④ 개인건강정보 수집, 열람(개시), 이용, 제3자 제공 시 개인건강정보주체의 동의를 받고 수

집 사실에 대한 고지 및 명시의 의무를 이행할 수 있는 대책 수립 방법

⑤ 기본적인 기술적 보호조치를 포함하여 조직 및 관리/운영 면의 보호조치

2) 접근통제

개인정보처리자는 아래와 같이 개인정보처리시스템에 대한 접근통제를 하여야 한다.

(1) 개인정보처리자는 정보통신망을 통한 불법적인 접근 및 침해사고 방지를 위해 다음 각 호의 기능을 포함한 조치를 하여야 한다.

① 개인정보처리시스템에 대한 접속 권한을 IP(Internet Protocol)주소 등으로 제한하여 인가받지 않은 접근을 제한

② 개인정보처리시스템에 접속한 IP(Internet Protocol)주소 등을 분석하여 불법적인 개인정보 유출 시도 탐지 및 대응

(2) 개인정보처리자는 개인정보취급자가 정보통신망을 통해 외부에서 개인정보처리시스템에 접속하려는 경우 가상사설망(Virtual Private Network, VPN) 또는 전용선 등 안전한 접속수단을 적용하거나 안전한 인증수단을 적용하여야 한다.

(3) 개인정보처리자는 취급중인 개인정보가 인터넷 홈페이지, P2P, 공유설정, 공개된 무선망 이용 등을 통하여 열람권한이 없는 자에게 공개되거나 유출되지 않도록 개인정보처리시스템, 업무용 컴퓨터, 모바일기기 및 관리용 단말기 등에 접근 통제 등에 관한 조치를 하여야 한다.

(4) 고유식별정보를 처리하는 개인정보처리자는 인터넷 홈페이지를 통해 고유식별정보가 유출・변조・훼손되지 않도록 연 1회 이상 취약점을 점검하고 필요한 보완 조치를 하여야 한다.

(5) 개인정보처리자는 개인정보처리시스템에 대한 불법적인 접근 및 침해사고 방지를 위하여 개인정보취급자가 일정시간 이상 업무처리를 하지 않는 경우에는 자동으로 시스템 접속이 차단되도록 하여야 한다.

(6) 개인정보처리자가 별도의 개인정보처리시스템을 이용하지 아니하고 업무용 컴퓨터 또는 모바일 기기를 이용하여 개인정보를 처리하는 경우에는 제1항을 적용하지 아니할 수 있으며, 이 경우 업무용 컴퓨터 또는 모바일 기기의 운영체제(OS : Operating System)나 보안프로그램 등에서 제공하는 접근 통제 기능을 이용할 수 있다.

(7) 개인정보처리자는 업무용 모바일 기기의 분실・도난 등으로 개인정보가 유출되지 않도록 해당 모바일 기기에 비밀번호 설정 등의 보호조치를 하여야 한다.

접근 통제는 인가된 사용자에 한하여 전산시스템의 자원에 접근할 수 있도록 제한하는 것이다. 따라서 관련법과 규정, 지침에 따라 정보 접근 및 사용에 대한 권한을 확인하고 책임을 부여하기 위하여 정보 요청자를 식별, 보호해야 하는 대상에 대해 접근 제어를 통해 수행해야 한다. 접근 정보에 관련된 내용에 대하여서는 반드시 로그를 남겨 보안 감사를 수행해야 하며, 접근통제는 조직의 정책과 일반적으로 받아들여지고 있는 분리와 최소권한(least privilege) 원칙에 근거하여 결정하여야 한다.

효율적 통제를 위하여 필요 이상으로 일상의 업무절차를 변경하거나 관리자·감사인·허가받은 사용자들에게 너무 과중한 부담을 주지 않아야 한다. 그리고 조건에 부합하지 않는 접근이 있어서는 안 되고, 접근통제를 통하여 조직 자원을 적절히 보호해야 한다.

개인건강정보를 생성, 취급하는 직원/외부 위탁업체 직원의 업무역할별로 책임과 의무를 지정하여야 하며, 해당 직원의 각자의 책임과 의무를 명시한 규정에 따라 서약서를 작성하여야 한다. 의료기관의 직종별 접근권한 설정의 예는 [표 7-1]과 같다.

[표 7-1] 병원의 직종별 접근권한 설정(예)

직종	조회(읽기)	작성(한정서식)	수정	출력
의사	가능(진료중인 환자, 타과 협진환자)	가능 (진료중인 환자, 타과 협진환자)	진료기간 중 지침에 따른 입력 가능(진료환자, 타과 협진환자)	불가
병동간호사	가능 (병동 입원환자)	가능 (병동입원환자)	입원 중 지침에 따른 입력 가능	불가
외래간호사	가능 (외래 진료환자)	가능 (외래진료환자)	외래진료 중 지침에 따른 입력 가능	불가
응급간호사	가능 (응급 진료환자)	가능 (응급진료환자)	응급진료 중 지침에 따른 입력 가능	불가
사회복지사	가능 (의뢰받은 환자)	가능 (의뢰받은 환자)	의뢰 중 지침에 따른 입력 가능	가능 (사회복지 업무 한정)
약사	가능 (의뢰받은 환자)	가능 (의뢰받은 환자)	진료 중 지침에 따른 입력 가능	불가
영양사	가능 (의뢰받은 환자)	가능 (의뢰받은 환자)	진료 중 지침에 따른 입력 가능	불가
보건의료 정보관리사	가능 (의료정보관리 업무목적 한정)	불가	불가	가능 (의료정보관리 업무 한정)
임상병리사	가능 (진료중인 환자)	가능(진료중인 환자)	진료 중 지침에 따른 입력수정 가능	불가

중앙 방사선기사	가능 (진료중인 환자)	가능(진료중인 환자)	진료 중 지침에 따른 입력수정 가능	불가
핵의학기사	가능 (진료중인 환자)	가능(진료중인 환자)	진료 중 지침에 따른 입력수정 가능	불가
산재담당자	가능 (산재진료 환자)	불가	불가	가능(산재관리 업무 한정)

출처: 의료정보보호 NCS 학습모듈

3) 개인정보의 암호화

개인정보처리자는 다음과 같이 암호화 조치를 해야 한다.

(1) 개인정보처리자는 고유식별정보, 비밀번호, 생체인식정보를 정보통신망을 통하여 송신하거나 보조저장매체 등을 통하여 전달하는 경우에는 이를 암호화하여야 한다.
(2) 개인정보처리자는 비밀번호 및 생체인식정보를 암호화하여 저장하여야 한다. 다만, 비밀번호를 저장하는 경우에는 복호화되지 아니하도록 일방향 암호화하여 저장하여야 한다.
(3) 개인정보처리자는 인터넷 구간 및 인터넷 구간과 내부망의 중간 지점(DMZ : Demilitarized Zone)에 고유식별정보를 저장하는 경우에는 이를 암호화하여야 한다.
(4) 개인정보처리자가 내부망에 고유식별정보를 저장하는 경우에는 다음 각 호의 기준에 따라 암호화의 적용여부 및 적용범위를 정하여 시행할 수 있다.
  ① 법 제33조에 따른 개인정보 영향평가의 대상이 되는 공공기관의 경우에는 해당 개인정보 영향평가의 결과
  ② 암호화 미적용시 위험도 분석에 따른 결과
(5) 개인정보처리자는 제1항, 제2항, 제3항, 또는 제4항에 따라 개인정보를 암호화하는 경우 안전한 암호알고리즘으로 암호화하여 저장하여야 한다.
(6) 개인정보처리자는 암호화된 개인정보를 안전하게 보관하기 위하여 안전한 암호 키 생성, 이용, 보관, 배포 및 파기 등에 관한 절차를 수립・시행하여야 한다.
(7) 개인정보처리자는 업무용 컴퓨터 또는 모바일 기기에 고유식별정보를 저장하여 관리하는 경우 상용 암호화 소프트웨어 또는 안전한 암호화 알고리즘을 사용하여 암호화한 후 저장하여야 한다.

정보통신서비스 제공자등이 안전한 암호알고리즘을 사용하여 암호화하여 저장하여야 하는 정보는 다음과 같다.

(1) 주민등록번호
(2) 여권번호
(3) 운전면허번호
(4) 외국인등록번호
(5) 신용카드번호
(6) 계좌번호
(7) 생체인식정보

의료기관에서 안전한 알고리즘으로 암호화하여야 하는 내용은 다음과 같다.

(1) 고유식별정보 또는 생체인식정보를 아래와 같이 처리하는 경우에는 안전한 알고리즘으로 암호화 하여야 함
(2) 정보통신망을 통하여 송·수신하거나 보조저장매체 등을 통하여 전달하는 경우
(3) 환자 등의 비밀번호 및 생체인식정보(지문 등)를 저장하는 경우
 * 특히, 비밀번호를 저장시에는 복호화되지 아니하도록 일방향 암호화하여 저장
(4) 인터넷 구간 및 인터넷 구간과 내부망의 중간 지점(DeMilitarized Zone, DMZ)에 고유식별정보를 저장하는 경우
(5) 내부망에 고유식별정보를 저장하는 경우로서 위험도 분석 결과 암호화가 필요하다고 판단된 경우

4) 접속기록의 보관 및 점검

접속은 개인정보처리시스템과 연결되어 데이터 송신 또는 수신이 가능한 상태를 말한다. 접속기록은 개인정보취급자 등이 개인정보처리시스템에 접속하여 수행한 업무 내역에 대하여 개인정보취급자 등의 계정, 접속일시, 접속지 정보, 처리한 정보주체정보, 수행업무 등을 전자적으로 기록한 것을 말한다.

(1) 개인정보처리자는 개인정보취급자가 개인정보처리 시스템에 접속한 기록을 1년 이상 보관·관리하여야 한다. 다만, 5만명 이상의 정보주체에 관하여 개인정보를 처리하거나, 고유식별정보 또는 민감정보를 처리하는 개인정보처리시스템의 경우에는 2년 이상 보관·관리하

여야 한다.

(2) 개인정보처리자는 개인정보의 오・남용, 분실・도난・유출・위조・변조 또는 훼손 등에 대응하기 위하여 개인정보처리시스템의 접속기록 등을 월 1회 이상 점검하여야 한다. 특히 개인정보를 다운로드한 것이 발견되었을 경우에는 내부관리 계획으로 정하는 바에 따라 그 사유를 반드시 확인하여야 한다.

(3) 개인정보처리자는 개인정보취급자의 접속기록이 위・변조 및 도난, 분실되지 않도록 해당 접속기록을 안전하게 보관하여야 한다.

의료기관은 개인정보취급자가 개인정보처리시스템에 접속한 기록을 최소 1년 이상 위・변조 및 도난, 분실되지 않도록 안전하게 보관하여야 한다. 다만, 5만명 이상의 정보주체에 관하여 개인정보를 처리하거나, 고유식별정보 또는 민감정보를 처리하는 개인정보처리시스템의 경우에는 2년 이상 보관・관리하여야 한다. 개인정보 처리시스템의 접속 기록 등을 월 1회 이상 점검하여야 한다. 특히, 개인정보를 다운로드한 경우에는 그 사유를 반드시 확인하여야 한다. 그리고 업무용 모바일 기기의 분실・도난 등으로 개인정보가 유출되지 않도록 해당 기기에 비밀 번호 설정 등의 보호조치를 하여야 한다.

5) 악성프로그램 등 방지

개인정보처리자는 악성프로그램 등을 방지・치료할 수 있는 백신 소프트웨어 등의 보안 프로그램을 설치・운영하여야 하며, 다음의 사항을 준수하여야 한다.

(1) 보안 프로그램의 자동 업데이트 기능을 사용하거나, 일 1회 이상 업데이트를 실시하여 최신의 상태로 유지

(2) 악성프로그램 관련 경보가 발령된 경우 또는 사용 중인 응용 프로그램이나 운영체제 소프트웨어의 제작업체에서 보안 업데이트 공지가 있는 경우 즉시 이에 따른 업데이트를 실시

(3) 발견된 악성프로그램 등에 대해 삭제 등 대응 조치

6) 관리용 단말기의 안전조치

관리용 단말기란 개인정보시스템의 관리, 운영, 개발, 보안 등의 목적으로 개인정보처리시스템에 직접 접속하는 단말기를 말한다. 관리용 단말기를 통한 개인정보 유출 등 개인정보 침해사고

방지를 위하여 개인정보처리자는 관리용 단말기에 대해 다음 각 호의 안전조치를 하여야 한다.

(1) 인가 받지 않은 사람이 관리용 단말기에 접근하여 임의로 조작하지 못하도록 조치
(2) 본래 목적 외로 사용되지 않도록 조치
(3) 악성프로그램 감염 방지 등을 위한 보안조치 적용

3 물리적 안전조치

개인정보처리자는 개인정보의 안전한 관리를 위하여 다음의 물리적 안전조치를 하여야 한다.

1) 개인정보처리자는 전산실, 자료보관실 등 개인정보를 보관하고 있는 물리적 보관 장소를 별도로 두고 있는 경우에는 이에 대한 출입통제 절차를 수립・운영하여야 한다.
2) 개인정보처리자는 개인정보가 포함된 서류, 보조저장매체 등을 잠금장치가 있는 안전한 장소에 보관하여야 한다.
3) 개인정보처리자는 개인정보가 포함된 보조저장매체의 반출・입 통제를 위한 보안대책을 마련하여야 한다. 다만, 별도의 개인정보처리시스템을 운영하지 아니하고 업무용 컴퓨터 또는 모바일 기기를 이용하여 개인정보를 처리하는 경우에는 이를 적용하지 아니할 수 있다.

4 재해・재난 대비 안전조치

관리적・기술적 및 물리적 안전조치 외에 개인정보처리자는 화재, 홍수, 단전 등의 재해・재난 발생 시 개인정보처리시스템 보호를 위한 위기대응 매뉴얼 등 대응절차를 마련하고 정기적으로 점검하여야 한다. 또한 개인정보처리자는 재해・재난 발생 시 개인정보처리시스템 백업 및 복구를 위한 계획을 마련하여야 한다.

5 파기

개인정보처리자는 개인정보를 파기할 경우 완전파괴(소각・파쇄 등), 전용 소자장비를 이용하여 삭제 또는 데이터가 복원되지 않도록 초기화 또는 덮어쓰기 수행 중 어느 하나의 조치를 하여

야 한다.

개인정보처리자가 개인정보의 일부만을 파기하는 경우, 상기의 방법으로 파기하는 것이 어려울 때에는 다음 각 호의 조치를 하여야 한다.

(1) **전자적 파일 형태인 경우** : 개인정보를 삭제한 후 복구 및 재생되지 않도록 관리 및 감독
(2) **제1호 외의 기록물, 인쇄물, 서면, 그 밖의 기록매체인 경우** : 해당 부분을 마스킹, 천공 등으로 삭제

의료기관은 개인정보의 보유기간이 경과된 경우, 개인정보의 처리목적의 달성, 해당 의료서비스의 폐지, 의료기관의 폐업 등 그 개인정보가 불필요하게 되었을 때에는 정당한 사유가 없는 한 개인정보의 처리가 불필요한 것으로 인정되는 날로부터 지체 없이 파기하여야 한다. 다만, 민간의료기관 개설자가 폐업 또는 휴업 신고를 할 때에는 기록·보존하고 있는 진료기록부, 조산기록부, 간호기록부, 그 밖의 진료에 관한 기록을 관할 보건소장에게 넘겨야 한다. 이때, 진료기록부 등의 보관계획서를 제출하여 관할 보건소장의 허가를 받은 경우에는 직접 보관할 수 있다. 공공의료기관이 폐업한 경우 그 사무를 승계하는 기관이 없을 때에는 폐업하는 의료기관의 장은 지체 없이 그 기관의 기록물을 소관 영구기록물 관리기관으로 이관하여야 한다.

정보주체가 의료기관의 인터넷 홈페이지 회원에서 탈퇴하는 경우에는 더 이상 해당 정보주체의 개인정보를 보유할 이유가 없으므로 의료기관은 탈퇴한 날부터 지체 없이 파기하여야 한다. 보유 기간 경과 또는 목적 달성시 지체 없이 파기하는 것이 원칙이지만, 의료기관 관련 개별 법

[표 7-2] 진료기록의 보존기간

종류	보존기간(년)
환자명부	5
진료기록부	10
처방전	2
수술기록	10
검사내용 및 검사소견기록	5
방사선사진(영상물 포함) 및 그 소견서	5
간호기록부	5
조산기록부	5
진단서 등의 부본 (진단서·사망진단서 및 시체검안서 등을 따로 구분하여 보존할 것)	3

령에서 보존기간을 별도로 정하고 있는 경우에는 해당 법령에서 정하는 기간 동안 보존하여야 하여야 한다. 의료기관의 개인정보 가운데 진료기록의 보존기간과 보존방법은 「의료법 시행규칙」 제15조에 따른다(표 7-2).

진료기록의 보존은 마이크로필름이나 광디스크 등에 원본대로 수록하여 보존할 수 있다. 이와 같은 방법으로 진료기록을 보존하는 경우에는 필름 촬영책임자가 필름의 표지에 촬영일시와 본인의 성명을 적고, 서명 또는 날인하여야 한다. 파기할 때에는 복구 또는 재생되지 아니하도록 개인정보보호책임자는 파기 계획수립, 시행 등을 관리하여야 하며, 그 사실을 기록하고 관리하여야 한다.

환자의 진료정보는 법정 보존기간이 경과하여 처리 목적을 달성한 경우 지체 없이 파기하는 것이 원칙이다. 다만, 의료기관은 진료 목적상 필요한 경우, 법정 보존기간이 경과한 진료정보에 대하여 1회에 한정하여 그 기간을 연장하여 보존할 수 있다. 이때, 공공의료기관은 기록물관리 전문요원의 심사와 기록물평가심의회의 심의를 거쳐 평가 심의서를 작성하고, 진료정보의 보존기간 연장 여부를 결정할 수 있다. 민간의료기관은 공공의료기관에 준하는 절차로 의무기록심의회와 같은 내부 심의를 거쳐, 진료정보의 보존기간 연장여부를 결정할 수 있다. 소규모 의료기관이 의무기록심의회 등의 구성이 곤란한 경우에는 진료정보의 보존기간 연장에 관한 내부 결재를 득하여야 한다.

의료기관이 진료정보의 보존기간 연장여부를 결정할 때에는 개별 진료정보(진료기록부, 처방전, 수술기록, 검사소견기록 등)별로 연장기간, 연장사유 등을 심의하여야 한다. 연장기간은 진료정보가 과도한 기간 동안 보존되지 않도록 연장사유에 부합된 최소한의 기간 동안 연장하여야 하고 연장보존하기로 결정한 경우, 연장보존에 관한 사항을 의료기관의 인터넷 홈페이지 또는 의료기관 내의 보기 쉬운 장소에 게시하는 것을 권고하고 있다.

개인정보를 파기할 때에는 전자적 파일 형태인 경우와 전자적 파일 이외 형태인 경우로 구분하여 개인정보가 복구 또는 재생되지 않도록 조치하여야 한다. 전자적 파일 형태인 경우는 복원이 불가능한 방법으로 영구 삭제하여야 한다. 복원이 불가능한 방법은 사회통념상 현재의 기술수준에서 적절한 비용이 소요되는 방법으로 컴퓨터 등의 불용처분 또는 매각은 저장 내용을 완전하게 로우 레벨 포맷(Low Level Format)을 한 후 실시하여야 한다. 전자적 파일 이외의 기록물, 인쇄물, 서면, 그 밖의 기록매체는 파쇄 또는 소각하여야 한다(표 7-3).

[표 7-3] 정보저장 매체별 삭제방법(예)

저장매체	삭제 방법
플로피 디스크	완전파괴(소각, 파쇄, 용해)
광디스크(CD, DVD)	완전파괴(소각, 파쇄, 용해)
자기 테이프	완전파괴(소각, 파쇄, 용해) 또는 전용 소자장비이용 삭제
반도체 메모리	완전파괴(소각, 파쇄, 용해) 또는 완전포맷 3회 수행
하드디스크	완전파괴(소각, 파쇄, 용해) 또는 전용 소자장비이용 삭제 또는 완전포맷 3회 수행

출처 : 의료정보보호 NCS 학습모듈

의료기관의 진료정보를 포함한 기록물 파기는 개인정보 처리 업무위탁의 방법에 따라 처리하여 제3자에 위탁하여 시행할 수 있다. 다만, 5명 미만의 상시근로자가 있는 의료기관이 개인정보의 파기를 독립적으로 수행하기 어려운 때에는 협회의 중앙회 또는 지부에서 공동으로 파기할 수 있다. 공공의료기관은 기록물의 폐기가 종료될 때까지 관계 공무원 또는 직원이 참석하여 감독하는 등 기록물이 유출되지 아니하도록 필요한 조치를 하여야 한다(「공공기록물 관리에 관한 법률」 제27조제3항).

공공 및 민간의료기관에서 진료기록 등 환자 등의 개인정보를 수집·이용·보관 시 다른 법령에 따라 보존해야 하는 경우에는 법령에 따라 해당 개인정보 또는 개인정보 파일을 보존한다는 점을 분명히 표시한 후 보존하여야 하며 안전성 확보 조치를 한층 강화하여 시행하여야 한다. 그리고 해당 개인정보 또는 개인정보 파일은 다른 개인정보 또는 개인정보 파일과 분리하여 보존하여야 한다.

학습문제

1. 의료정보가 포함된 서류, 보조저장 매체 등을 잠금장치가 있는 안전한 장소에 보관하는 것은?

① 인적보안
② 관리적 보안
③ 기술적 보안
④ 물리적 보안
⑤ 공개서버 보안

2. 의료기관에서 개인정보의 안전성 확보를 위해 접근통제 시스템과 접속기록 보관 및 위·변조 방지 시스템을 설치하는 조치는?

① 관리적 조치
② 교육적 조치
③ 기술적 조치
④ 물리적 조치
⑤ 행정적 조치

정답 1. ④ 2. ③

제 8 장

정보보호에 관한 정보기술과 교육 기획 및 실행관리

제8장

정보보호에 관한 정보기술과 교육 기획 및 실행관리

학습목표

- 정보보호 대상 및 목표에 대하여 설명할 수 있다.
- 정보보호 관련 용어를 이해하고 설명할 수 있다.
- 개인정보보호 관련 교육을 기획하고 실행하는 관리를 설명할 수 있다.

제1절 정보보호

1 정보보호의 대상

정보보호에서 자산(assessment)은 조직이 보호해야 하는 정보, 하드웨어, 소프트웨어, 시설, 인력, 기업의 이미지 등을 포함한다. 정보시스템은 조직의 필요에 따라 데이터를 생산·저장·분배하는 정보통신기술(Information Communication Technology, ICT)을 활용·배치하는 것이다. ICT에는 컴퓨터 하드웨어, 운영체제와 응용 소프트웨어와 통신과 네트워크 기술이 있다.

정보시스템에서 보호해야 할 대상으로는 전자정보, 시스템 자산, 시설자산과 인적자산으로 구분할 수 있다. 전자정보는 전자적인 형태로 저장되는 자산으로 데이터베이스나 데이터 파일 내의 업무 관련정보, 인사정보, 통계자료, 전자형태의 각종 문서, 매뉴얼 등과 의료장비의 서버 및 데이터베이스에 포함되어 있는 각종 자료이다. 시스템 자산에는 하드웨어, 소프트웨어, 네트워크 시스템, 보안 시스템, 응용 시스템과 문서정보 등이 있다. 시설자산은 자산을 보관하기 위한 항온 항습기, 방재 시설 등을 포함하는 것이며 인적자산은 교직원, 자원봉사자, 실습생, 위탁업체

직원, 외주 개발업체 직원 등을 포함한다(표 8-1). 이와 같은 정보자산은 불법적 사용 또는 편법 사용을 제거하여 보호하여야 한다. 정보시스템은 해킹의 공격의 대상 또는 공격의 주체가 될 수 있다.

[표 8-1] 정보자산 분류표

유형	내용
하드웨어	병원에서 제공되는 IT 관련 서비스 및 관련 업무를 위해 사용되는 서버, 메인 프레임, OA 장비 등
소프트웨어	하드웨어를 운영하기 위한 운영 소프트웨어, 개발용 소프트 웨어 등
네트워크 시스템	네트워크와 관련된 장비로 라우터, 스위치 등
보안 시스템	침입 차단 및 탐지시스템 그리고 취약점 분석도구와 같은 정보자산을 보호하기 위한 각종 소프트웨어, 하드웨어 등
응용 시스템	LIS, PACS, OCS, 영상의무기록, 전자의무기록 등을 포함하는 시스템
문서정보	수기의무기록, 지침, 절차, 각종 매뉴얼, 업무 관련 문서, 계약서, 출력된 통계 자료, 개인정보가 포함된 문서 등을 포함하는 종이 형태의 정보자산

자산에 관한 위험분석시 침해사고 발생시 자산의 파괴, 기밀성・무결성・가용성의 손상, 이미지 실추와 같은 손실을 파악하여야 한다. 일반적으로 손실의 규모를 파악하기는 매우 어렵다. 따라서 해당 자산이 갖는 회사에서의 가치를 우선 평가하고, 이 가치가 특정 위협 사건에 의해 손상되는 정도를 취약점으로 파악하여 적용한다. 손실을 구체적 금액과 같은 양적으로 측정할 수 있다면 침해사고로 인한 손실과 손실을 완화하는 정보보호대책을 수립하는데 투여되는 비용간에 균형을 맞춰 정보대책을 수립할 수 있다.

의료기관 정보자산의 목록작성 및 등급분류는 정보자산의 상세목록을 작성하여 각 자산에 제공될 보호의 수준을 결정하기 위한 목적이다. 병원은 소유하고 있는 정보 및 데이터 센터(전산실)를 포함한 의료기관에서 사용하고 있는 모든 정보시스템에 대하여 목록을 작성하여야 한다. 목록에는 정보자산 취득일시, 허가, 위치, 판매자, 유지협정, 최신버전, 기능, 데이터 소유자 혹은 모든 주요 하드웨어, 운영 시스템, 애플리케이션 소프트웨어의 시스템 관리자 추적 등의 항목을 포함시킨다. 다음으로 정보 자원의 민감도 및 중요도에 따라 보안수준을 결정하여 등급을 분류한다.

2 정보보호의 기본 목표

정보보호의 3대 요소는 기밀성(confidentiality), 무결성(integrity), 가용성(availability)이다. 이러한 요소는 유기적으로 연관되어 있으며 정보보호의 속성이면서 정보보호의 목표이기도 하다. 정보보호의 기본적 목표는 내부 또는 외부의 공격자 또는 침입자로부터 각종 정보의 파괴·변조·유출과 같은 침해사고로부터 정보자산을 보호하는 것이다. 3대 목표 이외에 6대 목표로 책임추적성(accountability), 인증성(authentication), 신뢰성(reliability)이 있다(그림 8-1).

1) 기밀성(confidentiality)

기밀성은 정보 소유자가 원하는 대로 정보의 비밀이 유지되어야 한다는 원칙이다. 정보는 소유자의 인가를 받은 사람만이 접근할 수 있어야 하며, 인가되지 않은 정보의 공개는 반드시 금지되어야 한다. 정보자산 또는 데이터가 전송, 백업, 보관 중에 허가받지 않은 사람에게 노출되지 않아야 한다. 기밀성 보장 매커니즘에는 접근 통제(물리적, 운영체제, 네트워크 등)와 암호화 등이 있다.

2) 무결성(integrity)

무결성은 비인가된 자에 의한 정보의 변경·삭제·생성 등으로부터 보호되어 정보가 전송되고 저장되는 과정에서 정확성, 완전성이 보장되어야 한다는 원칙이다.

3) 가용성(availability)

가용성은 정당한 방법으로 권한이 주어진 사용자가 정보 또는 정보시스템의 사용을 필요로 할 때 지체 없이 자원을 접근 및 사용하도록 정보서비스를 거부하여서는 안 된다는 원칙이다.

4) 책임추적성(accountability)

책임추적성은 시스템 내의 각 개인은 유일하게 식별되어야 한다는 원칙이다. 정보처리 시스템은 정보나 정보시스템의 사용에 대해서 누가 언제 어떤 목적으로 어떤 방법을 통하여 그들을 사용했는지를 추적할 수 있어야 하며, 각 개인은 자신의 행위에 대하여 책임을 진다.

5) 인증성(authentication)

인증성은 특정 정보에 접근할 수 있는 객체의 자격이나 객체의 내용을 검증하는데 사용되는 것이다. 정보시스템 상에서 이루어지는 어떤 활동이 정상적이고 합법적으로 이루어진 것을 보장한다.

6) 신뢰성(reliability)

의도된 행위에 대한 결과의 일관성을 유지하는 것이다. 정보나 정보시스템을 사용함에 있어서 오류 발생 없이 계획된 활동을 수행하여 결과를 얻을 수 있도록 하는 환경을 유지하는 것이다.

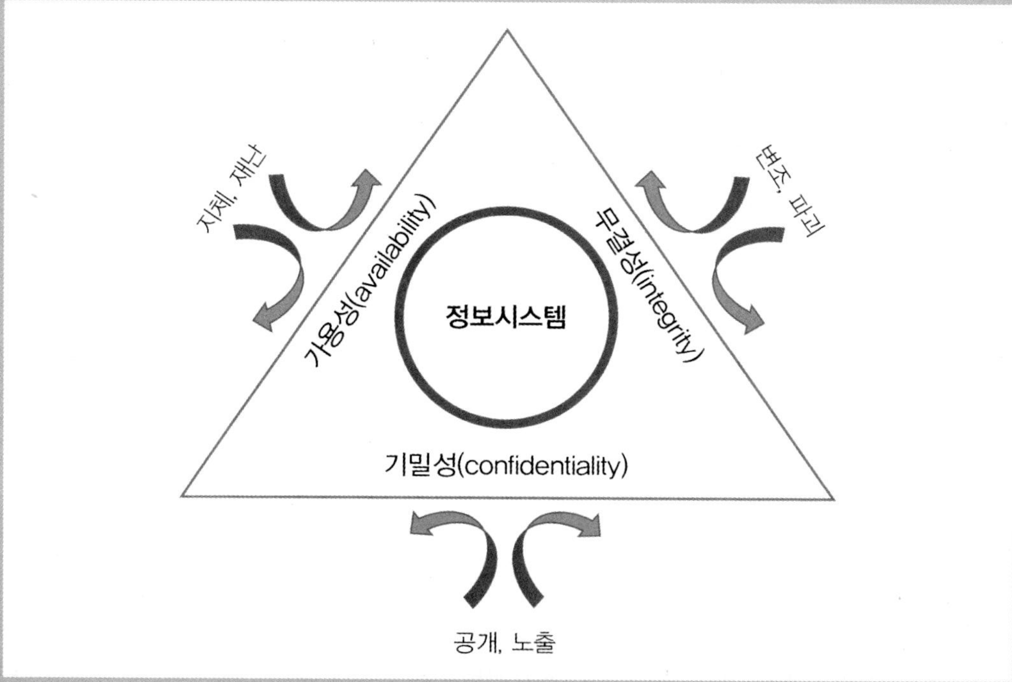

[그림 8-1] 정보보호의 3요소

제2절 보호에 관한 정보기술

1 위험, 위협, 보안 취약점, 보안 공격

1) 위험

위험(risk)이란 원하지 않는 사건이 발생하여 손실 또는 부정적인 영향을 미칠 가능성을 말한다. 원하지 않는 사건의 발생 원인이 되는 것이 위험이며, 위험은 자산에 영향을 미쳐 자산 손실을 발생시킨다.

위험은 자산, 위협, 취약점과 취약점에 영향을 미치는 정보보호대책으로 구성된다. 대응하여야 할 위험의 종류는 정보의 기밀성, 무결성, 가용성 및 법 규정 준거성 등의 다양한 형태로 존재하며, 위험의 종류에 따라 다양한 보호대책이 수립될 수 있다.

2) 보안 위협(security threats)

위협(threats)은 자산에 손실을 초래하는 원치 않는 사건의 잠재적 원인이나 행위자로 위협의 유형은 자산에 영향을 미치는 것이다. 자산에 손실을 발생시키는 원인이나 행위 또는 보안에 해를 끼치는 행동이나 사건이다. 보안 위협은 정보자산이 가지는 고유의 취약성에 영향을 주어 악영향을 끼칠 수 있는 사건이나 행위로 자산에 손실을 초래할 수 있는 원치 않는 사건의 잠재적 원인이나 행위자인 것이다. 위협이 발생하였다고 반드시 조직에 피해가 발생하는 것이 아니다. 위협의 발생가능성과 위협의 성공가능성은 다를 수 있다. 따라서 위협에 대한 평가시 위협의 발생가능성과 위협의 성공가능성에 대한 분석 방법을 이해하고 어떤 가능성을 평가할지 확인하여야 한다.

[표 8-2] 위협의 구분

구분		내용
자연에 의한 위협		화재, 홍수, 지진, 전력 차단 등 자연에 의한 위협으로부터 발생하는 재난을 항상 예방할 수 없으나 화재경보기, 온도계, 무정전 시스템 등을 설치하여 피해를 최소화할 수 있다.
인간에 의한 위협	비의도적 위협	패스워드의 공유, 데이터 백업의 부재 등의 인간의 실수와 태만은 정보시스템의 보안 사고를 일으키는 가장 큰 위협으로 주된 원인이다. 언론매체에서 크게 다루지 않지만 실제로는 정보보호 문제를 일으키는 가장 중요한 요인이다.
	의도적 위협	컴퓨터 바이러스, 해커, 사이버 테러리스트 등으로부터 발생하며 도청, 신분 위장에 의한 불법 접근, 정당한 정보에 대한 부인, 악의적인 시스템 장애 유발 등이 있다.

위협은 자연재해와 같은 환경적 요인에 의한 것과 인간에 의한 것으로 구분할 수 있다. 인간에 의한 위협은 비의도적 위협과 의도적 위협으로 구분할 수 있다(표 8-2).

위협의 유형은 자산에 영향을 미치는 방식으로 규정된다. 이는 위협에 대응하기 위한 보호대책 선정에 영향을 미치므로 가능한 구체적으로 표현하는 것이 좋다. 위협은 연간 발생 횟수 또는 발생 정도와 같이 발생가능성(likelihood, frequency)으로 파악하여야 한다. 위협이 발생하였다고 반드시 피해가 발생하는 것은 아니다. 자산의 취약정도, 취약점에 대한 보호 대책 등에 따라 결과가 달라진다. 보안 위협은 일반적으로 다음과 같다.

- 내부자에 의한 중요 기밀정보 유출 위협
- 사회 공학적 공격 위협
- TCP/IP 프로토콜의 취약점 이용 위협
- 서비스 거부 공격(DDoS 등)
- 스파이웨어 등 악성코드
- 정보도청 위협
- 접근통제 위협
- 정보보호 정책 수립 및 이행 등 관리적 위협

3) 보안 취약점

취약점(vulnerability)은 공격자가 시스템의 정보 보증을 낮추는데 사용되는 약점으로 자산의 잠재적 속성으로 위협의 이용대상 또는 보호대책의 미비로 정의된다. 보안 취약점(security vulnerability)이란 사전적 의미로 '컴퓨터의 HW 또는 SW의 결함이나 운영체계 설계상의 허점으로 인해 사용자의 허용된 권한 이상의 동작이나 허용된 범위 이상의 정보 열람을 가능하게 하는 약점'을 말한다.

기술의 발전에 따라 IoT 취약점과 같은 새로운 유형의 취약점이 증가하고 있다. 정보보호 활동은 정보시스템에 있는 취약점을 찾아내어 정보시스템을 위협으로부터 보호하기 위한 비용 효과적이며 실효적 보안대책을 강구하기 위하여 정확하게 진단하는 것이 반드시 필요하다. 보안 취약점은 물리적·기술적·관리적으로 구분할 수 있다(표 8-3).

위협과 같이 취약점도 완전한 목록은 없다. 취약점은 때론 위협과 위험과의 구분이 모호한 경우가 있다. 이러한 문제점을 해결하기 위하여 위협과 취약점을 결합하여 어떤 위험이 어떤 취약점에 작용하여 어떤 피해를 발생시킬 가능성으로 '우려(concern)' 개념을 사용하기도 한다. 피해의 가능성이 자산가치에 적용되면 이를 위험의 규모로 표현된다.

[표 8-3] 보안 취약점의 종류

구분		내용
물리적	물리적 취약점	침입자는 정보처리 시설과 같이 정보시스템이 설치되어 있는 건물, 서버 또는 개인용 컴퓨터에 설치되어 있는 사무실과 같은 특정장소에 침입할 수 있다. 일단 침입에 성공하면 시스템 파괴, 부품 탈취와 같은 다양한 수단의 불법행위를 할 수 있다.
	자연적 취약점	정보시스템은 화재, 홍수, 지진, 번개 등의 자연재해에 취약하다.
	환경적 취약점	정보시스템은 먼지, 습도, 온도 등의 주변 환경에 취약하다.
기술적	하드웨어 취약점	하드웨어 오류나 오동작이 전체 정보시스템의 보안에 손상을 입힐 수 있다.
	소프트웨어 취약점	소프트웨어의 실패는 시스템의 실패나 오동작을 야기해 보안을 취약하게 만들거나, 시스템을 불안정하게 만들 수 있다.
	매체 취약점	자기디스크, 자기테이프, 출력물 등은 손실되거나 손상을 입을 수 있다.
	전자파 취약점	모든 전자 장치는 전자파를 방출한다. 도청자는 정보시스템, 네트워크, 모바일로부터 발생하는 신호를 가로챌 수 있다.
	통신 취약점	컴퓨터가 네트워크나 모뎀 등에 연결된 경우, 인가받지 않은 사람이 침입할 수 있다.
관리적	인적·관리적 취약점	정보시스템을 사용하거나 관리하는 직원이 적절한 교육을 받지 않았거나 보안 의식이 부족한 경우, 컴퓨터 사용자나 운영자 및 지타 직원들의 기밀 정보 누설 또는 시설물의 주요 출입구를 열어두는 등의 행동으로 보안을 취약하게 할 수 있다.

4) 보안 공격

보안 공격은 소극적 공격과 적극적 공격으로 구분할 수 있다.

소극적(수동적) 공격은 정보를 획득하는 것으로 전송 정보에 대한 도청이나 감시를 의미한다. 메시지의 송신자나 수신자에게 해를 끼칠 수 있으나 시스템은 영향을 받지 않는 것이다. 이는 정보보호 목표 요소 중 기밀성과 관련 있는 것으로 스누핑(Snooping), 트래픽 분석(Traffic Policing) 등이 있다.

스누핑은 네트워크 상의 정보를 염탐하여 불법적으로 얻는 것을 의미한다. 트래픽 분석은 비인가자가 스누핑을 통해 얻은 데이터가 암호화되어 읽을 수 없다고 해도 메시지의 트래픽을 통해 다른 형태의 정보를 획득하는 것이다.

적극적(능동적) 공격은 데이터를 바꾸거나 시스템에 해를 끼치는 것이다. 적극적 공격은 탐지하는 것이 방어보다 쉽다. 이는 정보보호 목표 요소 중 무결성, 가용성과 관련 있다. 무결성으로는 정보의 메시지 수정(modification of message), 신분위장(masquerade), 재전송(reply), 부인(repudiation), 서비스 거부(denial of service) 등이 있다.

메시지 수정은 인가받지 않은 제3자가 컴퓨터 자원에 접근하여 적법한 메시지의 일부를 불법 수정 또는 메시지 전송 지연으로 인해 순서가 바뀌어 원래의 데이터가 아닌 다른 내용으로 바뀌는 것이다. 신분위장은 하나의 실체가 다른 실체로 행세하는 것이다. 재전송은 데이터를 수동적으로 획득하여 비인가된 효과를 얻기 위해 재전송하는 것이다. 부인이란 메시지의 송수신자가 송수신 사실을 인정하지 않는 행위를 의미한다. 서비스 거부는 정상적으로 설비를 사용 및 관리되지 못하게 하는 것이다.

소극적 공격의 경우 탐지가 어렵지만 예방이 가능하다. 적극적 공격의 경우 완전 예방이 매우 어렵다. 이는 다양한 물리적 취약점과 소프트웨어 및 네트워크상의 취약점 때문이다.

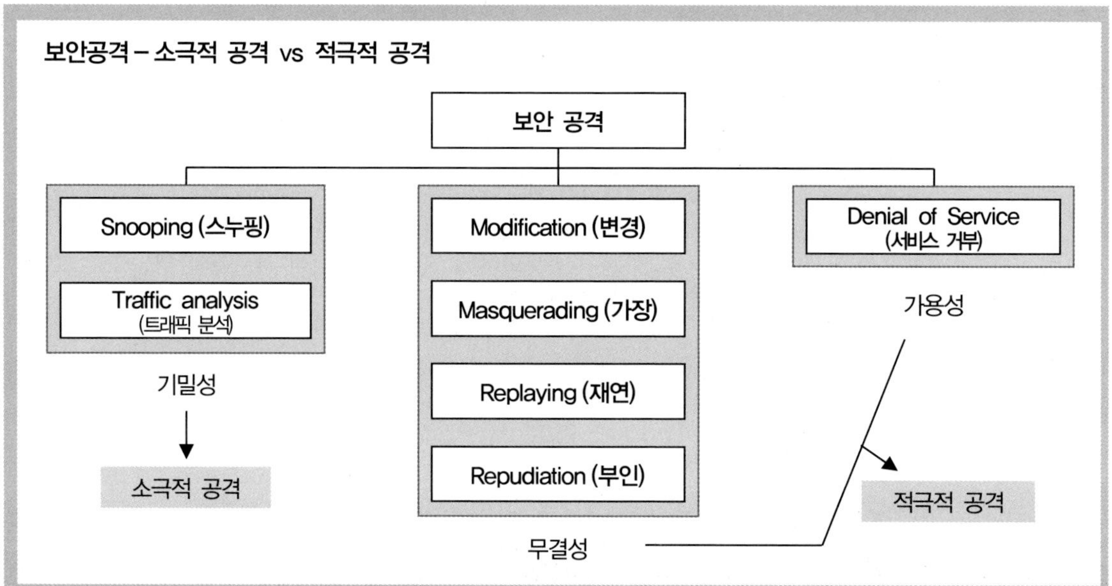

[그림 8-2] 소극적 공격 vs 적극적 공격

2 보안 · 보호 대응 방안 및 기술

1) 정보보호대책

컴퓨터 보안이란 자동화된 정보시스템 내의 자원(하드웨어, 소프트웨어, 펌웨어, 정보/데이터, 통신)들의 무결성, 가용성, 기밀성을 보존하기 위해 제공되는 보호를 의미한다. 정보보호란 정보의 수집, 가공, 저장, 검색, 송신, 수신 중 발생할 수 있는 정보의 훼손, 변조, 유출 등을 방지하기 위한 관리적·기술적 수단을 마련하는 것이다.

정보보호대책(safeguard countermeasure)이란 위협에 대응하여 정보자산을 보호하기 위한 관리적, 물리적, 기술적 대책으로 정의된다. 정보보호대책에는 방화벽, 침입탐지시스템 등의 정보보호시스템과 정책, 지침, 절차 등의 통제사항이 포함된다. 조직의 위험분석을 통해 환경과 문화에 맞는 정보보호대책을 선택하며, 구축비용뿐만 아니라 운영에 따른 관리비용을 고려하여 비용을 산정하여야 한다.

정보통신 기술이 제공하는 정보화의 순기능을 효과적·효율적으로 활용하기 위하여 정보의 기밀성과 무결성을 보장하며 가용성을 극대화 할 수 있는 정보보호대책을 수립하여야 한다. 정보보호대책은 여러 방식으로 자산을 보호하지만 위험을 완전히 제거하지는 않는다.

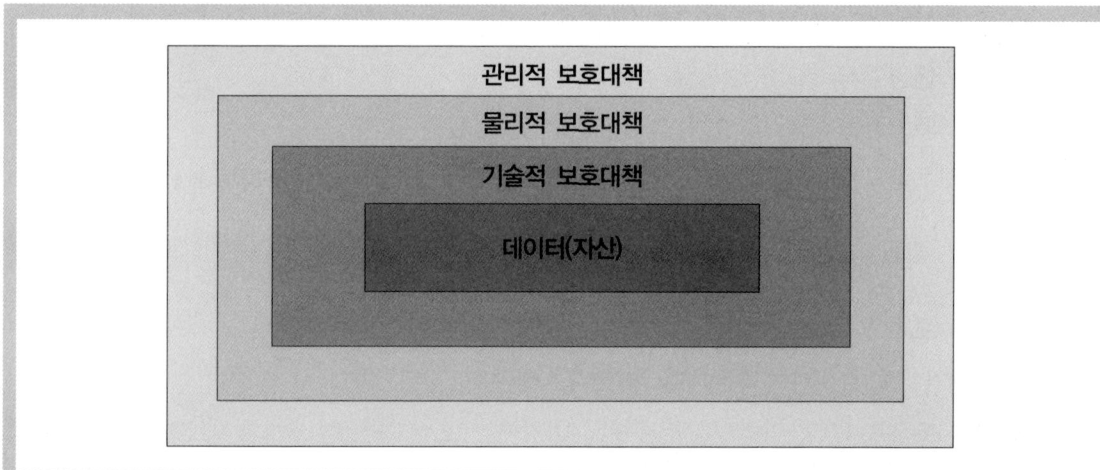

[그림 8-3] 정보보호대책

2) 대응방안

의료기관에서 발생할 수 있는 데이터 유출, 악성코드 감염, 기기의 오작동, 비인가 접근, 서비스 마비. 중간자 공격, 데이터 무단 조작, 취약한 설정/패스워드 관리와 취약한 버전의 소프트웨어의 사용 등의 보안 위협에 대하여 보안 대응방안은 다음과 같다.

(1) 사용자 접근통제 및 인증

다양한 직종의 사람들이 보건의료정보시스템에 접근할 수 있다. 따라서 의료기관 정보자산의 특징 및 사용자의 역할을 고려하여 사용자에게 맞는 권한을 부여하고 적절한 인증 절차를 통하여 관리한다. 조직은 접근통제 정책 수립, 접근권한 부여 절차 수립, 인증 정책 및 절차 수립, 주기적 로그 감사 및 교육, 접근통제 정책의 주기적 검토 등의 방법에 따라 사용자 접근통제를 적용한다.

시스템 및 프로세스 관련 특수 접근권한 할당 및 사용 시에 책임자 승인을 포함한 인가절차를 수립한다. 관리자의 권한을 식별하고 사용자를 최소한으로 제한하며 관리자의 계정을 별도 목록으로 관리하는 등의 통제절차를 수립한다.

(2) 패스워드 및 암호화키 관리 방안

정보시스템 로그인 패스워드는 조직의 보안정책에 따른 복잡도 및 변경주기에 맞춰 생성・변경한다. 일반적으로 보안상 권고되는 패스워드 설정 기준은 다음과 같다.

① **패스워드 구성 및 길이** : 숫자, 영문자, 특수문자를 혼합하여 8자리 이상
② **패스워드 변경주기** : 최대 3개월 이내
③ 메모장, 엑셀 등을 통한 일괄적인 계정/패스워드 관리 금지
④ **잘못된 패스워드 설정 예** : 생일, 주민등록번호, 전화번호, 연속된 번호 등 추측 가능한 비밀번호

(3) 데이터 보호

데이터를 안전하게 보호하기 위해서는 정보시스템에서 생성・저장 시 데이터 암호화와 데이터 전송시 암호화 통신을 한다. 암호알고리즘에는 대칭키 암호알고리즘, 공개키 암호알고리즘, 일방향 암호알고리즘의 방법이 있다.

(4) 악성코드 감염 방지

정보시스템에 악성코드 유입을 방지하기 위하여 인터넷 접속 제한, 이메일 보안 솔루션 도입, USB 통제 등의 악성코드 감염 경로를 차단하고, 안티바이러스 백신을 설치・운영한다.

(5) 이동식 저장매체(USB 등) 보안

PC, 서버 등의 USB 포트는 사용을 차단하고 정해진 절차에 따라 승인된 보안 USB 장치만 사용할 수 있도록 한다.

(6) 소프트웨어 보안패치

안전성이 확인되지 않은 보안패치는 정보시스템의 오작동뿐만 아니라 전체 시스템에 심각한 문제를 야기할 수 있다. 따라서 효과적인 최신 패치 관리계획하에 보안 패치 파일의 안전성 및 보안성 확인, 안정한 경로를 통한 보안 패치, 보안 패치 후 시스템 안전성 및 보안성 확인의 대응 방안을 수립하여 패치를 수행한다.

(7) 시큐어코딩

정보시스템의 SW 개발과정에서 보안 요구사항 미정의, 개발자 실수, 논리적 오류 등으로 인해 발생될 수 있는 보안취약점들을 최소화하기 위해 SW개발 생명주기(Software Development Life Cycle, SDLC)의 각 단계별 보안 활동을 수행하는 것이다. 보안취약점들은 분석·설계 단계에서부터 고려되어야 대응이 가능하며, 일부 항목은 개발 단계에 시큐어코딩 규칙을 준수하는 것만으로도 보안 취약점 제거가 가능하다.

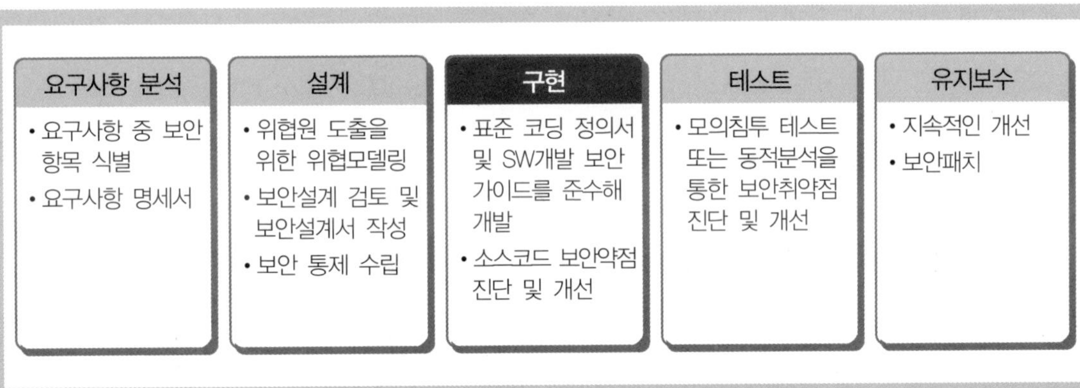

[그림 8-4] SW 개발 단계별 보안 고려사항

출처 : 소프트웨어 개발보안 가이드(2017년 1월, 행정자치부, 한국인터넷진흥원)

(8) 네트워크 보안

네트워크 보안은 조직 구성원의 업무와 역할에 따라 네트워크 구성을 분할하고 네트워크 보안 솔루션을 도입하여 필요한 네트워크 트래픽만 허용하는 정책을 수립하여 보호하는 것이다. 네트워크 구성의 분할은 네트워크를 조직의 자산의 가치 및 목적, 필요한 환경에 따라 적절히 구분하는 구역 기반 보안 접근방식을 사용한다. 네트워크를 하위 구역으로 나누고 네트워크 구역 사이를 네트워크 보안솔루션으로 통제하는 것이다. 사용자는 관리자가 사전에 허용한 컴퓨터 상에서

만 작업할 수 있도록 업무나 역할에 따라 네트워크를 따로 분할한 후 서로간의 통신을 차단하고 필요한 것만 골라 허용해주는 화이트 리스트 기반 정책을 수립 실행한다.

(9) 무선 네트워크 보안

무선 네트워크 보안은 안전한 사용자 인증을 통하여 인가되지 않은 사용자가 네트워크에 접속하는 것을 차단하고, 무선으로 전송되는 데이터 보호를 위해 암호화 통신을 적용하는 것이다. 무선 WIFI, 블루투스 등을 대상으로 수행한다.

(10) 망분리

망분리는 해킹 등 주요 사이버 공격으로부터 정보시스템의 중요 자료의 유출을 근본적으로 차단하기 위해 외부 인터넷 영역과 내부 업무 영역을 물리적 또는 논리적(가상화) 기술을 이용하여 네트워크, 서버 및 PC를 분리해서 사용하는 것이다. 망분리는 업무망과 인터넷망을 논리적 혹은 물리적으로 분리함으로써 악성 트래픽의 업무망 유입을 차단하기 위한 보안정책이다. 망분리는 크게 물리적 망분리와 논리적 망분리로 나뉜다.

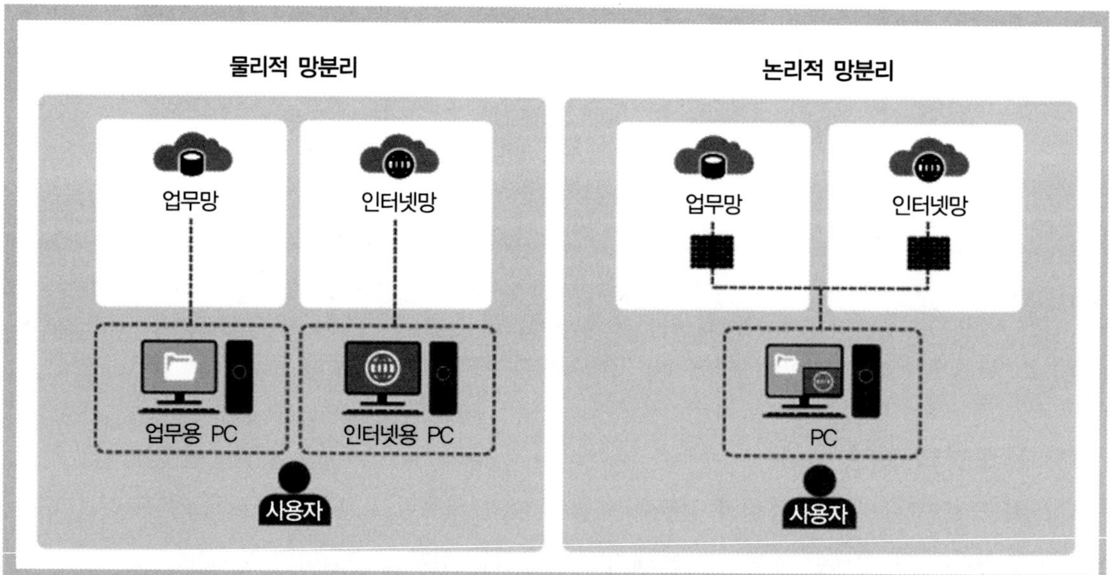

[그림 8-5] 물리적 망분리와 논리적 망분리 구성

출처 : [인터넷 망분리 1탄] 정보유출 방지 위한 효율적인 대책, 위클리포스트, 2017.

(11) 의료기기 보안성 검토

최근 네트워크 기반의 의료기기가 증가하고 있다. 의료기관에서 의료기기를 구매할 때 최소한의 보안성을 검토한 후 도입・운영해야 한다.

(12) 감사로그 기록 및 관리

감사로그란 시스템 상에서 발생하는 모든 트랜잭션에 대해 이벤트에 대한 송신자 정보, 수신자 정보, 참여자 정보, 환자 정보 등의 정보를 포함하는 시스템 로그(Syslog)를 의미한다. 개인정보 및 정보시스템 내 정보의 유출, 외부 침입자 모니터링 및 탐지, 사이버 침해사고 조사 등을 위해 스마트기기, 정보시스템, DBMS 등의 접속 기록뿐만 아니라 정보의 조회 및 변경 등의 내역을 기록하여 관리하는 것이다.

제3절 개인정보보호의 교육 기획 및 실행관리

1 개인정보보호 교육

업무를 목적으로 개인정보파일을 운용하는 사업자, 단체 및 개인은 개인정보의 적정한 취급을 보장하기 위하여 개인정보처리자, 개인정보취급자(법 28조, 고시 4조)와 개인정보 보호책임자(법 31조, 시행령 32조)를 대상으로 교육을 실시하여야 한다.

개인정보처리자는 개인정보의 적정한 취급을 보장하기 위하여 개인정보취급자에게 정기적으로 필요한 교육을 실시하여야 하며 개인정보처리자는 개인정보의 분실・도난・유출・위조・변조 또는 훼손되지 아니하도록 내부 의사결정 절차를 통하여 개인정보취급자에 대한 교육에 관한 사항을 포함하는 내부 관리계획을 수립・시행하여야 한다. 개인정보처리자는 개인정보의 처리에 관한 업무(개인정보 보호 교육 계획의 수립 및 시행)를 총괄해서 책임질 개인정보 보호책임자를 지정하여야 한다. 다만 상시 근로자 수가 10명 미만이고 소상공인기본법에 따른 소상공인에 해당하는 개인정보처리자는 개인정보 보호책임자를 지정하지 않을 수 있다. 개인정보취급자란 직접 개인정보에 관한 업무를 담당하는 자와 그 밖에 업무상 필요에 의해 개인정보에 접근해 처리하는 모든 자로 정기적으로 필요한 교육을 받아야 한다. 개인정보를 취급하지 않는 자는 교육이 대상이 아니므로 교육을 받지 않아도 된다.

「개인정보 보호법」 제28조(개인정보취급자에 대한 감독)

1. 개인정보처리자는 개인정보를 처리함에 있어서 개인정보가 안전하게 관리될 수 있도록 임직원, 파견근로자, 시간제근로자 등 개인정보처리자의 지휘·감독을 받아 개인정보를 처리하는 자(이하 "개인정보취급자"라 한다)에 대하여 적절한 관리·감독을 행하여야 한다.
2. 개인정보처리자는 개인정보의 적정한 취급을 보장하기 위하여 개인정보취급자에게 정기적으로 필요한 교육을 실시하여야 한다.

교육방법은 자체(사내)교육, 온라인교육, 위탁교육, 외부강사 초빙 교육 등 해당 기관(기업)이 선택하여 진행할 수 있다. 개인정보보호위원회는 각 기관(기업)에서 자체적으로 교육을 수행할 수 있도록 개인정보보호 교육 및 홍보 자료를 공개, 제공하고, 온라인교육을 무료로 운영하고 있으며 개인정보보호 전문강사단을 운영하고 있다.

1) 온라인 교육

온라인 교육은 개인정보배움터에서 제공하는 온라인 교육 영상을 수강하는 방법으로, 개인수강과 단체수강으로 구분된다. 그리고, 단체수강의 경우는 단체교육과 콘텐츠 공동활용으로 추가 구분된다. 개인수강은 개인정보보호교육 과정을 교육 대상자가 개별로 선택, 신청하여 수강하는 방법이다. 단체교육은 기관의 개인정보 보호 담당자가 온라인 교육과정 중 원하는 교육 및 수강기간 선택하여 신청소속기관의 교육 대상자들은 담당자가 신청한 교육을 모두 동일하게 수강하는 방법이며, 콘텐츠 공동활용은 교육 영상을 파일(.mp4) 형태로 공유 받아 기관 내부에서 교육을 진행하는 방법이다.

개인 온라인 교육은 개인정보 처리자와 정보주체로 구분된다. 개인정보 처리자는 공공기관·일반사업자, 일반사업자와 온라인사업자로 구분되어 [개인정보 보호법] 주요 법 개정사항, 개인정보 처리자 수준별교육-기본/실무과정, 개인정보 안전성 확보조치와 CCTV 관제센터 종사자 교육의 과정이 진행된다. 정보주체는 어린이, 초중고교생, 학부모, 일반인과 외국인으로 구분되어 연령구분별 대상자를 위한 개인정보보호, 개인정보보호의 기본 알아보기, 아동·청소년을 위한 개인정보보호/나의 정보를 지키자, 어르신들을 위한 개인정보보호 과정(구슬은 꿰어야 보배, 개인정보는 지켜야 보배) 등이 한국어와 영어, 베트남어와 중국어로 진행된다.

단체 온라인 교육은 기관 담당자가 온라인 교육을 단체로 신청하고 이력관리 할 수 있도록 개인정보위원회에서 운영한다,

2) 현장 교육

현장 교육은 사업자의 개인정보보호 역량강화를 지원하기 위한 것으로 개인정보보호위원회에서 공지한 날짜와 장소에서 사전교육신청을 받아 운영하는 교육이다. 현장 교육은 직접 기관(기업)에 방문하여 진행하는 교육을 의미하는 것은 아니다.

3) 개인정보보호 전문강사

사업자 등이 개인정보보호 교육을 자체적으로 실시하고자 하는 경우 개인정보보호위원회에서 전문강사를 선발하여 동의 후 전문강사 목록을 게시하여 개인정보보호 강사 섭외에 도움을 준다. 전문강사 섭외, 교육 계약 등 전문강사의 활용은 사업자의 자율에 의하여 진행된다.

4) 개인정보보호 분야 혁신인재양성

혁신인재 양성사업은 개인정보보호위원회와 한국인터넷진흥원이 2022년 3월부터 2025년 2월 사업기간 동안 신산업 분야 등 산업・경제 구조 변화에 대응하기 위한 혁신인재 양성을 위해 개인정보보호 분야 대학 특성화를 지원하는 사업으로 국내 4년제 우수 대학과 연계하여 추진하였다. 혁신인재 양성사업의 목적은 대학의 신기술 분야 교육 역량 강화 및 강점 분야 특화 촉진 등 신기술 분야 혁신인재 양성의 기반을 구축는 것이다.

2 개인정보보호 교육 기획 및 실행관리

정보화시대 중요한 교육인 개인정보보호 교육은 개인정보 보호책임자 및 개인정보취급자를 대상으로 법정의무교육으로 매년 1회 이상 교육을 받아야 한다. 개인정보처리자는 교육목적 및 대상, 교육 내용과 교육 일정 및 방법을 사업규모, 개인정보 보유수, 업무성격 등에 따라 차등화하여 필요한 교육을 정기적으로 실시하여야 한다.

5인 이상 사업장이라면 개인정보 내부관리 계획을 수립하여야 한다. 안정성이 확보되지 않다면 3,000만 원의 과태료가 부가될 수 있다. 개인정보보호 교육계획서는 개인정보 관리의 안정성 및 교육 목적으로 개인정보관리의 부족한 점을 보안하고 개인정보 보호에 필요한 지식을 제공하기 위한 교육을 계획한 것으로 교육과정명, 교육 기간, 시기, 횟수, 예정 인원 등의 항목으로 구성된다. 교육방법은 온라인과 자체교육의 방법으로 진행된다. 자체교육은 강사기준이 없으므로 누구나 교육 가능하며 상시근로자 수가 5인 이상(제조업 등은 10인 이상)이면 내부관리계획을 수립하고 연간 교육 계획에 따라 실시하며 매년 1회 이상 실시하여야 한다. 특히, 의료기관의 경우 상반기 하반기 연 2회 실시하여야 한다. 온라인 교육은 개인정보보호 포털(https://www.privacy.go.kr/)에서 교육 가능하다.

개인정보보호 교육 미실시로 인한 과태료나 벌칙은 없으나 개인정보보호 교육을 이수하지 않고 홀로 유출 사고가 발생하게 되면 최대 5억 원의 과징금 부과와 대표자 징계를 권고하고 있다. 개인정보보호 교육 이수 대상자들은 개인정보보호 교육 이수 후에 증빙자료를 3년간 보관해야 한다. 증빙자료는 참석인 명부와 서명, 교육 이수 사진, 교육 내용 등의 정보를 기재한다.

개인정보 교육실시 결과보고서(예)

1. 일　　시 : 201△년 △△월 △△일 (△△:△△ ~ △△:△△) / △△시간

2. 장　　소 : △△△ 치과의원

3. 대　　상 : △△△ 치과의원 개인정보취급자

4. 교육방법 : 교육자료를 이용한 내부교육

5. 교육내용 : (예)의료기관 개인정보보호 가이드라인

6. 참석인원 : △△명

연 번	이 름	직 책	확인서명	비 고
1				
2				
3				
...				

[그림 8-6] 개인정보 교육실시 결과보고서(예)

학습문제

1. 정보보호의 요소가 아닌 것은?

   ① 가용성(availability)
   ② 책임추적성(accountability)
   ③ 무결성(integrity)
   ④ 인증성(authentication)
   ⑤ 신뢰성(reliability)

2. 보건의료정보의 관리적 · 기술적 · 물리적 안전조치에 대하여 설명하시오.

3. 개인정보보호 교육의 목적과 대상, 방법을 설명하시오.

정답 1. ①

제 9 장

보건의료 건강정보보호 관련 평가제도 및 영향평가방법

제 9 장

보건의료 건강정보보호 관련 평가제도 및 영향평가방법

학습목표

- 의료기관인증에서 건강정보보호에 대하여 설명할 수 있다.
- 정보보호 관리체계 인증인 정보보호 및 개인정보 관리체계 인증에 대하여 설명할 수 있다.
- 개인정보보호 개인정보 영향평가에 대하여 설명할 수 있다.

제1절 의료기관평가인증

1 의료기관평가인증이란

의료기관 인증제도는 의료기관이 공포된 인증조사 기준의 일정수준을 달성하는 지속적인 노력을 통하여 환자안전과 의료의 질 향상을 이루도록 하는 제도이다. 인증 기준에 도달하는 경우 4년간 유효한 인증마크를 부여 받은 의료기관은 의료소비자에게 양질의 의료서비스를 제공하는 노력을 유지하고 있다고 할 수 있다. 모든 의료기관을 대상으로 하는 인증제는 병원급 이상 의료기관은 자율적으로 인증을 신청할 수 있다. 그러나, 의료서비스의 특성 및 환자의 권익 보호 등을 고려하여 요양병원은 2013년부터 의무적으로 인증을 신청하여야 한다.

인증기준은 환자의 권리와 안전, 의료기관의 의료서비스 질 향상 활동, 의료서비스의 제공과정 및 성과, 의료기관의 조직·인력관리 및 운영과 환자 만족도를 포함하고 있으며 기본가치체계, 환자진료체계, 조직관리체계, 성과관리체계의 4개 영역(Domain), 13개 장, 92개 기준, 512개(병원은 507개) 조사항목으로 구성되어 있다. 현재(2025년) 상급종합병원, 종합병원, 병원 대상으로는 4주기 급성기병원 인증기준으로 수행되고 있다(적용시기, 2023년~2026년).

조사항목 중 개인정보보호와 관련된 것은 다음과 같다.

1) 외래 및 응급환자 등록 절차

기준 2.1.1	외래 및 응급환자 등록절차가 있다.
조사목적	의료기관은 진료를 위해 방문하는 환자의 표준화된 등록을 위해 외래 및 응급환자의 등록에 대한 절차를 준수한다.
조사항목	1. 외래환자 등록절차가 있다. 2. 외래환자 등록절차를 준수한다. 3. 응급환자 등록절차가 있다. 4. 응급환자 등록절차를 준수한다.

외래와 응급환자를 등록할 때는 환자의 기본 정보를 수집하며, 외래환자의 경우 진료 예약 시 전화, 온라인, 직접 방문, 모바일 등을 통하여 예약이 진행될 수 있다. 개인정보보호와 관련하여 환자 등록 시 환자에게 개인정보 수집 및 이용 동의에 관하여 설명해 주어야 한다.

2) 환자권리 존중 및 안전보장

기준 6.1	환자의 권리를 존중하고, 안전을 보장한다.
조사목적	의료기관은 환자와 의료기관이 서로 존중하며 신뢰하는 환경을 구축하기 위해 환자가 진료를 받는 모든 과정에서 환자의 권리를 존중하고, 안전을 보장한다.
조사항목	1. 환자의 권리와 의무에 대한 규정이 있다. 2. 직원은 환자의 권리와 의무를 알고 있다. 3. 환자에게 환자의 권리와 의무에 대한 정보를 제공한다. 4. 진료과정에 환자가 참여한다. 5. 환자의 사생활보호 요구를 확인한다. 6. 환자의 신체노출을 보호한다. 7. 환자의 개인정보를 보호한다.

개인정보와 진료정보가 공개되지 않도록 규정에 따라 환자의 개인정보를 보호하여야 한다. 주민등록번호 등의 개인정보를 관리하여야 하며, PC log out/화면 보호기 설정, 진료실 내 동반가능 보호자 안내 등의 업무를 수행한다.

3) 임상연구 관리

기준 6.6	임상연구를 안전하게 수행하고 관리한다.
조사목적	임상연구를 수행하는 의료기관은 대상자의 권리를 보호하고 윤리적인 연구를 수행하기 위해 대상자에게 참여방법과 연구와 관련된 정보를 제공하여 참여 전 동의서를 받아야 하며, 대상자에게 위해가 발생하지 않도록 안전하게 관리한다.
조사항목	1. 임상연구 관리에 대한 규정이 있다. 2. 임상연구 목록을 관리한다. 3. 임상연구를 수행하고, 관리하는 직원은 적격한 자격이 있다. 4. 임상시험(심의)위원회를 운영한다. 5. 임상연구 참여에 관한 정보를 제공한다. 6. 대상자에게 임상연구 동의서를 받는다. 7. 이상반응 발생 시 보고하고 처리한다. 8. 임상연구관련 자료의 기밀과 보안을 유지한다.

임상연구 수행시 규정에 따라 임상연구관련 자료의 기밀과 보안을 유지하여야 한다.

4) 인사정보 관리

기준 10.4	직원의 인사정보를 관리한다.
조사목적	의료기관은 환자의 진료 및 치료 결과에 기여하기 위해 적격한 의료 인력을 갖추고 효율적인 인사정보 관리체계를 운영한다.
조사항목	1. 인사정보 관리체계가 있다. 2. 의사의 인사정보를 관리한다. 3. 간호사의 인사정보를 관리한다. 4. 기타 인력의 인사정보를 관리한다.

인사정보의 관리체계에는 자격 및 면허 정보, 근무경력, 교육 및 훈련, 인사고가 및 직무기술서를 체계에 따라 각 직원마다 관련 정보가 문서화되고 갱신되어야 한다.

5) 직원교육

기준 10.5	직원에게 지속적인 교육 및 훈련을 제공한다.
조사목적	의료기관은 직원의 직무능력 발전과 자격유지 및 업무의 전문성 계발을 위해 직원의 교육요구조를 파악하고, 체계적인 교육시스템을 갖추어 운영한다.
조사항목	1. 직원교육체계가 있다. 2. 직원의 교육 요구도를 확인한다.

	3. 교육 요구도를 반영하여 수립한 교육계획이 있다. 4. 신규직원 교육을 시행한다. 5. 직원의 직무수행에 필요한 필수교육을 시행한다. 6. 직원의 직무수행에 필요한 특성화 교육을 시행한다.

직원교육의 필수교육에는 심폐소생술, 환자의 권리와 의무, 질 향상과 환자안전(위험관리 포함), 감염관리, 의료기관 내 폭력 예방, 소방안전, 정보보호/보안 등을 포함한다.

6) 의료정보/의무기록관리

기준 12.1	의료정보/의무기록을 관리한다.
조사목적	의료기관은 의료진 간 정확하고 효율적인 의사소통을 위해 의료정보/의무기록을 관리한다.
조사항목	1. 의료정보/의무기록 관리에 대한 규정이 있다. 2. 의료정보/의무기록 관리 위원회를 운영한다. 3. 의료정보/의무기록을 관리하는 직원은 적격한 자격이 있다. 4. 의무기록 정정관리를 수행한다. 5. 의료정보/의무기록의 접근을 제한하고 관리한다. 6. 의무기록 사본 발급을 관리한다. 7. 의무기록 대출, 열람 및 반납을 관리한다. 8. 금기약어 및 금기기호를 관리한다. 9. 의무기록을 보관하고 관리한다.

의료정보/의무기록관리와 관련하여 의료정보/의무기록관리 규정에는 위원회, 관리 직원, 의무기록의 정정관리, 접근 권한 관리, 사본 발급, 대출·열람·반납 관리, 보관 및 관리, 금기 약어와 기호의 관리, 의무기록 작성의 표준화된 기록 형식과 내용, 주진단명 표기 방법 및 표준화된 진단(수술 및 처리) 코드 사용, 완결도 관리 등의 내용이 포함되어야 한다. 그리고 규정에 따라 제반 내용이 관리 및 수행되어야 한다.

7) 개인정보보호 및 보안

기준 12.4	개인정보를 보호하고 안전하게 관리한다.
조사목적	의료기관은 진료과정에서 얻어진 다양한 개인 정보를 안전하게 보호하기 위해 체계를 수립하고, 안정적으로 운영한다.
조사항목	1. 개인정보 보호 및 보안에 대한 규정이 있다. 2. 개인정보 보호 및 정보시스템 보안을 관리하는 적격한 자가 있다.

	3. 개인정보 보안체계가 있다. 4. 접근통제구역의 출입을 관리한다. 5. 정보시스템 접근통제 및 접근권한을 관리한다. 6. 정보시스템 접속기록을 보관하고 관리한다.

개인정보보호 및 보안에 대한 규정에는 개인정보 취급 관리 및 책임, 개인정보보호 정책 및 관련 법률과의 부합성과 각종 지침이 포함되어야 한다. 지침에는 교육훈련, 개인정보보호 및 보안감사, 개인정보 외부위탁관리, 정보자산관리, 물리적 보안, 시스템 개발 보안, 접근통제관리, PC 및 개인용 휴대 단말기 관리, 전산운영관리 및 침해사고관리 등의 내용이 포함되어야 한다.

개인정보의 보안체계에는 접근통제구역의 지정 및 출입통제, 정보시스템 보안 프로그램, 정보시스템 접근 관리, 의료행위와 관련된 정보시스템 접속 기록의 보관 및 위변조 방지 절차, 규정 위반 사례관리 등의 내용이 포함되어야 한다.

12장 중에서 12.1 ME3과 12.4 ME1~6은 의료기관을 대상으로 하는 중복평가를 방지하고 효율성을 높이기 위하여 다른 제도・법 내용의 평가 결과를 일부 조사항목에 적용하고 있다.

〈정보통신망 이용촉진 및 정보보호 등에 관한 법률〉

정보통신망 이용촉진 및 정보보호 등에 관한 법률 및 동법 시행령에 따라 정보보호 관리체계(Information Security Management Syste, ISMS) 또는 정보보호 및 개인정보보호 관리체계(Personal infromation & Information Security Management System, ISMS-P) 인증을 받은 의료기관

제2절 정보보호 관리체계 인증

1 정보보호 및 개인정보보호 관리체계(ISMS-P) 인증

정보보호 및 개인정보보호 관리체계(ISMS-P) 인증은 개인정보의 흐름과 정보보호 영역을 모두 인증하는 경우로 인증 신청인의 정보보호 및 개인정보보호를 위한 일련의 조치와 활동이 인증기준에 적합함을 인터넷진흥원 또는 인증기관이 증명하는 제도이다. 보호하고자 하는 정보서비스가 개인정보의 흐름을 가지고 있어 개인정보 처리 단계별 보안강화가 필요한 조직이 대상이다.

정보보호 및 개인정보보호 관리체계 인증은 다음의 법적 근거에 의거한다.

1) 정보통신망 이용촉진 및 정보보호에 관한 법률 제47조
2) 정보통신망 이용촉진 및 정보보호에 관한 법률 시행령 제47조~제54조
3) 정보통신망 이용촉진 및 정보보호에 관한 법률 시행규칙 제3조
4) 개인정보보호법 제32조의2
5) 개인정보보호법 시행령 제34조의2~제34조의8
6) 정보보호 및 개인정보보호 관리체계 인증 등에 관한 고시

ISMS-P 인증을 취득하며 침해사고로부터 100% 안전하다는 것을 보장하지는 못하지만, 정보보호 침해사고 발생 가능성을 낮출 수 있으며, 침해사고 발생시 서비스 복구의 소요시간을 최소화할 수 있다. 따라서 인증 취득의 기대 효과로는 다음과 같다.

1) 일회성 정보보호 대책에서 벗어나 체계적, 종합적인 정보보호 관리체계를 구현함으로써 기업의 정보보호 및 개인정보보호 관리수준을 향상시킬 수 있음
2) 기업은 지속적이고 체계적인 ISMS-P 구축을 통해 해킹, DDoS 등의 침해사고 및 개인정보 유출사고 발생 시 신속하게 대응할 수 있는 관리체계를 마련할 수 있음
3) 기업 경영진이 직접 정보보호 의사결정에 참여함으로써 정보보호 및 개인정보보호 업무에 대한 책임성과 신뢰성을 향상시킬 수 있음
4) ISMS-P 인증을 취득한 기관은 정보보호 및 개인정보보호에 대한 신뢰성을 높여 대외 이미지를 제고할 수 있음
5) ISMS-P 인증을 취득한 기관은 공공부문 사업 입찰 시 가산점 등의 인센티브를 얻을 수 있음

2 정보보호 관리체계(ISMS) 인증제도

정보보호 관리체계 인증은 정보보호를 중심으로 인증하는 경우로 인증 신청인의 정보보호를 위한 일련의 조치와 활동이 인증기준에 적합함을 인터넷진흥원 또는 인증기관이 증명하는 제도이다. 기존의 ISMS 의무대상 기업・기관, 개인정보를 보유하지 않거나 개인정보 흐름의 보호가 불필요한 조직 등이 대상이다.

정보보호 관리체계(ISMS) 인증제도는 국내 기업 스스로 정보보호 관리체계를 구축・운영하는데 활용할 수 있도록 관리체계 모델을 개발하고, 「정보통신망법」 개정을 통하여 도입되었다(2001

년 7월 시행). 조직의 정보보호를 위해 인증을 취득하고자 하는 조직은 ISMS 인증을 받고, 정보서비스에 개인정보 흐름이 포함되어 개인정보 처리 단계별 보안을 강화하고자 한다면 ISMS 인증범위에 '개인정보 처리단계별 요구사항' 분야를 포함하여 ISMS-P 인증을 취득할 수 있다.

3 정보보호 관리체계 예비인증

정보보호 관리체계 예비인증은 가상자산사업자가 실제 서비스 운영 전 임시적으로 시스템을 구축・운영한 경우로 「특정금융정보법」에 따라 사업 영위를 위하여 신고를 해야 하지만, 2개월 이상의 운영 이력이 없어 ISMS 인증 심사를 진행할 수 없는 신규 가상자산사업자를 대상으로 한다.

4 ISMS, ISMS-P 인증기관 및 기준 항목

인증기관은 법정 인증기관인 한국인터넷진흥원, 과학기술정보통신부장관과 개인정보보호위원회가 지정한 인증기관으로 구성되어 있다. 인증기관의 역할로는 한국인터넷진흥원은 인증위원회 운영, 인증심사원 양성 및 자격관리, 인증제도 및 기준 개선 등 ISMS-P 인증제도 전반에 걸친 업무를 수행한다. 인증기관은 신청기관이 수립・운영하는 관리체계를 인증기준에 따라 심사하고, 인증위원회를 운영하여 인증기준에 적합한 기관에게 인증서를 발급한다. 그리고 과학기술정보통신부장관, 개인정보보호위원회가 2019년 7월 지정한 인증기관인 금융보안원(FSI)은 금융 분야 인증위원회를 구성・운영하고, 인증심사 및 인증서 발급 업무를 수행하고 있다.

인증위원회는 인증심사 결과가 인증기준에 적합한지 여부, 인증 취소에 관한 사항, 이의신청에 관한 사항 등을 심의・의결한다. 심사기관은 인증심사 일정이 확정될 시 한국인터넷진흥원에 심사원 모집을 요청하여 심사팀을 구성하고, 신청기관이 수립・운영하는 정보보호 및 개인정보보호 관리체계를 인증기준에 따라 심사하며, 심사기간에 발견된 결함사항의 보완조치 이행 여부 확인 등 인증심사 업무를 수행한다.

ISMS-P 인증기준의 구성은 다음과 같다.

1) **관리체계 수립 및 운영**(16개) : 관리체계의 메인프레임으로서 전반적인 관리체계 운영 라이프사이클

2) **보호대책 요구사항**(64개) : 총 12개 분야에 대한 인증기준으로서 정책, 조직, 자산, 교육 등 관리적 부문과 개발, 접근통제, 운영·보안관리 등 물리적·기술적 부문의 보호대책에 관한 사항

3) **개인정보 처리 단계별 요구사항**(21개) : 개인정보 생명주기에 따른 보호조치 사항

ISMS, ISMS-P 인증기준 항목은 다음 표와 같다.

[표 9-1] ISMS, ISMS-P 인증기준 항목

인증 영역	인증기준	항목 수	적용 여부	
			ISMS	ISMS-P
1. 관리체계 수립 및 운영(16개)	1.1 관리체계 기반 마련	6	○	○
	1.2 위험 관리	4	○	○
	1.3 관리체계 운영	3	○	○
	1.4 관리체계 점검 및 개선	3	○	○
2. 보호대책 요구사항 (64개)	2.1 정책, 조직, 자산 관리	3	○	○
	2.2 인적 보안	6	○	○
	2.3 외부자 보안	4	○	○
	2.4 물리 보안	7	○	○
	2.5 인증 및 권한관리	6	○	○
	2.6 접근통제	7	○	○
	2.7 암호화 적용	2	○	○
	2.8 정보시스템 도입 및 개발 보안	6	○	○
	2.9 시스템 및 서비스 운영관리	7	○	○
	2.10 시스템 및 서비스 보안관리	9	○	○
	2.11 사고 예방 및 대응	5	○	○
	2.12 재해 복구	2	○	○
3. 개인정보 처리 단계별 요구사항 (21개)	3.1 개인정보 수집 시 보호조치	7		○
	3.2 개인정보 보유 및 이용 시 보호조치	5		○
	3.3 개인정보 제공 시 보호조치	4		○
	3.4 개인정보 파기 시 보호조치	2		○
	3.5 정보주체 권리보호	3		○
합계		101	80	101

5 ISMS-P 인증대상 및 범위

인증 대상은 정보통신망법 제47조 2항에 의거 의무대상자와 임의신청자로 구분할 수 있다. 인증 의무대상자는 ① 정보통신망서비스를 제공하는 자(ISP), ② 집적정보통신시설사업자(IDC), ③ 전년도 매출액 또는 세입 등이 1,500억 원 이상이거나 정보통신서비스 부문의 전년도 매출액이 100억 원 이상 또는 전년도 일일평균 이용자 수 100만 명 이상으로서, 대통령령으로 정하는 기준에 해당하는 자이다. 인증 의무대상자는 ISMS 인증을 받아야 하며 ISMS-P 인증을 받은 경우에도 인증의무를 이행한 것으로 본다.

임의신청자는 ISMS-P를 구축·운영하여 적합성 여부를 판단하고자 하는 모든 개인정보처리자(공공기관, 민간기업, 법인, 단체 및 개인)와 정보통신서비스 제공자는 자율적으로 인증을 신청할 수 있다. 임의신청자의 경우 인증범위를 신청기관이 정하여 신청할 수 있으며, 심사기준 및 심사절차는 의무대상자와 동일하다.

[표 9-2] 의무대상자 및 임의신청자 기준

<table>
<tr><th colspan="3">구분</th><th>기준</th></tr>
<tr><td rowspan="5">의무
대상자</td><td colspan="2">정보통신망서비스 제공자
(ISP)</td><td>「전기통신사업법」 제6조제1항에 따른 허가를 받은 자로서 서울특별시 및 모든 광역시에서 정보통신망서비스를 제공하는 자</td></tr>
<tr><td colspan="2">집적정보통신시설 사업자
(IDC)</td><td>정보통신망법 제46조에 따른 집적정보통신시설 사업자</td></tr>
<tr><td rowspan="4">매출액
또는
이용자수
요건
조건 중
하나라도
해당하는
자</td><td>병원, 학교</td><td>전년도 매출액 또는 세입이 1,500억원 이상인 자 중에서 다음에 해당되는 경우
•「의료법」 제3조의4에 따른 상급종합병원
• 직전연도 12월 31일 기준으로 재학생 수가 1만명 이상인 「고등교육법」 제2조에 따른 학교</td></tr>
<tr><td>정보통신서비스
제공자</td><td>정보통신서비스 부문 전년도(법인인 경우에는 전 사업연도를 말한다) 매출액이 100억원 이상인 자</td></tr>
<tr><td>정보통신서비스
제공자</td><td>전년도 일일평균 정보통신서비스 이용자수가 100만명 이상인 자</td></tr>
<tr><td>임의
신청자</td><td>기업, 기관</td><td>의무대상자 기준에 해당하지 않으나 자발적으로 정보보호 및 개인정보보호 관리체계를 구축·운영하는 기업·기관</td></tr>
</table>

※ 관계법령: 「정보통신망법」 제47조제2항 및 같은 법 시행령 제49조

인증대상자와 관련된 용어는 다음과 같다.

1) **정보통신망서비스를 제공하는 자**(ISP) : 「전기통신사업법」 제6조제1항 각 호의 사항을 과학기술정보통신부장관에게 등록을 한 자 중 '서울특별시 및 모든 광역시'에서 정보통신망서비스를 제공하는 사업자
2) **집적정보통신시설사업자**(IDC) : 「정보통신망법」 제46조제1항의 규정에 따라 타인의 정보통신서비스 제공을 위하여 집적된 정보통신시설을 운영·관리하는 사업자
3) **일일평균 이용자 수** : 일정 기간 동안의 정보통신서비스제공자의 홈페이지 방문자 수 등을 일평균으로 환산한 이용자 수로 여러 가지 정보통신서비스를 제공할 경우에는 해당 서비스의 이용자 수를 모두 합하여 계산함

그리고 전년도 매출액 또는 세입 등이 1,500억 원 이상인 자 중 「의료법」 제3조의4에 따른 '상급종합병원'과 직전연도 12월 31일 기준으로 재학생 수가 1만 명 이상인 「고등교육법」 제2조에 따른 '학교'는 인증의무대상에 포함된다. 상급종합병원은 매 3년마다 평가를 실시하여 재지정 하거나 지정이 취소될 수 있다. 의료분야의 인증범위(예시)는 다음과 같다,

[표 9-3] 의료분야 인증범위(예시)

구분	설명	
의료정보 시스템	EMR	전자의무기록(Electronic Medical Record), 진료, 진료지원, 원무 등 병원 업무 전반을 포괄하는 시스템
	OCS	처방전달시스템(Order Communication System), EMR과 별도의 OCS 운영할 경우 포함
원격의료 시스템	u-헬스케어 등	컴퓨터, 화상통신 등 정보통신 기술을 활용하여 먼 곳에 있는 의료인에게 의료지식이나 기술을 지원하는 의료 활동
홈페이지	정보 제공	의료기관 소개, 이용안내, 건강정보 제공 등
	진료 예약/조회	온라인 진료 예약, 현황 조회 등
	진단검사 결과 조회	혈압, 혈당, 맥박, 키, 체중 등 건강진단 검사 결과 조회
	증명서 발급/출력	진단서, 소견서, 입원사실증명서, 의료비 납입증명서 등
	기타	온라인 상담, 민원 처리 등

제3절 개인정보보호 개인정보 영향평가

1 개인정보 영향평가 개요

개인정보는 개인정보의 유출, 오용, 남용으로부터 사생활의 비밀 등을 보호함으로써 국민의 권리와 이익을 증진하고 개인의 존엄과 가치를 구현하기 위한 것으로 개인에 관한 정보로 「개인정보 보호법」에서 정의한다.

1) 성명, 주민등록번호 및 영상 등을 통하여 개인을 알아볼 수 있는 정보
2) 해당 정보만으로는 특정 개인을 알아볼 수 없더라도 다른 정보와 쉽게 결합하여 알아볼 수 있는 정보
3) ① 또는 ②를 가명처리함으로써 원래의 상태로 복원하기 위한 추가 정보의 사용, 결합 없이는 특정 개인을 알아볼 수 없는 정보(가명정보)

즉, 개인정보는 살아 있는 개인에 관한 정보로 개인을 알아볼 수 있는 정보로 해당 정보만으로는 특정 개인을 알아볼 수 없더라도 다른 정보와 쉽게 결합하여 알아볼 수 있는 정보를 포함 살아 있는 자에 관한 정보이어야 하므로 사망한 자, 자연인이 아닌 법인, 단체 또는 사물 등에 관한 정보는 개인정보에 해당하지 않는다. 그리고, 개인을 알아볼 수 있는 정보 또는 다른 정보와 쉽게 결합하여 알아볼 수 있는 정보를 가명처리함으로써 원래 상태로 복원하기 위한 추가 정보의 사용, 결합 없이 특정 개인을 알아볼 수 없는 정보인 가명정보도 개인정보에 해당 된다.

이러한 개인정보에 대한 영향평가(Privacy Impact Assessment)는 개인정보를 활용하는 새로운 정보시스템의 도입 및 기존 정보시스템의 중요한 변경 시, 시스템의 구축・운영・변경 등이 기업의 고객은 물론 국민의 프라이버시에 미칠 영향(impact)을 사전에 조사・예측・분석・평가하는 개선방안을 도출하고 이행여부를 점검하는 것을 목적으로 하는 절차이다. 개인정보 영향평가 수행은 개인정보처리 시스템 구축 전단계인 분석 또는 설계 단계에서 실시한다. 설계 단계에서부터 개인정보 침해위험성을 검토하고 개선하는 것은 시스템 구축/운영시 발생할 수 있는 침해위협 최소화 및 효과적인 대응책을 마련할 수 있게 된다.

개인정보 영향평가의 대상은 일정규모 이상의 개인정보를 전자적으로 처리하는 개인정보파일을 구축·운영 또는 변경하려는 공공기관은 「개인정보 보호법」 제33조 및 「개인정보 보호법 시행령」 제35조에 근거하여 개인정보보호위원회가 지정한 영향평가기관에 평가를 의뢰하여 다음과 같이 영향평가를 수행하여야 한다.

1) (5만명 조건) 5만명 이상의 정보주체의 민감정보 또는 고유식별정보의 처리가 수반되는 개인정보파일
2) (50만명 조건) 해당 공공기관의 내부 또는 외부의 다른 개인정보파일과 연계하려는 경우로서, 연계 결과 정보주체의 수가 50만 명 이상인 개인정보파일
3) (100만명 조건) 100만 명 이상의 정보주체 수를 포함하고 있는 개인정보파일

현시점 기준으로 영향평가 대상은 아니나 가까운 시점(1년 이내)에 정보주체의 수가 법령이 정한 기준 이상이 될 가능성이 있는 경우, 영향평가를 수행할 것을 권고하고 있다. 추후 변경 시 「개인정보 보호법 시행령」 제35조에 근거하여 영향평가를 실시한 기관이 개인정보 검색체계 등 개인정보파일의 운용체계를 변경하려는 경우, 변경된 부분에 대해서는 영향평가를 실시하여야 한다. 그리고, 법령상 규정된 대상시스템이 아니더라도 대량의 개인정보나 민감한 개인정보를 수집·이용하는 기관은 개인정보 유출 및 오·남용으로 인한 사회적 피해를 막기 위하여 영향평가 수행이 가능하다. 개인정보 영향평가를 하지 아니하거나 그 결과를 보호위원회에 제출하지 아니한 자에게는 개인정보 보호법시행령 제75조제2항16호에 근거하여 3천만원 이하의 과태료를 부과한다(2024.3.15.시행).

공공기관의 범위(법 제2조제6호 및 시행령 제2조)는

1) 국회, 법원, 헌법재판소, 중앙선거관리위원회의 행정사무를 처리하는 기관, 중앙행정기관(대통령 소속 기관과 국무총리 소속 기관을 포함한다) 및 그 소속 기관, 지방자치단체
2) 그 밖의 국가기관 및 공공단체 중 대통령령으로 정하는 기관
   1. 「국가인권위원회법」 제3조에 따른 국가인권위원회
   1의2. 「고위공직자범죄수사처 설치 및 운영에 관한 법률」 제3조제1항에 따른 고위공직자범죄수사처
   2. 「공공기관의 운영에 관한 법률」 제4조에 따른 공공기관

3. 「지방공기업법」에 따른 지방공사 및 지방공단
4. 특별법에 의하여 설립된 특수법인
   ▶ 특별법에 의하여 설립된 특수법인이란 특정한 국가적 정책이나 공공의 이익을 달성하기 위한 사업의 수행을 위하여 「민법」, 「상법」 이외의 특별법이나 특별규정에 의하여 설립되는 비영리법인을 의미하며, 당해 법인의 설치 및 규율을 목적으로 특별히 제정된 법률에 의하여 설립된 법인에 국한하지 않는다고 하더라도 직·간접적으로 국가나 지방자치단체의 재정지원을 받으며, 공익적인 사무를 수행함으로써 행정상의 권리와 의무의 귀속 주체가 되어야 하고, 정책 결정과 관련하여 사실상 국가 또는 지자체의 지배력 하에 있어야 함
   ▶ 특수법인 해당 여부에 대해서는 '국가나 지방자치단체의 재정지원', '국가 또는 지방자치단체 사무의 수탁 처리', '사실상 국가 또는 지자체의 지배', '공공 또는 공익 기능 수행' 등 특수법인의 본질적 요소를 종합적으로 고려하여 기관에서 평가하여야 함
   * 「한국은행법」에 따라 설립된 한국은행, 「금융거래위원회 설치 등에 관한 법률」에 따라 설립된 금융감독원, 「방송법」에 따라 설립된 한국방송공사, 「한국교육방송공사법」에 따라 설립된 한국교육방송공사, 「지방의료원의 설립 및 운영에 관한 법률」에 따라 설립된 경기도의료원 등 지역의료원, 「사회복지공동모금회법」에 따라 설립된 사회복지공동모금회사랑의열매 등이 해당
5. 「초·중등교육법」, 「고등교육법」 및 그 밖의 다른 법률에 따라 설치된 각급 학교
   - 단, 국회, 법원, 헌법재판소, 중앙선거관리위원회(그 소속 기관을 포함)의 영향평가에 관한 사항은 국회규칙, 대법원규칙, 헌법재판소규칙 및 중앙선거관리위원회규칙으로 정하는 바에 따름 (「개인정보 보호법」 제33조 제10항)

2 개인정보 영향평가 시기

시스템을 신규 구축 또는 기존 시스템을 변경하는 경우와 기 구축되어 운영 중인 시스템의 경우로 구분하여 시행된다.

개인정보처리시스템을 신규로 구축하거나 기존 시스템을 변경하려는 기관은 사업계획 단계에서 영향평가 의무대상 여부를 파악하여 예산을 확보한 후, 대상 시스템의 설계 완료 전에 영향평가를 수행해야 한다. 또한 영향평가 결과는 시스템 설계·개발 시 반영해야 한다(「개인정보 영향평가에 관한 고시」 제9조의2).

개인정보처리시스템을 기 구축·운영 중인 시스템의 경우는 수집·이용 및 관리상에 중대한 침해위험의 발생이 우려되는 경우와 전반적인 개인정보 보호체계를 점검하여 개선하기 위한 경우에 추가적으로 영향평가의 수행이 가능하다.

개인정보보호위원회가 지정한 영향평가기관에 의뢰하여 영향평가를 수행한 이후 영향평가 결과 및 요약본은 최종 제출받은 날로부터 2개월 이내에 개인정보보호위원회에 제출하여야 한다. 영향평가 결과에 개인정보보호위원회는 필요 시 의견 제시가 가능하다.

[표 9-4] 개인정보 영향평가 용어 정의 및 추진근거

구분	정의	근거
개인정보	살아있는 개인에 관한 정보로서 성명, 주민등록번호 및 영상 등을 통하여 개인을 알아볼 수 있는 정보임. 해당 정보만으로는 특정 개인을 알아볼 수 없더라도 다른 정보와 쉽게 결합하여 개인을 알아볼 수 있는 정보가 포함됨. 이 경우 쉽게 결합할 수 있는지 여부는 다른 정보의 입수 가능성 등 개인을 알아보는 데 소요되는 시간, 비용, 기술 등을 합리적으로 고려해야 함. 또한 개인정보의 일부를 삭제하거나 일부 또는 전부를 대체하는 등의 방법으로 추가 정보가 없이는 특정 개인을 알아볼 수 없도록 가명처리한 정보(가명정보도 개인정보에 포함함)	「개인정보 보호법」 제2조제1호
처리	개인정보의 수집, 생성, 연계, 연동, 기록, 저장, 보유, 가공, 편집, 검색, 출력, 정정(訂正), 복구, 이용, 제공, 공개, 파기(破棄), 그 밖에 이와 유사한 행위	「개인정보 보호법」 제2조제2호
정보주체	처리되는 정보에 의하여 알아볼 수 있는 사람으로서 그 정보의 주체가 되는 사람	「개인정보 보호법」 제2조제3호
개인정보파일	개인정보파일은 개인정보를 쉽게 검색할 수 있도록 일정한 규칙에 따라 체계적으로 배열하거나 구성한 개인 정보의 집합물(集合物). 데이터베이스 등 전자적인 형태뿐만 아니라 수기(手記)문서 자료도 포함하지만, 영향평가의 대상이 되는 개인정보파일은 전자적으로 처리할 수 있는 것에 한정되어 있으므로 일반적으로 종이 등의 문서에 수기로 기록된 개인정보 문서는 대상에서 제외됨. 단, 종이로 기록된 개인정보 문서가 PDF 등의 전자적인 매체로 변환될 경우 해당 PDF 파일 등은 평가의 대상이 될 수 있음	「개인정보 보호법」 제2조제4호
개인정보처리자	업무를 목적으로 개인정보파일을 운용하기 위하여 스스로 또는 다른 사람을 통하여 개인정보를 처리하는 공공기관, 법인, 단체 및 개인 등	「개인정보 보호법」 제2조제5호
고정형 영상정보 처리기기	일정한 공간에 설치되어 지속적 또는 주기적으로 사람 또는 사물의 영상 등을 촬영하거나 이를 유·무선망을 통하여 전송하는 장치로서 대통령령으로 정하는 장치	「개인정보 보호법」 제2조제7호
이동형 영상정보 처리기기	사람이 신체에 착용 또는 휴대하거나 이동 가능한 물체에 부착 또는 거치(据置)하여 사람 또는 사물의 영상 등을 촬영하거나 이를 유·무선망을 통하여 전송하는 장치로서 대통령령으로 정하는 장치	「개인정보 보호법」 제2조제7의2

민감정보	사상·신념, 노동조합·정당의 가입·탈퇴, 정치적 견해, 건강, 성생활 등에 관한 정보, 그 밖에 정보주체의 사생활을 현저히 침해할 우려가 있는 개인정보로서, 유전자검사 등의 결과로 얻어진 유전정보, 「형의 실효 등에 관한 법률」 제2조제5호에 따른 범죄경력자료에 해당하는 정보, 개인의 신체적, 생리적, 행동적 특징에 관한 정보로서 특정 개인을 알아볼 목적으로 일정한 기술적 수단을 통해 생성한 정보, 인종이나 민족에 관한 정보	「개인정보 보호법」 제23조제1 /동법시행령 제18조
고유식별정보	법령에 따라 개인을 고유하게 구별하기 위하여 부여된 식별정보로서 주민등록번호, 여권번호, 운전면허번호, 외국인등록번호를 의미	「개인정보 보호법」 제24조제1항 /동법 시행령 제19조
개인정보취급자	개인정보처리자의 지휘·감독을 받아 개인정보를 처리하는 업무를 담당하는 자로서 임직원, 파견근로자, 시간제근로자 등 ※ 개인정보취급자는 개인정보 처리 업무를 담당하고 있는 자라면, 정규직, 비정규직, 하도급, 시간제 등 모든 근로 형태를 불문하며, 고용관계가 없더라도 실질적으로 개인정보처리자의 지휘·감독을 받아 개인정보를 처리하는 자는 개인정보취급자에 포함	「개인정보 보호법」 제28조제1항 /개인정보 보호법령 및 지침·고시 해설 제28조
개인정보 처리시스템	데이터베이스시스템 등 개인정보를 처리할 수 있도록 체계적으로 구성한 시스템으로 일반적으로 데이터베이스(DB) 내의 데이터에 접근할 수 있도록 해주는 응용시스템을 의미하며 데이터베이스를 구축하거나 운영하는데 필요한 시스템을 의미함. 개인정보처리시스템은 개인정보처리자의 개인정보 처리방법, 시스템 구성 및 운영환경 등에 따라 달라질 수 있으며 작게는 한 대의 서버에서부터 크게는 수백 대의 서버 및 DBMS를 운영하는 것까지 다양한 규모를 가지고 있음. 영향평가에서는 개인정보처리시스템 내의 개인정보파일을 안전하게 보호하기 위하여 필요한 기술적·관리적 및 물리적 안전조치가 적절하게 적용되었는지 여부를 비롯하여 개인정보의 수집, 저장, 이용, 제공, 파기 등 생명주기 상에 관련 법규를 준수하고 정보주체의 권리를 제대로 보장하고 있는지를 확인하고 문제점이 있는 경우 개선방안을 제시함	개인정보의 안전성 확보조치 기준 제2조 제1호
위험도 분석	개인정보 유출에 영향을 미칠 수 있는 다양한 위험요소를 식별·평가하고 해당 위험요소를 적절하게 통제할 수 있는 방안 마련을 위한 종합적으로 분석하는 행위	개인정보의 안전성 확보조치 기준 제2조 제13호
개인정보 영향평가 (이하 영향평가)	법 제33조제1항에 따라 공공기관의 장이 영 제35조에 해당하는 개인정보파일의 운용으로 인하여 정보주체의 개인정보 침해가 우려되는 경우, 위험요인의 분석과 개선 사항 도출을 위한 평가	「개인정보 영향평가에 관한 고시」 제2조제1호
대상기관	영 제35조에 해당하는 개인정보파일을 구축·운용, 변경 또는 연계하려는 공공기관	「개인정보 영향평가에 관한 고시」 제2조제2호

법 : 개인정보보호법
영 : 개인정보 보호법 시행령

3 개인정보 영향평가 수행절차

영향평가 사업은 사전준비 단계, 수행단계, 이행단계 등의 3단계로 진행된다.

1) 영향평가 사전준비 단계

영향평가 사업계획을 수립하여 신규 또는 변경 사업 추진 시 타당성 검토 후 조직 내 영향평가 협력 조직 구성 및 영향평가 수행 방향을 수립하여야 한다. 이후 필요한 예산 및 지원 인력 등의 자원을 확보하고 평가기관을 선정, 선정된 평가기관이 포함된 영향평가팀을 구성한다.

(1) 사업계획의 작성

① 영향평가 필요성 검토

영향평가 필요성 검토는 대상사업 주관 부서가 주체가 되어 정보화사업을 추진하는 과정에서 구축 또는 변경하고자 하는 정보화사업(정보시스템)에 대해 사업계획서, 제안요청서(RFP) 등을 참고하여 영향평가 필요성 여부를 판단하여 '영향평가 필요성 검토서'(개인정보 보호법 시행령 제35조 근거)를 작성하는 것이다.

특정 정보주체 수 이상의 개인정보를 전자적으로 처리하는 공공기관은 3가지로 구분된 영향평가를 의무적으로 수행하여야 한다. 영향평가 실시 유형은 개인정보파일을 신규 구축・운용하려는 경우, 기 운용 중인 개인정보파일의 수집, 보유, 이용・제공, 파기 등 처리절차를 변경하거나 개인정보 검색 체계 등 개인정보파일 운용체계를 변경하려는 경우와 개인정보파일을 타 시스템과 연계・제공하려는 경우이다. 공공기관 외의 개인정보처리자는 개인정보파일 운용으로 인하여 정보주체의 개인정보 침해가 우려되는 경우에는 자율적으로 판단하여 영향평가를 하기 위하여 적극 노력하여야 한다(「개인정보 보호법」 제33조제11항). 개인정보 보호법 위반 행위자에게 개인정보보호위원회에서 과징금 부과 시 「개인정보 보호법 위반에 대한 과징금 부과기준」에 근거하여 법 위반 행위자가 개인정보 영향평가를 하는 등 개인정보 보호 활동을 성실히 수행한 것으로 확인된 경우 1차 조정을 거친 금액의 100분의 30 이하에 해당하는 금액을 감경할 수 있다(단, 영향평가 의무 대상기관인 경우 제외).

② 영향평가 사업 대가산정

대상기관은 객관적인 개인정보 영향평가 대가산정을 위해 '개인정보 영향평가 대가산정 가이드(개인정보보호위원회)'를 준용하여 사업비를 산정한다. 개인정보 영향평가 대가산정 방식은 투입 공수 방식, 컨설팅 업무량 방식에 의한 방법으로 구분할 수 있다.

[표 9-5] 투입 공수 방식 사업 대가 산출

절차	주요 내용	산출물
1. 준비	개인정보 영향평가 업무범위 확정 업무별 요구사항을 판단한다.	업무 요구사항
2. 투입 공수 결정	필요한 업무 절차별 투입 인력 확정 과업의 수행 기간 결정	업무 절차별투입공수
3. 직접인건비 계산	인력의 직접 인건비 계산 직접인건비 : 직무별 공수 × 평균임금	직접인건비
4. 제경비 및 기술료 계산	인력의 제경비와 기술로 계산 제경비 계산 : 직접인건비 × 144~154% 기술료 계산 : (직접인건비 + 제경비) × 20~40%	제경비기술료
5. 직접경비 계산	개인정보 영향평가 직접 경비 계산	직접경비
6. 사업비 산출	개인정보 영향평가 대가산정 적정 대가 : 직접인건비 + 제경비 + 기술료 + 직접경비	개인정보 영향평가 대가

[표 9-6] 컨설팅 업무량 방식 사업 대가 산출

절차	주요 내용	산출물
1. 업무 범위 설정	개인정보 영향평가 업무범위 확정 업무별 요구사항을 판단	업무 요구사항
2. 업무 절차별 업무량 계산	개인정보 영향평가 수행 활동별 업무량 단위 합산	업무량 단위
3. 업무별 난이도 값 계산	개인정보 영향평가 업무 수행 활동별 난이도 계산	업무별 난이도
4. 컨설팅 업무량 계산	컨설팅 업무별 가중치 및 업무별 난이도 평가 결과를 이용하여 컨설팅 업무량을 계산 컨설팅 업무량 = 업무별 가중치 × 업무별 난이도	컨설팅 업무량
5. 직접경비 계산	개인정보 영향평가 직접 경비 계산	직접경비
6. 개인정보 영향평가 대가산정	개인정보 영향평가 대가산정 적정 대가 : 컨설팅 업무량 × 업무 단가 + 직접경비	개인정보 영향평가 대가

③ 사전 간이평가(선택사항)

대상기관은 영향평가기관을 통해 영향평가를 수행하기 전에 대상시스템 및 영향평가 절차 등에 대한 이해도를 높이고 사업발주 시 평가기관에 대한 사업관리 등에 활용할 수 있는 영향평가 맛보기 기능을 활용할 수 있다(개인정보 포털, privacy.go.kr). 영향평가 평가지표는 85개이나, 맛보기 프로그램에서는 주요한 지표 30개를 선별하여 구성되어 있다.

④ 사업계획서 작성

영향평가 사전준비 단계로 영향평가 사업계획서를 작성하고, 영향평가 예산 확보를 위해 사업계획에 포함한다.

[표 9-7] 사업계획서 및 제안요청서 목차(예시)

<table>
<tr><th colspan="2">사업계획서 목차</th><th colspan="2">제안요청서 목차</th></tr>
<tr><td rowspan="4">I. 사업개요</td><td>1. 사업개요</td><td>1. 사업개요</td><td rowspan="4">I. 사업 안내</td></tr>
<tr><td>2. 추진배경 및 필요성</td><td>2. 추진배경 및 필요성</td></tr>
<tr><td>3. 사업범위</td><td>3. 사업범위</td></tr>
<tr><td>4. 기대효과</td><td>4. 기대효과</td></tr>
<tr><td rowspan="4">II. 대상업무현황</td><td>1. 업무현황</td><td>1. 업무현황</td><td rowspan="4">II. 대상업무현황</td></tr>
<tr><td>2. 정보시스템 현황</td><td>2. 정보시스템 현황</td></tr>
<tr><td>3. 선진사례</td><td>3. 선진사례</td></tr>
<tr><td>4. 문제점 및 개선과제</td><td>4. 문제점 및 개선과제</td></tr>
<tr><td rowspan="4">III. 사업추진계획</td><td>1. 추진목표</td><td>1. 추진목표</td><td rowspan="4">III. 사업추진계획</td></tr>
<tr><td>2. 추진전략</td><td>2. 추진전략</td></tr>
<tr><td>3. 추진체계 및 역할</td><td>3. 추진체계 및 역할</td></tr>
<tr><td>4. 추진일정</td><td>4. 추진일정</td></tr>
<tr><td rowspan="2">IV. 사업내용</td><td>1. 주요 사업내용</td><td>1. 주요 사업내용</td><td rowspan="3">IV. 제안요청개요</td></tr>
<tr><td>2. 세부 사업내용</td><td>2. 세부 사업내용</td></tr>
<tr><td colspan="2">V. 소요자원 및 예산</td><td>3. 용역산출물</td></tr>
<tr><td rowspan="3">VI. 기타 지원요건</td><td>1. 교육지원 요건</td><td>4. 보안요건</td><td rowspan="3"></td></tr>
<tr><td>2. 기술지원 요건</td><td>5. 기타 지원요건</td></tr>
<tr><td>3. 유지보수 요건</td><td></td></tr>
</table>

(2) 영향평가 기관 선정

사업주관부서(영향평가 주관부서)는 각 기관의 업무분장을 참고로 개인정보보호위원회가 지정한 영향평가기관을 대상으로 기관의 영향평가를 수행할 평가기관을 선정하여 제안요청서를 작성하고, 사업발주 후 평가기관 중 적합한 기관을 선정한다.

① 제안요청서 작성 및 사업발주

사업계획서에 기반하여 영향평가 사업발주를 위한 제안요청서를 작성한다. 사업발주시 다음과 같은 사항을 주의하여야 한다.

㉠ 제안요청서 작성 시 영향평가 대상 시스템의 설계 완료 전에 영향평가를 수행하도록 일정계획을 제시하여야 하며, 영향평가 개선계획의 반영여부를 감리 또는 테스트 단계에서 확인할 수 있도록 사업발주 필요

㉡ 시스템 구축 사업의 일부분으로써 영향평가를 포함하여 발주할 경우 영향평가의 독립성을 심각하게 저해 할 수 있으므로, 구축사업과 분리하여 별도의 사업으로 발주 필요

㉢ 대상기관은 제안서 평가 시 투입인력의 인증서 보유 여부 확인 필요

② 영향평가기관 선정

영향평가기관 중 제안요청사항을 충족할 수 있는 적정 기관을 선정하되, 다음과 같은 문제점이 있으면 평가 수행 업체로 부적절하므로 선정 시 유의하여야 한다.

㉠「개인정보 보호법 시행령」제36조(평가기관의 지정 및 지정취소)제5항 및「개인정보 영향평가에 관한 고시」

㉡ 제8조(사후관리)에 따라 개인정보보호위원회로부터 개선권고, 경고, 지정취소 등을 받은 경우

2) 영향평가 수행단계

(1) 영향평가 수행계획 수립

수행주체인 영향평가 팀은 영향평가 수행계획서 작성 예시를 참고자료로 효율적인 평가 수행을 위해 사전 계획 수립한다. 이는 사업 주관 부서가 영향평가 수행계획을 수립하고, 수립한 계획서는 착수회의를 통하여 영향평가팀 및 당해 사업과 관련하여 협조가 필요한 유관 부서, 외부기관, 외부 전문가 등과 수립된 영향평가 수생계획을 공유한다.

① 영향평가 수행계획 수립

영향평가팀은 평가과정에 필요한 사항들을 정리하고 영향평가팀 내에서 공유할 수 있는 세부적인 영향평가 수행계획을 수립하여 "영향평가 수행계획서"를 작성한다. 영향평가 수행계획서에는 평가목적, 평가대상 및 범위, 평가주체(영향평가팀), 평가기간, 평가절차(방법), 주요 평가사항, 평가기준 및 항목, 자료수집 및 분석계획 등의 사항을 반영한다. 또한, 영향평가의 필요성 공유 및 원활한 업무협조를 위해 정보화사업과 관련된 유관부서 및 외부기관 등과 함께 착수회의를 하고 개인정보 보호책임자 등에 영향평가 수행계획서를 보고하고, 영향평가 대상 사업 최종 책임자의 영향평가수행 지시 후 평가를 실시한다.

② 영향평가팀 구성방안 협의

평가기관의 프로젝트 책임자(Project Manager, 이하 PM)는 대상기관 사업관리 담당자의 협조 하에 개인정보보호 담당자, 유관부서 담당자, 외부전문가 등의 참여를 요청한다. 정보시스템이 위탁 개발·관리되고 있는 경우에는 실제 업무담당자와 사업담당자가 다르므로 현업 업무담당자가 반드시 참여하여야 한다. 공공기관이 사업을 추진하나 실제 정보화사업 운영·관리를 산하기관 등 외부기관이 주관하는 경우에는 해당 산하기관 담당자가 참여한다. 그리고 외부 정보시스템 구축업체에 용역을 의뢰하여 구축사업을 추진 시 PM 또는 파트리더(PL) 등이 참여한다.

③ 영향평가팀 역할 정의

영향평가팀의 평가기관 PM이 참여하는 대상기관 사업주관부서와 기관 내 유관부서 및 외부기관, 사업구축 부서를 기본적으로 포함하여 각 구성원의 역할 및 책임 사항을 정의한다. 외부용역을 통해 개발하는 경우에는 정보시스템 개발업체(개발용역업체)를 포함한다. 개인정보보호를 위한 법률해석의 자문이 필요하거나 전문가의 조언이 필요한 경우에는 외부 자문위원의 포함이 가능하다.

영향평가기관의 평가수행 인력은 반드시 상주하여야 하며 품질관리 담당자는 비상주 가능하다. 영향평가 업무의 연속성 확보 및 품질 제고를 위해 투입인력 중 최소 1명 이상은 업무분석 단계부터 위험분석, 개선계획 도출 등 사업 전기간 동안 상주하여야 한다.

[표 9-8] 영향평가팀 역할 구분

구분	역 할
개인정보 보호책임자	영향평가 총괄
대상기관 사업주관부서	• 영향평가 사업관리 • 영향평가 사업 진행 단계별 산출물 등에 대한 품질관리 · 검토 • 기관 내 업무 유관부서 협력요청 • 영향평가팀 착수회의, 중간보고 및 종료회의 등 공식 회의 주관 • 개선계획 이행 관리 및 확인
영향평가기관	• 평가계획 수립 • 영향평가 팀 구성 • 영향평가 사업 수행 • 평가업무 간 수집된 자료와 산출물에 대한 보안관리, 품질관리 • 평가를 위한 중간 산출물 및 영향평가서 작성 • 영향평가 이행점검(발주기관 요청 시)
유관 부서, 외부기관	• 당해 사업 관련 자료 및 영향평가팀이 요청하는 자료의 제공 • 영향평가팀 요청에 의한 인터뷰 참여 • 개인정보 흐름분석 결과 검토 및 의견제시 • 영향평가서의 검토 및 의견 제공
시스템 개발부서	• 당해 사업 관련 자료 및 영향평가팀이 요청하는 자료 제공 • 영향평가팀 요청에 의한 인터뷰 참여 • 개인정보 흐름분석 결과 검토 및 의견제시 • 영향평가서의 검토 및 의견 제공 등 • 평가결과에 대한 개선 수행 ※ 시스템개발을 직접 수행하지 않는 경우, 외부 개발업체 담당

④ 영향평가팀 운영계획 수립

영향평가팀 구성과 각 구성원의 역할 및 책임 사항의 정의를 문서화한 "영향평가팀 구성 · 운영계획서"를 작성한다. 영향평가팀 구성 · 운영계획서는 평가팀원이 내부적으로 공유하여 상호간의 역할과 업무를 재확인한다.

(2) 평가자료 수집

영향평가팀은 효율적인 영향평가 수행을 위해 평가 대상 및 개인정보 정책 환경을 분석하기 위하여 개인정보보호 관련 법규 및 상위기관의 지침과 해당기관 내부규정 현황을 파악하고 당해사업을 이해하고 분석하기 위해 필요한 자료 등 취합 및 분석하며 평가 시 고려해야 하는 개인정보보호 관련 법률 · 규정 목록, 사업개요서 등의 산출물을 만든다. 분석 대상자료는 기관 내 · 외부 개인정보보호관련 규정, 정책환경을 분석하기 위한 내부 정책자료, 외부 정책자료와 대상시스템 관련자료 등으로 구분할 수 있다.

[표 9-9] 분석 자료

항목	수집 목적	수집 대상 자료
내부 정책 자료	기관 내부의 개인정보보호 체계, 규정, 조직 현황 등 분석	• 기관 내 개인정보 보호 규정 • 기관 내 정보보안 관련 규정 • 기관 내 직제표 등
	개인정보취급자(정보시스템 관리자, 접근자 등), 위탁업체 등에 대한 내부규정 및 관리 · 교육 체계 확인	• 개인정보 관련 조직 내 업무 분장표 및 직급별 권한 • 정보시스템의 접근권한에 대한 내부 규정 • 위탁업체 관리 규정 등 • 시스템 관리자 및 정보취급자에 대한 교육계획
외부 정책 자료	개인정보보호 정책 환경 분석	• 개인정보 보호법, 관련 지침 등 • 개인정보보호 기본계획 등
	영향평가 대상사업의 특수성을 반영한 정책 환경 분석	• 평가대상사업 추진 근거 법률 및 개인정보 보호 관련법령
대상 시스템 관련자료	정보시스템을 통해 수집되는 개인 정보의 양과 범위가 해당 사업 수행을 위해 적절한지 파악	• 사업 수행 계획서, 요건정의서 • 제안서, 업무기능분해도 • 업무흐름도, 화면설계서
	정보시스템의 외부연계 여부 검토	• 위탁 계획서, 연계 계획서 • 인터페이스 정의서 • 메뉴 구조도
	정보시스템의 구조와 연계된 개인정보 보호 기술 현황 파악	• 침입차단시스템 등 보안 시스템 구조도 • 인터페이스 정의서

① 내부 정책자료 분석

내부 정책자료의 분석은 대상기관의 개인정보보호 관리체계 및 규정 수립 · 이행 여부를 위하여 중요하다. 개인정보보호 관리체계 분석을 위한 개인정보처리방침, 개인정보 보호 정책 관련 자료, 정보보안환경 분석을 위한 시스템 구조도 등이 해당된다.

② 외부 정책자료 분석

외부 정책자료는 공통적으로 해당되는 일반 정책자료와 대상사업에 제한적으로 적용되는 특수 정책자료가 있으며 유형은 법령, 지침, 가이드라인, 훈령 등으로 다양하다. 영향평가는 규정 준수 여부와 더불어 개인정보보호 관점에서 정보시스템을 평가 · 분석하므로 지침이나 가이드라인 등의 권고사항을 반영하여 평가하는 것이 필요하다. 각종 개인정보보호 관련 법규 등을 분석하여 대상사업 관련 외부의 개인정보보호 정책 환경을 파악하는 것은 개인정보보호 관련 법규 준수 여부(Compliance)를 판단하는 근거자료로 사용될 수 있다.

기본적인 개인정보보호 규정 외에 특정 분야에만 적용되는 규정 검토가 필요하며 각 기관의 해당 업무에 관한 개인정보보호지침, 가이드라인 등도 검토도 필요하다.

[표 9-10] 개인정보보호 관련 주요 법규 및 지침

관련 법규	주요 내용
개인정보 보호법	개인정보 처리 과정상의 정보주체와 개인정보처리자의 권리·의무 등 규정 ※ 공공·민간 구분 없이 모든 개인정보처리자에게 적용함
신용정보의 이용 및 보호에 관한 법률	개인 신용정보의 취급 단계별 보호조치 및 의무사항에 관한 규정 ※ 신용정보를 취급하는 금융회사(은행, 보험, 카드 등) 에게 적용함
위치정보의 보호 및 이용 등에 관한 법률	개인위치정보 수집, 이용·제공 파기 및 정보주체의 권리 등 규정
표준 개인정보 보호지침	개인정보취급자 및 처리자가 준수하여야 하는 개인정보의 처리에 관한 기준, 개인정보침해의 유형 및 예방조치 등에 관한 세부사항 규정
개인정보의 안전성 확보조치 기준	개인정보처리자가 개인정보를 처리함에 있어서 개인정보가 분실·도난·유출·변조·훼손되지 아니하도록 안전성을 확보하기 위하여 취하여야 하는 최소한의 기준 규정
개인정보 영향평가에 관한 고시	영향평가 수행을 위한 평가기관의 지정 및 영향평가의 절차 등에 관한 세부기준 규정
개인정보 처리 방법에 관한 고시	공공기관의 개인정보 목적 외 이용 등에 따른 공고의 절차 및 방법, 개인정보 보호업무관련 장부 및 문서 서식, 서면 동의 시 표시 방법에 관한 세부 사항 규정
개인정보 위험도 분석 기준	개인정보 처리시스템의 보호수준을 진단하여 암호화에 상응하는 조치필요 여부를 판단할 수 있는 기준을 규정
가명정보의 결합 및 반출 등에 관한 고시	결합전문기관 지정 및 가명정보의 결합·반출에 관한 기준·절차 등을 규정
개인정보 국외 이전 운영 등에 관한 규정	개인정보의 국외 이전에 관하여 필요한 사항을 규정
RFID 프라이버시 보호 가이드라인	RFID 활용 시 개인정보보호 조치 사항
위치정보의 보호 및 이용 등에 관한 법률 위치정보의 관리적·기술적 보호조치 기준	위치정보 수집 및 이용 시 개인정보보호 조치 사항
생체정보 보호 가이드라인	지문, 홍채 등 생체 정보 및 생체인식정보 수집·이용 시 개인정보 보호 조치 사항
가명정보 처리 가이드라인	가명정보 활용에 필요한 가명정보 처리 목적, 처리 절차 및 방법, 안전조치에 관한 사항 등을 안내하여 안전한 데이터 활용에 관한 사항

③ 대상시스템 관련 자료 분석

사업추진계획서, 제안요청서(RFP), 과제수행계획서, 요구사항 정의서 등 다양한 형태의 사업 설명자료를 참조하여 대상사업의 추진배경, 추진목표, 사업개요 및 사업에 영향을 미치는 제반 사항에 대한 검토·분석을 실시하고, 사업 내용을 이해할 수 있도록 '사업개요서'를 작성한다. 기 구축된 개인정보 처리시스템은 업무매뉴얼 등으로 검토 가능하며, 사업관련 자료 분석을 위한 수집내용은 영향평가 수행 시 활용되므로 상세히 검토한다. 대상기관의 정보화사업 및 개인정보 수집·이용이 법령 등에 근거하여 추진하는 경우가 많으므로, 관련 법적 근거를 조사하여 사업개요서에 반영하도록 한다.

(3) 개인정보 흐름 분석

영향평가팀은 개발 관련 산출물과 해당 업무 매뉴얼 등을 참고하여 대상사업에서 처리되는 개인정보 흐름에 대한 파악을 위해 정보시스템 내 개인정보 흐름을 분석한다. 개인정보 흐름 분석은 개인정보 처리업무 분석, 개인정보 흐름표 작성, 개인정보 흐름도 작성과 정보시스템 구조도 작성의 4단계로 진행한다.

① 개인정보 처리 업무 현황 분석

평가자료 수집 단계에서 수집한 산출물 분석을 수행하고 조직도(대상기관, 개발 조직, 운영 조직 등) 및 업무분장표 등을 참조하여 업무담당자 인터뷰 및 현장 실사 등을 통해 개인정보 처리업무를 도출하여 평가범위를 선정하는 개인정보 처리업무 현황을 분석한다. 인터뷰 대상자는 시스템 개발, 운영 담당자 및 현장 업무담당자를 포함하여야 하며, 개인정보 처리 업무분석을 위해 필요하다고 판단되는 대상자도 포함한다. 기 운영 중인 시스템의 경우에는 시스템 실사를 통해 산출물 및 인터뷰 내용의 정합성과 누락 사항 존재 여부 등에 대하여 검증한다. 실사는 업무 현장 실사와 화면·DB 등에 대한 시스템 실사로 진행한다. 영향평가 대상 업무 중에서 개인정보 처리업무(수집, 생성, 연계, 연동, 기록, 저장, 보유, 가공, 편집, 검색, 출력, 정정, 복구, 이용, 제공, 공개, 파기 등)를 도출하여 평가범위를 선정한다.

업무별로 처리하는 개인정보의 누락이나 오류사항이 없으며, 개인정보 처리 업무별 개인정보 영향도 등급표에 따라 영향도를 산정하도록 개인정보 처리업무를 구분하여 개인정보 처리 업무표를 작성한다.

[표 9-11] 개인정보 영향도 등급표 예시

등급	조합설명	위험성	자산가치	분류	개인정보 종류
1등급	그 자체로 개인의 식별이 가능하거나 매우 민감한 개인정보 또는 관련법령에 따라 처리가 엄격하게 제한된 개인정보	• 정보주체의 경제적/사회적 손실을 야기하거나, 사생활을 현저하게 침해 • 범죄에 직접적으로 악용 가능 • 유출 시 민/형사상 법적 책임 부여 가능 및 대외 신임도 크게 저하	5	고유식별정보	주민등록번호, 여권번호, 운전면허번호, 외국인등록번호 ※「개인정보 보호법」제24조 및 동법 시행령 제19조
				민감정보	사상・신념, 노동조합・정당의 가입・탈퇴, 정치적 견해, 병력(病歷), 신체적・정신적 장애, 성적(性的) 취향, 유전자 검사정보, 범죄 경력정보, 개인의 신체적, 생리적, 행동적 특징에 관한 정보로서 특정 개인을 알아볼 목적으로 일정한 기술적 수단을 통해 생성한 정보, 인종이나 민족에 관한 정보 ※「개인정보 보호법」제23조 및 동법 시행령 제18조
				인증정보	비밀번호, 생체인식정보(지문, 홍채, 정맥 등) ※「개인정보의 안전성 확보조치 기준 고시」 제2조
				신용정보/금융정보	신용카드번호, 계좌번호 등 ※「신용정보의 이용 및 보호에 관한 법률」 제2조, 제1호 가목, 제1의2호, 제2호
				의료정보	건강상태, 진료기록 등 ※「의료법」 제22조, 제23조 및 동법 시행규칙 제14조 등
				위치정보	개인 위치정보 등 ※「위치정보의 보호 및 이용 등에 관한 법률」 제2조, 제16조 등
				기타 중요정보	해당 사업의 특성에 따라 별도 정의
2등급	조합되면 명확히 개인의 식별이 가능한 개인정보	• 정보주체의 신분과 신상 정보에 대한 확인 또는 추정 가능	3	개인식별정보	이름, 주소, 전화번호, 핸드폰 번호, 이메일 주소, 생년월일, 성별 등

		• 광범위한 분야에서 불법적인 이용 가능 • 유출시 민/형사상 법적 책임 부여 가능 및 대외 신인도 저하		개인관련정보	학력, 직업, 키, 몸무게, 혼인여부, 가족상황, 취미 등
				기타 개인정보	해당 사업의 특성에 따라 별도 정의
3등급	개인식별 정보와 조합되면 부가적인 정보를 제공하는 간접 개인정보	• 정보주체의 활동 성향 등에 대한 추정 가능 • 제한적인 분야에서 불법적인 이용 가능 • 대외 신인도 다소 저하	1	자동생성정보	IP정보, MAC주소, 사이트 방문기록, 쿠키(cookie) 등
				가공 정보	통계성 정보 등
				제한적 본인식별 정보	회원번호, 사번, 내부용 개인식별정보 등
				기타 간접 개인정보	해당 사업의 특성에 따라 별도 정의

※ 서로 다른 등급의 개인정보가 혼재한 경우, 상위 등급의 개인정보로 선정

※ 영향도의 산정은 영향평가 기관의 고유 방법론에 따라 달라질 수 있으며 개인정보 영향도 등급표 예시에 따른 등급(1~3등급) 또는 자산가치(5, 3, 1)의 값을 정하여 사용 가능

[표 9-12] 개인정보 처리 업무표 양식(예시)

평가업무명	처리 목적	처리 개인정보	주관부서	개인정보 건수	개인정보 영향
회원관리	홈페이지 회원가입, 본인확인, 정보제공 등 회원 서비스 제공	필수 : 성명, 생년월일, 전화번호, 이메일주소, ID, 비밀번호 선택 : 집주소, 집전화번호	민원팀	10만건 (0건)	5
상담업무	고객 문의 및 민원 응대	필수 : 성명, 전화번호, 상담내용	민원팀	5천건 (0건)	3
실업급여 관리	실업급여 지급확인 및 관련 절차 알림, 확인	필수 : 성명, 주민등록번호, 계좌번호, 전화번호 선택 : 이메일주소	민원팀	3만건 (3만건)	5
…	…	…	…	…	…

② 개인정보 처리 업무 흐름도 작성

평가대상 업무현황 분석을 통해 개인정보를 처리하는 업무별로 '업무 흐름도'를 작성한다. 정형화된 별도 서식은 없으며 영향평가 기관의 서식에 맞춰 작성하고, 사업분석시 활용한 참고자료에 업무 흐름도가 있으면 기존에 작성된 것을 활용 가능하다. 개인정보 처리 업무 흐름도는 해당업무를 수행하는 인력 및 부서 등을 함께 표시하고, 연계기관이 있는 경우에는 해당기관도 포함하여 작성한다.

③ 개인정보 흐름표 작성

분석된 업무흐름을 기반으로 개인정보 처리업무별로 개인정보의 수집, 보유·이용, 제공·파기로 구분하여 개인정보 흐름표를 작성한다. 개인정보 흐름표는 전 단계에서 분류한 업무명을 기준으로 개인정보의 수집, 보유, 이용·제공, 파기에 이르는 Life-Cycle별 현황을 기재하여 개인정보 흐름을 한눈에 이해할 수 있도록 한다.

개인정보 생명주기(Life-Cycle)는 개인정보를 취득하여 활용하는 단계로 수집, 보유, 이용·제공, 파기의 4단계로 구분할 수 있다.

㉠ 수집 : 정보주체의 개인정보를 취득하는 단계로 웹사이트 회원 가입, 서면 신청서 작성, 민원 접수 등의 형태를 통해 이루어짐

㉡ 보유 : 수집한 개인정보를 보유하는 단계로 보유한 개인정보를 안전하게 관리하며 정보주체의 개인정보 열람·정정권리 등을 보장함

㉢ 이용·제공 : 수집·저장한 개인정보를 업무적인 목적으로 이용하거나 수집한 공공기관 외의 제3의 기관에게 정보를 제공하는 행위임

㉣ 파기 : 수집 및 이용 목적이 달성된 개인정보를 파기하는 것

[표 9-13] 개인정보 흐름표(민원처리업무) 예시

〈수집 흐름표〉

평가업무량	수집 항목	수집경로	수집대상	수집주기	수집담당자	수집근거
민원 처리	(필수) 성명, 주민등록번호, 전화번호, 이메일주소, 민원 내용(선택) 집전화번호	온라인 (홈페이지)	민원인	상시	–	이용자 동의/ OO법제O조O항 (주민등록번호
		오프라인 (민원신청서 작성)	민원인	상시	안내창구 담당자	OO법제O조O항 (주민등록번호)

〈보유·이용 흐름표〉

평가업무량	보유 형태	암호화 항목	이용 목적	이용 항목	개인정보 취급자	이용 방법
민원 처리	Web DB	주민등록번호, 비밀번호(일방향)	민원 처리 및 결과 관리	(필수) 성명, 주민등록번호, 전화번호, 이메일 주소, 민원 내용(선택) 집전화번호	민원처리담당자, 민원 관련 업무 담당자	관리자 홈페이지의 민원처리 화면 접속
	민원 DB	주민등록번호, 비밀번호 (일방향)				
	캐비넷 (신청서류철)					서류보관함

〈제공 · 파기 흐름표〉

평가 업무량	제공								파기			
	제공 목적	제공자	수신자	제공 정보	제공 방법	제공 주기	암호화 여부	제공 근거	보관 기간	파기 담당자	파기 절차	분리보관 여부
민원 처리	민원 처리 실적 집계	통계 담당자	OO 도청	민원인 성명, 민원 접수 내용, 처리 결과	실시간 DB 연동	상시	통신 구간 암호화 (VPN)	전자 정부법 시행령 제OO조	민원처리 완료 후 1년	DB 관리자	일단위 DB 파기	별도 보존 DB 구성
									민원DB 입력 후 스캔 후 파기	통계 담당자	주단위 문서 절단	–

④ 개인정보 흐름도 작성

개인정보흐름표를 바탕으로 개인정보의 수집, 보유, 이용 · 제공, 파기에 이르는 Life-Cycle 별 현황을 식별하여 개인정보 처리현황을 명확히 알 수 있도록 흐름도를 작성한다.

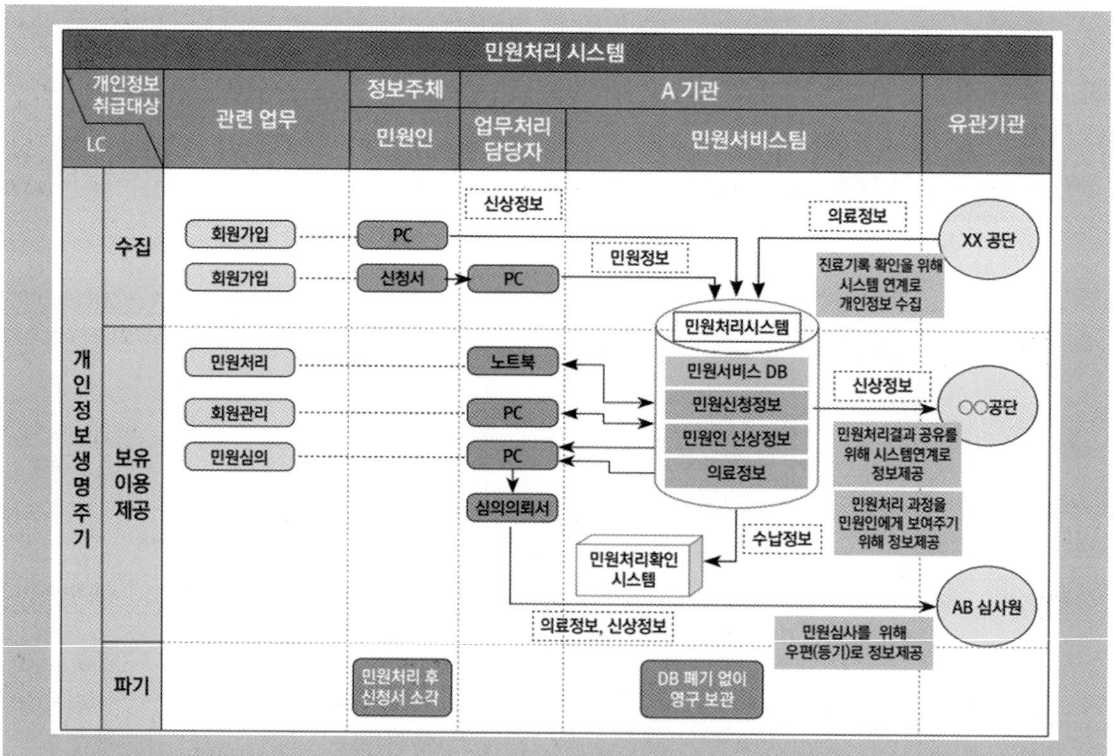

[그림 9-1] 민원처리시스템 총괄 개인정보 흐름도 예시

출처 : 개인정보 영향평가 수행안내서

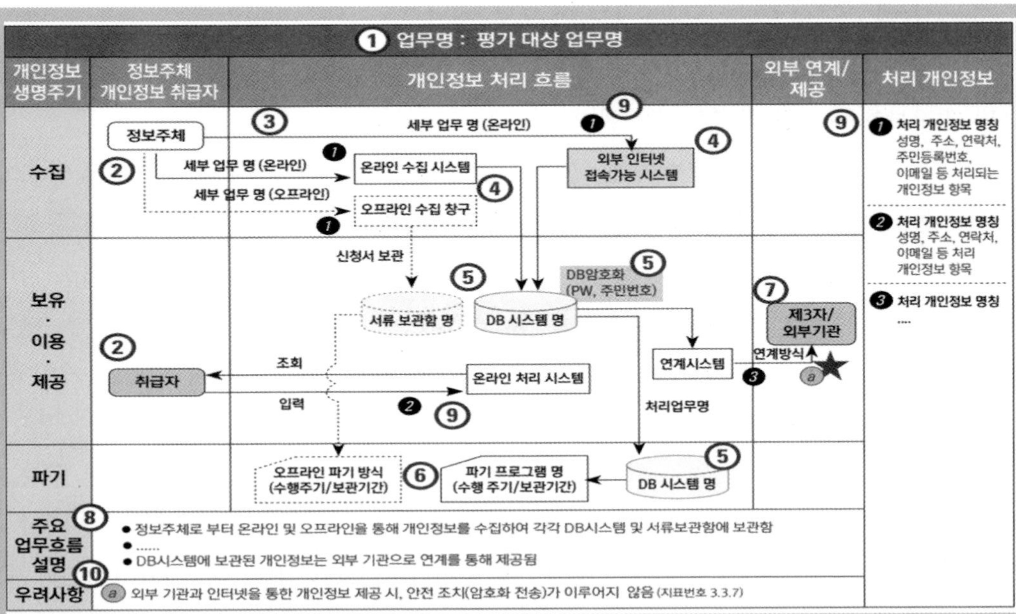

[그림 9-2] 업무별 개인정보 흐름도 범례

출처 : 개인정보 영향평가 수행안내서

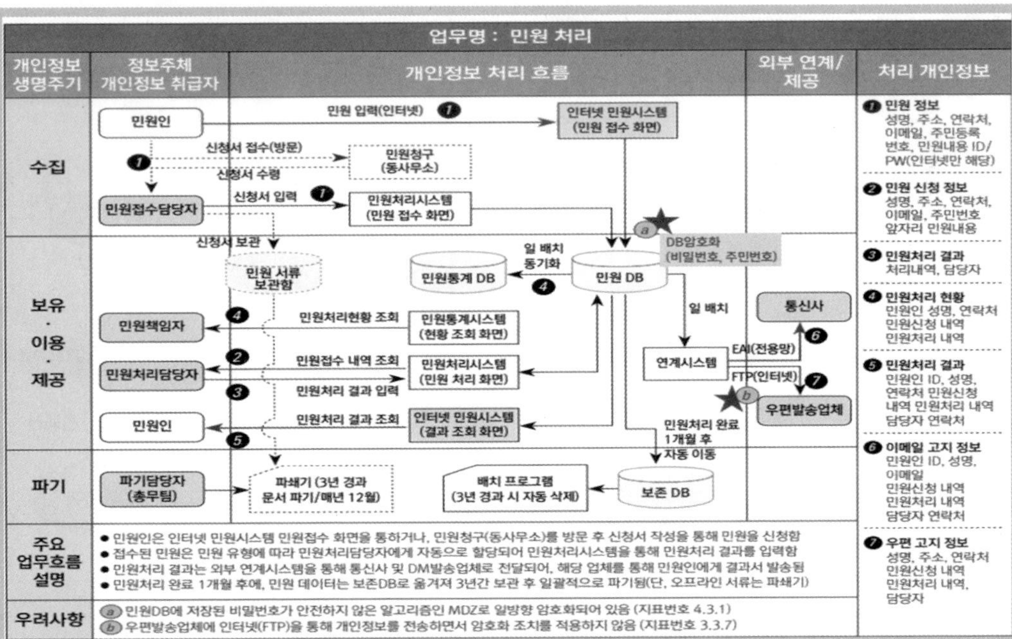

[그림 9-3] 민원처리 업무 개인정보 흐름도 예시

※ 각각의 평가대상 업무별로 별도의 상세 개인정보 흐름도가 작성되어야 함

출처 : 개인정보 영향평가 수행안내서

⑤ 정보시스템 구조도 및 정보보호 시스템 목록 작성

개인정보 처리시스템과 내・외부 연계시스템 등 인프라의 구성을 파악하여 정보시스템 구조도 및 정보보호 시스템 목록을 작성한다.

시스템 구조, 외부 연계 및 방화벽, 침입탐지시스템 및 전송데이터 암호화, DB 암호화 등 기술적・물리적 보안시스템 현황을 분석 가능하도록 상세히 작성한다. 정보시스템 구조도 및 정보보호 시스템 목록은 보안이 중요하여 공개가 어렵다고 판단할 경우에는 비공개로 처리 가능하다. 그러나 비공개로 처리하더라도 시스템 구조 및 정보보호 현황 분석은 충실히 수행되어야 하며, 시스템 구조도 전체를 비공개로 처리하기 보다는 보안상 민감한 영역을 제외하거나 단순화하여 작성할 필요가 있다.

인터넷 구간, DMZ 구간, 외부 연계 구간, 내부망 영역 등 네트워크 성격에 따른 구분 표시한다. 시스템의 물리적 위치(자체 전산실, 통합전산센터 등), 관리 범위 등 영향평가 대상 시스템의 물리적・구조적 범위가 명확히 구분되도록 표시하고, 특히 서버, 데이터베이스 등 인프라 영역이 영향평가 대상 범위인지 분석하여 기록한다.

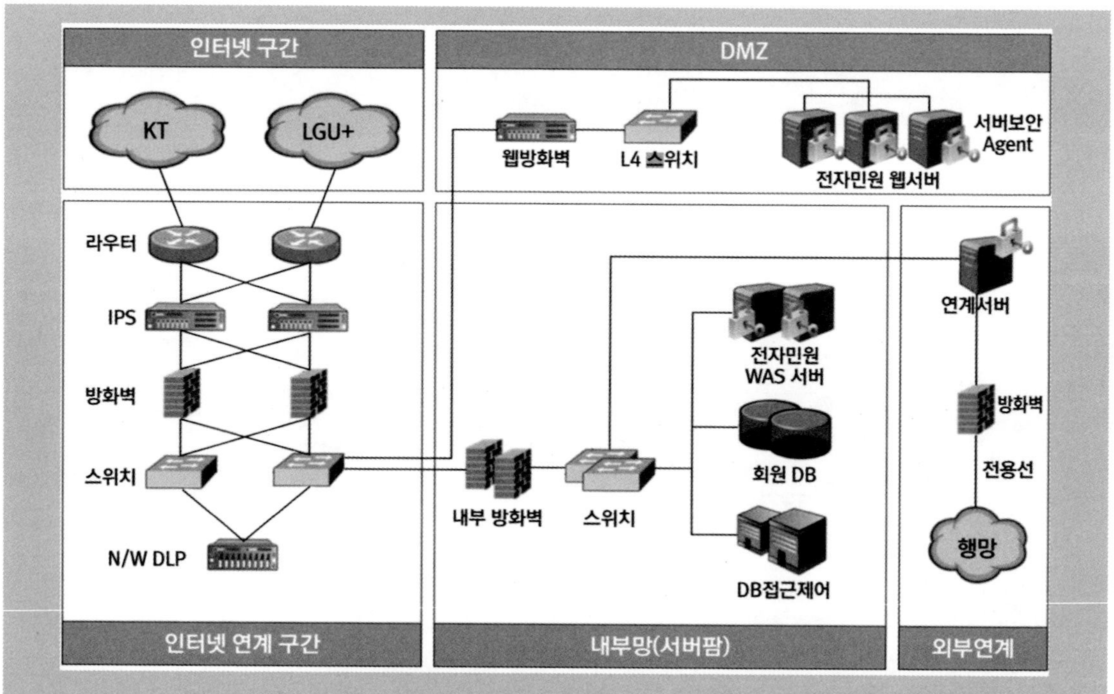

[그림 9-4] 정보시스템 구조도 예시

출처 : 개인정보 영향평가 수행안내서

정보보호 시스템 목록은 개인정보 처리시스템에 대한 보호 대책의 적정성을 검토하고 효과적인 침해 요인 분석 및 위험도 산정이 가능하도록 작성한다. 목록에는 목적 및 용도, 시스템의 유형, 적용 솔루션명, 적용 대상 등, 해당 정보보호 시스템이 적용된 대상 구간과 시스템의 사용자가 특정인으로 한정되는 경우 사용자 등, 시스템이 영향평가사업 이전에 신규로 도입·적용되는 것인지, 기존에 운영 중인 정보보호 시스템이 확장 또는 변경되는 것인지 등에 대하여 기재한다.

[표 9-14] 정보보호 시스템 목록 예시

유형	적용 솔루션명	목적 및 용도	적용 대상	본 사업 범위 여부
방화벽	SuhoGod FW v4.0	• 인터넷과 내부 네트워크 분리 • DMZ 구성 및 접근통제 • 내부서버에 대한 접근 통제	• 인터넷 관문(이중화) • 내부 서버팜 앞단 (1)	기 운영 중
IPS	SafeZ IPS v3.5	• 인터넷에서의 네트워크 공격 탐지 및 차단	• 인터넷 관문(이중화)	기 운영 중
서버보안	SecuOS for UNIX	• 서버 계정관리, 접근통제, 이력 로깅	• UNIX 서버 전체 • Windows 계열서버 제외	○
DB접근 제어	DB Security v2.0	• DB 계정 관리, 접근통제, 개인정보 접속기록 저장 등	• 홈페이지 회원DB • 상담DB • 민원서비스 DB	○
DB 암호화	DB Boan v1.0	• 고유식별정보 등 중요 개인정보에 대한 DB암호화	• 홈페이지 회원DB • 민원서비스 DB	○
보안USB	S-USB Plus	• 개인정보파일 등을 USB 저장/전달 시 자동암호화 • USB 분실 통제	• 민원부서 사용자 (200명)	○

(4) 개인정보 침해요인 분석

영향평가팀은 내부 정책자료, 외부 정책자료, 개인정보 영향도 등급표, 개인정보 처리업무표, 개인정보 흐름표, 개인정보 흐름도, 정보시스템 구조도와 정보보호시스템 현황 등을 활용하여 개인정보의 흐름에 따른 개인정보 조치사항 및 계획 등을 파악하고 개인정보 침해 위험성 도출하는 개인정보 침해요인을 분석한다.

개인정보 침해요인 분석은 평가기준 수립 및 개인정보보호 조치사항 파악을 위한 평가항목 작성, 자료 분석/현장 및 시스템 실사/담당자 인터뷰 등을 통해 개인정보보호 조치 현황 파악, 파악한 조치 현황을 기반으로 개인정보 침해요인 도출과 도출된 개인정보 침해요인에 대한 위험도 산정 등의 과정을 통하여 평가항목, 침해요인 목록, 위험도 산정결과, 개선방안 목록 등을 산출하게 된다.

① 평가항목 구성

개인정보 침해요인 분석을 위한 평가항목은 5개 평가영역, 27개 평가분야로 107개의 지표로 구성되어 있다. 이때, '대상기관 개인정보보호 관리체계' 평가영역은 1년 이내에 수행된 이전 영향평가를 통해 이미 평가를 수행한 경우 대상기관과의 협의를 거쳐 제외가 가능하다.

평가항목은 침해사고 사례, 법제도의 변화, 대상기관 및 대상사업의 특성 등에 따라 추가·삭제·변경 등 탄력적으로 구성하여 사용할 필요가 있다. 그리고 개인정보보호 관련 법령·고시가 개정된 경우 해당 사항에 대해서는 반드시 평가항목에 반영하여 점검하여야 한다. 개인정보의 안전성 확보조치 기준과 관련된 평가항목은 대상기관의 개인정보 보유량에 따라 필수·선택 여부가 결정되므로 사전에 분석하여 평가를 수행하여야 한다.

[표 9-15] 평가영역 및 평가분야

평가영역	평가분야	세부분야
대상기관 개인정보보호 관리체계	1.1 개인정보보호조직	개인정보 보호책임자의 지정, 개인정보 보호책임자 역할수행
	1.2 개인정보보호계획	내부 관리계획 수립, 개인정보보호 연간계획 수립
	1.3 개인정보 침해대응	침해사고 신고방법 안내, 유출사고 대응
	1.4 정보주체 권리보장	정보주체 권리보장 절차 수립, 정보주체 권리보장 방법안내
대상시스템의 개인정보보호 관리체계	2.1 개인정보취급자 관리	개인정보취급자 지정, 개인정보취급자 관리·감독
	2.2 개인정보파일 관리	개인정보파일 대장 관리, 개인정보파일 등록
	2.3 개인정보처리방침	개인정보처리방침의 공개, 개인정보처리방침의 작성
개인정보 처리단계별 보호조치	3.1 수집	개인정보 수집의 적합성, 동의받는 방법의 적절성
	3.2 보유	보유기간 산정
	3.3 이용·제공	개인정보 제공의 적합성, 목적 외 이용·제공 제한, 제공시 안전성 확보
	3.4 위탁	위탁사실 공개, 위탁 계약, 수탁사 관리·감독
	3.5 파기	파기 계획 수립, 분리보관 계획 수립, 파기대장 작성
대상시스템의 기술적 보호조치	4.1 접근권한 관리	계정 관리, 인증 관리, 권한 관리
	4.2 접근통제	접근통제 조치, 인터넷 홈페이지 보호조치, 업무용 모바일기기 보호조치
	4.3 개인정보의 암호화	저장 시 암호화, 전송 시 암호화

	4.4 접속기록의 보관 및 점검	접속기록 보관, 접속기록 점검, 접속기록 보관 및 백업
	4.5 악성프로그램 방지 등	백신 설치 및 운영, 보안업데이트 적용
	4.6 물리적 접근방지	출입통제 절차 수립, 반출・입 통제 절차 수립
	4.7 개인정보의 파기	안전한 파기
	4.8 기타 기술적 보호조치	개발환경 통제, 개인정보처리화면 보안, 출력 시 보호조치
	4.9 개인정보처리구역보호	보호구역 지정
특정IT 기술 활용 시 개인정보보호	5.1 고정형 영상정보처리기기	고정형 영상정보처리기기 설치 운영계획 수립, 고정형 영상정보처리기기 설치 시 의견 수렴, 고정형 영상정보처리기기 설치 안내, 고정형 영상정보처리기기 사용 제한, 고정형 영상정보처리기기 설치 및 관리에 대한 위탁
	5.2 RFID	RFID 이용자 안내, RFID 태그부착 및 제거
	5.3 생체인식정보	원본정보 보관 시 보호조치
	5.4 위치정보	개인위치정보 수집 동의, 개인위치정보 제공 시 안내사항
	5.5 가명정보 처리	가명정보의 처리, 가명정보의 안전조치 의무 등
	5.6 이동형 영상정보처리기기	영상정보 촬영 및 안내, 영상정보 촬영 사용제한, 영상정보 촬영 및 관리에 대한 위탁
	5.7 자동화된 결정	자동화된 결정에 대한 정보주체의 권리 등

② 개인정보 보호조치 현황파악

대상 사업의 특성에 맞게 작성된 평가항목을 바탕으로 자료검토, 시스템 점검, 현장실사, 인터뷰 등을 통해 개인정보보호 조치사항을 파악하여 분석한다. 이때, 고유식별정보(주민등록번호 제외)가 내부망에 저장될 때에는 영향평가 또는 위험도분석 결과에 따라 암호화 여부 결정이 가능하다. 즉, 고유식별정보 암호화 적용 계획이 있거나 적용되었다면 위험도 분석 불필요하며, 주민등록번호는 법 제24조의2제2항에 따라 위험도 분석 결과에 상관없이 저장시 암호화하여야 한다.

개인정보 취급업무 및 개인정보 흐름이 다수 존재하는 경우, 각 흐름별로 관련된 평가항목에 대하여 각각 평가를 수행하고 평가항목별 결과는 상세한 근거와 함께 정리하여 기재한다.

③ 개인정보 침해요인 도출

개인정보 흐름 분석 및 개인정보보호 조치 현황에 대한 평가결과를 기반으로 개인정보 침해요인 분석한다. 침해요인은 유사 침해사고 사례, 대상시스템 및 업무특성 등을 반영하여 작성하고, 법령 위반 사항에 대해서는 별도로 표기를 한다.

④ 개인정보 위험도 산정

도출된 침해요인은 모두 개선하는 것이 원칙이며 법적 의무사항은 필수적으로 조치하여야 한다. 그러나, 기관내 예산이 부족 등의 불가피한 사유가 있는 경우에는 위험분석 결과에 따라 개선사항의 우선 순위를 정하여 선택적으로 조치 가능하다.

위험도 산정시 위험도 산정 과정 및 결과는 합리적이고 납득 가능한 수준이어야 하며, 위험도 산정값은 실질적인 위험의 크기를 대변할 수 있어야 한다. 그리고 법적 준거성 등 개인정보보호 영역의 특성이 반영되어야 한다. 그리고, 위험에 대한 관점에 따라 다양하므로, 평가기관의 자체 위험분석 방법론을 활용하여 위험도를 산정한다.

(5) 개선계획 수립

영향평가팀은 위험도 산정표를 참고하여 도출된 개인정보 침해요소에 대해 기관 내 인력 및 예산 등 자원을 고려하고 유관업무 담당자와의 협의를 거쳐 체계적으로 정비한 개선 계획을 수립한다. 개인정보 침해 요인별 위험도 분석에 기반하여, 위험요소를 제거하거나 최소화하기 위한 개선방안 및 개선계획을 수립하는 것이다.

① 개선방안 도출

식별된 침해요인별 위험도를 측정하고 검토한 후, 법적 사항은 반드시 조치될 수 있도록 하며 검토된 위험요소를 제거하거나 최소화하기 위한 개선방안을 도출한다.

② 개선계획 수립

도출된 개선방안을 기반으로 대상기관 내 보안조치 현황, 예산, 인력, 사업 일정 등을 고려하여 개선계획을 수립한다. 도출된 개선계획은 위험평가 결과를 참고하여 위험도가 높은 순서의 개선방안을 먼저 실행하도록 개선계획표를 작성한다. 개선계획 수립 시에는 담당자가 취약사항을 시정하기 위해 취해야 할 조치사항과 책임사항 제시. 위험도(시급성), 개선용이성, 예산, 인력 등을 고려하여 현실적인 일정 수립하되 법적 의무 사항은 빠른 시일 내에 모두 개선될 수 있도록 한다. 계획 수립, 예산 확보 등 특별한 사유가 없는 한 개선계획은 시스템 설계·개발 시 반영하여 해당 정보화 사업 기간 내에 조치될 수 있도록 계획 수립, 대상기관에서 개선계획 이행 시 즉시 활용할 수 있도록 구체적이고 효과적인 방안 제시, 침해요인별 유사 항목은 취합하여 한 개의 개선 과제로 제시 가능, 침해요인 도출 단계와의 연계성 및 추적성을 확보할 수 있도록 개선과제와 관련된 평가항목 번호(질의문코드) 표기 등을 고려한다. 도출된 개선과제는 실질적인 개선이 가능하도록 상세하게 개선방안을 제시한다.

(6) 영향평가서 및 요약본 작성

영향평가팀과 대상기관은 평가팀구성표, 운영계획서, 사업개요서, 평가계획서, 업무흐름도, 개인정보 흐름표, 개인정보 흐름도, 시스템구조도, 침해요인도출, 위험 평가표, 개선계획표, 영향평가항목 점검표 등을 참고하여 영향평가 추진경과 및 중간산출물 등의 내용을 정리하고 도출된 위험요소 및 개선계획 등 최종산출물들을 모두 취합하여 영향평가서 및 요약본을 작성하고, 대상기관은 보고서 품질을 검토하여 품질점검 결과표를 작성한다.

① 영향평가서 작성

영향평가서는 사전 준비단계에서부터 위험관리 단계까지 모든 절차, 내용, 결과 등을 취합·정리한 문서로 잔존 위험이나 이해관계자 간의 의견충돌이 있는 경우에는 의사결정권자(CEO, CPO 등)를 토론에 참여시켜 개인정보보호 목표수준에 대한 합의 도출하도록 한다.

영향평가팀은 영향평가서를 최종적으로 검토 또는 승인할 수 있는 조직 내 최고 의사결정권자(기관장)에게 보고하며 대상기관내 다수의 개인정보처리시스템에 대하여 동시에 영향평가를 수행한 경우에는 개인정보처리시스템 단위로 영향평가서를 분리하여 작성한다. 이때, '대상기관 개인정보보호 관리체계' 평가영역은 한 번만 작성 가능하다.

② 요약본 작성

영향평가팀은 요약본을 최종적으로 검토 또는 승인할 수 있는 조직 내 최고 의사결정권자(기관장)에게 보고한다. 요약본은 사전 준비단계에서부터 위험관리 단계까지 모든 절차, 내용, 결과 등을 공개할 목적으로 취합·정리 하여 요약 정리한 문서이다. 대상기관내 다수의 개인정보처리시스템에 대하여 동시에 영향평가를 수행한 경우에는 개인정보처리시스템 단위로 요약본을 분리하여 작성한다. 대상기관은 영향평가를 수행한 경우 원칙적으로 그 요약본을 공개한다. 특히 개인정보파일 등록 등을 통해 파일 개요 등이 공개되는 경우에 원칙적으로 요약본도 공개하여야 하지만 정보공개법에 따라 비공개 대상 정보가 있는 경우에 요약본의 일부 또는 전부를 공개하지 않을 수 있다. 개인정보보호위원회(개인정보보호 종합지원시스템(intra.privacy.go.kr))에 요약본을 제출할 때 공개 여부, 공개 일정 및 비공개 시 그 사유도 함께 제출하며, 요약본 공개 시 개인정보 및 정보보안에 영향을 미칠 수 있는 정보는 공개되지 않도록 주의하여야 한다.

비공개 대상에 해당하는지 여부는 대상기관에서 관련 규정 등에 따라 엄격히 판단하여 그 공개 여부 결정한다. 요약본을 제출한 이후 부득이한 사유가 없는 한 지체 없이 요약본을 공개한다. 이때, 지체없이 요약본을 공개하기 어려운 사유가 있는 경우에는 개인정보파일 운용 또는 변경 시점까지 공개한다. 영향평가서 제출 시점에 이미 개인정보파일이 운용되고 있는 경우에는 요약본을 지체 없이 공개하여야 한다.

그리고 대상기관은 각 기관의 홈페이지 내 공지사항, 정보공개 창구 등을 통해 요약본을 공개하며 개인정보보호위원회는 대상기관에서 제출한 요약본을 개인정보 포털(www.privacy.go.kr)을 통해 공개할 수 있다.

③ 영향평가 품질평가

대상기관은 영향평가가 충실히 수행되었는지 여부에 대해 품질평가 체크리스트를 바탕으로 점검 후 미흡한 사항이 있는 경우 보완 요청한다. 영향평가 결과에 따른 개선사항이 사업추진 과정에서 계획대로 반영되어 개선되는지 이행점검을 통해 지속적으로 관리할 필요가 있다. 영향평가는 개인정보보호위원회가 지정한 영향평가기관에 의뢰하여 영향평가를 수행하고 그 결과 및 요약본을 사업 완료 후 2개월 이내에 개인정보보호위원회의 개인정보보호 종합지원시스템(https://intra.privacy.go.kr)에 제출한다(「개인정보 영향평가에 관한 고시」 제12조).

3) 이행단계

(1) 이행점검

사업주관부서와 평가기관 및 감리사업자는 영향평가서를 참고하여 개인정보 침해요인에 대한 조치내역을 확인한다. 이행점검은 개인정보 침해요인별 조치가 필요한 사안에 대한 조치결과를 확인・점검하는 과정으로 조치내역서와 개인정보 영향평가 개선사항 이행확인서가 산출된다.

① 개선사항 반영점검

개인정보파일 구축・운용 전에 분석・설계 단계에서 수행한 영향평가 개선계획의 반영여부를 확인한다.

② 개선계획 이행점검

영향평가서의 침해요인에 대한 개선계획을 반영하고 이를 점검한다. 영향평가서를 제출받은 공공기관의 장은 개선사항으로 지적된 부분에 대한 이행 현황을 영향평가서를 제출받은 날로부터 1년 이내에 개인정보보호위원회에 제출한다(「개인정보 영향평가에 관한 고시」 제14조). 개선사항에 대한 이행현황을 개인정보보호위원회에 제출할 때는 이행확인서 양식을 활용한다.

학습문제

1. 다음 중 의료기관평가인증의 개인정보보호와 관련된 기준이 아닌 것은?

① 환자권리 존중 및 안전보장
② 임상연구 관리
③ 인사정보 관리
④ 입원 및 응급환자 등록 절차
⑤ 직원교육

2. 정보보호 및 개인정보보호 관리체계(ISMS-P) 인증 제도에 대하여 설명하시오.

3. 정보보호 관리체계(ISMS) 인증제도에 대하여 설명하시오.

4. ISMS-P 인증기준 대상 및 범위 중 의료분야의 기준 및 인증범위에 대하여 설명하시오.

5. '개인정보' 용어에 대한 설명으로 틀린 것은?

① 영상을 통하여 개인을 알아볼 수 있는 정보
② 가명정보
③ 다른 정보와 쉽게 결합하여 알아볼 수 있는 정보
④ 사망자에 대한 정보
⑤ 법인, 사물에 관한 정보는 개인정보에 해당하지 않는다.

6. 개인정보 영향평가의 3단계 수행절차에 대하여 설명하시오.

정답 1. ④ 5. ④

제 10 장

의료기관 정보보호 및 보건의료데이터 활용 가이드라인

제 10 장

의료기관 정보보호 및 보건의료데이터 활용 가이드라인

학습목표

- 의료기관 개인정보보호 가이드라인을 이해할 수 있다.
- 환자의 개인정보 처리기준을 이해할 수 있다.
- 진료기록 열람 및 사본 발급 업무를 이해할 수 있다.
- 의료기관 근로자의 개인정보 처리를 파악할 수 있다.
- 데이터 3법에 따라 보건 의료데이터를 활용할 수 있다.

제1절 의료기관 개인정보보호 가이드라인

1 의료기관 개인정보보호 가이드라인의 개요

1) 가이드라인의 배경

개인정보보호 기반조성 및 개인정보보호법의 안정적 정착을 위해, 보건복지부와 개인정보보호위원회는 의료기관의 업무특성을 고려한 개인정보 처리기준의 필요성을 반영하여 「개인정보보호 가이드라인 – 의료기관편」을 만들게 되었다.

2) 가이드라인의 목적

의료기관은 환자의 건강상태, 신체적 특징, 병력 등 민감정보, 주민등록번호 등 고유식별정보, 그 밖에 신용카드번호, 통장계좌번호, 근로정보, 개인영상정보 등 다양한 개인정보를 처리하고 있다. 이로 인해 환자의 개인정보 보호에 대한 사회적 요구는 증가하였고, 개인정보의 유출로 인하여 환자 및 의료기관 근로자는 자신의 개인정보 자기결정권을 침해받고, 유출된 개인정보로 인하여 2차적 피해를 받게 되었다. 이에 따라 의료기관의 업무 특성을 고려하여 개인정보 처리기준을 마련, 의료기관의 개인정보처리 업무지원 및 개인정보 침해 관련 분쟁 예방 및 침해사고의 방지를 위하여 가이드라인을 마련하였다.

2 의료기관 개인정보보호 가이드라인 용어

1) 개인정보

살아 있는 개인에 관한 정보로서 다음 어느 하나에 해당하는 정보를 말한다.

(1) 성명, 주민등록번호 및 영상 등을 통하여 개인을 알아볼 수 있는 정보

(2) 해당 정보만으로는 특정 개인을 알아볼 수 없더라도 다른 정보와 쉽게 결합하여 알아볼 수 있는 것을 포함한다.

※ 이 경우 쉽게 결합할 수 있는지 여부는 다른 정보의 입수 가능성 등 개인을 알아보는 데 소요되는 시간, 비용, 기술 등을 합리적으로 고려하여야 한다.

(3) 개인정보를 가명 처리함으로써 원래의 상태로 복원하기 위한 추가 정보의 사용·결합 없이는 특정 개인을 알아볼 수 없는 정보(가명 정보)

2) 처리

개인정보의 수집, 생성, 연계, 연동, 기록, 저장, 보유, 가공, 편집, 검색, 출력, 정정, 복구, 이용, 제공, 공개, 파기, 그 밖에 이와 유사한 행위를 말한다.

3) 가명처리

개인정보의 일부를 삭제하거나 일부 또는 전부를 대체하는 등의 방법으로 추가 정보가 없이는 특정 개인을 알아볼 수 없도록 처리하는 것을 말한다.

4) 개인정보파일

개인정보를 쉽게 검색할 수 있도록 일정한 규칙에 따라 체계적으로 배열하거나 구성한 개인정

보의 집합물을 말한다.

5) 정보주체

처리되는 정보에 의하여 알아볼 수 있는 사람으로서 그 정보의 주체가 되는 사람을 말한다.

6) 개인정보처리자

업무를 목적으로 개인정보 파일을 운용하기 위하여 스스로 또는 다른 사람을 통하여 개인정보를 처리하는 공공기관, 법인, 단체 및 개인 등을 말한다.

7) 개인정보 보호책임자

개인정보처리자의 개인정보 처리에 관한 업무를 총괄해서 책임지거나 업무처리를 최종적으로 결정하는 자로서, 「개인정보 보호법」 제31조(개인정보보호 책임자의 지정)에 따른 지위에 해당하는 자를 말한다.

8) 개인정보취급자

개인정보처리자의 지휘・감독을 받아 개인정보를 처리하는 업무를 담당하는 자로서 직접 개인정보에 관한 업무를 담당하는 자와 그 밖에 업무상 필요에 의해 개인정보에 접근하여 처리하는 모든 자를 말한다.

9) 내부 관리계획

의료기관이 개인정보를 분실・도난・유출・위조・변조 또는 훼손되지 않도록 내부 의사 결정 절차를 통하여 수립・시행하는 내부 기준을 말한다.

10) 영상정보처리기기

일정한 공간에 지속적으로 설치되어 사람 또는 사물의 영상 등을 촬영하거나 이를 유・무선망을 통하여 전송하는 일체의 장치로서「개인정보 보호법」 시행령 제3조에 따른 폐쇄회로 텔레비전(CCTV) 및 네트워크 카메라를 의미한다.

11) 의료기관

「의료법」 제3조제2항[228]에 따른 의원급 의료기관, 조산원, 병원급 의료기관을 말한다.

12) 의료인

보건복지부 장관의 면허를 받은 의사·치과의사·한의사·조산사 및 간호사를 말한다.

13) 의료행위

의학적 전문지식을 기초로 하는 경험과 기능으로 진찰, 검안, 처방, 투약 또는 외과적 시술을 시행하여야 하는 질병의 예방 또는 치료행위 및 그 밖에 의료인이 행하지 아니하면 보건위생상 위해가 생길 우려가 있는 행위를 말한다.

14) 진료정보

진료를 목적으로 수집하여 처리하는 개인정보가 포함된 정보로 진료기록부, 수술기록부, 조산기록부, 간호기록부, 환자명부 등으로 관리되는 정보를 말하고, 사망한 자의 진료 정보도 포함한다.

3 의료기관 개인정보보호 가이드라인의 특징

1) 의료기관에서 개인정보를 취급함에 있어 지켜야 할 관리적·물리적·기술적 보호에 대한 기준을 제시하고자 하였다.
2) 세부 항목별 해설서를 가이드라인의 부록으로 첨부함으로써 의료기관에서 실제 개인정보보호 업무에 적용하기 쉽도록 하고, 제시된 기준에 따라 필요한 규정을 만들고 업무절차를 구축할 수 있도록 하여, 제시된 가이드라인을 채택할 경우 법률에서 요구하는 기본적인 개인정보보호 요소들이 충족될 수 있도록 지원하고 있다.
3) 기술적 보안에 관한 지침은 국제표준인 ISO 27001에 근거하여 구축되어 내용이 비교적 상세한 것으로 평가되고 있으나, 의료기관 개인정보보호 가이드라인이 제대로 역할을 하기 위해서는 빠르게 발전하는 정보기술 변화에 적절하게 대응하여 내용이 보완될 수 있도록 지침 개정을 위한 전문위원회 등이 상설되어, 이를 통하여 진료 정보보호에 대한 전문적인 협의

228) 의료기관

와 결정이 신속하게 이루어져서 필요한 내용이 적절하게 개정될 수 있도록 제도적인 장치가 구축되어야 한다.

제2절 의료기관 개인정보보호 가이드라인의 구성

가이드라인은 개인정보 처리단계별 조치기준, 환자 개인정보의 처리기준, 진료기록 열람 및 사본발급 업무, 의료기관 근로자의 개인정보 처리, 표준서식, 의료분야 관련 법령으로 구성되어 있다.

[표 10-1] 의료기관 개인정보보호 가이드라인 구성

구분	내용
개인정보 처리단계별 조치기준	• 개인정보 개요 • 개인정보의 수집・이용 • 가명정보의 처리 • 개인정보 제3자 제공 • 개인정보 처리 업무위탁 • 영업의 양도 • 영상정보처리기기의 설치・운영 • 개인정보파일의 등록(공공기관에서만 적용) • 개인정보의 안전성 확보조치 • 개인정보의 파기 • 개인정보 처리방침의 수립 및 공개 • 개인정보 보호책임자 지정 • 정보주체의 권익보호 • 피해 구제방법
환자 개인정보의 처리기준	• 진료 신청과정에서 환자의 개인정보 처리기준 • 진료과정에서 환자의 개인정보 처리기준 • 처방과정에서 환자의 개인정보 처리기준
진료기록 열람 및 사본발급 업무	• 진료기록 열람 및 사본 등의 제공(「의료법」제21조) • 의료기관 간 진료기록 전송 등(「의료법」제21조의2제1항 및 2항)
의료기관 근로자의 개인정보 처리	• 채용 준비 단계 • 채용 결정 단계 • 고용 유지 단계 • 고용 종료 단계

표준서식	• 개인정보 수집·이용 동의서 • 개인정보 제3자 제공 동의서 • 개인정보 수집·이용 및 제공 동의서 • 표준근로계약서 • 개인정보 치리 위탁 계약서 • 영상정보처리기기 설치 안내판 • 개인정보파일(등록, 변경등록) 신청서 • 개인정보 내부 관리계획 가이드 • 진료기록 열람 및 사본발급 동의서 • 진료기록 열람 및 사본발급 위임장 • 민감정보 수집·이용 동의서
의료분야 관련 법령	• 개인정보보호법 • 의료법 • 국민건강보험법 • 의료급여법 • 감염병의 예방 및 관리에 관한 법률 • 성매개감염병 및 후천성면역결핍증 건강진단규칙 • 응급의료에 관한 법률 • 후천성면역결핍증 예방법 • 혈액관리법 • 장기 등 이식에 관한 법률

제3절 의료기관 개인정보보호 가이드라인의 내용

1 환자의 개인정보 처리기준

1) 진료 신청 과정에서 환자의 개인정보 처리기준

진료 신청을 위한 개인정보는 진료를 목적으로 한 필요한 최소한의 개인정보를 수집하여야 하며, 수집 목적의 범위에서 이용하여야 한다.

(1) 인터넷, 전화 등을 통한 진료·검사 예약

전화 또는 팩스, 인터넷으로 진료 및 검사 예약 시 건강보험 가입 여부와 건강검진의 대상 여부 등 확인이 필요한 경우에는 의료기관은 필요한 최소한의 개인정보를 수집하여야 한다.

전화 및 인터넷 등에 의한 진료 예약 시 수집할 수 있는 개인정보는 서면, 전화, 전자우편, 휴대전화 문자전송 또는 이와 유사한 방법, 모사전송이 있다.

다만, 단순 예약(시간약속)을 위한 주민등록번호 수집은 원칙적으로 허용되지 않는다.

인터넷으로 수집한 주민등록번호는 암호화하여야 하며, 해당 팩스 문서 또는 주민등록번호를 포함한 개인정보는 안전하게 보관하고 관리하여야 한다.

(2) 방문에 의한 진료 신청

정보 주체가 직접 방문하여 진료 신청을 하는 경우 의료기관은 필요한 최소한의 개인정보를 수집하여야 한다. 진료 신청 시 동의 없이 수집할 수 있는 개인정보는 환자 이름, 주민등록번호, 주소, 전화번호, 진료과목이 있다. 진료를 목적으로 하는 개인정보 수집은 정보 주체의 동의 없이 수집할 수 있다. 다만, 진료 목적 이외의 최신 의학 정보, 각종 건강행사 등 의료기관이 홍보를 위한 서비스를 제공하기 위해서는 정보 주체의 별도 동의를 받아야 한다.

[표 10-2] 진료 목적의 범위

내용
진료와 직접 관련된 진료 신청, 진단, 검사, 치료 수납 등 업무
진료 신청 문자 발송, 검사 결과 통보 등의 업무
진료와 연결된 예방접종 - 일반적 접종 안내는 진료 목적에 포함되지 않음 예: 간염 1차 접종자에게 제2차 접종 안내는 연결되는 진료임. 그렇지만 간염 1차 접종자에게 독감 접종을 안내하는 것은 진료 목적으로 보기 어려움
병원 이전 또는 휴업에 관한 정보 - 각종 검사 등과 연결되므로 진료 목적의 범위에 속함

(3) 요양급여의뢰서에 의한 진료 신청

환자는 요양급여의 절차에 따라 의료서비스를 제공받을 수 있으며 보험 유형에 따라 건강보험은 1단계, 2단계로 구분되어 있으며, 의료급여는 1단계, 2단계, 3단계로 요양급여 절차가 구분된다. 상급종합병원에서 요양급여가 필요하다는 의사 소견이 기재된 요양급여의뢰서 또는 건강진단 및 건강검진 결과서를 해당 상급종합병원에 제출하여야 한다(국민건강보험 요양급여의 기준에 관한 규칙 제2조[229], 의료급여법 시행규칙 제3조[230]). 이때 요양급여를 받고자 하는 대상은 건강보험증 또는 운전면허증, 여권 등 신분증명서를 함께 제출하여야 한다.

229) 요양급여의 절차

230) 의료급여의 절차

(4) 진료 신청 과정에서 수집된 개인정보의 안전한 관리

의료기관은 환자 및 보호자, 법정대리인 등에게 수집된 개인정보의 안전한 관리계획을 수립하여야 한다. 또한 법률에 근거하는 등 정당한 사유 없이 제3자에게 환자 등의 개인정보를 제공할 수 없으며, 제공이 필요한 경우 당사자의 동의를 받아야 한다. 특히, 진료기록은 「의료법」에서 정한 위임장 등 관련 서류를 첨부한 경우에만 제공 가능하다.

2) 진료과정에서 환자의 개인정보 처리기준

진료과정에서 수집된 환자의 개인정보는 반드시 진료를 위한 목적으로 이용되어야 하며 환자에게 별도의 동의를 받아야 하고 법령에서 해당 개인정보의 처리를 요구하거나 허용하는 경우를 제외하고는 제3자에게 제공 등을 하여서는 아니 되며, 의료기관은 환자의 개인정보 안정성 확보를 위한 필요한 조치를 하여야 한다,

(1) 진료과정에서 수집되는 개인정보

의사가 환자를 진료하면서 수집하는 정보는 법률에 근거한 정보이므로 환자의 동의를 필요로 하지 않는다.

[표 10-3] 수집하는 진료 정보

구분	항목
진료기록부	• 진료를 받은 사람의 주소 · 성명 · 연락처 · 주민등록번호 등 인적 사항 • 주된 증상. 이 경우 의사가 필요하다고 인정하면 주된 증상과 관련한 병력 · 가족력을 추가로 기록할 수 있다. • 진단 결과 또는 진단명 • 진료 경과(외래환자는 재진 환자로서 증상 · 상태, 치료 내용이 변동되어 의사가 그 변동을 기록할 필요가 있다고 인정하는 환자만 해당한다) • 치료 내용(주사 · 투약 · 처치 등) • 진료 일시
조산기록부	• 조산을 받은 자의 주소 · 성명 · 연락처 · 주민등록번호 • 생 · 사산별 분만 횟수 • 임신 후의 경과와 그에 대한 소견 • 임신 중 의사에 의한 건강진단의 유무(결핵 · 성병에 관한 검사를 포함한다) • 분만 장소 및 분만 연월일시분 • 분만의 경과 및 그 처치 • 산아 수와 그 성별 및 생 · 사의 구별 • 산아와 태아부속물에 대한 소견 • 산후의 의사의 건강진단의 유무

간호기록부	• 간호를 받는 사람의 성명 • 체온 · 맥박 · 호흡 · 혈압에 관한 사항 • 투약에 관한 사항 • 섭취 및 배설물에 관한 사항 • 처치와 간호에 관한 사항 • 간호 일시
환자명부	• 환자의 성명 • 환자의 주소 • 환자의 주민등록번호 • 환자의 전화번호
수술기록부	• 환자의 성명 • 수술명 • 수술기록 • 수술의사의 성명
처방전	• 환자의 성명 및 주민등록번호 • 의료기관의 명칭 및 전화번호 • 통계법 제22조제1항 전단에 따른 한국표준질병 · 사인 분류에 따른 질병분류 기호 • 의료인의 성명 · 면허종류 및 번호 • 처방 의약품의 명칭(일반 명칭, 제품명이나 대한약전에서 정한 명칭을 말한다) · 분량 · 용법 및 용량 • 처방전 발급연월일 및 사용기간 • 의약품 조제 시 참고 사항

(2) 진료정보의 목적 외 이용 및 제3자의 제공

진료정보는 수집한 의료기관에서 진료를 위한 목적으로 이용하여야 하며, 그 범위를 초과하여 이용하거나 제3자에게 제공하는 것은 금지되어 있다. 또한 진료정보 외에 개인정보를 목적 외 이용 또는 제3자에게 제공할 경우에는 정보주체에게 별도의 동의를 받아야 하고 그 사실을 알려야 한다.

(3) 다른 법률에 특별한 규정이 있는 경우

다른 법률의 특별한 규정에 의한 의료인의 신고 의무에는 환자의 진료기록의 내용 확인 등, 감염병 환자 등 신고, 응급환자의 이송, 감염인 진단 검안 사실의 신고, 특정수혈부작용 신고, 뇌사추정자 신고 등이 있고, 환자는 의료기관에 자신에 관한 기록의 열람 또는 그 사본의 교부 등 그 내용을 확인할 수 있지만, 환자 이외의 사람이 환자에 관한 기록의 열람 등을 통한 그 내용의 확인은 금지되어 있다(「의료법」 제21조제1항, 제2항).

(4) 환자 개인정보의 수정 및 삭제

환자는 자신의 개인정보를 열람한 후 의료기관에 그 개인정보의 정정 또는 삭제를 요구할 수 있다. 단, 「의료법」에서 명시하고 법에 따른 보존기간이 경과하지 않은 개인정보에 대해서는 삭제를 요구할 수 없다.

3) 처방 과정에서 환자의 개인정보 처리기준

의료기관은 환자의 진료 과정이 끝나면 의사나 치과의사는 처방전을 작성하여 교부하거나 발송하여야 하며 환자의 개인정보를 보호하기 위한 안전성 확보 조치를 하여야 한다.

2 진료기록 열람 및 사본발급 업무

1) 요청권자

(1) 환자 본인의 요청

① 본인확인 방법

㉠ 신분증 확인

공공기관이 발급, 성명・사진・생년월일 수록(주민등록증, 운전면허증, 여권, 청소년증, 공무원증, 국가유공자등록증 등)

㉡ 온라인 본인인증 등

② 입원환자의 경우

환자가 입원 중 또는 퇴원 당일에 본인의 진료기록 사본 발급을 요청하는 경우에는 특별한 사정이 없는 한 별도의 신분증 확인 또는 사본 제출 등의 절차를 거치지 않고 진료기록 사본을 제공할 수 있다.

(2) 환자의 법정대리인의 요청

① 법정대리인의 권한

㉠ 환자에게 법정대리인이 있는 경우

㉡ 환자 본인이 제3자를 대리인으로 지정하여 진료기록 사본을 발급받는 경우

ⓐ 법정대리인의 신청시 요건

법정대리인임을 증명하는 서류 제출 및 법정대리인 본인 확인

ⓑ 법정대리인이 지정한 대리인 신청 시의 구비서류

법정대리인임을 증명하는 서류, 법정대리인의 신분증 사본, 법정대리인의 자필서명 동의서와 위임장, 지정 대리인의 신분증 사본

② 미성년(만 19세 미만)인 환자 친권자의 증명서류

㉠ 가족관계증명서 등 친자관계임을 증명하는 서류

㉡ 미성년자의 부모이나 친권이 없는 경우

의료기관에서 가족관계증명서 등으로 친자관계임을 확인하면 의료기관은 주의의무를 다 한 것으로 볼 수 있다.

③ 친권자 아닌 법정대리인(후견인)의 증명서류

성년후견인 등 후견인 선임에 관한 법원 결정문 등

(3) 법정대리인이 있는 경우 환자 본인의 신청 가능 여부 등

① 법정대리인이 있는 경우 법정대리인이 직접 신청 또는 대리인에게 위임하여 신청 가능하며 필요 서류는 법정대리인의 자필서명 동의서, 위임장 교부

② 환자의 의사능력 및 사무처리 능력에 따라 본인이 직접 신청 또는 제3자를 대리인으로 지정하여 대리 신청가능하며 필요 서류는 환자 본인의 자필서명 동의서, 위임장 교부

(4) 동의를 받은 친족(「의료법」 제21조제3항제1호[231])

환자의 동의를 받은 친족의 경우 필요한 구비서류는

① 요청자의 신분증 사본 또는 온라인 본인인증 등

---

231) 기록 열람 등

② 자필서명 동의서
③ 친족임을 증명하는 가족관계증명서 등
④ 환자의 신분증 사본
※ 친족의 범위: 배우자, 직계 존・비속, 배우자의 직계 존속, 이들이 모두 없는 경우에 형제자매. 형제자매의 경우는 환자의 다른 친족이 모두 없음을 증명하는 서류를 함께 제출해야 한다(그림 10-1).

[참고]

진료기록 열람 및 사본발급을 위한 확인서

확인자	성명	생년월일 (외국인등록번호)
	환자와의 관계	
환자	성명	생년월일 (외국인등록번호)
확인사항	상기 환자의 직계 존속·비속 및 환자의 배우자, 배우자의 직계존속의 부존재	

본인(확인자)은 「의료법」제 21조 제3항 및 같은 법 시행규칙 제13조의 3의 제1항 및 제3항에 따라 상기 환자(   )의 배우자 및 직계 존속·비속, 배우자의 직계존속이 모두 없음을 확인합니다.

년 월 일

본인 (확인자) (자필서명)

210mm×297mm[백상지(80g/㎡) 또는 중질지(80g/㎡)]

[그림 10-1] 진료기록 열람 및 사본발급을 위한 확인서
출처 : 개인정보 보호위원회, 보건복지부『개인정보 보호 가이드라인 - 의료기관편』2020

(5) 동의를 받은 대리인(「의료법」 제21조제3항제2호[232])

① 지정대리인의 구비서류

㉠ 요청자의 신분증 사본

㉡ 환자가 자필서명한 동의서 또는 위임장

㉢ 환자의 신분증 사본

② 환자가 친족에게 위임할 수 있는 지 여부

㉠ 대리인의 자격에 제한이 없으므로 환자는 친족에게 위임 가능하다.

㉡ 친족이 환자로부터 위임받은 경우 가족관계증명서 제출 필요 없다.

㉢ 환자의 신분증 사본과 친족 자신의 신분증 사본, 환자의 자필서명 동의서와 위임장 제출

③ 환자의 동의 의사 재확인 필요 여부

㉠ 대리인이 제출하는 동의서 주요 사항 기재가 누락되거나 위・변조가 의심되는 등의 특별한 사정이 없는 한 환자의 동의 의사 재확인은 불필요하다.

㉡ 대리인이 동의서 및 위임장 등 필요 서류를 갖추어 진료기록 사본 발급을 요청할 경우 환자의 동의 의사를 재확인한다는 등의 이유로 진료기록 사본 발급을 거부하거나 지연하는 것은 「의료법」 제21조제3항 위반에 해당한다.

(6) 환자 동의 불가한 경우의 환자의 친족의 요청(「의료법」 제21조제3항제3호)

① 친족의 신분증 사본 또는 온라인 본인인증

② 가족관계증명서, 주민등록표 등본 등 친족관계를 확인할 수 있는 서류(사본 가능)

③ 환자의 동의 불가 사유에 따른 추가 서류 제출

㉠ 환자가 사망한 경우

가족관계증명서, 제적등본, 사망진단서 등 사망 사실을 확인할 수 있는 서류(사본 가능)

㉡ 환자가 중증의 질환・부상으로 자필서명을 할 수 없는 경우

환자가 의식불명 또는 중증의 질환・부상으로 자필서명을 할 수 없음을 확인할 수 있는 진단서(사본 가능)

232) 기록 열람 등

㉢ 환자가 의사무능력자인 경우
법원의 금치산 선고 결정문 사본 또는 의사무능력자임을 증명하는 정신과 전문의의 진단서 (사본 가능)

㉣ 해당 의료기관에서 사망 또는 입원 중인 경우
별도의 서류 제출 불필요

(7) 환자의 친족 또는 대리인으로부터 위임받은 대리인(민법상의 임의대리인)

① 친족으로 위임받은 대리인

㉠ 대리인은 친족이 직접 요청할 때 필요한 서류에 추가하여 친족이 대리인에게 작성・교부한 위임장과 대리인의 신분증 사본을 의료기관에 제출한다.

㉡ 「의료법」 제21조제3항제1호의 환자의 동의를 받은 친족이 위임하는 경우는 '환자동의서'(「의료법 시행규칙」 별지 제9호의2서식)에 대리인 위임에 대한 통지가 명시되어 있거나 별도의 동의 또는 위임이 있어야 한다.

② 대리인으로부터 위임받은 복대리인

㉠ 대리인이 직접 요청할 때 필요한 서류에 추가하여 대리인이 복대리인[233]에게 작성・교부한 위임장과 대리인의 신분증 사본을 의료기관에 제출한다.

㉡ 환자가 대리인에게 교부한 동의서 또는 위임장에서 복대리인에 대한 동의 또는 위임의 의사가 명시적으로 나타나 있어야 한다.

(8) 기타 법률이 정하는 자(「의료법」 제21조제3항 제4호 내지 제16호)

① **제4호**: 「국민건강보험법」에 따라 급여비용 심사・지급・대상 여부 확인・사후관리 및 요양급여의 적정성 평가・가감 지급 등을 위하여 국민건강보험 공단 또는 건강보험심사평가원에 제공하는 경우가 해당된다(「국민건강보험법」 제14조, 제47조, 제48조, 제64조).

② **제5호**: 「의료급여법」에 따라 의료급여 수급권자 확인, 급여비용의 심사・지급, 사후관리 등 의료급여 업무를 위하여 보장기관(시・군・구), 국민건강보험공단, 건강보험심사평가원에 제공하는 경우가 해당된다(「의료급여법」 제5조, 제11조, 제11조의3, 제33조).

③ **제6호**: 「형사소송법」에 따라 검사, 경찰관 등이 요청하는 경우가 해당된다(「형사소송법」 제

233) 대리인에 의하여 선임된 대리인

106조, 제215조, 제218조).

④ 제7호: 「민사소송법」에 따라 법원이 문서 제출을 명한 경우가 해당된다(「민사소송법」 제347조).

⑤ 제8호: 「산업재해보상보험법」에 따라 근로복지공단이 보험급여를 받는 근로자를 진료한 산재보험 의료기관(의사 포함)에 대해 그 근로자의 진료에 관한 보고 또는 서류 등을 요청하는 경우가 해당된다(「산업재해보상보험법」 제118조).

⑥ 제9호: 「자동차손해배상 보장법」에 따라 의료기관으로부터 자동차 보험진료수가를 청구받은 보험회사 등이 그 의료기관에 대하여 관계 진료기록의 열람을 청구한 경우가 해당된다(「자동차손해배상 보장법」 제12조제2항, 제14조).

⑦ 제10호: 「병역법」에 따라 지방병무청장이 병역판정검사와 관련하여 질병 또는 심신장애의 확인을 위하여 필요하다고 인정하여 의료기관의 장에게 병역판정검사 대상자의 진료기록·치료 관련 기록의 제출을 요구한 경우가 해당된다(「병역법」 제11조의2).

⑧ 제11호: 「학교안전사고 예방 및 보상에 관한 법률」에 따라 공제회가 공제급여의 지급 여부를 결정하기 위하여 필요하고 인정하여 국민건강보험법에 따른 요양기관에 대하여 관계 진료기록의 열람 또는 필요한 자료의 제출을 요청하는 경우가 해당된다(「학교안전사고 예방 및 보상에 관한 법률」 제42조, 「국민건강보험법」 제42조).

⑨ 제12호: 「고엽제후유의증 등 환자지원 및 단체설립에 관한 법률」에 따른 의료기관의 장이 진료기록 및 임상 소견서를 보훈병원장에 보내는 경우가 해당된다(「고엽제후유의증 등 환자지원 및 단체설립에 관한 법률」 제7조제3항).

⑩ 제13호: 「의료사고 피해구제 및 의료분쟁 조정 등에 관한 법률」에 따라 중재원장의 요청이 있는 경우가 해당된다(「의료사고 피해구제 및 의료분쟁 조정 등에 관한 법률」 제28조제1항 또는 제3항).

⑪ 제14호: 「국민연금법」에 따라 국민연금공단이 부양가족 연금, 장애연금 및 유족연금 급여의 지급심사와 관련하여 가입자 또는 가입자였던 사람을 진료한 의료기관에 해당 진료에 관한 사항의 열람 또는 사본 교부를 요청하는 경우가 해당된다(「국민연금법」 제123조).

⑫ 제14의2호: 공무원 또는 공무원이었던 사람을 진료한 의료기관에 해당 진료에 관한 사항의 열람 또는 사본 교부를 요청하는 경우는 아래와 같다.

㉠ 「공무원연금법」에 따라 인사혁신처장이 퇴직 유족급여 및 비공무상장해급여여와 관련하여 요청하는 경우(「공무원연금법」 제92조)

㉡ 「공무원연금법」에 따라 공무원연금공단이 퇴직 유족급여 및 비공무상장해급여와 관련하

여 요청하는 경우(「공무원연금법」 제93조)

㉢ 「공무원 재해보상법」에 따라 인사혁신처장(업무를 위탁받은 자 포함)이 요양급여, 재활급여, 장해급여, 간병 급여 및 재해 유족급여와 관련하여 요청하는 경우(「공무원 재해보상법」 제57조, 58조, 제61조)

⑬ 제14의3호: 「사립학교교직원 연금법」에 따라 사립학교교직원연금공단이 요양급여, 장해급여 및 재해 유족급여의 지급심사와 관련하여 교직원 또는 교직원이었던 자를 진료한 의료기관에 해당 진료에 관한 사항의 열람 또는 사본 교부를 요청하는 경우가 해당된다(「사립학교교직원 연금법」 제19조제4항제4호의2).

⑭ 제15호: 「장애인복지법」에 따라 국민연금공단의 장이 장애 정도에 관한 심사와 관련하여 장애인 등록을 신청한 사람 및 장애인으로 등록한 사람을 진료한 의료기관에 해당 진료에 관한 사항의 열람 또는 사본 교부를 요청하는 경우가 해당된다(「장애인복지법」 제32조제7항).

⑮ 제16호: 「감염병의 예방 및 관리에 관한 법률」에 따라 질병관리청장, 시・도지사 또는 시장・군수・구청장이 감염병의 역학조사 및 예방접종에 관한 역학조사를 위하여 필요하다고 인정하여 의료기관의 장에게 감염병 환자 등의 진료기록 및 예방접종을 받은 사람의 예방접종 후 이상 반응에 관한 진료기록의 제출을 요청하는 경우가 해당된다(「감염병의 예방 및 관리에 관한 법률」 제18조의4, 제29조).

(9) 의료법에 따른 검사와 보고(「의료법」 제61조)

제61조(보고와 업무 검사 등) ① 보건복지부장관, 시・도지사 또는 시장・군수・구청장은 의료기관 개설자 또는 의료인에게 필요한 사항을 보고하도록 명할 수 있고, 관계 공무원을 시켜 그 업무 상황, 시설 또는 진료기록부・조산기록부・간호기록부 등 관계 서류를 검사하게 하거나 관계인에게서 진술을 들어 사실을 확인받게 할 수 있다. 이 경우 의료기관 개설자 또는 의료인은 정당한 사유 없이 이를 거부하지 못한다. ② 제1항의 경우에 관계 공무원은 권한을 증명하는 증표 및 조사기간, 조사범위, 조사담당자, 관계 법령 등이 기재된 조사명령서를 지니고 이를 관계인에게 내보여야 한다. ③ 제1항의 보고 및 제2항의 조사명령서에 관한 사항은 보건복지부령으로 정한다.

(10) 타 법률 규정에 근거한 요청

① 원칙적으로 「의료법」 제21조제3항 각 호에서 정하는 경우가 아닌 한, 의료기관은 타법에 근거한 요청에 대해 진료기록 사본을 제공할 수 없다.

② 예외적으로 그 타법의 규정에 따를 수 있다.

㉠ 타법 규정에서 '「의료법」 제21조에 불구하고~'라고 명시한 경우
㉡ 「의료법」 제21조 저촉여부에 대한 법제처 해석에 따라

2) 의료기관의 요청 접수

의료기관이 요청 접수 시에 궁극적으로 확인해야 할 사항은 '요청자가 정당한 권한자'인지 여부이나, 이를 완벽하게 확인하는 데에는 한계가 있으므로 법정 서류를 구비했다면 적법한 요청으로 간주하여 처리하여야 한다.

(1) 의료기관의 요청 방식

① 방문 요청

의료기관에 방문한 요청자의 신분증 확인 또는 온라인 인증 등을 거쳐 기타 필요 서류를 제출하여 신청

② 온라인 요청

㉠ 본인(법정대리인 포함) 또는 친족은 온라인 본인인증을 거쳐 온라인 발급 신청 가능
㉡ 온라인 본인인증 시스템이 없더라도 의료기관은 방문 수령(수령 시 본인 확인)을 조건으로 온라인 요청 접수 가능

③ 공문을 통한 요청

㉠ 「의료법」 제21조제3항제4호 내지 제16호에 따라 공공기관 또는 공무원이 요청하는 경우 기관장 명의의 공문 등으로 요청 가능
㉡ 각 호에 해당하는 필요 범위 내에서만 진료기록 사본 제공 가능

(2) 접수 창구 일원화 권고

환자 측이 2개 이상의 진료과목과 관련한 진료기록 사본 발급을 요청하는 경우에도 각 진료과에 별도 요청하지 않고 단일창구를 통해 일괄 신청·발급받을 수 있도록 하는 것이 환자 편의 차원에서 보다 적절하다.

(3) 신청 서류의 원용

① 「의료법」 제21조제3항 제1호 내지 제3호에 따라 진료기록 열람 또는 사본 발급을 신청하는 경우는 그 신청 건마다 가족관계증명서, 동의서, 위임장 등을 제출하는 것이 원칙이다.

② 의료기관이 환자 측이 기 제출한 서류를 보존하고 있어서 그 내용 확인이 가능한 경우에, 의료기관은 요청자의 편의를 고려하여 기 제출 서류와 내용이 같고 내용 변동 가능성이 없는 서류 제출의 생략을 허용할 수 있다.

3) 진료기록 사본 제공

(1) 사본의 형태

종이 또는 필름 등의 출력본으로 전자문서 파일 또는 이를 저장한 저장매체(USB, CD 등)가 가능하다.

(2) 발급 부서 및 담당자

발급 부서 및 담당자는 의료기관 내 조직 및 업무분장 규정에 따라 정하며, 발급 담당자 자격 요건(의료인, 비의료인 모두 가능)에 대해 법령상의 제한이 없다.

(3) 발급 가능 시간

발급 담당자의 정규 근무시간(평일 9시에서 18시까지, 의료기관 여건에 따라 다소 차이가 있을 수 있음)에 발급함이 일반적이나, 그 외 시간에 신청서류를 제출하더라도 요청자가 우편 또는 온라인 등을 통해 재방문하지 않고 제공받을 수 있도록 조치함이 타당하다.

(4) 발급 소요 시간

평일 정규 근무시간 내에 의료기관을 방문하여 신청한 경우 즉시 발급이 원칙이며, 발급 준비에 수 시간이 소요되는 정당한 사유가 있는 경우 그 사정을 신청자에게 설명하여야 한다. 이 경우에도 불가피한 경우가 아닌 한 당일 발급을 요한다. 또한 온라인 신청의 경우에도 즉시 발급 또는 발급 예정 시간을 안내하여 제공할 것을 권고하고 있다.

(5) 제공 방식

방문자에게 직접 교부하는 방식뿐만 아니라, 우편 송부, 팩스 또는 이메일 등 온라인 전송방식이 가능하며, 정당한 요청자가 지정(반드시 환자 본인의 주소, 이메일 등이 아니라도 환자 측이 요청하는 곳으로 발송 가능)하는 주소, 팩스 번호, 이메일 등으로 발송 가능하다.

(6) 발급을 거부할 수 있는 정당한 사유

동의서, 위임장 등 구비서류에 흠결이 있는 등 법령에서 정하는 요건이 갖추어지지 않은 경우에는 발급을 거부하는 것이 정당하며, 진료비 납부는 진료기록 사본 발급 요건이 아니므로, 진료비 미납을 이유로 진료기록 열람, 사본 발급을 거부할 수 없다.

(7) 담당의사의 승인 불필요

「의료법」 제21조에 따라 열람 또는 사본 발급의 대상이 되는 '환자에 관한 기록'은 의료기관이 이미 생성·보존 중인 기록을 말하는 것이므로 특별한 사정이 없는 한 그 열람 또는 사본 등을 제공함에 있어서 담당 의사의 추가적인 확인 또는 승인 등은 필요하지 않다. 따라서 같은 법 시행규칙 제13조의3이 정하는 모두 요건을 갖춘 적법한 요청에 대하여 단지 담당 의사의 승인 또는 확인이 필요하다는 이유로 진료기록 사본 발급을 지연하거나 거부하는 것은 제21조 제1항 후단 또는 제3항에 저촉될 수 있다.

(8) 진료기록의 촬영

진료기록 열람 권한이 있는 자가 열람 중에 이를 촬영하는 것도 「의료법」 제21조에 따른 권한에 포함되므로 권한자의 열람 및 촬영 요청이 있는 경우에 의료기관이 응해야 하며, 정당한 열람 권한이 있는 자라도 각 의료기관이 정하는 열람 및 촬영 절차에 따라야 한다.

4) '환자에 관한 기록'의 범위(제21조의 적용 범위)

(1) 포함되는 기록

① 의료기관이 환자의 치료·진단 과정에서 보유하게 된 모든 기록

㉠ 「의료법」에서 환자에 관한 기록에 대해 제한하여 규정하지 아니하므로 환자의 치료·진단 과정에서 의료기관이 보유하게 되는 모든 기록이 이에 해당된다.

ⓒ 다만 의료기관이 파기하여 보유하고 있지 아니한 진료기록에 대해서는 보존의무 위반 여부는 별론으로 하고, 열람 또는 사본 발급이 불가할 뿐만 아니라 발급 의무가 없다.

② **'환자에 관한 기록'으로부터 확인할 수 있는 내용의 제증명서**

의료기관이 추가 진단・진찰하지 않고 이미 보유하고 있는 '환자에 관한 기록'으로부터 확인할 수 있는 내용의 제증명서(진단서 사본, 처방전 사본, 진료확인서, 입・퇴원 확인서 등)도 이에 포함

③ 환자가 제출한 각종 동의서, 위임장 등도 의료기관이 보유하고 있는 동안 「의료법」 제21조 적용대상에 포함된다.

(2) 포함되지 않는 기록

① **발급에 관한 다른 규정이 있는 경우**

㉠ 진단서, 소견서, 처방전 등의 최초 발행: 「의료법」 제17조 및 제18조

ⓒ 진료비 영수증, 진료비 세부 내용서 최초 발행: 「국민건강보험 요양급여의 기준에 관한 규칙」 제7조제1항, 제3항

② **환자로부터 채취한 검체(조직 슬라이드 등)**

검체로부터 얻어지는 검사・진단 결과는 진료기록으로서 「의료법」 제21조 적용대상이 되나, 검체 그 자체는 동 규정의 적용대상에 포함되지 않는다.

③ 의료기관 종사자의 개인적 메모

④ 진료기록을 열람 또는 로그인 기록 등

⑤ 의료기관 밖의 환자 기록 등

3 의료기관 간 진료기록의 전송(「의료법」 제21조의2 제1항 및 제2항)

의료인 또는 의료기관의 장은 다른 의료인 또는 의료기관의 장으로부터 진료기록의 내용 확인이나 진료기록의 사본 및 환자의 진료 경과에 대한 소견 등을 송부 또는 전송할 것을 요청받은

경우에 해당 환자나 환자 보호자의 동의를 받아 그 요청에 응하여야 한다. 다만, 해당 환자의 의식이 없거나 응급 환자인 경우 또는 환자의 보호자가 없어 동의를 받을 수 없는 경우에는 환자나 환자 보호자의 동의 없이 송부 또는 전송할 수 있다. 의료인 또는 의료기관의 장이 응급환자를 다른 의료기관에 이송하는 경우에는 지체 없이 내원 당시 작성된 진료기록의 사본 등을 이송하여야 하며, 환자의 의무기록은 진료의 연계성을 제공해 주는 중요한 의료정보이다.

1) 의료기관의 요청에 따른 경우(동조 제1항)

(1) 의료기관이 의료기관에 대하여 요청

① 의료기관이 환자의 치료·진단 등을 위해 해당 환자의 과거 진료기록을 보유하는 의료기관에 대하여 요청한다.

② 요청 방식에 대해 정한 바가 없으면 요청자 및 해당 환자의 정보 및 필요한 자료를 명확하게 특정하여 요청하는 것이 필요하다.

(2) 진료기록의 내용 확인이나 진료 경과 소견 등 요청

진료기록의 사본뿐만 아니라 해당 환자의 진료 경과에 대한 소견 등 요청이 가능하다.

(3) 환자 또는 환자 보호자의 동의

① 환자 보호자의 범위는 법령에서 정확하지 아니하며 의료법 제21조에 따른 친족 또는 의료기관에 동행하여 보호자로 인정되는 자로 볼 수 있다.

② 동의 방식에 대하여 정해진 바는 없고 반드시 의료법 시행규칙에 따른 진료기록 열람 및 사본 동의서에 따라야 하는 것은 아니며 구두로 동의도 가능하다.

③ 자료 요청을 받은 의료기관은 환자 등의 동의 의사를 확인한 후 자료를 전송하여야 하지만 반드시 환자로부터의 직접 확인을 받아야 하는 것이 아니기 때문에 자료를 요청하는 의료기관으로부터 전달된 동의 의사를 확인하는 방법도 가능하다.

④ 환자의 의식이 없거나 응급환자인 경우 또는 보호자가 없어 동의를 받을 수 없는 경우에는 환자나 환자 보호자의 동의 없이 송부 또는 전송할 수 있다.

(4) 요청받는 기관의 경우

요청을 받은 의료기관이 그 요청에 응하는 방식이나 절차에 관하여 법령으로 정해진 바가 없으며 요청하는 의료기관의 요구 및 요청받은 의료기관 여건에 따라 적절한 방법으로 전송이 가능하다.

2) 응급환자를 이송하는 경우(제2항)

(1) 의료기관이 응급환자를 이송하는 경우 지체없이 전송한다.
(2) 진료기록 사본 등을 전송한다.
(3) 환자 또는 환자 보호자의 동의는 불필요하다.

4 의료기관 근로자의 개인정보 처리

1) 채용 준비 단계

의료기관은 적절한 인재 선발을 위해 수집하여야 하는 개인정보의 종류를 결정하여야 하고 수집된 개인정보의 안전한 관리계획을 수립하여야 하며, 법률이 정하고 있는 절차에 따라서 수집하여야 한다.

(1) 필요한 최소한의 개인정보 수집 원칙에 근거하여 채용계획을 수립하여야 한다.
 ① 의료기관 근로자 선발에 필요한 개인정보의 수집・이용 계획 수립 후 수집할 개인정보를 결정한다.
 ② 의료기관이 선호하는 인재상, 채용 예정 직위의 직무 특성, 채용 방법 등에 따라 필요한 개인정보는 다를 수 있다.
 ③ 의료기관이 입증책임을 지며, 채용 전형에 필요 없는 개인정보는 수집하지 않는다.

(2) 의료기관은 근로자 채용을 위하여 필요하다고 인정하는 개인정보는 정보 주체의 동의 없이 수집・이용이 가능하다.
 ① 의료기관의 정당한 이익을 달성하기 위하여 필요한 경우 명백하게 정보 주체의 권리보다 우선하여야 하며, 의료기관은 정당한 이익과 상당한 관련이 있고 합리적인 범위를 초과하지 않는 경우에 한한다.
 ② 정보 주체로부터 수집하지 않은 개인정보는 지원자의 요구가 있는 경우에 개인정보의 수집 출처, 개인정보의 처리 목적, 개인정보 처리의 정지를 요구할 권리가 있다는 사실을

알려주어야 한다.

(3) 주민등록번호의 수집은 법률, 대통령령, 대법원규칙, 국회규칙, 헌법재판소규칙, 중앙선거관리위원회규칙, 감사원규칙에서 주민등록번호 처리를 구체적으로 요구하거나 허용하고 있는 경우에 가능하다.

(4) 의료기관에서는 지원자 개인정보의 안전한 관리를 위한 계획을 수립하여야 한다.
① 지원서 접수 업무 담당자 등 채용 전형 단계별 개인정보취급자를 필요한 최소한으로 지정하여 개인정보의 유출 및 노출 가능성을 최소화한다.
② 채용대행업체 등에 지원서 개인정보처리를 위탁할 경우 위탁계약을 문서로 하고, 안전한 관리 및 감독을 위한 계획을 수립·시행하여야 한다.

(5) 지원자가 신규 채용에 대한 심사기준 및 지원자별 심사결과 등에 관한 공개를 요구하는 때에는 신규 채용되는 자가 확정된 후에 이를 공개하며, 이 경우 공개되는 내용은 특정인을 식별할 수 없도록 하여야 한다.

2) 채용 결정 단계

법령을 준수하고 근로계약의 체결·이행을 위해 반드시 필요한 의료기관 근로자의 정보는 동의 없이 수집할 수 있지만, 개인정보 처리 동의가 필요한 사항에 대하여 동의를 확보하여야 한다.

(1) 법령 준수를 위한 의료기관 근로자 개인정보의 수집

① 근로기준법 등의 법령상 의무준수를 위한 근로자 개인정보의 수집·이용은 해당 근로자의 동의 없이 처리할 수 있다.
② 소득세법에 따른 연말정산 등과 같은 법령상 의무준수를 위하여 불가피한 경우, 근로자 및 그 가족 등의 고유 식별정보를 동의 없이 처리할 수 있다.
③ 근로자 가족에 대한 복리후생을 제공하기 위하여 가족의 개인정보를 수집·이용하는 경우, 가족의 동의 없이 수집·이용이 가능하다.

(2) 근로계약 체결·이행을 위해 필요한 정보

① 근로계약서에는 본인 확인을 위해 필요한 성명, 주소, 연락처만 기록하도록 하여 불필요한 개인정보의 수집을 방지하도록 한다.

② 근무 성적 평가, 연봉계약, 인사 발령, 교육훈련, 복리후생 등 근로계약 이행을 위해 반드시 필요한 개인정보는 근로자의 동의 없이 수집·이용할 수 있다.

(3) 개인정보 처리 동의가 필요한 사항

① 업무수행을 위해 개인정보 처리가 필요한 경우로서 그 처리에 대한 동의가 필요한 경우에는 최초 근로계약 체결 시 동의를 받아야 한다.

② 개인정보 처리 동의는 해당 의료기관의 취업규칙 등에 관련 내용을 정리하여 그 준수의 동의를 받거나 별도의 동의서를 통한 동의 등 다양한 방법을 활용할 수 있다.

3) 고용 유지 단계

(1) 인력배치 및 이동

① 인력배치 및 이동(전보, 파견, 휴직 등)과 같이 근로계약 이행을 위한 필수적 인력 활용에 필요한 개인정보(근로자의 거주지, 전문성, 경력 등)는 근로자의 동의 없이 활용 가능하다.

② 전보, 승진 등의 인사 발령 사항을 신문 또는 방송 등 외부로 공개가 필요할 경우, 근로계약 체결 시 해당 의료기관의 취업규칙 또는 동의서 등을 통하여 개인정보 동의를 받아 공개하여야 한다.

(2) 인사평가

① 직무 수행 성과와 관련된 개인정보를 수집·이용·생성하는 것은 근로계약의 이행 및 유지를 위해 불가피한 것으로 근로자의 동의를 필요로 하지 않는다.

② 근로자가 인사 평가 정보에 대해 열람을 요구할 경우, 객관적인 성과·실적 등의 정보는 특별한 사유가 없는 한 공개하여야 한다.

(3) 보수·후생복지

① 급여, 성과급, 복지 포인트 등은 개인정보에 해당되므로 노동조합, 공공기관 등 제3자 제공이 필요한 경우에는 근로자 본인의 동의가 있어야 한다.

② 「고용보험 및 산업재해보상보험의 보험료징수 등에 관한 법률」에 따라 근로복지공단, 국민연금공단, 국민건강보험공단 등에 의료기관 소속 임직원의 급여내역을 제공하는 것은 '다른 법률에 특별한 규정이 있는 경우'로서 근로자의 동의를 필요로 하지 않는다.

(4) 교육훈련

외부 교육기관에 근로자 교육을 위탁하기 위하여 근로자 개인정보를 제공하는 때에는 문서로 하여야 하며, 수탁자가 위탁받은 업무와 관련하여 「개인정보 보호법」을 위반하여 발생한 손해배상 책임에 대하여는 수탁자를 개인정보처리자의 소속 직원으로 간주한다.

(5) 인사정보의 보관 · 파기

① 근로자 개인정보는 관리적 · 기술적 · 물리적 보호조치를 통하여 안전하게 보관하여야 한다.

② 의료기관은 개인정보처리방침 등을 근로자가 쉽게 볼 수 있도록 인터넷 홈페이지, 게시판, 홍보지 등을 통하여 공개하여야 한다.

③ 법령에 따라 수집한 개인정보로서 보관 기간이 지난 정보 및 수집 · 이용 목적이 달성된 개인정보는 지체 없이 파기하여야 한다.

(6) 제3자 제공 및 위탁

① 근로자 개인정보의 제3자 제공은 근로자의 별도 동의 또는 법령상 의무 준수를 위한 경우 등으로 한정한다.

② 근로자 개인정보의 처리 위탁 시 주의 사항으로 연말정산, 교육훈련, 퇴직급여 지급 등을 위한 개인정보처리 위탁은 반드시 문서로 하며, 손해배상 책임에 대하여는 수탁자를 의료기관의 소속 직원으로 간주하여야 한다.

(7) 열람

근로자 인사정보 등은 「개인정보 보호법」 제35조 제3항[234]에 따라 열람권을 보장하여야 한다.

---

234) 개인정보의 열람

4) 고용 종료 단계

(1) 퇴직 근로자의 개인정보 파기

① 퇴직 근로자의 각종 개인정보는 퇴직 후 경력증명 및 임용계약에 관한 정보를 제외하고 지체 없이 파기하여야 한다.

② 보관 기간이 종료된 개인정보는 복구 또는 재생되지 않도록 파기하여야 한다.

(2) 퇴직 근로자의 개인정보 제공

① 퇴직 근로자의 개인정보를 제3자에게 제공하고자 하는 경우, 다른 법령에 특별한 규정이 없는 한 해당 퇴직 근로자의 동의를 받은 후 정보를 제공해야 한다.

② 순수 친목 단체로서 퇴직 근로자 모임은 동의 없이 개인정보를 수집할 수 있지만, 의료기관이 제공하고자 할 경우 퇴직 근로자의 동의가 필요하다.

5 의료분야 관련 법령

「개인정보 보호법」은 개인의 존엄과 가치 구현을 목적으로 개인정보 처리에 관한 사항을 규정하고 있는 일반법이다. 의료기관에서 개인정보 처리를 규율하고 있는 다른 특별법(「의료법」 등)에 그 규정이 있는 경우에는 특별법이 우선 적용되지만, 특별법에 그 규정이 없는 경우에는 일반법인 「개인정보 보호법」을 적용한다.

[표 10-4] 의료분야 관련 법령

구분	내용
「개인정보 보호법」	개인정보 보호에 관한 일반법으로서 개인정보 처리에 관한 일반원칙 제시
「의료법」	모든 국민이 수준 높은 의료 혜택을 받을 수 있도록 국민의료에 필요한 사항을 규정
「국민건강보험법」	국민의 질병, 부상에 대한 예방, 진단, 치료, 재활과 출산, 사망 및 건강증진에 대하여 보험급여에 필요한 사항을 규정
「의료급여법」	생활이 어려운 사람에게 의료급여 실시에 필요한 사항을 규정
「감염병의 예방 및 관리에 관한 법률」	국민건강에 위해가 되는 감염병의 발생과 유행을 방지하고, 그 예방 및 관리를 위하여 필요한 사항 규정
「성매개감염병 및 후천성면역결핍증 건강진단 규칙」	성매개감염병에 관한 건강진단, 후천성면역결핍증에 관한 검진의 실시에 필요한 사항을 규정

「응급의료에 관한 법률」	국민들이 응급상황에서 신속하고 적절한 응급의료를 받을 수 있도록 응급의료에 관한 국민의 권리와 의무, 국가지방자치단체의 책임, 응급의료 제공자의 책임과 권리를 정하고 응급 의료자원의 효율적 관리에 필요한 사항을 규정
「후천성면역결핍증 예방법」	후천성면역결핍증의 예방관리와 감염인의 보호・지원에 필요한 사항을 정함
「혈액관리법」	혈액관리업무에 관하여 필요한 사항을 규정
「장기 등 이식에 관한 법률」	장기 등의 기증에 관한 사항과 사람의 장기 등을 다른 사람의 장기 등의 기능회복을 위하여 적출하고 이식하는 데 필요한 사항을 규정

제4절 보건의료데이터 활용 가이드라인

1 데이터 3법 내용과 필요성

사회적 변화에 따라 4차 산업혁명 시대의 핵심 자원인 데이터 이용의 활성화를 통한 신산업 육성이 국가적 과제로 대두되었다. 특히, 신산업 육성을 위해서는 인공지능(AI), 인터넷 기반 정보통신 자원통합(클라우드), 사물인터넷(IoT) 등 신기술을 활용한 데이터 이용이 필요하다. 한편 안전한 데이터 이용을 위한 사회적 규범 정립도 시급하다. 데이터 이용에 관한 규제 혁신과 개인정보보호 협치(거버넌스) 체계 정비의 두 문제를 해결하기 위해 데이터 3법 개정안이 2018년 11월 15일 발의되었다.

데이터 3법은 데이터 이용을 활성화하는「개인정보 보호법」,「정보통신망 이용촉진 및 정보보호 등에 관한 법률(약칭 : 정보통신망법)」,「신용정보의 이용 및 보호에 관한 법률(약칭 : 신용정보법)」 등 3가지 법률을 통칭한다. 데이터 3법 개정안은 2020년 1월 9일 국회 본회의를 통과했다.

한 개인은 일생 동안 1,100테라바이트(TB) 이상의 헬스케어 데이터를 만들어낸다(그림 10-2). 지문, 서명, 정맥 패턴, 얼굴, 음성, 홍채, 유전자 등 사람의 고유한 신체적, 행동적 특징을 이용하여 개인을 직접 나타내는 정보들은 다른 개인정보와는 달리 살아있는 동안 그 사람과 결합되어 있고, 이름이나 주소, 식별번호, 암호와 달리 변경할 수 없다는 특성을 가지고 있다. 이러한 바이오・의료 분야의 데이터는 인적정보, 외생데이터(1,100TB), 유전체 데이터(6TB), 건강보험정보, 진료 정보, 진료 관리정보, 요약 정보, 사망 기록정보 등의 임상데이터(0.4TB) 등으로 구성된다. 이러한 바이오・의료 분야 데이터를 활용한 맞춤형 상품을 개발하거나, 다른 산업 분야의 정보통신・위치정보 등을 융합하는 경우 산업의 혁신성장에 따른 혜택은 국민의 삶을 향상시킬 것이다.

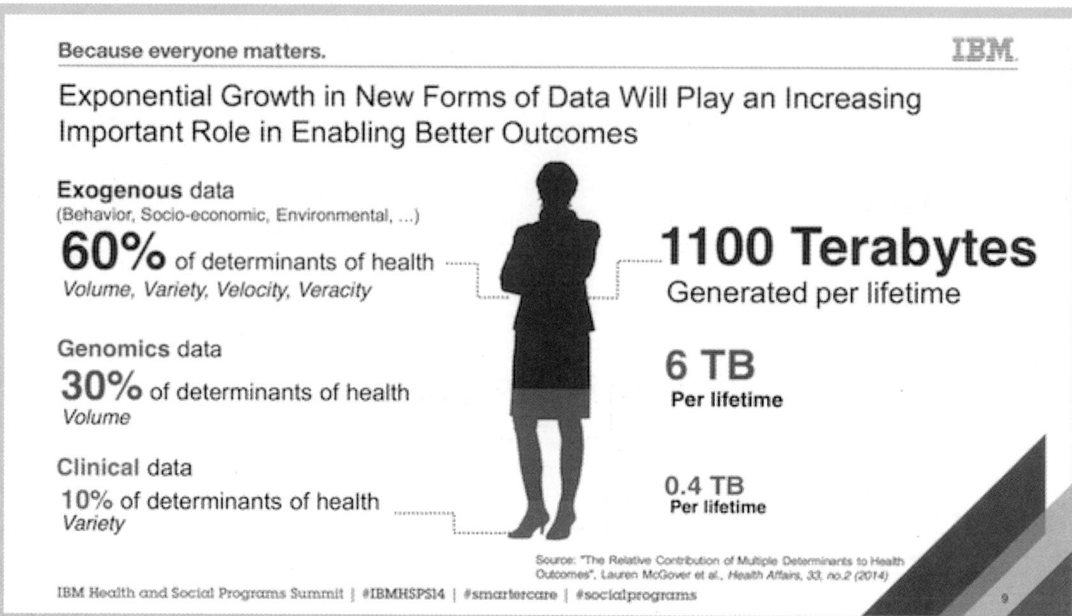

[그림 10-2] 개인이 일생동안 만들어내는 헬스케어 데이터

출처 : IBM 2014

2 데이터 3법에 따른 가명정보

데이터 3법의 핵심 내용은 추가 정보의 결합 없이는 개인을 식별할 수 없도록 안전하게 처리된 가명 정보의 개념을 도입한 것이다. 가명 처리된 개인정보를 활용하는 경우 산업 분야에서 새로운 서비스나 기술, 제품 등을 개발하며 개인정보의 암호화/가명 처리 등의 안전조치 마련, 독립적인 감독기구 운영 등을 요구하는 유럽연합 일반 개인정보보호법(EU GDPR)에 대응할 수 있게 되었다. 즉, 데이터 3법은 개인정보의 보호를 강화하면서도 데이터 활용 활성화를 통한 관련 산업의 발전을 조화롭게 모색할 수 있도록 현행 제도를 보완한 것이다.

개인정보 외 가명 정보와 익명 정보의 개념은 다음의 [표 10-5]와 같다. 즉, 개인정보 여부의 판단에는 결합할 수 있는 다른 정보의 입수 가능성, 식별에 소요되는 시간 · 비용 · 기술 등을 합리적으로 고려하도록 하고, 이러한 요건에 해당하지 않는 익명화된 정보는 개인정보보호법을 적용하지 않음을 명확히 하였다.

[표 10-5] 개인정보, 가명정보와 익명정보의 구분

구분	관련법	내용
개인정보 Personal information	개인정보호보법 제2조(정의) 1. "개인정보"란 살아 있는 개인에 관한 정보로서 다음 각 목의 어느 하나에 해당하는 정보를 말한다. 가. 성명, 주민등록번호 및 영상 등을 통하여 개인을 알아볼 수 있는 정보 나. 해당 정보만으로는 특정 개인을 알아볼 수 없더라도 다른 정보와 쉽게 결합하여 알아볼 수 있는 정보. 이 경우 쉽게 결합할 수 있는지 여부는 다른 정보의 입수 가능성 등 개인을 알아보는 데 소요되는 시간, 비용, 기술 등을 합리적으로 고려하여야 한다. 다. 가목 또는 나목을 제1호의2에 따라 가명 처리함으로써 원래의 상태로 복원하기 위한 추가 정보의 사용·결합 없이는 특정 개인을 알아볼 수 없는 정보(이하 "가명정보"라 한다)	기존 개인정보의 범위에 가명정보의 개념이 결합되어 새로운 개념의 개인정보를 정의 사례) 김영희/55세/여성/ 경기도 분당시 정자동6/ 옷가게운영/ 월 소비액 100만원
가명정보 Pseudonymous information	개인정보호보법 [2020. 2. 4. 개정] 제2조(정의) 1의2. "가명처리"란 개인정보의 일부를 삭제하거나 일부 또는 전부를 대체하는 등의 방법으로 추가 정보가 없이는 특정 개인을 알아볼 수 없도록 처리하는 것을 말한다. 신용정보법 [2020. 2. 4. 개정] 제2조(정의) 15. "가명처리"란 추가정보를 사용하지 아니하고는 특정 개인인 신용정보주체를 알아볼 수 없도록 개인신용정보를 처리(그 처리 결과가 다음 각 목의 어느 하나에 해당하는 경우로서 제40조의2제1항 및 제2항에 따라 그 추가정보를 분리하여 보관하는 등 특정 개인인 신용정보 주체를 알아볼 수 없도록 개인신용정보를 처리한 경우를 포함한다)하는 것을 말한다. 가. 어떤 신용정보 주체와 다른 신용정보 주체가 구별되는 경우 나. 하나의 정보집합물(정보를 체계적으로 관리하거나 처리할 목적으로 일정한 규칙에 따라 구성되거나 배열된 둘 이상의 정보들을 말한다. 이하 같다)에서나 서로 다른 둘 이상의 정보집합물 간에서 어떤 신용정보 주체에 관한 둘 이상의 정보가 연계되거나 연동되는 경우 다. 가목 및 나목과 유사한 경우로서 대통령령으로 정하는 경우	개인정보의 일부분을 삭제하거나 대체하여 특정 개인을 식별할 수 없도록 만든 정보 추가정보 없이는 특정 개인을 알아볼 수 없는 정보 사례) 7번 손님/55세/자영업/ 경기도 분당시 거주/ 월소비액 100만원

익명정보 Anonymous information	신용정보법 [2020. 2. 4. 개정] 제2조(정의) 17. "익명처리"란 더 이상 특정 개인인 신용정보주체를 알아볼 수 없도록 개인신용정보를 처리하는 것을 말한다.	추가적인 정보와 결합을 통해 재식별이 불가한 정보 **사례)** 50대/여성/ 경기도 분당시 거주/ 월소비액 100~200만원

가명정보는 통계작성・과학적 연구・공익적 기록보존 등을 위해 정보주체의 동의 없이 적절한 안전조치 하에 이용할 수 있다. 이에 데이터의 가명처리를 통해 활용 가능한 데이터의 종류가 다양해지고 새로운 기술・제품・서비스 개발, 시장조사 등 데이터의 활용 분야도 확대되고 있다.

보건의료 분야는 「보건의료 데이터 활용 가이드라인」에서 처리 과정 전반에 걸쳐 운영체제, 안전조치 및 윤리적 조치 사항과 보건의료 데이터의 가명처리 기준과 방법, 절차 등을 제시함으로써, 가명처리 시 오・남용을 방지하고 현장 혼란의 최소화하는 등을 제시하고 있다.

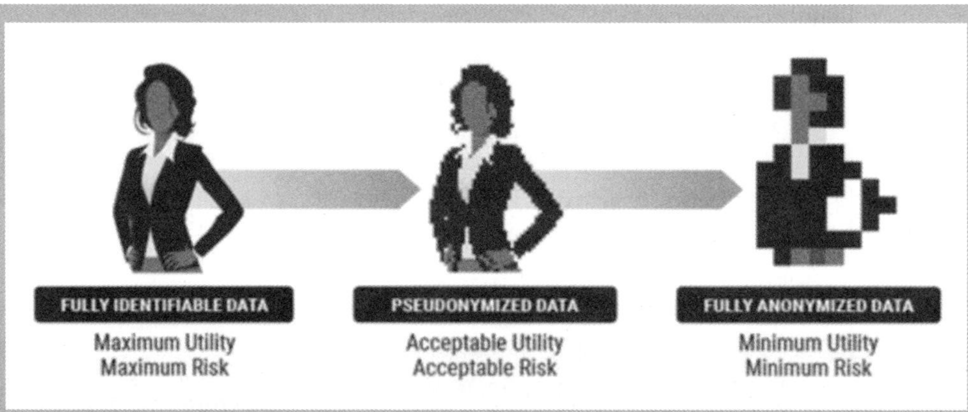
FULLY IDENTIFIABLE DATA
Maximum Utility
Maximum Risk
PSEUDONYMIZED DATA
Acceptable Utility
Acceptable Risk
FULLY ANONYMIZED DATA
Minimum Utility
Minimum Risk

[그림 10-3] 데이터 3법 개정

출처 : 뉴딜코리아

3 보건의료 데이터 활용 가이드라인

보건의료 데이터 활용 가이드라인은 가명정보 처리 과정에서의 오・남용을 방지하고, 안전한 가명정보 처리 및 활용, 결합 등을 제시하여 보건의료 데이터 활용을 활성화하고자 만들어졌다. 해당 가이드라인을 적용받는 범위는 개인정보 중 "건강"에 관한 정보(법 제23조)로 의료기관・연구자・기업・공공기관・정부 등 모든 주체가 적용 대상이다. 이때, 다른 기준과 중복되는 경우

건강정보와 관련하여서는 동 가이드라인이 우선 적용되며, 그 외의 경우 「가명정보 처리 가이드라인」을 적용한다.

1) 보건의료 빅데이터 플랫폼

보건의료 빅데이터 플랫폼은 보건의료 분야 공공데이터를 연계・결합・가명처리하며 공공 목적의 연구에 활용할 수 있도록 연구자에게 개방하는 시스템이다. AI의료기기・신약 개발 등 보건의료 데이터 활용 수요 증가에 따라 2021년 본사업으로 전환하고, 2023년부터는 9개 공공기관(질병관리청, 국민건강보험공단, 건강보험심사평가원, 국립암센터, 통계청, 국립재활원, 국립장기조직혈액관리원, 국립중앙의료원, 건강보험공단 일산병원)의 데이터 63종을 연계・결합하여 국민건강 증진향상을 위한 연구 등에 33건의 데이터를 제공하였다.

또한, 연구자의 데이터 활용 접근성 향상을 위해 기존 보건의료정보원 안심활용센터, 건보공단・심평원 데이터분석센터에 추가로 통계청 분석센터를 지정하여 운영하기로 하였다. 이에 따라, 연구자들은 공공기관 의료데이터를 신속하게 원하는 장소에서 분석・활용할 수 있게 되었다.

2) 보건의료분야 결합전문기관 가명정보 결합 취지

(1) 개인정보처리자가 보유하고 있는 개인정보를 가명처리하여 다른 가명정보와 결합할 경우 가치 있는 연구・분석이 가능

(2) **가명정보 결합 과정에서 특정 개인을 식별할 우려가 있어 결합전문기관을 통해 결합을 수행**

2020년 10월 29일, 보건복지부장관은 안전한 가명정보의 결합・활용을 지원하기 위해 3개 기관(국민건강보험공단, 건강보험심사평가원, 한국보건산업진흥원)을 보건의료분야 결합전문기관으로 지정하였다. 이후, 2021년 9월 1일, 보건복지부 장관은 '암관리법'에 따라 암 관련 데이터를 수집, 처리, 분석 및 제공하는 국가암데이터센터로 국립암센터를 지정하였다. 결합전문기관 중 한국보건산업진흥원은 2022년 5월 12일 지정 취소 되었다. 지정된 전문기관은 개인정보보호법 제28조의 3, 동 법 시행령 및 관련 고시 등에 따라 서로 다른 개인정보처리자 간의 가명정보를 안전하게 결합, 반출하는 업무를 수행한다.

3) 결합전문기관 주요 기능 및 역할

(1) **(가명정보 결합)** 과학적 연구 등을 위해 2개 이상의 가명정보 결합
(2) **(폐쇄공간 제공 및 처리 지원)** 결합 신청자가 결합된 정보를 가명·익명 처리할 수 있도록 기술적·관리적·물리적 조치된 공간과 필요한 지원 제공
(3) **(반출심사)** 반출심사위원회 구성 및 결합된 정보 반출 승인

4) 가명정보의 결합 및 활용 절차별 설명

[표 10-6] 가명처리의 결합 및 활용 절차

구분	주체	역할
1단계 사전준비	각 결합신청자	• 서로 다른 결합신청자 간의 협의를 통해 가명정보 결합 신청 사전 준비 • 기관 내 심의위원회를 통해 과학적 연구 등의 여부 심의 진행
2단계 결합전문기관 신청	각 결합신청자	• 연구계획서, 각데이터 제공기관의 승인서, 데이터 결합 신청서를 제출
3단계 결합 적정성 검토	결합전문기관 심의위원회	• 과학적 연구 등 여부, 결합시 안전성, 데이터 활용방법의 안전성 등을 검토하여 결합승인여부를 심의
4단계 결합 수행 및 가명처리	결합전문기관	• 인터넷진흥원으로부터 부여받은 암호키를 활용, 결합신청자들은 결합키는 암호화하고 나머지 정모들은 가명처리한 정보를 결합전문기관에 송부
5단계 데이터 반출여부 심의	결합전문기관 반출심사위원회	• 결합된 데일터의 처리환경 등을 고려하여 가명처리 적정성 여부를 살펴 제공여부 결정 • 제공방법: 가명정보 반출 또는 익명정보 반출, 결합전문기관 내 분석환경 활용
6단계 결합정보 반출	결합전문기관	• 결합정보 반출

가명처리의 원칙은 안전한 가명처리 방법이 있을 경우, 가명처리 후 활용하나, 그렇지 않을 경우 가명처리 방법 개발 시까지 가명처리 활용 유보하는 것이다. 즉, 정보주체의 동의에 의해서만 가능하다. 따라서 가이드라인에서 제시하는 방법 외 신기술 등 다른 방법을 통해 가명 처리하는 경우, 효과성·안전성 등에 대해 외부 전문가 평가를 거쳐 심의위원회 승인 후 활용 가

능하다.

주요 유형별 가명처리 방법은 다음과 같다.

1) **(식별자)** 개인을 식별할 수 있으므로, 삭제 또는 일련번호 대체
2) **(인적 사항)** 주소, 생년월일 등은 부분 삭제하여, 식별력 감소
3) **(측정 수치 및 의료인 관찰・입력, 알고리즘 생산 정보)** 원칙적으로 별도 조치 없이 활용(의도적 결합을 제외하고는 개인식별 불가능)
4) **(체외・체내영상)** 삭제・모자이크 등 가명처리 후 활용 가능
5) **(유전체)** 널리 알려진 질병에 관한 유전자 변이 유・무 또는 변이 유형 등 일부 유형을 제외하고, 개인의 동의를 받아 활용 가능
6) **(인종・민족)** 별도 조치 없이 활용 가능

그리고 가명처리된 정보와 관련하여 다음과 같은 안전・보호조치를 취하여야 한다. 안전조치 의무란, 가명정보를 복원하기 위한 추가 정보의 별도 분리보관 및 제3자 제공 금지, 데이터 활용 과정에서 개인식별 가능 정보가 생성된 경우 지체 없는 처리 중단 및 회수・파기 등을 말한다.

1) **(분리보관)** 가명 정보는 그 외 정보와 상호 분리보관 권장
2) **(기록관리)** 가명 정보 접근 및 처리, 이동 등 일체의 작업 기록을 보관
3) **(교육・관리)** 내부 관리계획을 수립, 가명 정보 취급 절차 관리 및 정기 교육
4) **(공개)** 가명 정보 처리의 목적・항목・이용 내용 및 제공 등을 기록・공개
5) **(처리정지)** 정보 주체의 요구 시, 개인정보의 가명 처리정지
6) **(활용 후 파기)** 활용이 종료된 가명 정보는 파기 권장

이와 같이 데이터 활성화를 위하여 가명 정보 처리나 데이터 결합 시 안전조치 의무를 부과하여 특정 개인을 알아보는 행위를 금지하였으나 위반 시 행정적인 과태료나 형사적 처벌 이외에 전체 매출액의 3%에 해당하는 과징금도 부과하도록 하였다(제28조의5 및 제28조의6 신설 등).

5) 보건의료 분야 기관별 보유 데이터 현황

[표 10-7] 기관별 보유 데이터

	질병관리청	국민건강보험공단	건강보험심사평가원	국립암센터
데이터셋	• 국민건강영양조사 기본 DB	• 자격 및 보험료 • 일반건강검진_대상자 • 일반건강검진_문진 • 요양기관 • 사망정보	• 명세서 일반내역 • 진료내역 • 수신자 상병내역 • 원외처방전 상세내역	• 암등록 자료

학습문제

1. 데이터 3법 중 「개인정보보호법」에 따라 임상 연구용 통계작성을 목적으로 의료정보/의무기록을 이용하기 위한 사전 처리 방법은?

① 방화벽 설치
② 워터마킹 처리
③ 생체정보 암호화 처리
④ 환자 정보의 가명 처리
⑤ 정보주체자의 법적대리인 동의

2. 의료기관에서 생성된 1차 자료원은?

① 국민건강영양조사 자료
② 지역사회건강조사 자료
③ 개인 외래진료기록 자료
④ 통계 목적으로 활용된 국가 암 등록 자료
⑤ 연구 목적으로 활용된 퇴원 손상 심층 조사 자료

3. 의료기관 개인정보보호 가이드라인 용어를 설명하시오.

4. 의료기관 개인정보보호 가이드라인 특징을 설명하시오.

5. 환자의 개인정보 처리기준을 설명하시오.

6. 진료기록 열람 및 사본발급 업무에 대하여 설명하시오.

7. 의료기관 간 진료기록의 전송에 대하여 설명하시오.

8. 개인정보, 가명정보와 익명정보의 개념을 설명하시오.

정답 1. ④ 2. ③

제 11 장

건강정보보호 사례

제 11 장

건강정보보호 사례

학습목표	
	• 국내외 사례를 통해 각국의 건강정보 보호 정책과 법적 틀을 이해한다. • 국내외 사례를 통해 건강정보보호의 윤리적·법적 요소를 탐구한다. • 글로벌 건강정보보호 사례 연구를 통해 최신 트렌드를 확인하고, 향후 과제의 해결 방안을 모색한다.

제1절 건강정보보호 국외 사례

1 주요 위반사례

1) 필리핀

필리핀 건강보험공단(PhilHealth)에서 랜섬웨어 공격으로 개인정보 유출 사건이 발생(2023.09)

(1) 사건개요

- 필리핀 전체 인구의 약 1/3에 해당하는 가입자를 보유하고 있는 PhilHealth에서 사이버공격으로 대규모 개인정보 유출 사건이 발생했다.
- 2023년 9월 22일, 필리핀 정보통신기술부(DICT)는 PhilHealth가 메두사 랜섬웨어 조직으로부터 사이버공격을 받았다는 사실을 확인했으며, 공격 다음 날 메두사 측은 탈취한 모든 개인정보를 삭제하는 조건으로 30만 달러의 몸값을 필리핀 정부에 요구했다.

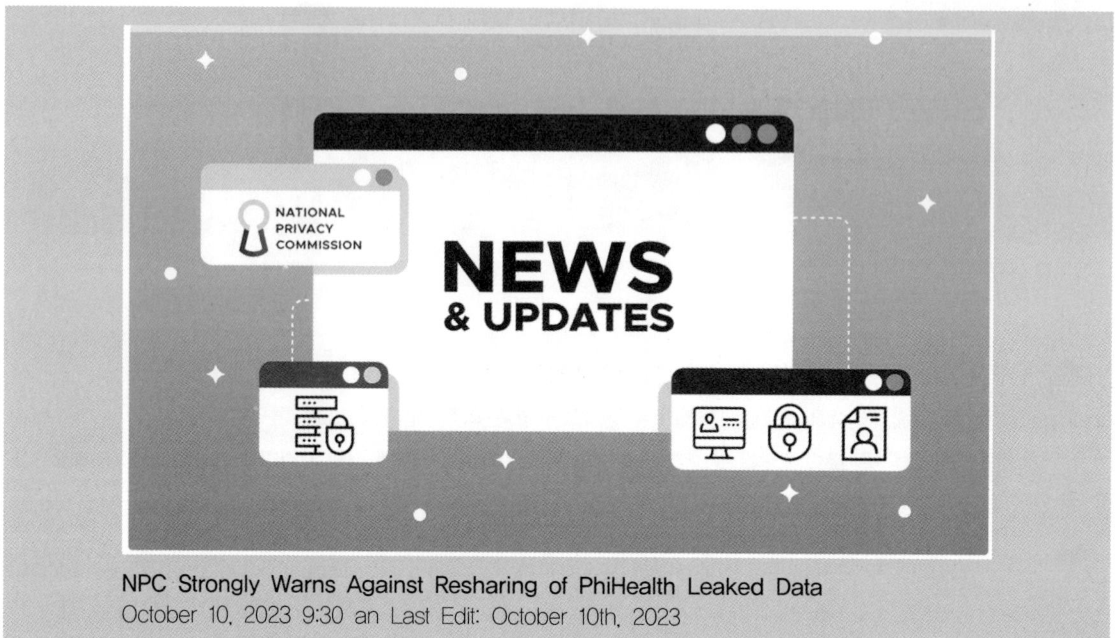

[그림 11-1] 필리핀 건강보험공단(PhilHealth) 개인정보 유출 사건

출처 : 필리핀 개인정보보호 위원회 https://privacy.gov.ph/npc

- 2023년 9월 25일, PhilHealth는 해당 사건에 대해 개인정보 감독기관(National Privacy Commission, 이하 NPC)에 통지했으며 이에 NPC는 개인정보 유출의 성격과 피해 범위를 파악하고자 PhilHealth 측에 정보 요청 및 청문회 출석을 요구했다.
- 2023년 10월 05일, 한편 필리핀 정부가 랜섬웨어 그룹의 몸값 요구에 불응하자, 해커들은 불법적으로 입수한 PhilHealth 직원 및 회원들의 일부 ID, 사진, 급여 명세서 사본, 업무 파일, 병원 청구서 등을 다크웹에 유포하기 시작했다.
- 2023년 10월 6일, NPC 민원·조사부는 랜섬웨어 집단의 데이터 덤프에 연결된 650GB 압축 파일에 대한 1차 분석을 완료했다.
- 조사 결과, NPC는 해당 압축 파일에 745GB 규모의 PhilHealth 회원 개인정보 및 민감한 정보가 포함된 사실을 확인했다.

(2) 조치내용

- 2023년 10월 10일, NPC는 공식 웹사이트를 통해 DPA 제25조에 근거하여, 개인정보를 무단으로 처리한 자는 최대 3년의 징역형과 최대 200만 페소 벌금을 받을 수 있으며, 민감

한 정보를 무단으로 처리한 경우 최대 6년의 징역형과 최대 400만 페소의 벌금을 부과받을 수 있음을 경고했다.

- NPC는 10월 13일, PhilHealth 회원들이 자신의 개인정보 상태를 확인하고 개인정보가 유출되었는지 검토할 수 있는 온라인 포털(Na-leak ba ang philHealth Data ko?)을 출시했다.
- NPC는 해당 사건과 관련한 PhilHealth 관계자의 과실 가능성에 대한 조사를 진행했다.

2) 튀르키예

개인정보 감독기관(Kişisel Verileri Koruma Kurumu, 이하 KVKK)이 최근 정부부처 등 국가기관에 대해 권한을 행사한 사례

(1) 사건개요

- 보건부 산하 공공병원 직원이 양육권이 없는 부모에게 자녀의 건강기록을 제공하였다.
- 이혼 소송이 진행 중인 민원인(양육권자)은 배우자 측(자녀 학대로 인해 양육권 상실)이 자신의 자녀 건강기록을 취득한 사실을 인지했다.
- 보건부 산하 공공병원이 배우자 측 변호사의 요구에 따라 해당 건강기록을 제공하였다는 정보를 확인했다.
- 이에 민원인은 부모의 동의 없이 개인정보를 처리한 공공병원을 상대로 KVKK에 민원을 접수했으며 KVKK는 조사에 착수했다.
- KVKK는 본 사안과 관련, 부모 이혼 시 양육권이 없는 당사자는 관련 법령에 따라 개인정보보호 및 아동과 보호자의 이익 범위 내에서만 아동의 건강정보 열람이 가능하다고 판단했다.
- 또한, 변호사일지라도 일반 위임장으로는 건강정보 제공을 요청할 수 없고 위임장상에 민감정보의 처리 및 이전에 관한 정보 주체의 명시적인 동의가 있어야 건강정보 제공요청이 가능하다고 보았다.
- 그러나 이 사안에서는 병원에 근무하는 의사가 변호사의 위임장에 특별한 규정이 없었음에도 아동의 건강기록을 제3자에게 법률상 근거 없이 제공한 것으로 밝혀졌다.
- 또한 병원의 환자 기록 행정 직원도 권한 없이 해당 기록을 열람할 수 있었으며 누가 어떤 데이터를 보았는지 여부에 대한 로그 기록도 전혀 남아 있지 않았다.
- KVKK는 결과적으로 컨트롤러가 제8조의 개인정보 이전 요건을 갖추지 못한 채 정보를

제3자에게 제공했으며, 결국 제12조의 개인정보 보안에 관한 기술적·관리적 조치를 이행하지 않은 것으로 결론을 내렸다.

(2) 조치내용

- KVKK는 컨트롤러인 보건부에 다음의 지시를 따를 것을 결정하였다.
- 보건부는 소속 직원이 준수할 수 있는 체계적이고 명확한 정책을 마련해야 하고, 개인정보보호와 관련한 교육을 제공하면서 해당 교육에서 직원의 개인정보 처리에 대한 허가 범위를 명확히 알려야 한다.
- 개인정보 보안을 보장하기 위한 기술적 조치로서 병원 자동화 시스템의 로그가 유지될 수 있도록 시스템을 업데이트하고 KVKK에 결과를 보고해야 한다.
- 병원의 모든 의사 및 환자 등록 담당자가 모든 환자 기록에 접근할 수 있는 현재 상황을 대신하여, 환자의 검사 및 치료에 종사하는 직원과 의사만 해당 정보를 열람할 수 있도록 권한 부여 범위를 명확하게 설정해야 한다.
- 병원 자동화 시스템에서 환자 기록을 인쇄하기 위한 특정 절차 설정 및 권한 있는 자를 지정해야 한다.
- 보건부는 컨트롤러로서 개인정보보호법 제8조 및 제12조를 위반한 것으로서, 제18조제3항에 따라 해당 병원에 근무하는 사건의 책임자를 징계 규정에 따라 필요한 조치를 취하고 그 결과를 KVKK에 보고해야 한다.

3) 홍콩

환자 의료기록을 실수로 폐기한 Town Health Medical & Dental Services에 시정명령 부과 (2022년 6월)

(1) 사건개요

- 2021년 3월 Town Health가 환자 의료기록을 포함한 상자를 실수로 폐기한 후 2021년 6월 개인정보 감독기관(Office of the Privacy Commissioner for Personal Data, 이하 PCPD)에 제출한 개인정보 유출 통지에 대한 조사를 실시하였다.
- 해당 사고로 294명의 환자가 영향을 받았으며, 조사 결과 PCPD는 개인정보보호에 대한 직원 인식 수준, 효과적인 개인정보보호 정책 및 절차, 개인정보보호 관련 직원 교육 등에

서 허점을 발견했다.

- PCPD는 Town Health가 의료기록에 대한 무단 또는 우발적 접근, 처리, 삭제, 손실 등을 보호하기 위한 조치가 부실해 개인정보보호 원칙 제4원칙(개인정보의 안전)을 위반했다고 판단했다.

(2) 조치내용

- PCPD는 Town Health에 개인정보보호 관리 프로그램의 수립, 개인정보보호 책임자의 지정, 개인정보 친화적 문화 수립 등을 포함해 시스템 보안을 다루는 적절한 정책과 절차 수립 등 사고 재발 방지를 위한 시정 조치를 명령했다.

4) 스페인

고객 의료정보를 제3자에게 이메일로 유출한 DKV Seguros y Reaseguros(이하 DKV Seguros)에 과징금 13만 2,000유로 부과(2022년 7월)

(1) 사건개요

- 민원인(제3자)은 의료보험회사 DKV Seguros로부터 타인의 성명, 보험번호, 건강검진 유형 등 의료정보가 담긴 문서가 첨부된 이메일을 반복적으로 수신했다.
- 동 상황이 반복됨에 따라 민원인은 DKV Seguros에 불만 사항을 재기했으나 DKV Seguros의 제대로 된 대응 없이 민원인은 계속해서 이메일을 받았다.
- 스페인 데이터 보호기관(Agencia Española de Protección de Datos, 이하 AEPD)이 민원에 따라 조사에 착수하였으며, DKV Seguros가 의료정보를 제3자에게 전송함으로써 개인정보 보호 원칙 중 무결성과 기밀성 원칙을 위반한 사실을 발견했다.
- 또한, GDPR 제9조제1항에 해당하는 의료정보의 노출과 관련해 컨트롤러인 DKV Seguros가 적절한 보호조치를 시행하지 않은 구조적 문제가 드러났다.
- 더불어, DKV Seguros는 개인정보 침해 사실을 인지한 지 72시간 이내에 AEPD에 해당 침해에 대해 통보하지 않았다.

(2) 조치내용

- AEPD는 DKV Seguros에 대해 GDPR 제5조제1항제f호, 제32조, 제33조 위반을 근거로

과징금을 책정하기 전, 자발적 납부에 대해 20%, 책임 인정에 대해 20% 감면을 반영하여 최종적으로 과징금 13만 2,000유로를 부과했다.

5) 체코

피보험자의 고유식별번호 유출을 야기한 익명의 시스템 공급업체에 대해 행정절차 착수(2022년 하반기)

(1) 사건개요

- 익명의 온라인 예방접종 예약 시스템 공급업체가 운영하는 웹사이트의 기능적 문제점으로 인해 개인정보 침해가 발생했다.
- 예약 시스템 공급업체는 프로세서가 피보험자 고유식별번호가 포함된 URL을 구성하고 구글 애널리틱스를 이용해 데이터를 얻어 이를 분석하도록 지시했다.
- 프로세서는 URL 주소에 피보험자 고유식별번호를 포함하도록 한 지시가 개인정보보호에 어긋난다는 사실을 바탕으로 지시의 부적절함을 컨트롤러에 경고했어야 하나, 이와 같은 의무를 다하지 않고 개인정보를 처리했다.
- 이를 통해 약 8만 건의 정보 주체의 고유식별번호가 유출되는 결과를 초래했다.
- 개인정보 보호국(The office for personal data protection, 이하 ÚOOÚ)은 이에 대해 컨트롤러 및 프로세서가 GDPR 제32조제1항제b호를 위반하는 등 보안 수준을 보장하기 위해 적절한 기술적 관리적 조치를 취하지 않았다고 판단했다.
- 또한 위 사실과는 별개로, 프로세서가 GDPR 제28조제3항의 요건을 충족하지 않은 계약을 바탕으로 개인정보를 처리한 점을 근거로 GDPR의 해당 조항 또한 위반하였음을 확인했다.
- 이외에, ÚOOÚ는 프로세서가 데이터 보호 관리자(Data Protection Officer, 이하 DPO)를 지정해야 했음에도 DPO 지정을 하지 않았다는 사실을 발견, GDPR 제37조제1항 또한 위반했다고 결론내렸다.

(2) 조치내용

- ÚOOÚ는 조사 결과에 따라 컨트롤러 등에 대한 행정절차에 착수하기로 결정했다.
- ÚOOÚ는 개인정보 처리에 있어 컨트롤러뿐만 아니라 프로세서도 GDPR 위반에 대해 컨트

롤러와 공동으로, 또는 필요에 따라서는 별개로 책임을 지게 됨을 강조했다.

6) 호주

정보 주체의 개인정보 열람권 행사를 부당하게 거부한 Spring Hill Specialist Day Hospital에 시정 조치 부과(2022년 3월)

(1) 사건개요

- Spring Hill Specialist Day Hospital은 환자의 개인정보 열람 요청에 대해 타인의 개인정보 유출 문제를 거론하며 거절했다.
- 민원 신청인은 Spring Hill Specialist Day Hospital(이하 병원)의 환자로, 2018년 11월 병원에 수술 차 내원했다가 접수처에서 병원 직원과의 사이에 시비가 발생했다.
- 민원인은 이메일을 통해 병원에 고객 서비스 불만 사항을 제기했고, 병원은 해당 사건에 대해 조사를 착수했다.
- 민원 신청인은 이후 병원에 해당 사건과 관련하여 조사 기록에 포함된 자신의 개인정보에 대한 열람을 요청했으나, 병원 측은 조사 기록상에 포함된 개인정보의 요약본만을 제공했다.
- 병원 측은 조사 기록 전체에는 타인의 개인정보도 포함되어 있어 조사 기록 일체를 제공하는 것이 곤란하다는 입장을 피력했다.
- 호주 개인정보보호위원회(Australian Privacy Commissioner, 이하 OAIC)는 민원 신청인의 민원 제기에 따라 조사에 착수하면서, 개인의 열람권을 규정한 개인정보보호 제12원칙 위반 여부를 검토했다.
- 병원 측은 제12원칙 가운데 제12.3조에 규정된 열람권 제공 거부 사유를 근거로 민원 신청인의 열람 요구를 거부했다고 항변했으나,
- OAIC는 접수처 직원의 이름과 연락처와 같은 개인정보를 삭제하는 등 문서를 편집하여 조사 기록을 제공할 수 없었던 이유 등을 병원이 설명하지 못하고 있다고 반박했다.
- 이에 병원 측이 타인의 이름과 연락처를 편집하여 기록 전체를 제공하는 것이 불합리하다고 볼 수 없다고 첨언했다.
- 또한, 병원 측의 주장에 따라 제12.3조에 따른 열람 요구 거부가 인정된다고 가정하더라도 병원 측은 제12.5조에 따른 대체적 수단을 개인에게 제공해야 했다.
- 병원은 대체적 열람 수단과 관련해 민원 신청인과 상의한 내역이 발견되지 않는 등 열람 요청 거부를 대신하여 민원인의 권한 행사를 만족시킬 만한 대안을 제시했다고 보기 힘들다.

- 결론적으로 OAIC는 병원 측이 개인의 열람권을 규정한 개인정보보호 제12원칙의 일련의 사항을 위반했다고 결론 내었다.

(2) 조치내용

- OAIC는 민원 신청인의 개인정보 열람권을 침해한 Spring Hill Specialist Day Hospital에 대해 개인정보보호 제12원칙 위반을 확인하고 다음의 시정 조치를 부과하였다.
- Spring Hill Specialist Day Hospital은 민원인의 개인정보에 대한 접근을 거부하는 행위를 반복해서는 안 된다.
- 또한 제12원칙에 근거한 의무 사항에 따라 자사의 정책, 절차 및 시스템 등을 평가하고, 권장 사항을 이행한 결과보고서를 OAIC에 제출해야 한다.

7) 미국

미국의 의료기관 FOI(The Florida Orthopaedic Institute)는 미국 보건복지부 산하 OCR(U.S. Department of Health & Human Services Office for Civil Rights)에 환자 640,000명의 개인정보에 영향을 미치는 데이터 유출 사고 발생 사실을 통지했다(2020년 7월 1일).

(1) 사건개요

- FOI는 자체 서버에 저장된 암호화된 데이터에서 랜섬웨어 공격이 발생했음을 발견했으며, 시스템 결함을 악용한 공격이 이루어진 것으로 추정했다.
- 침해 피해를 입은 데이터에는 이름, 생년월일, 주민등록번호, 예약 시간과 관련된 의료 정보, 의사 위치, 진단 코드, 지불 금액, 보험사 식별 번호, 병원비 지불 주체의 식별 번호, 진료비 청구 주소 및 FOI 청구 내역 등이 포함되어 있었다.

(2) 조치내용

- FOI는 정보를 복구 및 보호하기 위한 조치를 취했으며 내부 조사를 지원할 제3자 전문가를 고용하는 한편, 이번 사고의 영향을 받은 개인들에게 해당 사실을 통지하고 개인정보보호를 위한 참고 자료를 제공했다.

8) 스웨덴

대형 보험회사 Folksam은 약 100만 명의 개인정보가 제휴업체와 부당하게 공유되었으며, 그 중 일부는 민감 정보인 것으로 확인되었다고 발표했다(2020년 11월 3일).

(1) 사건개요

- 이 사고는 외부의 공격이나 시스템 결함이 아닌 단순 실수에 따른 것으로 확인되었다.
- Folksam은 내부 감사 과정을 통해, 공유된 데이터에 보험 구매와 관련된 정보는 물론 Facebook, Google, Microsoft, Linkedin, Adobe 등의 가입자 ID 등이 포함되어 있었다고 설명했다.

(2) 조치내용

- Folksam은 스웨덴의 개인정보보호 감독기구 Datainspektionen에 해당 침해 사실을 통지하고, 개인정보를 수신한 제휴업체에게 이를 즉시 삭제하도록 요청했으며, 해당 개인정보가 제3자에 의해 부적절한 방식으로 이용되었다는 징후는 없다고 강조했다.

2 코로나19 관련 건강정보 침해 사례

1) 중국

- 중국은 코로나19 유행 초기부터 약물 치료 목적 등을 이유로 시민들의 개인정보를 대대적으로 수집해 왔으며, 이를 이용해 바이러스가 가장 널리 퍼진 지역들을 파악해 왔다는 의혹이 제기되었다.
- 예컨대 무인 항공기를 사용하여 거리의 군중을 스캔하고 높은 체온으로 코로나19 감염 가능성이 있는 것으로 의심되는 사람들을 식별하여 지상에 있는 감시자들에게 신호를 보내는 등 인권침해 논란의 여지가 큰 생체정보 모니터링까지 실시한 것으로 관측되었다.
- 특히 시민들이 인지하지 못하는 상황에서 드론을 통한 생체정보 수집이 이루어지고, 해당 정보의 보관 기간이나 용도 등에 대한 투명성이 확보되지 않은 것이 문제점으로 지적되었다.
- 한편, 영국과 프랑스 경찰 당국도 코로나19 확산 방지 활동을 위해 드론을 활용하는 과정에서 개인정보 침해에 대한 우려를 야기한 바 있으나 이들 국가의 경우 사회적 거리 두기 위반을 모니터링하기 위한 영상 촬영에 국한했던 반면 중국은 체열 감지를 통한 생체 및

건강정보를 수집했다는 점에서 차별화된다.

2) 영국

- 2020년 2월 27일부터 2020년 8월 말까지 코로나19 양성 반응을 보인 웨일즈 주민 전체의 건강정보가 유출되는 개인정보 침해사고가 발생했다.
- 이 사고는 2020년 8월 30일 Public Health Wales의 직원이 비즈니스 인텔리전스 소프트웨어 플랫폼에 데이터를 업로드 하는 과정에서 실수로 발생했다. Public Health Wales에 따르면, 이 직원은 내부용 서버가 공용 서버에 해당 데이터를 게시했으며 이에 따라 코로나바이러스 양성 반응을 보인 1만 8,105명의 개인 데이터가 외부에 공개되었다.
- 이 사고로 유출된 데이터는 개인의 이니셜, 생년월일, 지역 관할 구역이 포함되어 있으며, 요양원 등 시설 입소자들의 경우 해당 시설의 명칭도 함께 공개되었다.

3) 뉴질랜드

- 코로나19 확진 환자의 세부 개인정보가 유출되는 사고가 발생하여 원인 규명 등을 위한 정부 기관의 조사가 진행되었다.
- 뉴질랜드에서 진행 중인 코로나19 대응 사례와 관련하여, 해당 환자의 이름과 생년월일 등 기밀 정보로 분류된 세부 개인정보가 유출되었으며, 여기에는 오클랜드의 30세 여성부터 캔터베리의 70세 남성까지 총 18건의 확진 사례가 포함되었다.
- 해당 개인정보 유출 사실은 언론매체인 Weekend Herald가 취재를 통해 해당 데이터를 포함한 스프레드시트 문서를 확인하고 보도해 알려졌으며, 이 문서에는 코로나19 확진자의 양성 반응 당시 머물렀던 지역과 격리를 위해 이동한 지역에 대한 정보도 포함되었다.
- 실제로 여러 정부 기관 및 기타 시설에서 해당 정보에 접근할 수 있었던 것으로 알려졌으며, 민감한 건강정보가 어디에서 공개되었는지는 확실하게 파악되지 않은 상황에서 뉴질랜드 보건복지위원회(The State Service Commission)가 조사에 착수하였다.

4) 인도

- 인도에서는 정부 서버에 안전하지 않은 상태로 저장된 8만 건 이상의 코로나19 환자의 의료기록에 액세스했다는 해커들의 주장이 제기되었다.
- 자칭 'Kerala Cyber Warriors'라는 이름의 이 해커 그룹은 델리 주 보건부(Delhi State

Health Mission) 웹사이트에 10분 이내에 접속하여 환자의 이름, 주소, 전화번호, 코로나19 테스트 결과, 여권 세부 정보 등 건강 관련 데이터가 포함된 민감정보에 접근할 수 있었다고 발표했다.

- 이 사고는 웹사이트의 보안 취약점을 이용해 이루어졌으며, 해커들은 해당 사이트에서 여러 개의 백도어를 발견한 것을 물론 데이터 유출 후에도 웹사이트 관리자들이 해킹 사실을 인지하지 못했다고 밝혀 파문을 야기했다.
- Kerala Cyber Warriors는 델리의 의료서비스 방식에 불만을 품고 건강정보 관리 과정의 보안 결점을 드러내기 위해 보건부를 표적으로 삼은 것으로 알려졌으며, 이번 사례를 통해 코로나19 관련 건강정보의 유출 및 개인정보 침해 가능성에 경종을 울리는 계기가 되었다.

5) 브라질

- 브라질에서는 2020년 11월 Jair Bolsonaro 대통령을 포함한 1,600만 명 이상의 코로나19 확진자 및 양성 판정자 개인정보 및 건강 데이터가 온라인 유출되는 사고가 발생한 것으로 보고했다.
- 이 사고는 의료기관인 Israelita Albert Einstein Hospital의 직원이 사용자 이름, 비밀번호, 접근키가 포함된 스프레드시트를 웹호스팅 서비스 GitHub상의 정부 시스템에 업로드한 후 발생했다.
- 이번 사고로 개인의 보안용 식별번호, 주소, 전화번호 및 기존 질환에 대한 정보 등 최소 1,600만 명의 코로나19 환자 개인 데이터가 약 1개월 동안 인터넷에 노출되었다.
- 이와 관련, 브라질소비자보호연구소(Idec)는 2020년 11월 26일 연방 검찰청에 브라질 보건부 및 Israelita Albert Einstein Hospital에 대한 조사를 촉구하였다.

제2절 건강정보보호 국내 사례

1 분쟁조정 사례

1) 이용한 건강보험 요양급여 내용을 다른 질병으로 산재 신청 시 다시 활용한 것에 대한 손해배상 등을 요구할 수 있는지?

(1) 사건개요

- 피신청인은 업무상 재해 보상 사업 등을 목적으로 개인정보 파일을 운용하는 개인정보처리자이고, 신청인은 산재 신청을 한 근로자이다.
- 신청인은 정신질환을 이유로 산재 신청을 하였고, 피신청인은 업무상 재해 여부를 심사하기 위해 건강보험 요양급여 내용・진료기록 등을 수집했다.
- 신청인은 피신청인이 과거 OO 질환으로 산재 심사 시 보관하고 있던 요양급여 내용을 다시 이용한 것과 동의 없이 산재보험 의료기관이 아닌 병원에서 진료기록부를 제출받은 것은 위법하다고 주장했다.

(2) 조치내용

- 피신청인이 OO 질환으로 산재 심사 시 요양급여 내용을 수집한 목적은 과거 병력 등을 조사하여 업무상 재해 여부를 판단하기 위함이고, 이후 정신질환으로 산재 심사 시에도 위 수집 목적과 동일하게 이용한 것이므로, 수집 목적을 초과한 것으로 볼 수 없다.
- 「산업재해보상보험법」 제31조는 자료제공의 요청 대상을 산재보험 의료기관으로 한정하고 있지 않고 질병 치료비에 대해 산재 승인 후 피신청인에게 청구할 수 있다는 점에서, 피신청인은 동의 없이 진료기록부의 제공을 요청할 수 있다.
- 개인정보분쟁조정위원회는 사건 신청을 기각하였다.

2) 보험사가 진료 정보를 전화로 확인하고 해당 정보를 제3자에게 유출한 것에 대한 손해배상을 요구할 수 있는지?

(1) 사건개요

- 신청인은 피신청인 1 모바일 앱을 통하여 직접 보험금(골절 진단비, 자동차부상 치료비) 지급을 청구하면서 피신청인 2가 발급한 '입・퇴원 확인서'와 A 보험 주식회사(이하 "A 화재"라 한다)에서 발급한 '자동차 지급 명세확인서(1차)'를 제출했다.
- 또한, 신청인은 피신청인 1에서 보험금 지급을 재차 요청하면서 A 화재에서 새로 발급한 '자동차 지급 명세확인서(2차)'를 제출했다.

(2) 조치내용

- 피신청인 1이 보험금 지급 심사를 위해서는 '진단서'와 같은 환자의 정확한 의료적 판단이 기재된 서류가 필요하나, 신청인이 제출한 '입・퇴원확인서'와 '자동차 지급 명세확인서(1차)'는 진단 내용이 서로 일치하지 않았고, 입・퇴원확인서는 진단서와 달리 환자의 건강상태를 증명하는 서류가 아닌 입・퇴원 사실만을 확인하는 서류이므로, 정확한 보험급 지급심사를 위하여 발급기관인 피신청인 2에서 진단명의 진위 여부를 확인하는 것이 불가피하였다고 판단했다.
- 신청인이 A 화재에서 발급한 '자동차 지급 명세확인서(2차)'를 다시 제출하면서 피신청인 1에서 보험금 지급을 재차 요청하였고, 피신청인 1은 정확한 보험금 지급심사를 위하여 진단명과 부상 등급이 변경되어 발급된 해당 서류의 정상 발급 및 기재 내용의 진위 여부를 발급기관에 확인하는 것이 불가피하였다고 판단되었다.
- 따라서 이 사건에서 피신청인 1이 보험급 지급심사를 위해 피신청인 2에서 전화하여 신청인이 제출한 '입・퇴원확인서'에 기재된 진단명의 진위 여부를 확인한 행위와 A 화재 자동차 보상 담당자에게 해당 서류에 대한 정상 발급 및 기재 내용의 진위 여부를 확인한 행위는 「개인정보 보호법」 제23조제1항에 따른 적법한 행위로 판단되었다.

3) 개인정보를 수집목적 외 의료자문에 이용한 것에 대한 침해 행위 중지 등 요구

(1) 사건개요

- 피신청인은 「정부조직법」 제33조에 따른 중앙행정기관이고, 신청인은 피신청인에 설치된

위원회에 전공상 재심사를 요청한 자이다.

- 신청인은 신청인의 질환에 대한 보통의 심사에 대하여 피신청인에게 재심사를 청구하며 그 증빙자료로 진단서, 의무기록 등을 제출하였고, 개인정보 제공 및 활용 동의서를 제출하였다. 이 사건 동의서에는 피신청인이 위원회의 사망 및 상이구분 결정을 위해 정보주체의 개인정보 및 고유식별정보를 재심사 청구인 및 국가보훈처, 국가인권위원회, 국방부 산하기관 등 정보 보유기관으로부터 제공받아 활용할 수 있다는 내용이 기재되어 있다.
- 피신청인은 신청인의 질환과 공무 사이의 인과관계 여부 판단을 위해 피신청인 산하 전문기관에 의학자문을 요청하며 신청인의 개인정보 및 신청인이 제출한 증빙자료 사본을 전달하였다.

(2) 조치내용

- 이 사건에서 피신청인이 전공상 재심사업무를 수행하기 위해서는 신청인의 질환과 공무 사이의 인과관계 판단이 필요하나, 위원회의 위촉 위원 중에는 해당 분야의 전문의가 없어 외부기관에 의학자문을 요청할 수 밖에 없었던 사정 등을 고려하면, 피신청인이 소관 업무 수행을 위해 불가피하게 신청인의 개인정보를 전문기관에 제공한 것으로 판단되므로, 제공에 대한 별도의 신청인 동의가 없었더라도 피신청인이 「개인정보 보호법」 제17조를 위반하였다고 인정하기는 어렵다.
- 개인정보분쟁조정위원회는 사건 신청을 기각하였다.

4) 의료과정에서 환자 동의 없는 사진촬영 등으로 인한 인권침해

(1) 사건개요

- 진정인은 음부 상처와 하혈 등 산부인과 질환으로 OO 병원 응급실을 방문하여 입원하였다. 다음날 아침, 피진정인(OO 병원 정형외과 간호사)은 진정인에게 사전 동의를 구하지 않고 본인의 개인 휴대전화로 진정인의 음부 사진을 촬영한 후, 이를 다른 간호사들에게 전송하였고, 진정인은 이로 인해 당혹감과 수치심을 느꼈다.
- 진정인은 당시 정형외과에 입원하고 있었으나 산부인과 환자였고, 처음 보는 산부인과 환자의 병변을 심각한 응급상황으로 판단하여, 환자를 위한 신속한 조치를 위해 환부 사진을 촬영하여 전송하게 된 것이다. 담당 전문의에게 직접 연락을 하거나 사진을 전송하지는 못했으나, 전문의마다 전담간호사가 있으므로 전담간호사에게 사진을 전달하면 담당전문의에

게 보고될 것으로 판단하였다.

- 피진정병원 응급실에서는 응급환자의 상태변화 등에 관한 사진기록이 필요한 경우, 환자의 의무기록으로 자동 저장이 되는 응급의학과 전용 휴대전화를 사용하고 있으며, 정형외과의 경우 업무용 아이패드로 사진을 촬영하여 의료진이 함께 보는 경우도 있는 것으로 파악된다.

(2) 조치내용

- 「보건의료기본법」 제12조 및 제13조는 보건의료서비스 영역에서 국민의 자기결정권과 신체상·건강상의 비밀과 사생활의 비밀을 침해받지 않을 권리를 규정하고 있으며, 「응급의료에 관한 법률」 제9조제1항은 응급환자의 의사결정능력이 없거나 설명 및 동의절차로 응급의료가 지체될 경우 환자의 생명이나 심신에 중대한 위험이 있는 경우를 제외하고는 응급환자에게 응급의료에 관하여 설명하고 그 동의를 받을 것을 규정하고 있다.
- 따라서 이 사건 피진정인은 공직유관단체인 의료기관의 의료인으로서, 의료행위 중 환자의 개인정보를 처리함에 있어, 환자의 사전 동의가 있거나 불가피한 경우 등이 아니라면 환자의 사생활이 비밀에 침해 받지 않도록 환자의 개인정보를 처리해야 할 의무가 있고, 응급환자에게도 응급의료에 관하여 설명하고 동의를 받아야 할 의무가 있다.
- 이를 종합할 때, 피진정인이 사전 동의 없이 진정인의 환부 사진을 개인의 휴대전화로 촬영하여 전송한 행위는 개인정보의 수집·이용을 규정한 「개인정보 보호법」 제15조와 의료과정에서의 자기결정권 및 사생활의 비밀을 침해받지 않을 것을 규정한 「보건의료기본법」 제12조 및 제14조 등을 위반하여 「헌법」 제10조와 제17조가 규정하고 있는 진정인의 인격권과 개인정보자기결정권 및 사생활의 비밀의 자유 등의 인권을 침해한 것으로 판단된다.
- 국가인권위원회는 병원장에게 관리·감독을 철저히 할 것과 관계 직원들에게 환자의 개인정보 보호 및 사생활의 비밀보호와 관련된 직무교육을 실시할 것을 권고하였다.

2 개인정보 보호법 해석 사례

1) 개인의 치아 엑스레이 사진이 개인정보에 해당되는지?

- 치아 엑스레이 사진 그 자체만으로는 개인정보에 해당하지 않을 수 있으나, 다른 정보와 쉽게 결합하여 특정 개인을 알아볼 수 있다면 개인정보에 해당할 수 있다.
- 개인정보란 살아 있는 개인에 관한 정보로서 성명, 주민등록번호 및 영상 등을 통하여 개

인을 알아볼 수 있는 정보이며, 해당 정보만으로는 특정 개인을 알아볼 수 없더라도 다른 정보와 쉽게 결합하여 알아볼 수 있는 경우도 포함된다(보호법 제2조 제1호).

2) 사망자 관련 정보가 개인정보에 해당되는지?

- **원칙적으로 사망자의 정보는 개인정보에 해당하지 않는다. 다만, 사망자 정보라 하더라도 유족과의 관계를 알 수 있는 정보인 경우에는 살아 있는 유족의 정보로서 개인정보에 해당한다.**
- '개인정보'는 살아 있는 개인에 관한 정보로서 '개인을 알아볼 수 있는 정보' 및 '해당 정보만으로는 특정 개인을 알아볼 수 없더라도 다른 정보와 쉽게 결합하여 알아볼 수 있는 정보'를 의미한다(보호법 제2조 제1호).
- 사망했거나 관계 법령에 따라 사망한 것으로 보는 자에 관한 정보는 원칙적으로 개인정보에 해당하지 않는다.
- 다만, 사망자에 관한 정보라 하더라도 유족과의 관계를 알 수 있는 정보인 경우에는 살아 있는 유족의 정보로서 개인정보에 해당한다.
- 해당 정보만으로 특정 개인을 알아볼 수 없더라도 다른 정보와 쉽게 결합하여 알아볼 수 있는 정보는 개인정보에 해당하므로 사망자에 관한 정보만으로는 유족과의 관계를 알 수 없더라도 다른 정보와 쉽게 결합하여 알 수 있다면 유족의 개인정보에 해당할 수 있다.

3) 감염병 환자의 개인정보는 어느 정도까지 공개할 수 있는지?

- **주의 이상의 위기 경보 발령 시 감염병 환자의 이동 경로 등은 신속히 공개하여야 하나, 감염병 예방과 관계없는 정보는 공개 대상에서 제외된다.**
- 감염병 확산으로 인해 '주의' 이상의 위기 경보가 발령되면 '감염병 환자의 이동 경로, 이동수단, 진료의료기관 및 접촉자 현황, 감염병의 지역별・연령대별 발생 및 검사 현황' 등 국민들이 감염병 예방을 위하여 알아야 하는 정보를 신속히 공개하여야 한다(「재난 및 안전관리 기본법」 제38조 제2항, 「감염병의 예방 및 관리에 관한 법률」 제34조의2 제1항).
- 다만, '성별, 나이, 성명, 읍・면・동 단위 이하의 거주지 주소' 등 감염병 예방과 관계없다고 판단되는 정보는 공개 대상에서 제외된다(「감염병의 예방 및 관리에 관한 법률 시행령」 제22조의2 제1항).

4) 건강검진 대상자의 성명, 주민등록번호가 포함된 명단을 실수로 대상자가 속한 기관이 아닌 다른 기관에 발송하였다면 개인정보 유출에 해당하는지?

- 개인정보 유출에 해당한다.
- 개인정보의 분실・도난・유출은 '법령이나 개인정보처리자의 자유로운 의사에 의하지 않고 개인정보가 해당 개인정보처리자의 관리・통제권을 벗어나 제3자가 그 내용을 알 수 있는 상태에 이르게 된 것'을 말한다(표준지침 제25조).
- 따라서 대상자가 속한 기관이 아닌 다른 기관에 실수로 대상자의 성명, 주민등록번호가 포함된 명단을 발송한 것은 개인정보처리자의 관리・통제권을 벗어나 제3자가 내용을 알 수 있게 한 것으로서 개인정보 유출에 해당한다.

5) 정보주체의 요구에 따라 법령상 수집 대상인 예방접종 내역을 삭제할 수 있는지?

- 다른 법령에서 해당 개인정보가 수집 대상으로 명시되어 있는 경우에는 삭제할 수 없다.
- 자신의 개인정보를 열람한 정보주체는 개인정보처리자에게 그 개인정보의 정정 또는 삭제를 요구할 수 있으나, 다른 법령에서 그 개인정보가 수집 대상으로 명시되어 있는 경우에는 그 삭제를 요구할 수 없다(보호법 제36조 제1항).
- 즉, 다른 법령에서 개인정보를 수집하도록 명시한 규정이 있다면, 해당 개인정보는 삭제 요구권의 대상에 포함되지 않으므로 개인정보처리자는 해당 개인정보를 삭제할 수 없다.
- 예방접종 실시 내역은 감염병 법령에 따라 질병관리청 및 지자체에서 수집・보유하는 자료로서, 삭제를 요구할 수 없다(「감염병의 예방 및 관리에 관한 법률」 제28조, 제33조의4 및 같은 법 시행령 제23조).
- 다만, 이런 경우 개인정보처리자는 삭제 요구에 따르지 아니한 사실 및 이유와 이의제기 방법을 「개인정보 정정・삭제 결과 통지서」로 해당 정보 주체에게 알려야 한다(보호법 시행령 제43조 제3항, 「개인정보 처리 방법에 관한 고시」 제3조 제5항, 별지 제10호서식).

6) 응급실 내 음주 환자, 조직폭력배 등이 진료 중 의료인에게 폭언이나 폭행, 응급실의 각종 장비의 파손 사례가 있어서 CCTV를 설치하려고 하는데, CCTV를 설치하여 운영할 수 있는지?

- 병원, 응급실 내의 접수 창구, 대기실, 복도 등은 환자 및 보호자가 비교적 제약 없이 출입할 수 있는 장소이므로 「개인정보 보호법」에 따른 '공개된 장소'에 해당한다. 따라서 범죄예

방 및 수사, 시설 안전 및 화재 예방 등의 목적으로 CCTV를 설치할 수 있다(개인정보 보호법 제25조).

- 그렇지만, 응급실 내의 진료실, 치료실 등은 비공개 장소에 해당하므로 이러한 장소에는 촬영 대상 정보주체(환자 및 보호자)의 동의를 받아 CCTV를 운영할 수 있다.

7) 환자에게 진료와 직접적인 관련이 있는 내용의 SMS를 보내는 것은 환자의 동의가 없어도 보낼 수 있다고 하는데 예방접종 예약 안내도 포함되는지? 만일 동의서를 받아야 한다면 '접종 일자에 대해 안내받기 위한 정보 활용에 동의함' 이라는 문구만을 추가하는 것으로 가능한지?

- 진료 목적의 범위에는 예약 내용의 안내, 간염 1차 접종을 받은 사람에게 2차 접종을 안내하는 것과 같이 동일 진료와 연결된 예방접종 사항에 대한 안내, 검사 결과 통보 등이 포함된다.
- 그렇지만, 진료를 목적으로 수집한 개인정보는 당해 진료와 관련한 목적 내의 범위에서 이용하여야 한다. 그러므로 진료와 관계없는 예방접종 안내 등을 위해서는 정보주체 또는 그 법정대리인의 동의를 받아야 한다.
- 동의를 받고자 하는 경우에는 ① 개인정보의 수집·이용 목적, ② 수집하려는 개인정보의 항목, ③ 개인정보의 보유 및 이용 기간, ④ 동의를 거부할 권리가 있는 사실 및 동의 거부에 따른 불이익이 있는 경우에는 그 불이익의 내용을 알리고 동의를 받아야 한다. 그러므로 "접종 일자에 대해 안내받기 위한 정보 활용에 동의함"이라는 문구만을 추가해서는 안 된다.

8) 병원에서 의학·치과의학·한방의학 또는 간호학을 전공하는 학생이 실습을 위하여 진료행위 과정을 참관하는 경우가 있다. 의학·치과의학·한방의학 또는 간호학을 전공하는 학생이 진료 과정을 참관하고자 하는 경우, 환자에게 동의를 받아야 하는지?

- 의학·치과의학·한방의학 또는 간호학을 전공하는 학교의 학생은 ① 전공 분야와 관련되는 실습을 하기 위하여 지도교수의 지도·감독을 받아 행하는 의료행위, ② 국민에 대한 의료봉사활동으로서 의료인의 지도·감독을 받아 행하는 의료행위, ③ 전시·사변이나 그 밖에 이에 준하는 국가비상사태 시에 국가나 지방자치단체의 요청에 따라 의료인의 지도·감독을 받아 행하는 의료행위를 할 수 있다(「의료법」 제27조제1항제3호, 같은 법 시행규칙

제19조제2항). 이와 같이 의료행위 보조자로서의 의학 등 전공 학생은 지도교수 또는 의료인의 지도·감독을 받아 법령이 인정하는 의료행위는 환자의 동의를 받지 않고도 참관 및 의료행위를 할 수 있다.

9) 전화로 병원에 입원하고 있는지 여부를 문의 받을 경우 알려줘도 되는지?

- 환자의 입원 정보는 개인정보로서 환자의 동의 없이 알려주는 것은 허용되지 않는다. 「의료법」 제19조에 따라 의료인은 이 법이나 다른 법령에 특별히 규정된 경우 외에는 의료·조산 또는 간호업무나 제17조에 따른 진단서·검안서 작성·교부 업무, 제18조에 따른 처방전 작성·교부 업무, 제21조에 따른 진료기록 열람·사본 교부 업무, 제22조제2항에 따른 진료기록부 등 보존 업무 및 제23조에 따른 전자의무기록 작성·보관·관리 업무를 하면서 알게 된 다른 사람의 정보를 누설하거나 발표하지 못하므로 환자의 개인정보인 입원여부를 환자의 동의 없이 알려주는 경우 「의료법」에 저촉될 수 있다.
- 환자 본인이나 보호자와 직접 연락할 수 있도록 조치를 취하는 것이 바람직하다.

10) 퇴직한 근로자의 개인정보는 언제 파기하여야 하나?

- 「근로기준법」에서 퇴직 근로자의 사용증명서 청구권 행사 기간을 3년으로 하고 있다. 따라서 사용증명서 발급을 위한 퇴직 근로자 개인정보 보존 연한은 최소 3년이다.
- 단 경력증명 등 퇴직 근로자의 사용증명서 발급을 위해 3년 이상 보관할 필요가 있는 경우, 근로자에게 동의를 받아서 보관하면 된다.
- **관련법률**

  「개인정보 보호법」 제21조(개인정보의 파기), 위반 시 3천만원 이하의 과태료

  「근로기준법」 제39조(사용증명서), 근로기준법 시행령 제19조(사용증명서의 청구)

11) 병원 안내데스크에 내원자를 대상으로 공개된 연명부에 개인정보를 기재토록 하는 것이 목적 외 제공에 해당하는지?

- 병원이 치료를 위해 병원을 방문한 환자에게 안내데스크 등에서 진료자 대기 명단에 환자의 이름, 생년월일을 적도록 하고, 진료실 입장 후 펜으로 간단히 지우거나 별다른 조치 없이 비치해 두는 경우가 있는바, 이러한 행위가 개인정보 목적 외 제공에 해당하는지 문제가 제기되었다.

- 병원이 환자 관리를 위해 연명부에 내원자의 성명과 생년월일을 기재토록 하는 행위는 목적 외 제공에 해당되지 않는다. 다만, 병원이 안내데스크에 연명부를 펼쳐놓고, 아무런 안전조치 없이 정보 주체에게 성명과 생년월일 등을 기재토록 하는 행위는 정보 주체인 본인 외에 다른 내원자 등 제3자에게 개인정보가 제공될 수 있어, 정보 주체의 동의 등 적법한 처리의 근거가 없거나 정보 주체가 기재 예정인 빈칸을 제외하고, 이미 개인정보가 기재된 연명부의 내용이 안내 데스크를 오가는 다른 내원자 등 불특정 다수에게 공개가 된 상태를 방치한다면, 이는 개인정보 침해에 해당된다.
- 따라서 병원은 환자의 사생활 침해를 최소화하는 방법으로 개인정보를 적법하게 처리하고 안전하게 관리하여야 한다. 이 경우 개인정보의 안전한 관리를 위해 되도록 연명부 사용을 자제하고, 부득이 원활한 병원 운영을 위해 불가피하다면, 정보 주체의 제3자 제공에 관한 동의를 받아 처리토록 하여야 한다.
- 이 경우 제3자 제공에 따른 고지 항목을 충분히 알린 후 정보주체의 명시적 동의가 이뤄질 수 있도록 연명부를 운영하여야 하며, 해당 연명부 상·하단 여백에 제공받는 자가 목적 외로 이용하거나 제공할 경우 처벌 대상이 돌 수 있음을 안내하는 문구를 기재해 두는 것이 바람직하다.

3 가명정보 처리 사례

1) 가명정보가 개인정보에 해당되는지?

- 보호법 제2조 제1호 다목에 따라 가명정보는 개인정보이다.
- 참조 : 「개인정보 보호법」 제2조, 「가명정보 처리 가이드라인(개인정보보호위원회, 2022년 4월)」

2) 과학적 연구 등 목적으로 가명정보를 처리하는 경우, 그 가명정보를 유상 판매하는 것이 가능한지?

- 과학적 연구 등 목적으로 가명정보를 처리하면서 그 대가를 받는 것은 가능하다.
- 통계작성, 과학적 연구, 공익적 기록보존 등의 목적 내에서 가명정보를 제공하면서 제공에 소요된 비용에 대해 적절한 기준에 따라 산정하여 대가를 받는 것은 가능하다.
- 그러나, 해당 목적 범위를 벗어나 판매할 목적으로 가명정보를 처리하는 것은 허용되지 않

는다(보호법 제28조의2).

3) 보호법 제28조의2에 따라 희귀질환자의 임상 정보를 가명 처리하여 과학적 연구를 실시할 수 있는지?

- 건강정보 중 재식별 될 경우 행위자 처벌과는 무관하게, 정보 주체의 인권 및 사생활 보호에 중대한 영향을 초래할 수 있어 본인의 동의를 받아 활용하는 것이 필요한 정보는 다음과 같다.
- 정신질환 정보
- 감염병예방법 제2조제10호에 따른 성매개감염병 정보
- 후천성면역결핍증 정보
- 희귀질환 관리법 제2조제1호에 따른 희귀질환 정보
- 학대 및 낙태 관련 정보(질병분류코드 기준으로 T74, O04 그 외 의료진 판단 활용)
- 특별히 가명 처리하여 연구 등 목적으로 활용해야 할 필요성이 인정되는 경우, 그 사유와 인권을 보호할 추가적인 보호조치 등의 실시계획을 보고한 뒤 승인을 득한 후 활용할 수 있다. 예시, 원 개인정보처리자 내 분석 공간 활용 등
- 처리 목적, 처리자, 연구 방법, 특별한 보호조치 등을 홈페이지 등에 공개

4) 가명정보를 통계작성 목적으로 제공받으면 통계작성 목적으로만 처리하여야 하는지?

- 가명정보를 동의 없이 처리할 수 있는 목적 범위는 통계작성, 과학적 연구, 공익적 기록보존 등의 목적이므로, 가명정보를 통계작성 목적으로 제공받았다 하더라도 통계작성 외에 과학적 연구, 공익적 기록보존 목적 등으로 동의 없이 처리할 수 있다.
- 다만, 다른 법률에 특별한 규정이 있거나, 정보 주체의 명시적인 거부, 가명정보 제공 및 활용 계약에 따른 제한, 기관 내 지침에 따른 범위 제한, 결합 정보 반출 시 이용 범위의 제한, 연구계획서(또는 활용 계획서 등)에서 제한 등의 경우에는 다른 목적으로 이용이 금지될 수 있다(재제공 포함).

5) 이름, 주민등록번호 등 개인을 직접 알아볼 수 있는 정보만 삭제하면 가명정보가 되는지?

- 가명 처리 시 그 자체로 개인을 알아볼 수 있는 정보는 삭제해야 하며 개인식별 가능성도 종

합적으로 고려해야 한다.

- 가명정보를 제3자에게 제공하는 경우에는 특정 개인을 알아보기 위하여 사용될 수 있는 정보를 포함해서는 안 된다(보호법 제28조의2 제2항).
- 개인정보를 가명 처리하는 경우 그 자체로 개인을 알아볼 수 있는 정보인 성명, 고유 식별정보 등은 삭제하는 것이 원칙이다.
- 다만, '성별', '연령', '거주 지역' 등 단일 항목으로는 개인을 알아볼 수 없으나 다른 정보와 결합되었을 때 개인을 알아볼 가능성이 높은 정보나 희귀 성씨가 포함된 경우, 특정 지역 국회의원 등 개인을 알아볼 가능성이 높은 정보(특이정보)까지 종합적으로 고려하여 개인이 식별될 위험도를 낮춰야 안전한 가명정보로 볼 수 있다.

6) 보호법 제28조의2제2항에 따라 제공받은 가명정보는 목적 달성이 종료되면 반드시 파기해야 하는지?

- 보호법 제28조의4제2항에 따라 데이터 제공 시 가명정보의 처리 기간을 별도로 정하였다면, 가명정보를 제공받아 처리하는 개인정보처리자는 처리 기한이 지난 이후에는 지체없이 보호법 제21조에 따라 가명정보를 파기하여야 한다. 처리 기한을 별도로 정하지 아니한 경우에는 가명정보 처리 목적 달성 이후 지체없이 보호법 제21조에 따라 가명정보를 파기하여야 한다.
- 참조 : 「개인정보 보호법」 제21조, 제28조의4, 동법 시행령 제16조

학습문제

1. 환자 A가 본인의 전자의무기록이 무단 열람되었다고 주장하며 확인을 요청하였다. 담당 보건의료정보관리사가 해야 할 업무는?

   ① 폐쇄회로카메라 영상을 조회한다.
   ② 주치의와 상담하도록 일정을 잡는다.
   ③ 진료기록 서식별 작성자를 확인한다.
   ④ 전자의무기록에 접속한 이력을 확인한다.
   ⑤ 의무기록은 비밀문서이므로 열람할 수 없음을 안내한다.

2. 보건의료정보관리사 A는 비업무적인 목적으로 타인의 진료기록을 열람하였다. A가 위반한 행위는?

   ① 개인정보보호
   ② 직무교육 이수
   ③ 지역사회 기술 환원
   ④ 양질의 의료정보 제공
   ⑤ 부서원 간의 인화와 협동

3. 환자의 동의 없이 의료정보/의무기록 이용이 가능한 경우는?

   ① 환자의 형제가 요청
   ② 환자의 배우자가 요청
   ③ 환자가 지정한 대리인이 요청
   ④ 주치의가 협의 진료를 위한 요청
   ⑤ 환자가 가입한 보험회사에서 요청

4. 개인정보 유출 사고가 발생했을 때 병원이 취해야 할 책임과 적절한 조치에는 무엇이 포함되어야 하는가?

정답 1. ④ 2. ① 3. ④

5. 개인정보보호 사고를 예방하기 위해 직원 교육은 어떠한 방식으로 진행되어야 하는가?

6. 직원 인식 개선을 위해 병원이 교육 이외에 적용할 수 있는 실질적인 전략(예:시뮬레이션, 시험, 피드백)은 무엇인가?

7. 응급상황에서 환자의 치료를 위해 환자의 동의를 구하지 않고 개인정보를 처리하는 행위는 어디까지 정당화될 수 있을까?

참고문헌

◑ 국내 법

- 감염병예방법
- 개인정보보호법
- 개인정보 영향평가에 관한 고시
- 지능정보화 기본법
- 국민건강보험법
- 민사소송법
- 병역법
- 보건의료기본법
- 산업재해보상보험법
- 생명윤리 및 안전에 관한 법률
- 의료급여법
- 의료기사 등에 관한 법률
- 의료법
- 의료법 시행규칙
- 전자의무기록시스템 인증제도 운영에 관한 고시
- 정보보호 및 개인정보보호 관리체계 인증 등에 관한 고시
- 정보통신망 이용촉진 및 정보보호 등에 관한 법률
- 정신보건법
- 주민등록법
- 학교안전사고 예방 및 보상에 관한 법률
- 행정정보의 공동이용에 관한 규정, 1998
- 헌법
- 형사소송법

◑ 국외 법

- 독일연방 개인정보보호법(Bundesdatenschutzgesetz)
- 미국 건강보험 이전 및 책임에 관한 법(HIPPA 1996)
- 유럽연합 GDPR(General Data Protection Regulation 2016)
- 일본 개인정보보호에 관한 기본방침, 2008.
- 일본 후생노동성, 의료・개호관계 사업자에 있어서 개인정보의 적절한 취급을 위한 가이드라인, 2006. 4. 21 개정
- 캐나다 온타리오 주 건강정보보호법(Health Information Protection Act 2004)

◑ 국내문헌

- 강신각 외, 감염병 재난에 대응하기 위한 의료 인공지능의 기술 표준 동향, ETRI Insight 표준동향 2020-01
- 과학기술정보통신부, 개인정보보호위원회, 한국인터넷진흥원. 정보보호 및 개인정보보호 관리체계(ISMS-P) 인증제도 안내서, 2024.07.
- 김기열(2010), 공고부문에 관한 외국의 개인정보 보호 법제와 국내 입법의 검토 방향, 월간 법제, 2010.09.
- 김미정, 보건의료정보학 입문, 수문사, 2015
- 김옥남 외, 건강정보보호, 대한보건의료정보관리사협회, 2019
- 김정호, 안재주, 양보성, 정주연, 우사인면성일. (2020). 데이터 기반 딥페이크 탐지기법에 관한 최신 기술 동향 조사. Review of KIISC, 30(5), 79-92.
- 김지영, 보건의료정보 용어표준의 국제동향, The Magazine of the IEEK
- 개인정보보호위원회, 한국인터넷진흥원, 개인정보의 안전성 확보조치 기준 해설서, 2020.12
- 개인정보보호위원회, 가명정보 처리 가이드라인, 2024.02.
- 개인정보보호위원회, 개인정보 영향평가 수행안내서, 2024.4.
- 개인정보보호위원회. 자동처리되는 개인정보보호 가이드라인 2020.
- 개인정보보호위원회, 개인정보 보호법 해석 사례집, 2024.06.30.
- 개인정보보호위원회, 개인정보 질의응답 모음집, 2024.12.
- 개인정보보호위원회, 보건복지부 『개인정보 보호 가이드라인 - 의료기관편』, 2020.12.
- 개인정보보호위원회 보건복지부, 보건의료 데이터 활용 가이드라인, 2020.09

- 개인정보보호위원회, 정책・제도, 국외동향, 2023
- 개인정보분쟁조정위원회, 개인정보 분쟁조정 사례집, 2023
- 개인정보보호위원회, 한국인터넷진흥원. 개인정보 영향평가 대가산정 가이드. 2024.10
- 개인정보 보호제도의 개선을 위한 한독 국제 심포지엄, 2004
- 국가기술표준원, 국가표준코디네이터사무국, 2016 10대 표준화 전략트렌드
- 박우성 외, 개인정보보호-의료기관 개인건강정보보호, 퍼시픽북스
- 박지용(2012), 환자의 프라이버시 및 정보보호의 법적 근거 고찰, 한국의료법학회지, 20(2), pp163~190. 한국의료법학회
- 방영식, 국가보건의료데이터 표준화 거버넌스 구축하고 활용 생태계 조성한다-보건의료데이터 표준화 로드맵(2021~2025년), 경제정책해설, 2021년 6월호
- 백윤철(2005), 헌법상 환자의 의료정보에 대한 권리에 관한 연구, 헌법학 연구, 11(3), pp. 337~373. 한국헌법학회
- 백윤철(2005), 미국의 HIPAA법에 관한 연구, 선진상사법률연구, 31, 49-72.
- 백윤철(2008), 미국의 개인정보보호와 HIPPA, 미국헌법연구, 19(1), pp.53~104. 미국헌법학회
- 법제처, 개인정보보호법, 개인정보보호법 시행령, 개인정보보호법 시행규칙
- 법제처. (2024). 딥페이크 처벌법(성폭력처벌법 개정안) 소개
- 보건복지부, 개인정보보호 가이드라인: 의료기관 편, 2020
- 보건복지부, 진료정보교류표준 고시 적용을 위한 전자의무기록시스템 연계 가이드라인. 2018
- 보건복지부, 사회보장정보원, 진료정보교류표준 고시 적용을 위한 전자의무기록시스템 연계 가이드라인, 2018.02
- 보건의료정보화 사업추진단, 개인정보보호관련 자료집
- 손형섭. (2024). 생성형 AI 와 개인정보 보호. 4 차산업혁명 법과 정책, 3-27.
- 신연수, 김용익 외, 의료관리, 서울대학교출판문화원
- 안선주, 인공지능 시대의 보건의료와 표준, 청년의사
- 오경희 외, 정보보호 위험관리 가이드, 한국정보보호진흥원, 2004.11
- 용왕식 외, 건강정보보호, 2020
- 윤수영 외, 진단검사의학 분야 용어 표준화, 대한진단검사의학회지 2007;27:151-5
- 이다은. (2017). 인공지능의 의료혁신?: 길병원의 왓슨 도입을 중심으로. 과학기술정책, 27

(6), 54-61.
• 이주환, 재택 건강관리 시스템에서의 MFER 표준 및 의료정보 보안 구현에 관한 연구, 2008
• 이중기, & 이재현. (2020). 의료 AI 에 대한 규제체제와 책임의 귀속-진단 AI 와 수술로봇을 중심으로. 홍익법학, 21(4), 263-290.
• 이아람. (2022). 개인정보 생명주기 (Lifecycle) 에 따른 인공지능 (AI) 개인정보보호. 한국통신학회지 (정보와통신), 39(12), 3-7.
• 의료정보보호 학습모듈, NCS 국가직무능력표준
• 의료기관 개인건강정보보호 교육 자료집. 2009
• 의료기관평가인증원, 의료기관 인증기준체계 개선방안연구, 2018
• 이기호 외, 의료기관의 개인정보보호 현황, 한국보건사회연구원, 2013
• 임정숙 /Geng-Sook Leem.(2015), 독일법상 개인정보보호에 대한 논의와 그 시사점, 경제법연구, 14(1), 171-210.
• 장상수, 정보보호총론, 생능출판사, 2015
• 전라북도교육청, 개인정보 보호법 업무사례집, 2012
• 전은정, 김학범, & 염흥열 (2012), 유럽의 개인정보보호 법・제도 동향, Review of KIISC, 22(2), 58-72.
• 조수영(웨비나), 독일 개인정보 보호법, 한국인터넷진흥원, 2020
• 최동근, 안병민, 한국과학기술기획평가원, 우리나라의 표준활동 현황, 2014년 제20호
• WHO, 보건복지부, 사회보장정보원, 국제 기능・장애・건강 분류, 한글번역본 제2차 개정판
• 한국보건사회연구원, 의료기관의 개인정보보호 현황과 대책, 2013
• 한국인터넷진흥원 개인정보보호위원회.개인정보 영향평가 수행안내서. 2024.4.
• 한국정보보호진흥원, NIST 컴퓨터 보안 핸드북[NIST95]
• 한국인터넷진흥원, 의료 분야 ICT 융합제품, 서비스의 보안 내재화를 위한 스마트의료 사이버보안 가이드, IoT보안얼라이언스 진한엠앤비, 2020
• 한국인터넷진흥원-홈페이지 개인정보 노출방지 안내서, 2020
• 한국인터넷진흥원, 코로나19 관련 개인 건강정보 활용 및 침해 사례, 2020년 12월
• 한국인터넷진흥원, 해외 의료 개인정보 침해 사건 사고, 2020년 12월
• 홍준현 외, 보건의료정보관리학, 고문사, 2020

◑ 뉴스 기사

• CISSP CBK로 살펴본 정보보호와 정보보안, 시큐리티 월드, 2016.04.01. 민세아 기자
• 보건의료 데이터, '활용'과 '유출' 사이, 시사IN, 2021.06.30., 김명희 기자
• 의료진과 의견 일치율 93%…왓슨, 보조 수단으로 '합격점'. 청년의사. 2021.01.07. 고정민 기자

◑ 관련 사이트

• 국가정보-개인정보보호 국제협력센터
• 국가기술표준원 https://www.kats.go.kr
• 개인정보배움터 https://edu.privacy.go.kr
• 개인정보보호 종합 토탈 http://www.privacy.go.kr
• 개인정보 포털 https://www.privacy.go.kr
• 개인정보보호 포털 http://www.i-privacy.kr/
• 개인정보보호위원회 https://www.pipc.go.kr/
• 개인정보분쟁조정위원회 https://www.kopico.go.kr/main/main.do
• 대한민국 정책브리핑 https://www.korea.kr/special/
• 보건의료분야결합전문기관 https://datalink.mohw.go.kr/index.html
• 보건의료정보표준관리시스템 http://www.hins.or.kr
• 보건의료정보표준 https://www.hins.or.kr
• GDPR 홈페이지
• e나라표준인증 https://standard.go.kr
• NCS 국가직무능력표준 http://www.ncs.go.kr/
• 의료기관평가인증원 https://www.koiha.or.kr/
• 이글루시큐리티 http://www.igloosec.co.kr/
• 이원헬스케어 Eone Healthcare co., LTD.
• 1381 인증표준 정보센터 http://www.1381call.kr
• 전라북도 교육청 htps://WWW.jbe.go,kr
• 전자의무기록시스템인증 https://emrcert.mohw.go.kr/
• 필리핀 개인정보보호 위원회 https://privacy.gov.ph/npc

- 한국보건산업진흥원-건강정보보호
- 한국정보통신기술협회 정보통신용어사전 http://word.tta.or.kr
- (재)한국보건의료정보원 https://www.k-his.or.kr
- KISA 한국인터넷진흥원 www.kisa.or.kr
- ISO https://www.iso.org
- IBM https://www.ibm.com/kr-ko/topics/ai-bias

부록 1

의료법

[시행 2024.12.20.] [법률 제20593호, 2024.12.20., 일부개정]

제1장 총　칙

제1조(목적) 이 법은 모든 국민이 수준 높은 의료 혜택을 받을 수 있도록 국민의료에 필요한 사항을 규정함으로써 국민의 건강을 보호하고 증진하는 데에 목적이 있다.

제2조(의료인) ① 이 법에서 "의료인"이란 보건복지부장관의 면허를 받은 의사·치과의사·한의사·조산사 및 간호사를 말한다. 〈개정 2008.2.29., 2010.1.18.〉

② 의료인은 종별에 따라 다음 각 호의 임무를 수행하여 국민보건 향상을 이루고 국민의 건강한 생활 확보에 이바지할 사명을 가진다. 〈개정 2015.12.29., 2019.4.23.〉

1. 의사는 의료와 보건지도를 임무로 한다.
2. 치과의사는 치과 의료와 구강 보건지도를 임무로 한다.
3. 한의사는 한방 의료와 한방 보건지도를 임무로 한다.
4. 조산사는 조산(助産)과 임산부 및 신생아에 대한 보건과 양호지도를 임무로 한다.
5. 간호사는 다음 각 목의 업무를 임무로 한다.
    가. 환자의 간호요구에 대한 관찰, 자료수집, 간호판단 및 요양을 위한 간호
    나. 의사, 치과의사, 한의사의 지도하에 시행하는 진료의 보조
    다. 간호 요구자에 대한 교육·상담 및 건강증진을 위한 활동의 기획과 수행, 그 밖의 대통령령으로 정하는 보건활동
    라. 제80조에 따른 간호조무사가 수행하는 가목부터 다목까지의 업무보조에 대한 지도

제2조(의료인) ① 이 법에서 "의료인"이란 보건복지부장관의 면허를 받은 의사·치과의사·한의사·조산사 및 「간호법」에 따른 간호사(이하 "간호사"라 한다)를 말한다. 〈개정 2008.2.29., 2010.1.18., 2024.9.20.〉

② 의료인은 종별에 따라 다음 각 호의 임무를 수행하여 국민보건 향상을 이루고 국민의 건강한

생활 확보에 이바지할 사명을 가진다. 〈개정 2015.12.29., 2019.4.23., 2024.9.20.〉

1. 의사는 의료와 보건지도를 임무로 한다.
2. 치과의사는 치과 의료와 구강 보건지도를 임무로 한다.
3. 한의사는 한방 의료와 한방 보건지도를 임무로 한다.
4. 조산사는 조산(助産)과 임산부 및 신생아에 대한 보건과 양호지도를 임무로 한다.
5. 간호사는 「간호법」 제12조의 업무를 임무로 한다.
   가. 삭제 〈2024.9.20.〉
   나. 삭제 〈2024.9.20.〉
   다. 삭제 〈2024.9.20.〉
   라. 삭제 〈2024.9.20.〉

[시행일: 2025.6.21.] 제2조

제3조(의료기관) ① 이 법에서 "의료기관"이란 의료인이 공중(公衆) 또는 특정 다수인을 위하여 의료·조산의 업(이하 "의료업"이라 한다)을 하는 곳을 말한다.

② 의료기관은 다음 각 호와 같이 구분한다. 〈개정 2009.1.30., 2011.6.7., 2016.5.29., 2019.4.23., 2020.3.4.〉

1. 의원급 의료기관: 의사, 치과의사 또는 한의사가 주로 외래환자를 대상으로 각각 그 의료행위를 하는 의료기관으로서 그 종류는 다음 각 목과 같다.
   가. 의원
   나. 치과의원
   다. 한의원
2. 조산원: 조산사가 조산과 임산부 및 신생아를 대상으로 보건활동과 교육·상담을 하는 의료기관을 말한다.
3. 병원급 의료기관: 의사, 치과의사 또는 한의사가 주로 입원환자를 대상으로 의료행위를 하는 의료기관으로서 그 종류는 다음 각 목과 같다.
   가. 병원
   나. 치과병원
   다. 한방병원
   라. 요양병원(「장애인복지법」 제58조제1항제4호에 따른 의료재활시설로서 제3조의2의 요건을 갖춘 의료기관을 포함한다. 이하 같다)
   마. 정신병원
   바. 종합병원

③ 보건복지부장관은 보건의료정책에 필요하다고 인정하는 경우에는 제2항제1호부터 제3호까지의 규정에 따른 의료기관의 종류별 표준업무를 정하여 고시할 수 있다. 〈개정 2009.1.30., 2010.1.18.〉

④ 삭제 〈2009.1.30.〉

⑤ 삭제 〈2009.1.30.〉

⑥ 삭제 〈2009.1.30.〉

⑦ 삭제 〈2009.1.30.〉

⑧ 삭제 〈2009.1.30.〉

제3조의2(병원등) 병원·치과병원·한방병원 및 요양병원(이하 "병원등"이라 한다)은 30개 이상의 병상(병원·한방병원만 해당한다) 또는 요양병상(요양병원만 해당하며, 장기입원이 필요한 환자를 대상으로 의료행위를 하기 위하여 설치한 병상을 말한다)을 갖추어야 한다. [본조신설 2009.1.30.]

제3조의3(종합병원) ① 종합병원은 다음 각 호의 요건을 갖추어야 한다. 〈개정 2011.8.4.〉

1. 100개 이상의 병상을 갖출 것
2. 100병상 이상 300병상 이하인 경우에는 내과·외과·소아청소년과·산부인과 중 3개 진료과목, 영상의학과, 마취통증의학과와 진단검사의학과 또는 병리과를 포함한 7개 이상의 진료과목을 갖추고 각 진료과목마다 전속하는 전문의를 둘 것
3. 300병상을 초과하는 경우에는 내과, 외과, 소아청소년과, 산부인과, 영상의학과, 마취통증의학과, 진단검사의학과 또는 병리과, 정신건강의학과 및 치과를 포함한 9개 이상의 진료과목을 갖추고 각 진료과목마다 전속하는 전문의를 둘 것

② 종합병원은 제1항제2호 또는 제3호에 따른 진료과목(이하 이 항에서 "필수진료과목"이라 한다) 외에 필요하면 추가로 진료과목을 설치·운영할 수 있다. 이 경우 필수진료과목 외의 진료과목에 대하여는 해당 의료기관에 전속하지 아니한 전문의를 둘 수 있다.

[본조신설 2009.1.30.]

제3조의4(상급종합병원 지정) ① 보건복지부장관은 다음 각 호의 요건을 갖춘 종합병원 중에서 중증질환에 대하여 난이도가 높은 의료행위를 전문적으로 하는 종합병원을 상급종합병원으로 지정할 수 있다. 〈개정 2010.1.18.〉

1. 보건복지부령으로 정하는 20개 이상의 진료과목을 갖추고 각 진료과목마다 전속하는 전문의를 둘 것
2. 제77조제1항에 따라 전문의가 되려는 자를 수련시키는 기관일 것
3. 보건복지부령으로 정하는 인력·시설·장비 등을 갖출 것
4. 질병군별(疾病群別) 환자구성 비율이 보건복지부령으로 정하는 기준에 해당할 것

② 보건복지부장관은 제1항에 따른 지정을 하는 경우 제1항 각 호의 사항 및 전문성 등에 대하여

평가를 실시하여야 한다. 〈개정 2010.1.18.〉

③ 보건복지부장관은 제1항에 따라 상급종합병원으로 지정받은 종합병원에 대하여 3년마다 제2항에 따른 평가를 실시하여 재지정하거나 지정을 취소할 수 있다. 〈개정 2010.1.18.〉

④ 보건복지부장관은 제2항 및 제3항에 따른 평가업무를 관계 전문기관 또는 단체에 위탁할 수 있다. 〈개정 2010.1.18.〉

⑤ 상급종합병원 지정·재지정의 기준·절차 및 평가업무의 위탁 절차 등에 관하여 필요한 사항은 보건복지부령으로 정한다. 〈개정 2010.1.18.〉

[본조신설 2009.1.30.]

제3조의5(전문병원 지정) ① 보건복지부장관은 병원급 의료기관 중에서 특정 진료과목이나 특정 질환 등에 대하여 난이도가 높은 의료행위를 하는 병원을 전문병원으로 지정할 수 있다. 〈개정 2010.1.18.〉

② 제1항에 따른 전문병원은 다음 각 호의 요건을 갖추어야 한다. 〈개정 2010.1.18.〉

1. 특정 질환별·진료과목별 환자의 구성비율 등이 보건복지부령으로 정하는 기준에 해당할 것
2. 보건복지부령으로 정하는 수 이상의 진료과목을 갖추고 각 진료과목마다 전속하는 전문의를 둘 것

③ 보건복지부장관은 제1항에 따라 전문병원으로 지정하는 경우 제2항 각 호의 사항 및 진료의 난이도 등에 대하여 평가를 실시하여야 한다. 〈개정 2010.1.18.〉

④ 보건복지부장관은 제1항에 따라 전문병원으로 지정받은 의료기관에 대하여 3년마다 제3항에 따른 평가를 실시하여 전문병원으로 재지정할 수 있다. 〈개정 2010.1.18., 2015.1.28.〉

⑤ 보건복지부장관은 제1항 또는 제4항에 따라 지정받거나 재지정받은 전문병원이 다음 각 호의 어느 하나에 해당하는 경우에는 그 지정 또는 재지정을 취소할 수 있다. 다만, 제1호에 해당하는 경우에는 그 지정 또는 재지정을 취소하여야 한다. 〈신설 2015.1.28.〉

1. 거짓이나 그 밖의 부정한 방법으로 지정 또는 재지정을 받은 경우
2. 지정 또는 재지정의 취소를 원하는 경우
3. 제4항에 따른 평가 결과 제2항 각 호의 요건을 갖추지 못한 것으로 확인된 경우

⑥ 보건복지부장관은 제3항 및 제4항에 따른 평가업무를 관계 전문기관 또는 단체에 위탁할 수 있다. 〈개정 2010.1.18., 2015.1.28.〉

⑦ 전문병원 지정·재지정의 기준·절차 및 평가업무의 위탁 절차 등에 관하여 필요한 사항은 보건복지부령으로 정한다. 〈개정 2010.1.18., 2015.1.28.〉

[본조신설 2009.1.30.]

제3조의5(전문병원 지정) ① 보건복지부장관은 병원급 의료기관 중에서 특정 진료과목이나 특정 질환 등에 대하여 난이도가 높은 의료행위를 하는 병원을 전문병원으로 지정할 수 있다. 〈개정 2010.

1.18.〉

② 제1항에 따른 전문병원은 다음 각 호의 요건을 갖추어야 한다. 〈개정 2010.1.18., 2024.12.20.〉

1. 특정 질환별 · 진료과목별 환자의 구성비율 등이 보건복지부령으로 정하는 기준에 해당할 것
2. 보건복지부령으로 정하는 수 이상의 진료과목을 갖추고 각 진료과목마다 전속하는 전문의를 둘 것
3. 최근 3년간 해당 의료기관 또는 그 개설자가 제64조제1항에 따른 3개월 이상의 의료업 정지나 개설 허가의 취소 또는 폐쇄 명령을 받은 사실이 없을 것

③ 보건복지부장관은 제1항에 따라 전문병원으로 지정하는 경우 제2항 각 호의 사항 및 진료의 난이도 등에 대하여 평가를 실시하여야 한다. 〈개정 2010.1.18.〉

④ 보건복지부장관은 제1항에 따라 전문병원으로 지정받은 의료기관에 대하여 3년마다 제3항에 따른 평가를 실시하여 전문병원으로 재지정할 수 있다. 〈개정 2010.1.18., 2015.1.28.〉

⑤ 보건복지부장관은 제1항 또는 제4항에 따라 지정받거나 재지정받은 전문병원이 다음 각 호의 어느 하나에 해당하는 경우에는 그 지정 또는 재지정을 취소할 수 있다. 다만, 제1호에 해당하는 경우에는 그 지정 또는 재지정을 취소하여야 한다. 〈신설 2015.1.28., 2024.12.20.〉

1. 거짓이나 그 밖의 부정한 방법으로 지정 또는 재지정을 받은 경우
2. 지정 또는 재지정의 취소를 원하는 경우
3. 제2항제1호 또는 제2호의 요건에 해당하지 아니하여 제63조에 따른 시정명령을 받고 이를 이행하지 아니한 경우
4. 제64조제1항에 따라 의료업이 3개월 이상 정지되거나 개설 허가의 취소 또는 폐쇄 명령을 받은 경우
5. 전문병원에 소속된 의료인, 의료기관 개설자 또는 종사자가 제27조제1항 또는 제5항을 위반하여 전문병원 지정을 계속 유지하는 것이 부적절하다고 인정되는 경우

⑥ 보건복지부장관은 제3항 및 제4항에 따른 평가업무를 관계 전문기관 또는 단체에 위탁할 수 있다. 〈개정 2010.1.18., 2015.1.28.〉

⑦ 전문병원 지정 · 재지정의 기준 · 절차 및 평가업무의 위탁 절차 등에 관하여 필요한 사항은 보건복지부령으로 정한다. 〈개정 2010.1.18., 2015.1.28.〉

[본조신설 2009.1.30.]

[시행일: 2025.6.21.] 제3조의5

제2장 의료인

제1절 자격과 면허

제4조(의료인과 의료기관의 장의 의무) ① 의료인과 의료기관의 장은 의료의 질을 높이고 의료관련감염(의료기관 내에서 환자, 환자의 보호자, 의료인 또는 의료기관 종사자 등에게 발생하는 감염을 말한다. 이하 같다)을 예방하며 의료기술을 발전시키는 등 환자에게 최선의 의료서비스를 제공하기 위하여 노력하여야 한다. 〈개정 2012.2.1., 2020.3.4.〉

② 의료인은 다른 의료인 또는 의료법인 등의 명의로 의료기관을 개설하거나 운영할 수 없다. 〈신설 2012.2.1., 2019.8.27.〉

③ 의료기관의 장은 「보건의료기본법」 제6조·제12조 및 제13조에 따른 환자의 권리 등 보건복지부령으로 정하는 사항을 환자가 쉽게 볼 수 있도록 의료기관 내에 게시하여야 한다. 이 경우 게시 방법, 게시 장소 등 게시에 필요한 사항은 보건복지부령으로 정한다. 〈신설 2012.2.1.〉

④ 삭제 〈2020.3.4.〉

⑤ 의료기관의 장은 환자와 보호자가 의료행위를 하는 사람의 신분을 알 수 있도록 의료인, 제27조제1항 각 호 외의 부분 단서에 따라 의료행위를 하는 같은 항 제3호에 따른 학생, 제80조에 따른 간호조무사 및 「의료기사 등에 관한 법률」 제2조에 따른 의료기사에게 의료기관 내에서 대통령령으로 정하는 바에 따라 명찰을 달도록 지시·감독하여야 한다. 다만, 응급의료상황, 수술실 내인 경우, 의료행위를 하지 아니할 때, 그 밖에 대통령령으로 정하는 경우에는 명찰을 달지 아니하도록 할 수 있다. 〈신설 2016.5.29.〉

⑥ 의료인은 일회용 의료기기(한 번 사용할 목적으로 제작되거나 한 번의 의료행위에서 한 환자에게 사용하여야 하는 의료기기로서 보건복지부령으로 정하는 의료기기를 말한다. 이하 같다)를 한 번 사용한 후 다시 사용하여서는 아니 된다. 〈신설 2016.5.29., 2020.3.4.〉

제4조(의료인과 의료기관의 장의 의무) ① 의료인과 의료기관의 장은 의료의 질을 높이고 의료관련감염(의료기관 내에서 환자, 환자의 보호자, 의료인 또는 의료기관 종사자 등에게 발생하는 감염을 말한다. 이하 같다)을 예방하며 의료기술을 발전시키는 등 환자에게 최선의 의료서비스를 제공하기 위하여 노력하여야 한다. 〈개정 2012.2.1., 2020.3.4.〉

② 의료인은 다른 의료인 또는 의료법인 등의 명의로 의료기관을 개설하거나 운영할 수 없다. 〈신설 2012.2.1., 2019.8.27.〉

③ 의료기관의 장은 「보건의료기본법」 제6조·제12조 및 제13조에 따른 환자의 권리 등 보건복지부령으로 정하는 사항을 환자가 쉽게 볼 수 있도록 의료기관 내에 게시하여야 한다. 이 경우 게시 방법, 게시 장소 등 게시에 필요한 사항은 보건복지부령으로 정한다. 〈신설 2012.2.1.〉

④ 삭제 〈2020.3.4.〉

⑤ 의료기관의 장은 환자와 보호자가 의료행위를 하는 사람의 신분을 알 수 있도록 의료인, 제27조제1항 각 호 외의 부분 단서에 따라 의료행위를 하는 같은 항 제3호에 따른 학생, 「간호법」 제2조제3호에 따른 간호조무사(이하 "간호조무사"라 한다) 및 「의료기사 등에 관한 법률」 제2조에 따른 의료기사에게 의료기관 내에서 대통령령으로 정하는 바에 따라 명찰을 달도록 지시·감독하여야 한다. 다만, 응급의료상황, 수술실 내인 경우, 의료행위를 하지 아니할 때, 그 밖에 대통령령으로 정하는 경우에는 명찰을 달지 아니하도록 할 수 있다. 〈신설 2016.5.29., 2024.9.20.〉

⑥ 의료인은 일회용 의료기기(한 번 사용할 목적으로 제작되거나 한 번의 의료행위에서 한 환자에게 사용하여야 하는 의료기기로서 보건복지부령으로 정하는 의료기기를 말한다. 이하 같다)를 한 번 사용한 후 다시 사용하여서는 아니 된다. 〈신설 2016.5.29., 2020.3.4.〉

[시행일: 2025.6.21.] 제4조

제4조의2(간호·간병통합서비스 제공 등) ① 간호·간병통합서비스란 보건복지부령으로 정하는 입원 환자를 대상으로 보호자 등이 상주하지 아니하고 간호사, 제80조에 따른 간호조무사 및 그 밖에 간병지원인력(이하 이 조에서 "간호·간병통합서비스 제공인력"이라 한다)에 의하여 포괄적으로 제공되는 입원서비스를 말한다.

② 보건복지부령으로 정하는 병원급 의료기관은 간호·간병통합서비스를 제공할 수 있도록 노력하여야 한다.

③ 제2항에 따라 간호·간병통합서비스를 제공하는 병원급 의료기관(이하 이 조에서 "간호·간병통합서비스 제공기관"이라 한다)은 보건복지부령으로 정하는 인력, 시설, 운영 등의 기준을 준수하여야 한다.

④ 「공공보건의료에 관한 법률」 제2조제3호에 따른 공공보건의료기관 중 보건복지부령으로 정하는 병원급 의료기관은 간호·간병통합서비스를 제공하여야 한다. 이 경우 국가 및 지방자치단체는 필요한 비용의 전부 또는 일부를 지원할 수 있다.

⑤ 간호·간병통합서비스 제공기관은 보호자 등의 입원실 내 상주를 제한하고 환자 병문안에 관한 기준을 마련하는 등 안전관리를 위하여 노력하여야 한다.

⑥ 간호·간병통합서비스 제공기관은 간호·간병통합서비스 제공인력의 근무환경 및 처우 개선을 위하여 필요한 지원을 하여야 한다.

⑦ 국가 및 지방자치단체는 간호·간병통합서비스의 제공·확대, 간호·간병통합서비스 제공인력의 원활한 수급 및 근무환경 개선을 위하여 필요한 시책을 수립하고 그에 따른 지원을 하여야 한다.

[본조신설 2015.12.29.]

제4조의2(간호ㆍ간병통합서비스 제공 등) ① 간호ㆍ간병통합서비스란 보건복지부령으로 정하는 입원 환자를 대상으로 보호자 등이 상주하지 아니하고 간호사, 간호조무사 및 그 밖에 간병지원 인력(이하 이 조에서 "간호ㆍ간병통합서비스 제공인력"이라 한다)에 의하여 포괄적으로 제공되는 입원서비스를 말한다. 〈개정 2024.9.20.〉

② 보건복지부령으로 정하는 병원급 의료기관은 간호ㆍ간병통합서비스를 제공할 수 있도록 노력하여야 한다.

③ 제2항에 따라 간호ㆍ간병통합서비스를 제공하는 병원급 의료기관(이하 이 조에서 "간호ㆍ간병통합서비스 제공기관"이라 한다)은 보건복지부령으로 정하는 인력, 시설, 운영 등의 기준을 준수하여야 한다.

④ 「공공보건의료에 관한 법률」 제2조제3호에 따른 공공보건의료기관 중 보건복지부령으로 정하는 병원급 의료기관은 간호ㆍ간병통합서비스를 제공하여야 한다. 이 경우 국가 및 지방자치단체는 필요한 비용의 전부 또는 일부를 지원할 수 있다.

⑤ 간호ㆍ간병통합서비스 제공기관은 보호자 등의 입원실 내 상주를 제한하고 환자 병문안에 관한 기준을 마련하는 등 안전관리를 위하여 노력하여야 한다.

⑥ 간호ㆍ간병통합서비스 제공기관은 간호ㆍ간병통합서비스 제공인력의 근무환경 및 처우 개선을 위하여 필요한 지원을 하여야 한다.

⑦ 국가 및 지방자치단체는 간호ㆍ간병통합서비스의 제공ㆍ확대, 간호ㆍ간병통합서비스 제공인력의 원활한 수급 및 근무환경 개선을 위하여 필요한 시책을 수립하고 그에 따른 지원을 하여야 한다.

[본조신설 2015.12.29.]

[시행일: 2025.6.21.] 제4조의2

제4조의3(의료인의 면허 대여 금지 등) ① 의료인은 제5조(의사ㆍ치과의사 및 한의사를 말한다), 제6조(조산사를 말한다) 및 제7조(간호사를 말한다)에 따라 받은 면허를 다른 사람에게 대여하여서는 아니 된다.

② 누구든지 제5조부터 제7조까지에 따라 받은 면허를 대여받아서는 아니 되며, 면허 대여를 알선하여서도 아니 된다.

[본조신설 2020.3.4.]

제4조의3(의료인의 면허 대여 금지 등) ① 의료인은 제5조(의사ㆍ치과의사 및 한의사를 말한다), 제6조(조산사를 말한다) 및 「간호법」 제4조(간호사를 말한다)에 따라 받은 면허를 다른 사람에게 대여하여서는 아니 된다. 〈개정 2024.9.20.〉

② 누구든지 제5조, 제6조 및 「간호법」 제4조에 따라 받은 면허를 대여받아서는 아니 되며, 면허 대여를 알선하여서도 아니 된다. 〈개정 2024.9.20.〉

[본조신설 2020.3.4.]

[시행일: 2025.6.21.] 제4조의3

제5조(의사 · 치과의사 및 한의사 면허) ① 의사 · 치과의사 또는 한의사가 되려는 자는 다음 각 호의 어느 하나에 해당하는 자격을 가진 자로서 제9조에 따른 의사 · 치과의사 또는 한의사 국가시험에 합격한 후 보건복지부장관의 면허를 받아야 한다. 〈개정 2010.1.18., 2012.2.1., 2019.8.27.〉

1. 「고등교육법」 제11조의2에 따른 인정기관(이하 "평가인증기구"라 한다)의 인증(이하 "평가인증기구의 인증"이라 한다)을 받은 의학 · 치의학 또는 한의학을 전공하는 대학을 졸업하고 의학사 · 치의학사 또는 한의학사 학위를 받은 자
2. 평가인증기구의 인증을 받은 의학 · 치의학 또는 한의학을 전공하는 전문대학원을 졸업하고 석사학위 또는 박사학위를 받은 자
3. 외국의 제1호나 제2호에 해당하는 학교(보건복지부장관이 정하여 고시하는 인정기준에 해당하는 학교를 말한다)를 졸업하고 외국의 의사 · 치과의사 또는 한의사 면허를 받은 자로서 제9조에 따른 예비시험에 합격한 자

② 평가인증기구의 인증을 받은 의학 · 치의학 또는 한의학을 전공하는 대학 또는 전문대학원을 6개월 이내에 졸업하고 해당 학위를 받을 것으로 예정된 자는 제1항제1호 및 제2호의 자격을 가진 자로 본다. 다만, 그 졸업예정시기에 졸업하고 해당 학위를 받아야 면허를 받을 수 있다. 〈개정 2012.2.1.〉

③ 제1항에도 불구하고 입학 당시 평가인증기구의 인증을 받은 의학 · 치의학 또는 한의학을 전공하는 대학 또는 전문대학원에 입학한 사람으로서 그 대학 또는 전문대학원을 졸업하고 해당 학위를 받은 사람은 같은 항 제1호 및 제2호의 자격을 가진 사람으로 본다. 〈신설 2012.2.1.〉

[전문개정 2008.10.14.]

제6조(조산사 면허) 조산사가 되려는 자는 다음 각 호의 어느 하나에 해당하는 자로서 제9조에 따른 조산사 국가시험에 합격한 후 보건복지부장관의 면허를 받아야 한다. 〈개정 2008.2.29., 2010.1.18., 2019.8.27.〉

1. 간호사 면허를 가지고 보건복지부장관이 인정하는 의료기관에서 1년간 조산 수습과정을 마친 자
2. 외국의 조산사 면허(보건복지부장관이 정하여 고시하는 인정기준에 해당하는 면허를 말한다)를 받은 자

제7조(간호사 면허) ① 간호사가 되려는 자는 다음 각 호의 어느 하나에 해당하는 자로서 제9조에 따

른 간호사 국가시험에 합격한 후 보건복지부장관의 면허를 받아야 한다. 〈개정 2008.2.29., 2010.1.18., 2012.2.1., 2019.8.27.〉

1. 평가인증기구의 인증을 받은 간호학을 전공하는 대학이나 전문대학[구제(舊制) 전문학교와 간호학교를 포함한다]을 졸업한 자
2. 외국의 제1호에 해당하는 학교(보건복지부장관이 정하여 고시하는 인정기준에 해당하는 학교를 말한다)를 졸업하고 외국의 간호사 면허를 받은 자

② 제1항에도 불구하고 입학 당시 평가인증기구의 인증을 받은 간호학을 전공하는 대학 또는 전문대학에 입학한 사람으로서 그 대학 또는 전문대학을 졸업하고 해당 학위를 받은 사람은 같은 항 제1호에 해당하는 사람으로 본다. 〈신설 2012.2.1.〉

제7조 삭제 〈2024.9.20.〉

[시행일: 2025.6.21.] 제7조

제8조(결격사유 등) 다음 각 호의 어느 하나에 해당하는 자는 의료인이 될 수 없다. 〈개정 2007.10.17., 2018.3.27., 2018.8.14., 2020.4.7., 2023.5.19.〉

1. 「정신건강증진 및 정신질환자 복지서비스 지원에 관한 법률」 제3조제1호에 따른 정신질환자. 다만, 전문의가 의료인으로서 적합하다고 인정하는 사람은 그러하지 아니하다.
2. 마약・대마・향정신성의약품 중독자
3. 피성년후견인・피한정후견인
4. 금고 이상의 실형을 선고받고 그 집행이 끝나거나 그 집행을 받지 아니하기로 확정된 후 5년이 지나지 아니한 자
5. 금고 이상의 형의 집행유예를 선고받고 그 유예기간이 지난 후 2년이 지나지 아니한 자
6. 금고 이상의 형의 선고유예를 받고 그 유예기간 중에 있는 자

제8조(결격사유 등) 다음 각 호의 어느 하나에 해당하는 자는 의료인이 될 수 없다. 다만, 간호사에 대하여는 「간호법」에서 정하는 바에 따른다. 〈개정 2007.10.17., 2018.3.27., 2018.8.14., 2020.4.7., 2023.5.19., 2024.9.20.〉

1. 「정신건강증진 및 정신질환자 복지서비스 지원에 관한 법률」 제3조제1호에 따른 정신질환자. 다만, 전문의가 의료인으로서 적합하다고 인정하는 사람은 그러하지 아니하다.
2. 마약・대마・향정신성의약품 중독자
3. 피성년후견인・피한정후견인
4. 금고 이상의 실형을 선고받고 그 집행이 끝나거나 그 집행을 받지 아니하기로 확정된 후 5년이 지나지 아니한 자

5. 금고 이상의 형의 집행유예를 선고받고 그 유예기간이 지난 후 2년이 지나지 아니한 자
6. 금고 이상의 형의 선고유예를 받고 그 유예기간 중에 있는 자
[시행일: 2025.6.21.] 제8조

제9조(국가시험 등) ① 의사・치과의사・한의사・조산사 또는 간호사 국가시험과 의사・치과의사・한의사 예비시험(이하 "국가시험등"이라 한다)은 매년 보건복지부장관이 시행한다. 〈개정 2008.2.29., 2010.1.18.〉

② 보건복지부장관은 국가시험등의 관리를 대통령령으로 정하는 바에 따라 「한국보건의료인국가시험원법」에 따른 한국보건의료인국가시험원에 맡길 수 있다. 〈개정 2008.2.29., 2010.1.18., 2015.6.22.〉

③ 보건복지부장관은 제2항에 따라 국가시험등의 관리를 맡긴 때에는 그 관리에 필요한 예산을 보조할 수 있다. 〈개정 2008.2.29., 2010.1.18.〉

④ 국가시험등에 필요한 사항은 대통령령으로 정한다.

제9조(국가시험 등) ① 의사・치과의사・한의사 또는 조산사 국가시험과 의사・치과의사・한의사 예비시험(이하 "국가시험등"이라 한다)은 매년 보건복지부장관이 시행한다. 〈개정 2008.2.29., 2010.1.18., 2024.9.20.〉

② 보건복지부장관은 국가시험등의 관리를 대통령령으로 정하는 바에 따라 「한국보건의료인국가시험원법」에 따른 한국보건의료인국가시험원에 맡길 수 있다. 〈개정 2008.2.29., 2010.1.18., 2015.6.22.〉

③ 보건복지부장관은 제2항에 따라 국가시험등의 관리를 맡긴 때에는 그 관리에 필요한 예산을 보조할 수 있다. 〈개정 2008.2.29., 2010.1.18.〉

④ 국가시험등에 필요한 사항은 대통령령으로 정한다.

[시행일: 2025.6.21.] 제9조

제10조(응시자격 제한 등) ① 제8조 각 호의 어느 하나에 해당하는 자는 국가시험등에 응시할 수 없다. 〈개정 2009.1.30.〉

② 부정한 방법으로 국가시험등에 응시한 자나 국가시험등에 관하여 부정행위를 한 자는 그 수험을 정지시키거나 합격을 무효로 한다.

③ 보건복지부장관은 제2항에 따라 수험이 정지되거나 합격이 무효가 된 사람에 대하여 처분의 사유와 위반 정도 등을 고려하여 대통령령으로 정하는 바에 따라 그 다음에 치러지는 이 법에 따른 국가시험등의 응시를 3회의 범위에서 제한할 수 있다. 〈개정 2016.12.20.〉

제11조(면허 조건과 등록) ① 보건복지부장관은 보건의료 시책에 필요하다고 인정하면 제5조에서 제7조까지의 규정에 따른 면허를 내줄 때 3년 이내의 기간을 정하여 특정 지역이나 특정 업무에 종사

할 것을 면허의 조건으로 붙일 수 있다. 〈개정 2008.2.29., 2010.1.18.〉

② 보건복지부장관은 제5조부터 제7조까지의 규정에 따른 면허를 내줄 때에는 그 면허에 관한 사항을 등록대장에 등록하고 면허증을 내주어야 한다. 〈개정 2008.2.29., 2010.1.18.〉

③ 제2항의 등록대장은 의료인의 종별로 따로 작성·비치하여야 한다.

④ 면허등록과 면허증에 필요한 사항은 보건복지부령으로 정한다. 〈개정 2008.2.29., 2010.1.18.〉

제11조(면허 조건과 등록) ① 보건복지부장관은 보건의료 시책에 필요하다고 인정하면 제5조 및 제6조에 따른 면허를 내줄 때 3년 이내의 기간을 정하여 특정 지역이나 특정 업무에 종사할 것을 면허의 조건으로 붙일 수 있다. 〈개정 2008.2.29., 2010.1.18., 2024.9.20.〉

② 보건복지부장관은 제5조 및 제6조에 따른 면허를 내줄 때에는 그 면허에 관한 사항을 등록대장에 등록하고 면허증을 내주어야 한다. 〈개정 2008.2.29., 2010.1.18., 2024.9.20.〉

③ 제2항의 등록대장은 의사·치과의사·한의사·조산사를 구분하여 따로 작성·비치하여야 한다. 〈개정 2024.9.20.〉

④ 면허등록과 면허증에 필요한 사항은 보건복지부령으로 정한다. 〈개정 2008.2.29., 2010.1.18.〉

[시행일: 2025.6.21.] 제11조

제12조(의료기술 등에 대한 보호) ① 의료인이 하는 의료·조산·간호 등 의료기술의 시행(이하 "의료행위"라 한다)에 대하여는 이 법이나 다른 법령에 따로 규정된 경우 외에는 누구든지 간섭하지 못한다.

② 누구든지 의료기관의 의료용 시설·기재·약품, 그 밖의 기물 등을 파괴·손상하거나 의료기관을 점거하여 진료를 방해하여서는 아니 되며, 이를 교사하거나 방조하여서는 아니 된다.

③ 누구든지 의료행위가 이루어지는 장소에서 의료행위를 행하는 의료인, 제80조에 따른 간호조무사 및 「의료기사 등에 관한 법률」 제2조에 따른 의료기사 또는 의료행위를 받는 사람을 폭행·협박하여서는 아니 된다. 〈신설 2016.5.29.〉

제12조(의료기술 등에 대한 보호) ① 의료인이 하는 의료·조산·간호 등 의료기술의 시행(이하 "의료행위"라 한다)에 대하여는 이 법이나 다른 법령에 따로 규정된 경우 외에는 누구든지 간섭하지 못한다.

② 누구든지 의료기관의 의료용 시설·기재·약품, 그 밖의 기물 등을 파괴·손상하거나 의료기관을 점거하여 진료를 방해하여서는 아니 되며, 이를 교사하거나 방조하여서는 아니 된다.

③ 누구든지 의료행위가 이루어지는 장소에서 의료행위를 행하는 의료인, 간호조무사 및 「의료기사 등에 관한 법률」 제2조에 따른 의료기사 또는 의료행위를 받는 사람을 폭행·협박하여서는 아니 된다. 〈신설 2016.5.29., 2024.9.20.〉

[시행일: 2025.6.21.] 제12조

제13조(의료기재 압류 금지) 의료인의 의료 업무에 필요한 기구·약품, 그 밖의 재료는 압류하지 못한다.

제14조(기구 등 우선공급) ① 의료인은 의료행위에 필요한 기구·약품, 그 밖의 시설 및 재료를 우선적으로 공급받을 권리가 있다.

② 의료인은 제1항의 권리에 부수(附隨)되는 물품, 노력, 교통수단에 대하여서도 제1항과 같은 권리가 있다.

제15조(진료거부 금지 등) ① 의료인 또는 의료기관 개설자는 진료나 조산 요청을 받으면 정당한 사유 없이 거부하지 못한다. 〈개정 2016.12.20.〉

② 의료인은 응급환자에게 「응급의료에 관한 법률」에서 정하는 바에 따라 최선의 처치를 하여야 한다.

제16조(세탁물 처리) ① 의료기관에서 나오는 세탁물은 의료인·의료기관 또는 특별자치시장·특별자치도지사·시장·군수·구청장(자치구의 구청장을 말한다. 이하 같다)에게 신고한 자가 아니면 처리할 수 없다. 〈개정 2015.1.28.〉

② 제1항에 따라 세탁물을 처리하는 자는 보건복지부령으로 정하는 바에 따라 위생적으로 보관·운반·처리하여야 한다. 〈개정 2008.2.29., 2010.1.18.〉

③ 의료기관의 개설자와 제1항에 따라 의료기관세탁물처리업 신고를 한 자(이하 이 조에서 "세탁물처리업자"라 한다)는 제1항에 따른 세탁물의 처리업무에 종사하는 사람에게 보건복지부령으로 정하는 바에 따라 감염 예방에 관한 교육을 실시하고 그 결과를 기록하고 유지하여야 한다. 〈신설 2015.1.28.〉

④ 세탁물처리업자가 보건복지부령으로 정하는 신고사항을 변경하거나 그 영업의 휴업(1개월 이상의 휴업을 말한다)·폐업 또는 재개업을 하려는 경우에는 보건복지부령으로 정하는 바에 따라 특별자치시장·특별자치도지사·시장·군수·구청장에게 신고하여야 한다. 〈신설 2015.1.28.〉

⑤ 제1항에 따른 세탁물을 처리하는 자의 시설·장비 기준, 신고 절차 및 지도·감독, 그 밖에 관리에 필요한 사항은 보건복지부령으로 정한다. 〈개정 2008.2.29., 2010.1.18., 2015.1.28.〉

제17조(진단서 등) ① 의료업에 종사하고 직접 진찰하거나 검안(檢案)한 의사[이하 이 항에서는 검안서에 한하여 검시(檢屍)업무를 담당하는 국가기관에 종사하는 의사를 포함한다], 치과의사, 한의사가 아니면 진단서·검안서·증명서를 작성하여 환자(환자가 사망하거나 의식이 없는 경우에는 직계존속·비속, 배우자 또는 배우자의 직계존속을 말하며, 환자가 사망하거나 의식이 없는 경우로서 환자의 직계존속·비속, 배우자 및 배우자의 직계존속이 모두 없는 경우에는 형제자매를 말한다) 또는 「형사소송법」 제222조제1항에 따라 검시(檢屍)를 하는 지방검찰청검사(검안서에 한한다)에게 교부하지 못한다. 다만, 진료 중이던 환자가 최종 진료 시부터 48시간 이내에 사망한 경우에는 다

시 진료하지 아니하더라도 진단서나 증명서를 내줄 수 있으며, 환자 또는 사망자를 직접 진찰하거나 검안한 의사·치과의사 또는 한의사가 부득이한 사유로 진단서·검안서 또는 증명서를 내줄 수 없으면 같은 의료기관에 종사하는 다른 의사·치과의사 또는 한의사가 환자의 진료기록부 등에 따라 내줄 수 있다. 〈개정 2009.1.30., 2016.5.29., 2019.8.27.〉

② 의료업에 종사하고 직접 조산한 의사·한의사 또는 조산사가 아니면 출생·사망 또는 사산 증명서를 내주지 못한다. 다만, 직접 조산한 의사·한의사 또는 조산사가 부득이한 사유로 증명서를 내줄 수 없으면 같은 의료기관에 종사하는 다른 의사·한의사 또는 조산사가 진료기록부 등에 따라 증명서를 내줄 수 있다.

③ 의사·치과의사 또는 한의사는 자신이 진찰하거나 검안한 자에 대한 진단서·검안서 또는 증명서 교부를 요구받은 때에는 정당한 사유 없이 거부하지 못한다.

④ 의사·한의사 또는 조산사는 자신이 조산(助産)한 것에 대한 출생·사망 또는 사산 증명서 교부를 요구받은 때에는 정당한 사유 없이 거부하지 못한다.

⑤ 제1항부터 제4항까지의 규정에 따른 진단서, 증명서의 서식·기재사항, 그 밖에 필요한 사항은 보건복지부령으로 정한다. 〈신설 2007.7.27., 2008.2.29., 2010.1.18.〉

제17조의2(처방전) ① 의료업에 종사하고 직접 진찰한 의사, 치과의사 또는 한의사가 아니면 처방전[의사나 치과의사가 「전자서명법」에 따른 전자서명이 기재된 전자문서 형태로 작성한 처방전(이하 "전자처방전"이라 한다)을 포함한다. 이하 같다]을 작성하여 환자에게 교부하거나 발송(전자처방전에 한정한다. 이하 이 조에서 같다)하지 못하며, 의사, 치과의사 또는 한의사에게 직접 진찰을 받은 환자가 아니면 누구든지 그 의사, 치과의사 또는 한의사가 작성한 처방전을 수령하지 못한다.

② 제1항에도 불구하고 의사, 치과의사 또는 한의사는 다음 각 호의 어느 하나에 해당하는 경우로서 해당 환자 및 의약품에 대한 안전성을 인정하는 경우에는 환자의 직계존속·비속, 배우자 및 배우자의 직계존속, 형제자매 또는 「노인복지법」 제34조에 따른 노인의료복지시설에서 근무하는 사람 등 대통령령으로 정하는 사람(이하 이 조에서 "대리수령자"라 한다)에게 처방전을 교부하거나 발송할 수 있으며 대리수령자는 환자를 대리하여 그 처방전을 수령할 수 있다.

1. 환자의 의식이 없는 경우
2. 환자의 거동이 현저히 곤란하고 동일한 상병(傷病)에 대하여 장기간 동일한 처방이 이루어지는 경우

③ 처방전의 발급 방법·절차 등에 필요한 사항은 보건복지부령으로 정한다.

[본조신설 2019.8.27.]

제18조(처방전 작성과 교부) ① 의사나 치과의사는 환자에게 의약품을 투여할 필요가 있다고 인정하면 「약사법」에 따라 자신이 직접 의약품을 조제할 수 있는 경우가 아니면 보건복지부령으로 정하는

바에 따라 처방전을 작성하여 환자에게 내주거나 발송(전자처방전만 해당된다)하여야 한다. 〈개정 2008.2.29., 2010.1.18.〉

② 제1항에 따른 처방전의 서식, 기재사항, 보존, 그 밖에 필요한 사항은 보건복지부령으로 정한다. 〈개정 2008.2.29., 2010.1.18.〉

③ 누구든지 정당한 사유 없이 전자처방전에 저장된 개인정보를 탐지하거나 누출·변조 또는 훼손하여서는 아니 된다.

④ 제1항에 따라 처방전을 발행한 의사 또는 치과의사(처방전을 발행한 한의사를 포함한다)는 처방전에 따라 의약품을 조제하는 약사 또는 한약사가 「약사법」 제26조제2항에 따라 문의한 때 즉시 이에 응하여야 한다. 다만, 다음 각 호의 어느 하나에 해당하는 사유로 약사 또는 한약사의 문의에 응할 수 없는 경우 사유가 종료된 때 즉시 이에 응하여야 한다. 〈신설 2007.7.27.〉

1. 「응급의료에 관한 법률」 제2조제1호에 따른 응급환자를 진료 중인 경우
2. 환자를 수술 또는 처치 중인 경우
3. 그 밖에 약사의 문의에 응할 수 없는 정당한 사유가 있는 경우

⑤ 의사, 치과의사 또는 한의사가 「약사법」에 따라 자신이 직접 의약품을 조제하여 환자에게 그 의약품을 내어주는 경우에는 그 약제의 용기 또는 포장에 환자의 이름, 용법 및 용량, 그 밖에 보건복지부령으로 정하는 사항을 적어야 한다. 다만, 급박한 응급의료상황 등 환자의 진료 상황이나 의약품의 성질상 그 약제의 용기 또는 포장에 적는 것이 어려운 경우로서 보건복지부령으로 정하는 경우에는 그러하지 아니하다. 〈신설 2016.5.29.〉

제18조의2(의약품정보의 확인) ① 의사 및 치과의사는 제18조에 따른 처방전을 작성하거나 「약사법」 제23조제4항에 따라 의약품을 자신이 직접 조제하는 경우에는 다음 각 호의 정보(이하 "의약품정보"라 한다)를 미리 확인하여야 한다.

1. 환자에게 처방 또는 투여되고 있는 의약품과 동일한 성분의 의약품인지 여부
2. 식품의약품안전처장이 병용금기, 특정연령대 금기 또는 임부금기 등으로 고시한 성분이 포함되는지 여부
3. 그 밖에 보건복지부령으로 정하는 정보

② 제1항에도 불구하고 의사 및 치과의사는 급박한 응급의료상황 등 의약품정보를 확인할 수 없는 정당한 사유가 있을 때에는 이를 확인하지 아니할 수 있다.

③ 제1항에 따른 의약품정보의 확인방법·절차, 제2항에 따른 의약품정보를 확인할 수 없는 정당한 사유 등은 보건복지부령으로 정한다.

[본조신설 2015.12.29.]

제19조(정보 누설 금지) ① 의료인이나 의료기관 종사자는 이 법이나 다른 법령에 특별히 규정된 경

우 외에는 의료·조산 또는 간호업무나 제17조에 따른 진단서·검안서·증명서 작성·교부 업무, 제18조에 따른 처방전 작성·교부 업무, 제21조에 따른 진료기록 열람·사본 교부 업무, 제22조제2항에 따른 진료기록부등 보존 업무 및 제23조에 따른 전자의무기록 작성·보관·관리 업무를 하면서 알게 된 다른 사람의 정보를 누설하거나 발표하지 못한다. 〈개정 2016.5.29.〉

② 제58조제2항에 따라 의료기관 인증에 관한 업무에 종사하는 자 또는 종사하였던 자는 그 업무를 하면서 알게 된 정보를 다른 사람에게 누설하거나 부당한 목적으로 사용하여서는 아니 된다. 〈신설 2016.5.29.〉

[제목개정 2016.5.29.]

제20조(태아 성 감별 행위 등 금지) ① 의료인은 태아 성 감별을 목적으로 임부를 진찰하거나 검사하여서는 아니 되며, 같은 목적을 위한 다른 사람의 행위를 도와서도 아니 된다.

② 삭제 〈2024.12.20.〉

[2009.12.31. 법률 제9906호에 의하여 2008.7.31. 헌법재판소에서 헌법불합치 결정된 이 조 제2항을 개정함.][2024.12.20. 법률 제20593호에 의하여 2024.2.28. 헌법재판소에서 위헌 결정된 이 조 제2항을 삭제함.]

제21조(기록 열람 등) ① 환자는 의료인, 의료기관의 장 및 의료기관 종사자에게 본인에 관한 기록(추가기재·수정된 경우 추가기재·수정된 기록 및 추가기재·수정 전의 원본을 모두 포함한다. 이하 같다)의 전부 또는 일부에 대하여 열람 또는 그 사본의 발급 등 내용의 확인을 요청할 수 있다. 이 경우 의료인, 의료기관의 장 및 의료기관 종사자는 정당한 사유가 없으면 이를 거부하여서는 아니 된다. 〈신설 2016.12.20., 2018.3.27.〉

② 의료인, 의료기관의 장 및 의료기관 종사자는 환자가 아닌 다른 사람에게 환자에 관한 기록을 열람하게 하거나 그 사본을 내주는 등 내용을 확인할 수 있게 하여서는 아니 된다. 〈개정 2009.1.30., 2016.12.20.〉

③ 제2항에도 불구하고 의료인, 의료기관의 장 및 의료기관 종사자는 다음 각 호의 어느 하나에 해당하면 그 기록을 열람하게 하거나 그 사본을 교부하는 등 그 내용을 확인할 수 있게 하여야 한다. 다만, 의사·치과의사 또는 한의사가 환자의 진료를 위하여 불가피하다고 인정한 경우에는 그러하지 아니하다. 〈개정 2009.1.30., 2010.1.18., 2011.4.7., 2011.12.31., 2012.2.1., 2015.12.22., 2015.12.29., 2016.5.29., 2016.12.20., 2018.3.20., 2018.8.14., 2020.3.4., 2020.8.11., 2020.12.29., 2023.10.31.〉

1. 환자의 배우자, 직계 존속·비속, 형제·자매(환자의 배우자 및 직계 존속·비속, 배우자의 직계존속이 모두 없는 경우에 한정한다) 또는 배우자의 직계 존속이 환자 본인의 동의서와 친족관계임을 나타내는 증명서 등을 첨부하는 등 보건복지부령으로 정하는 요건을 갖추어 요청한 경우
2. 환자가 지정하는 대리인이 환자 본인의 동의서와 대리권이 있음을 증명하는 서류를 첨부하는 등 보건복지부령으로 정하는 요건을 갖추어 요청한 경우

3. 환자가 사망하거나 의식이 없는 등 환자의 동의를 받을 수 없어 환자의 배우자, 직계 존속・비속, 형제・자매(환자의 배우자 및 직계 존속・비속, 배우자의 직계존속이 모두 없는 경우에 한정한다) 또는 배우자의 직계 존속이 친족관계임을 나타내는 증명서 등을 첨부하는 등 보건복지부령으로 정하는 요건을 갖추어 요청한 경우
4. 「국민건강보험법」 제14조, 제47조, 제48조 및 제63조에 따라 급여비용 심사・지급・대상여부 확인・사후관리 및 요양급여의 적정성 평가・가감지급 등을 위하여 국민건강보험공단 또는 건강보험심사평가원에 제공하는 경우
5. 「의료급여법」 제5조, 제11조, 제11조의3 및 제33조에 따라 의료급여 수급권자 확인, 급여비용의 심사・지급, 사후관리 등 의료급여 업무를 위하여 보장기관(시・군・구), 국민건강보험공단, 건강보험심사평가원에 제공하는 경우
6. 「형사소송법」 제106조, 제215조 또는 제218조에 따른 경우

6의2. 「군사법원법」 제146조, 제254조 또는 제257조에 따른 경우

7. 「민사소송법」 제347조에 따라 문서제출을 명한 경우
8. 「산업재해보상보험법」 제118조에 따라 근로복지공단이 보험급여를 받는 근로자를 진료한 산재보험 의료기관(의사를 포함한다)에 대하여 그 근로자의 진료에 관한 보고 또는 서류 등 제출을 요구하거나 조사하는 경우
9. 「자동차손해배상 보장법」 제12조제2항 및 제14조에 따라 의료기관으로부터 자동차보험진료수가를 청구받은 보험회사등이 그 의료기관에 대하여 관계 진료기록의 열람을 청구한 경우
10. 「병역법」 제11조의2에 따라 지방병무청장이 병역판정검사와 관련하여 질병 또는 심신장애의 확인을 위하여 필요하다고 인정하여 의료기관의 장에게 병역판정검사대상자의 진료기록・치료 관련 기록의 제출을 요구한 경우
11. 「학교안전사고 예방 및 보상에 관한 법률」 제42조에 따라 공제회가 공제급여의 지급 여부를 결정하기 위하여 필요하다고 인정하여 「국민건강보험법」 제42조에 따른 요양기관에 대하여 관계 진료기록의 열람 또는 필요한 자료의 제출을 요청하는 경우
12. 「고엽제후유의증 등 환자지원 및 단체설립에 관한 법률」 제7조제3항에 따라 의료기관의 장이 진료기록 및 임상소견서를 보훈병원장에게 보내는 경우
13. 「의료사고 피해구제 및 의료분쟁 조정 등에 관한 법률」 제28조제1항 또는 제3항에 따른 경우
14. 「국민연금법」 제123조에 따라 국민연금공단이 부양가족연금, 장애연금 및 유족연금 급여의 지급심사와 관련하여 가입자 또는 가입자였던 사람을 진료한 의료기관에 해당 진료에 관한 사항의 열람 또는 사본 교부를 요청하는 경우

14의2. 다음 각 목의 어느 하나에 따라 공무원 또는 공무원이었던 사람을 진료한 의료기관에 해당

진료에 관한 사항의 열람 또는 사본 교부를 요청하는 경우

가.「공무원연금법」 제92조에 따라 인사혁신처장이 퇴직유족급여 및 비공무상장해급여와 관련하여 요청하는 경우

나.「공무원연금법」 제93조에 따라 공무원연금공단이 퇴직유족급여 및 비공무상장해급여와 관련하여 요청하는 경우

다.「공무원 재해보상법」 제57조 및 제58조에 따라 인사혁신처장(같은 법 제61조에 따라 업무를 위탁받은 자를 포함한다)이 요양급여, 재활급여, 장해급여, 간병급여 및 재해유족급여와 관련하여 요청하는 경우

14의3.「사립학교교직원 연금법」 제19조제4항제4호의2에 따라 사립학교교직원연금공단이 요양급여, 장해급여 및 재해유족급여의 지급심사와 관련하여 교직원 또는 교직원이었던 자를 진료한 의료기관에 해당 진료에 관한 사항의 열람 또는 사본 교부를 요청하는 경우

14의4. 다음 각 목의 어느 하나에 따라 군인 또는 군인이었던 사람을 진료한 의료기관에 해당 진료에 관한 사항의 열람 또는 사본 교부를 요청하는 경우

가.「군인연금법」 제54조제2항에 따라 국방부장관이 퇴직유족급여와 관련하여 요청하는 경우

나.「군인 재해보상법」 제52조제2항에 따라 국방부장관(같은 법 제54조에 따라 권한을 위임받거나 업무를 위탁받은 자를 포함한다)이 공무상요양비, 장해급여 및 재해유족급여와 관련하여 요청하는 경우

15.「장애인복지법」 제32조제7항에 따라 대통령령으로 정하는 공공기관의 장이 장애 정도에 관한 심사와 관련하여 장애인 등록을 신청한 사람 및 장애인으로 등록한 사람을 진료한 의료기관에 해당 진료에 관한 사항의 열람 또는 사본 교부를 요청하는 경우

16.「감염병의 예방 및 관리에 관한 법률」 제18조의4 및 제29조에 따라 질병관리청장, 시・도지사 또는 시장・군수・구청장이 감염병의 역학조사 및 예방접종에 관한 역학조사를 위하여 필요하다고 인정하여 의료기관의 장에게 감염병환자등의 진료기록 및 예방접종을 받은 사람의 예방접종 후 이상반응에 관한 진료기록의 제출을 요청하는 경우

17.「국가유공자 등 예우 및 지원에 관한 법률」 제74조의8제1항제7호에 따라 보훈심사위원회가 보훈심사와 관련하여 보훈심사대상자를 진료한 의료기관에 해당 진료에 관한 사항의 열람 또는 사본 교부를 요청하는 경우

18.「한국보훈복지의료공단법」 제24조의2에 따라 한국보훈복지의료공단이 같은 법 제6조제1호에 따른 국가유공자등에 대한 진료기록등의 제공을 요청하는 경우

19.「군인사법」 제54조의6에 따라 중앙전공사상심사위원회 또는 보통전공사상심사위원회가 전공사상 심사와 관련하여 전사자등을 진료한 의료기관에 대하여 해당 진료에 관한 사항의 열람 또는

사본 교부를 요청하는 경우

④ 진료기록을 보관하고 있는 의료기관이나 진료기록이 이관된 보건소에 근무하는 의사·치과의사 또는 한의사는 자신이 직접 진료하지 아니한 환자의 과거 진료 내용의 확인 요청을 받은 경우에는 진료기록을 근거로 하여 사실을 확인하여 줄 수 있다. 〈신설 2009.1.30.〉

⑤ 제1항, 제3항 또는 제4항의 경우 의료인, 의료기관의 장 및 의료기관 종사자는 「전자서명법」에 따른 전자서명이 기재된 전자문서를 제공하는 방법으로 환자 또는 환자가 아닌 다른 사람에게 기록의 내용을 확인하게 할 수 있다. 〈신설 2020.3.4.〉

제21조의2(진료기록의 송부 등) ① 의료인 또는 의료기관의 장은 다른 의료인 또는 의료기관의 장으로부터 제22조 또는 제23조에 따른 진료기록의 내용 확인이나 진료기록의 사본 및 환자의 진료경과에 대한 소견 등을 송부 또는 전송할 것을 요청받은 경우 해당 환자나 환자 보호자의 동의를 받아 그 요청에 응하여야 한다. 다만, 해당 환자의 의식이 없거나 응급환자인 경우 또는 환자의 보호자가 없어 동의를 받을 수 없는 경우에는 환자나 환자 보호자의 동의 없이 송부 또는 전송할 수 있다.

② 의료인 또는 의료기관의 장이 응급환자를 다른 의료기관에 이송하는 경우에는 지체 없이 내원 당시 작성된 진료기록의 사본 등을 이송하여야 한다.

③ 보건복지부장관은 제1항 및 제2항에 따른 진료기록의 사본 및 진료경과에 대한 소견 등의 전송 업무를 지원하기 위하여 전자정보시스템(이하 이 조에서 "진료기록전송지원시스템"이라 한다)을 구축·운영할 수 있다.

④ 보건복지부장관은 진료기록전송지원시스템의 구축·운영을 대통령령으로 정하는 바에 따라 관계 전문기관에 위탁할 수 있다. 이 경우 보건복지부장관은 그 소요 비용의 전부 또는 일부를 지원할 수 있다.

⑤ 제4항에 따라 업무를 위탁받은 전문기관은 다음 각 호의 사항을 준수하여야 한다.

1. 진료기록전송지원시스템이 보유한 정보의 누출, 변조, 훼손 등을 방지하기 위하여 접근 권한자의 지정, 방화벽의 설치, 암호화 소프트웨어의 활용, 접속기록 보관 등 대통령령으로 정하는 바에 따라 안전성 확보에 필요한 기술적·관리적 조치를 할 것
2. 진료기록전송지원시스템 운영 업무를 다른 기관에 재위탁하지 아니할 것
3. 진료기록전송지원시스템이 보유한 정보를 제3자에게 임의로 제공하거나 유출하지 아니할 것

⑥ 보건복지부장관은 의료인 또는 의료기관의 장에게 보건복지부령으로 정하는 바에 따라 제1항 본문에 따른 환자나 환자 보호자의 동의에 관한 자료 등 진료기록전송지원시스템의 구축·운영에 필요한 자료의 제출을 요구하고 제출받은 목적의 범위에서 보유·이용할 수 있다. 이 경우 자료 제출을 요구받은 자는 정당한 사유가 없으면 이에 따라야 한다.

⑦ 그 밖에 진료기록전송지원시스템의 구축·운영 등에 필요한 사항은 보건복지부령으로 정한다.

⑧ 누구든지 정당한 사유 없이 진료기록전송지원시스템에 저장된 정보를 누출·변조 또는 훼손하여서는 아니 된다.

⑨ 진료기록전송지원시스템의 구축·운영에 관하여 이 법에서 규정된 것을 제외하고는 「개인정보 보호법」에 따른다.

[본조신설 2016.12.20.]

제21조의2(진료기록의 송부 등) ① 의료인 또는 의료기관의 장은 다른 의료인 또는 의료기관의 장으로부터 제22조 또는 제23조에 따른 진료기록의 내용 확인이나 진료기록의 사본 및 환자의 진료경과에 대한 소견 등을 송부 또는 전송할 것을 요청받은 경우 해당 환자나 환자 보호자의 동의를 받아 그 요청에 응하여야 한다. 다만, 해당 환자의 의식이 없거나 응급환자인 경우 또는 환자의 보호자가 없어 동의를 받을 수 없는 경우에는 환자나 환자 보호자의 동의 없이 송부 또는 전송할 수 있다.

② 의료인 또는 의료기관의 장이 응급환자를 다른 의료기관에 이송하는 경우에는 지체 없이 내원 당시 작성된 진료기록의 사본 등을 이송하여야 한다.

③ 보건복지부장관은 제1항 및 제2항에 따른 진료기록의 사본 및 진료경과에 대한 소견 등의 전송 업무를 지원하기 위하여 전자정보시스템(이하 "진료기록전송지원시스템"이라 한다)을 구축·운영할 수 있다. 〈개정 2024.12.20.〉

④ 보건복지부장관은 진료기록전송지원시스템의 구축·운영을 대통령령으로 정하는 바에 따라 관계 전문기관에 위탁할 수 있다. 이 경우 보건복지부장관은 그 소요 비용의 전부 또는 일부를 지원할 수 있다.

⑤ 제4항에 따라 업무를 위탁받은 전문기관은 다음 각 호의 사항을 준수하여야 한다.

1. 진료기록전송지원시스템이 보유한 정보의 누출, 변조, 훼손 등을 방지하기 위하여 접근 권한자의 지정, 방화벽의 설치, 암호화 소프트웨어의 활용, 접속기록 보관 등 대통령령으로 정하는 바에 따라 안전성 확보에 필요한 기술적·관리적 조치를 할 것
2. 진료기록전송지원시스템 운영 업무를 다른 기관에 재위탁하지 아니할 것
3. 진료기록전송지원시스템이 보유한 정보를 제3자에게 임의로 제공하거나 유출하지 아니할 것

⑥ 보건복지부장관은 의료인 또는 의료기관의 장에게 보건복지부령으로 정하는 바에 따라 제1항 본문에 따른 환자나 환자 보호자의 동의에 관한 자료 등 진료기록전송지원시스템의 구축·운영에 필요한 자료의 제출을 요구하고 제출받은 목적의 범위에서 보유·이용할 수 있다. 이 경우 자료 제출을 요구받은 자는 정당한 사유가 없으면 이에 따라야 한다.

⑦ 그 밖에 진료기록전송지원시스템의 구축·운영 등에 필요한 사항은 보건복지부령으로 정한다.

⑧ 누구든지 정당한 사유 없이 진료기록전송지원시스템에 저장된 정보를 누출·변조 또는 훼손

하여서는 아니 된다.

⑨ 진료기록전송지원시스템의 구축·운영에 관하여 이 법에서 규정된 것을 제외하고는 「개인정보 보호법」에 따른다.

[본조신설 2016.12.20.]

[시행일: 2025.6.21.] 제21조의2

제21조의3(진료기록의 전송등 요청) ① 환자는 다른 의료기관으로 전원(轉院)하는 경우 의료인, 의료기관의 장 및 의료기관 종사자에게 본인에 관한 기록의 전부 또는 일부를 전원하는 의료기관에 전송 또는 송부(이하 이 조에서 "전송등"이라 한다)하여 줄 것을 요청할 수 있다. 이 경우 의료인, 의료기관의 장 및 의료기관 종사자는 정당한 사유가 없으면 이를 거부하여서는 아니 된다.

② 환자는 전송등의 요청을 대리인에게 하게 할 수 있다.

③ 전송등은 진료기록전송지원시스템 또는 그 밖에 대통령령으로 정하는 방법으로 할 수 있다.

④ 그 밖에 전송등 요청의 방법·절차, 전송등의 절차 및 기한, 대리인의 요건 등 진료기록의 전송등에 필요한 사항은 보건복지부령으로 정한다.

[본조신설 2024.12.20.]

[시행일: 2025.6.21.] 제21조의3

제22조(진료기록부 등) ① 의료인은 각각 진료기록부, 조산기록부, 간호기록부, 그 밖의 진료에 관한 기록(이하 "진료기록부등"이라 한다)을 갖추어 두고 환자의 주된 증상, 진단 및 치료 내용 등 보건복지부령으로 정하는 의료행위에 관한 사항과 의견을 상세히 기록하고 서명하여야 한다. 〈개정 2013.4.5.〉

② 의료인이나 의료기관 개설자는 진료기록부등[제23조제1항에 따른 전자의무기록(電子醫務記錄)을 포함하며, 추가기재·수정된 경우 추가기재·수정된 진료기록부등 및 추가기재·수정 전의 원본을 모두 포함한다. 이하 같다]을 보건복지부령으로 정하는 바에 따라 보존하여야 한다. 〈개정 2008.2.29., 2010.1.18., 2018.3.27.〉

③ 의료인은 진료기록부등을 거짓으로 작성하거나 고의로 사실과 다르게 추가기재·수정하여서는 아니 된다. 〈신설 2011.4.7.〉

④ 보건복지부장관은 의료인이 진료기록부등에 기록하는 질병명, 검사명, 약제명 등 의학용어와 진료기록부등의 서식 및 세부내용에 관한 표준을 마련하여 고시하고 의료인 또는 의료기관 개설자에게 그 준수를 권고할 수 있다. 〈신설 2019.8.27.〉

제23조(전자의무기록) ① 의료인이나 의료기관 개설자는 제22조의 규정에도 불구하고 진료기록부등을 「전자서명법」에 따른 전자서명이 기재된 전자문서(이하 "전자의무기록"이라 한다)로 작성·보관

할 수 있다.

② 의료인이나 의료기관 개설자는 보건복지부령으로 정하는 바에 따라 전자의무기록을 안전하게 관리·보존하는 데에 필요한 시설과 장비를 갖추어야 한다. 〈개정 2008.2.29., 2010.1.18.〉

③ 누구든지 정당한 사유 없이 전자의무기록에 저장된 개인정보를 탐지하거나 누출·변조 또는 훼손하여서는 아니 된다.

④ 의료인이나 의료기관 개설자는 전자의무기록에 추가기재·수정을 한 경우 보건복지부령으로 정하는 바에 따라 접속기록을 별도로 보관하여야 한다. 〈신설 2018.3.27.〉

제23조의2(전자의무기록의 표준화 등) ① 보건복지부장관은 전자의무기록이 효율적이고 통일적으로 관리·활용될 수 있도록 기록의 작성, 관리 및 보존에 필요한 전산정보처리시스템(이하 이 조에서 "전자의무기록시스템"이라 한다), 시설, 장비 및 기록 서식 등에 관한 표준을 정하여 고시하고 전자의무기록시스템을 제조·공급하는 자, 의료인 또는 의료기관 개설자에게 그 준수를 권고할 수 있다.

② 보건복지부장관은 전자의무기록시스템이 제1항에 따른 표준, 전자의무기록시스템 간 호환성, 정보 보안 등 대통령령으로 정하는 인증 기준에 적합한 경우에는 인증을 할 수 있다.

③ 제2항에 따라 인증을 받은 자는 대통령령으로 정하는 바에 따라 인증의 내용을 표시할 수 있다. 이 경우 인증을 받지 아니한 자는 인증의 표시 또는 이와 유사한 표시를 하여서는 아니 된다.

④ 보건복지부장관은 다음 각 호의 어느 하나에 해당하는 경우에는 제2항에 따른 인증을 취소할 수 있다. 다만, 제1호에 해당하는 경우에는 인증을 취소하여야 한다.

1. 거짓이나 그 밖의 부정한 방법으로 인증을 받은 경우
2. 제2항에 따른 인증 기준에 미달하게 된 경우

⑤ 보건복지부장관은 전자의무기록시스템의 기술 개발 및 활용을 촉진하기 위한 사업을 할 수 있다.

⑥ 제1항에 따른 표준의 대상, 제2항에 따른 인증의 방법·절차 등에 필요한 사항은 대통령령으로 정한다.

[본조신설 2016.12.20.][종전 제23조의2는 제23조의3으로 이동 〈2016.12.20.〉]

제23조의3(진료정보 침해사고의 통지) ① 의료인 또는 의료기관 개설자는 전자의무기록에 대한 전자적 침해행위로 진료정보가 유출되거나 의료기관의 업무가 교란·마비되는 등 대통령령으로 정하는 사고(이하 "진료정보 침해사고"라 한다)가 발생한 때에는 보건복지부장관에게 즉시 그 사실을 통지하여야 한다.

② 보건복지부장관은 제1항에 따라 진료정보 침해사고의 통지를 받거나 진료정보 침해사고가 발생한 사실을 알게 되면 이를 관계 행정기관에 통보하여야 한다.

[본조신설 2019.8.27.][종전 제23조의3은 제23조의5로 이동 〈2019.8.27.〉]

제23조의4(진료정보 침해사고의 예방 및 대응 등) ① 보건복지부장관은 진료정보 침해사고의 예방

및 대응을 위하여 다음 각 호의 업무를 수행한다.

1. 진료정보 침해사고에 관한 정보의 수집·전파
2. 진료정보 침해사고의 예보·경보
3. 진료정보 침해사고에 대한 긴급조치
4. 전자의무기록에 대한 전자적 침해행위의 탐지·분석
5. 그 밖에 진료정보 침해사고 예방 및 대응을 위하여 대통령령으로 정하는 사항

② 보건복지부장관은 제1항에 따른 업무의 전부 또는 일부를 전문기관에 위탁할 수 있다.

③ 제1항에 따른 업무를 수행하는 데 필요한 절차 및 방법, 제2항에 따른 업무의 위탁 절차 등에 필요한 사항은 보건복지부령으로 정한다.

[본조신설 2019.8.27.]

제23조의5(부당한 경제적 이익등의 취득 금지) ① 의료인, 의료기관 개설자(법인의 대표자, 이사, 그 밖에 이에 종사하는 자를 포함한다. 이하 이 조에서 같다) 및 의료기관 종사자는 「약사법」 제47조제2항에 따른 의약품공급자로부터 의약품 채택·처방유도·거래유지 등 판매촉진을 목적으로 제공되는 금전, 물품, 편익, 노무, 향응, 그 밖의 경제적 이익(이하 "경제적 이익등"이라 한다)을 받거나 의료기관으로 하여금 받게 하여서는 아니 된다. 다만, 견본품 제공, 학술대회 지원, 임상시험 지원, 제품설명회, 대금결제조건에 따른 비용할인, 시판 후 조사 등의 행위(이하 "견본품 제공등의 행위"라 한다)로서 보건복지부령으로 정하는 범위 안의 경제적 이익등인 경우에는 그러하지 아니하다. 〈개정 2015.12.29.〉

② 의료인, 의료기관 개설자 및 의료기관 종사자는 「의료기기법」 제6조에 따른 제조업자, 같은 법 제15조에 따른 의료기기 수입업자, 같은 법 제17조에 따른 의료기기 판매업자 또는 임대업자로부터 의료기기 채택·사용유도·거래유지 등 판매촉진을 목적으로 제공되는 경제적 이익등을 받거나 의료기관으로 하여금 받게 하여서는 아니 된다. 다만, 견본품 제공등의 행위로서 보건복지부령으로 정하는 범위 안의 경제적 이익등인 경우에는 그러하지 아니하다. 〈개정 2011.4.7., 2015.12.29.〉

③ 의료인, 의료기관 개설자(의료기관을 개설하려는 자를 포함한다) 및 의료기관 종사자는 「약사법」 제24조의2에 따른 약국개설자로부터 처방전의 알선·수수·제공 또는 환자 유인의 목적으로 경제적 이익등을 요구·취득하거나 의료기관으로 하여금 받게 하여서는 아니 된다. 〈신설 2024.1.23.〉

[본조신설 2010.5.27.][제23조의3에서 이동 〈2019.8.27.〉]

제24조(요양방법 지도) 의료인은 환자나 환자의 보호자에게 요양방법이나 그 밖에 건강관리에 필요한 사항을 지도하여야 한다.

제24조의2(의료행위에 관한 설명) ① 의사·치과의사 또는 한의사는 사람의 생명 또는 신체에 중대한 위해를 발생하게 할 우려가 있는 수술, 수혈, 전신마취(이하 이 조에서 "수술등"이라 한다)를 하

는 경우 제2항에 따른 사항을 환자(환자가 의사결정능력이 없는 경우 환자의 법정대리인을 말한다. 이하 이 조에서 같다)에게 설명하고 서면(전자문서를 포함한다. 이하 이 조에서 같다)으로 그 동의를 받아야 한다. 다만, 설명 및 동의 절차로 인하여 수술등이 지체되면 환자의 생명이 위험하여지거나 심신상의 중대한 장애를 가져오는 경우에는 그러하지 아니하다.

② 제1항에 따라 환자에게 설명하고 동의를 받아야 하는 사항은 다음 각 호와 같다.

1. 환자에게 발생하거나 발생 가능한 증상의 진단명
2. 수술등의 필요성, 방법 및 내용
3. 환자에게 설명을 하는 의사, 치과의사 또는 한의사 및 수술등에 참여하는 주된 의사, 치과의사 또는 한의사의 성명
4. 수술등에 따라 전형적으로 발생이 예상되는 후유증 또는 부작용
5. 수술등 전후 환자가 준수하여야 할 사항

③ 환자는 의사, 치과의사 또는 한의사에게 제1항에 따른 동의서 사본의 발급을 요청할 수 있다. 이 경우 요청을 받은 의사, 치과의사 또는 한의사는 정당한 사유가 없으면 이를 거부하여서는 아니 된다.

④ 제1항에 따라 동의를 받은 사항 중 수술등의 방법 및 내용, 수술등에 참여한 주된 의사, 치과의사 또는 한의사가 변경된 경우에는 변경 사유와 내용을 환자에게 서면으로 알려야 한다.

⑤ 제1항 및 제4항에 따른 설명, 동의 및 고지의 방법·절차 등 필요한 사항은 대통령령으로 정한다.

[본조신설 2016.12.20.]

제25조(신고) ① 의료인은 대통령령으로 정하는 바에 따라 최초로 면허를 받은 후부터 3년마다 그 실태와 취업상황 등을 보건복지부장관에게 신고하여야 한다. 〈개정 2008.2.29., 2010.1.18., 2011.4.28.〉

② 보건복지부장관은 제30조제3항의 보수교육을 이수하지 아니한 의료인에 대하여 제1항에 따른 신고를 반려할 수 있다. 〈신설 2011.4.28.〉

③ 보건복지부장관은 제1항에 따른 신고 수리 업무를 대통령령으로 정하는 바에 따라 관련 단체 등에 위탁할 수 있다. 〈신설 2011.4.28.〉

제25조(신고) ① 의사·치과의사·한의사 및 조산사는 대통령령으로 정하는 바에 따라 최초로 면허를 받은 후부터 3년마다 그 실태와 취업상황 등을 보건복지부장관에게 신고하여야 한다. 〈개정 2008.2.29., 2010.1.18., 2011.4.28., 2024.9.20.〉

② 보건복지부장관은 제30조제3항의 보수교육을 이수하지 아니한 의사·치과의사·한의사 및 조산사에 대하여 제1항에 따른 신고를 반려할 수 있다. 〈신설 2011.4.28., 2024.9.20.〉

③ 보건복지부장관은 제1항에 따른 신고 수리 업무를 대통령령으로 정하는 바에 따라 관련 단체 등에 위탁할 수 있다. 〈신설 2011.4.28.〉

[시행일: 2025.6.21.] 제25조

제26조(변사체 신고) 의사・치과의사・한의사 및 조산사는 사체를 검안하여 변사(變死)한 것으로 의심되는 때에는 사체의 소재지를 관할하는 경찰서장에게 신고하여야 한다.

제3절 의료행위의 제한

제27조(무면허 의료행위 등 금지) ① 의료인이 아니면 누구든지 의료행위를 할 수 없으며 의료인도 면허된 것 이외의 의료행위를 할 수 없다. 다만, 다음 각 호의 어느 하나에 해당하는 자는 보건복지부령으로 정하는 범위에서 의료행위를 할 수 있다. 〈개정 2008.2.29., 2009.1.30., 2010.1.18.〉

1. 외국의 의료인 면허를 가진 자로서 일정 기간 국내에 체류하는 자
2. 의과대학, 치과대학, 한의과대학, 의학전문대학원, 치의학전문대학원, 한의학전문대학원, 종합병원 또는 외국 의료원조기관의 의료봉사 또는 연구 및 시범사업을 위하여 의료행위를 하는 자
3. 의학・치과의학・한방의학 또는 간호학을 전공하는 학교의 학생

② 의료인이 아니면 의사・치과의사・한의사・조산사 또는 간호사 명칭이나 이와 비슷한 명칭을 사용하지 못한다.

③ 누구든지 「국민건강보험법」이나 「의료급여법」에 따른 본인부담금을 면제하거나 할인하는 행위, 금품 등을 제공하거나 불특정 다수인에게 교통편의를 제공하는 행위 등 영리를 목적으로 환자를 의료기관이나 의료인에게 소개・알선・유인하는 행위 및 이를 사주하는 행위를 하여서는 아니 된다. 다만, 다음 각 호의 어느 하나에 해당하는 행위는 할 수 있다. 〈개정 2009.1.30., 2010.1.18., 2011.12.31.〉

1. 환자의 경제적 사정 등을 이유로 개별적으로 관할 시장・군수・구청장의 사전승인을 받아 환자를 유치하는 행위
2. 「국민건강보험법」 제109조에 따른 가입자나 피부양자가 아닌 외국인(보건복지부령으로 정하는 바에 따라 국내에 거주하는 외국인은 제외한다)환자를 유치하기 위한 행위

④ 제3항제2호에도 불구하고 「보험업법」 제2조에 따른 보험회사, 상호회사, 보험설계사, 보험대리점 또는 보험중개사는 외국인환자를 유치하기 위한 행위를 하여서는 아니 된다. 〈신설 2009.1.30.〉

⑤ 누구든지 의료인이 아닌 자에게 의료행위를 하게 하거나 의료인에게 면허 사항 외의 의료행위를 하게 하여서는 아니 된다. 〈신설 2019.4.23., 2020.12.29.〉

제27조의2 삭제 〈2015.12.22.〉

제4절 의료인 단체

제28조(중앙회와 지부) ① 의사・치과의사・한의사・조산사 및 간호사는 대통령령으로 정하는 바에 따라 각각 전국적 조직을 두는 의사회・치과의사회・한의사회・조산사회 및 간호사회(이하 "중앙회"라 한다)를 각각 설립하여야 한다.

② 중앙회는 법인으로 한다.

③ 제1항에 따라 중앙회가 설립된 경우에는 의료인은 당연히 해당하는 중앙회의 회원이 되며, 중앙회의 정관을 지켜야 한다.

④ 중앙회에 관하여 이 법에 규정되지 아니한 사항에 대하여는 「민법」 중 사단법인에 관한 규정을 준용한다.

⑤ 중앙회는 대통령령으로 정하는 바에 따라 특별시 · 광역시 · 도와 특별자치도(이하 "시 · 도"라 한다)에 지부를 설치하여야 하며, 시 · 군 · 구(자치구만을 말한다. 이하 같다)에 분회를 설치할 수 있다. 다만, 그 외의 지부나 외국에 의사회 지부를 설치하려면 보건복지부장관의 승인을 받아야 한다. 〈개정 2008.2.29., 2010.1.18.〉

⑥ 중앙회가 지부나 분회를 설치한 때에는 그 지부나 분회의 책임자는 지체 없이 특별시장 · 광역시장 · 도지사 · 특별자치도지사(이하 "시 · 도지사"라 한다) 또는 시장 · 군수 · 구청장에게 신고하여야 한다.

⑦ 각 중앙회는 제66조의2에 따른 자격정지 처분 요구에 관한 사항 등을 심의 · 의결하기 위하여 윤리위원회를 둔다. 〈신설 2011.4.28.〉

⑧ 윤리위원회의 구성, 운영 등에 관한 사항은 대통령령으로 정한다. 〈신설 2011.4.28.〉

제28조(중앙회와 지부) ① 의사 · 치과의사 · 한의사 및 조산사는 대통령령으로 정하는 바에 따라 각각 전국적 조직을 두는 의사회 · 치과의사회 · 한의사회 및 조산사회(이하 "중앙회"라 한다)를 각각 설립하여야 한다. 〈개정 2024.9.20.〉

② 중앙회는 법인으로 한다.

③ 제1항에 따라 중앙회가 설립된 경우에는 의사 · 치과의사 · 한의사 및 조산사는 당연히 해당하는 중앙회의 회원이 되며, 중앙회의 정관을 지켜야 한다. 〈개정 2024.9.20.〉

④ 중앙회에 관하여 이 법에 규정되지 아니한 사항에 대하여는 「민법」 중 사단법인에 관한 규정을 준용한다.

⑤ 중앙회는 대통령령으로 정하는 바에 따라 특별시 · 광역시 · 도와 특별자치도(이하 "시 · 도"라 한다)에 지부를 설치하여야 하며, 시 · 군 · 구(자치구만을 말한다. 이하 같다)에 분회를 설치할 수 있다. 다만, 그 외의 지부나 외국에 의사회 지부를 설치하려면 보건복지부장관의 승인을 받아야 한다. 〈개정 2008.2.29., 2010.1.18.〉

⑥ 중앙회가 지부나 분회를 설치한 때에는 그 지부나 분회의 책임자는 지체 없이 특별시장 · 광역시장 · 도지사 · 특별자치도지사(이하 "시 · 도지사"라 한다) 또는 시장 · 군수 · 구청장에게 신고하여야 한다.

⑦ 각 중앙회는 제66조의2에 따른 자격정지 처분 요구에 관한 사항 등을 심의 · 의결하기 위하여

윤리위원회를 둔다. 〈신설 2011.4.28.〉
⑧ 윤리위원회의 구성, 운영 등에 관한 사항은 대통령령으로 정한다. 〈신설 2011.4.28.〉
[시행일: 2025.6.21.] 제28조

제29조(설립 허가 등) ① 중앙회를 설립하려면 대표자는 대통령령으로 정하는 바에 따라 정관과 그 밖에 필요한 서류를 보건복지부장관에게 제출하여 설립 허가를 받아야 한다. 〈개정 2008.2.29., 2010.1.18.〉

② 중앙회의 정관에 적을 사항은 대통령령으로 정한다.

③ 중앙회가 정관을 변경하려면 보건복지부장관의 허가를 받아야 한다. 〈개정 2008.2.29., 2010.1.18.〉

제30조(협조 의무) ① 중앙회는 보건복지부장관으로부터 의료와 국민보건 향상에 관한 협조 요청을 받으면 협조하여야 한다. 〈개정 2008.2.29., 2010.1.18.〉

② 중앙회는 보건복지부령으로 정하는 바에 따라 회원의 자질 향상을 위하여 필요한 보수(補修)교육을 실시하여야 한다. 〈개정 2008.2.29., 2010.1.18.〉

③ 의료인은 제2항에 따른 보수교육을 받아야 한다.

제30조(협조 의무) ① 중앙회는 보건복지부장관으로부터 의료와 국민보건 향상에 관한 협조 요청을 받으면 협조하여야 한다. 〈개정 2008.2.29., 2010.1.18.〉
② 중앙회는 보건복지부령으로 정하는 바에 따라 회원의 자질 향상을 위하여 필요한 보수(補修)교육을 실시하여야 한다. 〈개정 2008.2.29., 2010.1.18.〉
③ 의사·치과의사·한의사 및 조산사는 제2항에 따른 보수교육을 받아야 한다. 〈개정 2024.9.20.〉
[시행일: 2025.6.21.] 제30조

제31조 삭제 〈2011.4.7.〉

제32조(감독) 보건복지부장관은 중앙회나 그 지부가 정관으로 정한 사업 외의 사업을 하거나 국민보건 향상에 장애가 되는 행위를 한 때 또는 제30조제1항에 따른 요청을 받고 협조하지 아니한 경우에는 정관을 변경하거나 임원을 새로 뽑을 것을 명할 수 있다. 〈개정 2008.2.29., 2010.1.18.〉

제3장 의료기관

제1절 의료기관의 개설

제33조(개설 등) ① 의료인은 이 법에 따른 의료기관을 개설하지 아니하고는 의료업을 할 수 없으며, 다음 각 호의 어느 하나에 해당하는 경우 외에는 그 의료기관 내에서 의료업을 하여야 한다. 〈개정

2008.2.29., 2010.1.18.〉

1. 「응급의료에 관한 법률」 제2조제1호에 따른 응급환자를 진료하는 경우
2. 환자나 환자 보호자의 요청에 따라 진료하는 경우
3. 국가나 지방자치단체의 장이 공익상 필요하다고 인정하여 요청하는 경우
4. 보건복지부령으로 정하는 바에 따라 가정간호를 하는 경우
5. 그 밖에 이 법 또는 다른 법령으로 특별히 정한 경우나 환자가 있는 현장에서 진료를 하여야 하는 부득이한 사유가 있는 경우

② 다음 각 호의 어느 하나에 해당하는 자가 아니면 의료기관을 개설할 수 없다. 이 경우 의사는 종합병원·병원·요양병원·정신병원 또는 의원을, 치과의사는 치과병원 또는 치과의원을, 한의사는 한방병원·요양병원 또는 한의원을, 조산사는 조산원만을 개설할 수 있다. 〈개정 2009.1.30., 2020.3.4.〉

1. 의사, 치과의사, 한의사 또는 조산사
2. 국가나 지방자치단체
3. 의료업을 목적으로 설립된 법인(이하 "의료법인"이라 한다)
4. 「민법」이나 특별법에 따라 설립된 비영리법인
5. 「공공기관의 운영에 관한 법률」에 따른 준정부기관, 「지방의료원의 설립 및 운영에 관한 법률」에 따른 지방의료원, 「한국보훈복지의료공단법」에 따른 한국보훈복지의료공단

③ 제2항에 따라 의원·치과의원·한의원 또는 조산원을 개설하려는 자는 보건복지부령으로 정하는 바에 따라 시장·군수·구청장에게 신고하여야 한다. 〈개정 2008.2.29., 2010.1.18.〉

④ 제2항에 따라 종합병원·병원·치과병원·한방병원·요양병원 또는 정신병원을 개설하려면 제33조의2에 따른 시·도 의료기관개설위원회의 심의를 거쳐 보건복지부령으로 정하는 바에 따라 시·도지사의 허가를 받아야 한다. 이 경우 시·도지사는 개설하려는 의료기관이 다음 각 호의 어느 하나에 해당하는 경우에는 개설허가를 할 수 없다. 〈개정 2008.2.29., 2010.1.18., 2019.8.27., 2020.3.4.〉

1. 제36조에 따른 시설기준에 맞지 아니하는 경우
2. 제60조제1항에 따른 기본시책과 같은 조 제2항에 따른 수급 및 관리계획에 적합하지 아니한 경우

⑤ 제3항과 제4항에 따라 개설된 의료기관이 개설 장소를 이전하거나 개설에 관한 신고 또는 허가사항 중 보건복지부령으로 정하는 중요사항을 변경하려는 때에도 제3항 또는 제4항과 같다. 〈개정 2008.2.29., 2010.1.18.〉

⑥ 조산원을 개설하는 자는 반드시 지도의사(指導醫師)를 정하여야 한다.

⑦ 다음 각 호의 어느 하나에 해당하는 경우에는 의료기관을 개설할 수 없다. 〈개정 2019.8.27.〉

1. 약국 시설 안이나 구내인 경우
2. 약국의 시설이나 부지 일부를 분할·변경 또는 개수하여 의료기관을 개설하는 경우

3. 약국과 전용 복도 · 계단 · 승강기 또는 구름다리 등의 통로가 설치되어 있거나 이런 것들을 설치하여 의료기관을 개설하는 경우
4. 「건축법」 등 관계 법령에 따라 허가를 받지 아니하거나 신고를 하지 아니하고 건축 또는 증축 · 개축한 건축물에 의료기관을 개설하는 경우

⑧ 제2항제1호의 의료인은 어떠한 명목으로도 둘 이상의 의료기관을 개설 · 운영할 수 없다. 다만, 2 이상의 의료인 면허를 소지한 자가 의원급 의료기관을 개설하려는 경우에는 하나의 장소에 한하여 면허 종별에 따른 의료기관을 함께 개설할 수 있다. 〈신설 2009.1.30., 2012.2.1.〉

⑨ 의료법인 및 제2항제4호에 따른 비영리법인(이하 이 조에서 "의료법인등"이라 한다)이 의료기관을 개설하려면 그 법인의 정관에 개설하고자 하는 의료기관의 소재지를 기재하여 대통령령으로 정하는 바에 따라 정관의 변경허가를 얻어야 한다(의료법인등을 설립할 때에는 설립 허가를 말한다. 이하 이 항에서 같다). 이 경우 그 법인의 주무관청은 정관의 변경허가를 하기 전에 그 법인이 개설하고자 하는 의료기관이 소재하는 시 · 도지사 또는 시장 · 군수 · 구청장과 협의하여야 한다. 〈신설 2015.12.29.〉

⑩ 의료기관을 개설 · 운영하는 의료법인등은 다른 자에게 그 법인의 명의를 빌려주어서는 아니 된다. 〈신설 2015.12.29.〉

[제목개정 2012.2.1.] [2009.1.30. 법률 제9386호에 의하여 2007.12.27. 헌법재판소에서 헌법불합치된 이 조 제2항을 개정함]

제33조(개설 등) ① 의료인은 이 법에 따른 의료기관을 개설하지 아니하고는 의료업을 할 수 없으며, 다음 각 호의 어느 하나에 해당하는 경우 외에는 그 의료기관 내에서 의료업을 하여야 한다. 〈개정 2008.2.29., 2010.1.18.〉

1. 「응급의료에 관한 법률」 제2조제1호에 따른 응급환자를 진료하는 경우
2. 환자나 환자 보호자의 요청에 따라 진료하는 경우
3. 국가나 지방자치단체의 장이 공익상 필요하다고 인정하여 요청하는 경우
4. 보건복지부령으로 정하는 바에 따라 가정간호를 하는 경우
5. 그 밖에 이 법 또는 다른 법령으로 특별히 정한 경우나 환자가 있는 현장에서 진료를 하여야 하는 부득이한 사유가 있는 경우

② 다음 각 호의 어느 하나에 해당하는 자가 아니면 의료기관을 개설할 수 없다. 이 경우 의사는 종합병원 · 병원 · 요양병원 · 정신병원 또는 의원을, 치과의사는 치과병원 또는 치과의원을, 한의사는 한방병원 · 요양병원 또는 한의원을, 조산사는 조산원만을 개설할 수 있다. 〈개정 2009.1.30., 2020.3.4.〉

1. 의사, 치과의사, 한의사 또는 조산사

2. 국가나 지방자치단체
3. 의료업을 목적으로 설립된 법인(이하 "의료법인"이라 한다)
4. 「민법」이나 특별법에 따라 설립된 비영리법인
5. 「공공기관의 운영에 관한 법률」에 따른 준정부기관, 「지방의료원의 설립 및 운영에 관한 법률」에 따른 지방의료원, 「한국보훈복지의료공단법」에 따른 한국보훈복지의료공단

③ 제2항에 따라 의원·치과의원·한의원 또는 조산원을 개설하려는 자는 보건복지부령으로 정하는 바에 따라 시장·군수·구청장에게 신고하여야 한다. 〈개정 2008.2.29., 2010.1.18.〉

④ 제2항에 따라 종합병원·병원·치과병원·한방병원·요양병원 또는 정신병원을 개설하려면 보건복지부령으로 정하는 바에 따라 제33조의2에 따른 시·도 의료기관개설위원회의 사전심의 및 본심의를 거쳐 시·도지사의 허가를 받아야 하고, 종합병원을 개설하려는 경우 또는 300병상 이상 종합병원의 의료기관 개설자가 병원급 의료기관을 추가로 개설하려는 경우에는 보건복지부령으로 정하는 바에 따라 시·도 의료기관개설위원회의 사전심의 단계에서 보건복지부장관의 승인을 받아야 한다. 이 경우 시·도지사는 개설하려는 의료기관이 다음 각 호의 어느 하나에 해당하는 경우에는 개설허가를 할 수 없다. 〈개정 2008.2.29., 2010.1.18., 2019.8.27., 2020.3 4., 2024.12.20.〉

1. 제36조에 따른 시설기준에 맞지 아니하는 경우
2. 제60조제1항에 따른 기본시책과 같은 조 제2항에 따른 수급 및 관리계획에 적합하지 아니한 경우

⑤ 제3항과 제4항에 따라 개설된 의료기관이 개설 장소를 이전하거나 개설에 관한 신고 또는 허가사항 중 보건복지부령으로 정하는 중요사항을 변경하려는 때에도 제3항 또는 제4항과 같다. 〈개정 2008.2.29., 2010.1.18.〉

⑥ 조산원을 개설하는 자는 반드시 지도의사(指導醫師)를 정하여야 한다.

⑦ 다음 각 호의 어느 하나에 해당하는 경우에는 의료기관을 개설할 수 없다. 〈개정 2019.8.27.〉

1. 약국 시설 안이나 구내인 경우
2. 약국의 시설이나 부지 일부를 분할·변경 또는 개수하여 의료기관을 개설하는 경우
3. 약국과 전용 복도·계단·승강기 또는 구름다리 등의 통로가 설치되어 있거나 이런 것들을 설치하여 의료기관을 개설하는 경우
4. 「건축법」 등 관계 법령에 따라 허가를 받지 아니하거나 신고를 하지 아니하고 건축 또는 증축·개축한 건축물에 의료기관을 개설하는 경우

⑧ 제2항제1호의 의료인은 어떠한 명목으로도 둘 이상의 의료기관을 개설·운영할 수 없다. 다만, 2 이상의 의료인 면허를 소지한 자가 의원급 의료기관을 개설하려는 경우에는 하나의 장소

에 한하여 면허 종별에 따른 의료기관을 함께 개설할 수 있다. 〈신설 2009.1.30., 2012.2.1.〉

⑨ 의료법인 및 제2항제4호에 따른 비영리법인(이하 이 조에서 "의료법인등"이라 한다)이 의료기관을 개설하려면 그 법인의 정관에 개설하고자 하는 의료기관의 소재지를 기재하여 대통령령으로 정하는 바에 따라 정관의 변경허가를 얻어야 한다(의료법인등을 설립할 때에는 설립 허가를 말한다. 이하 이 항에서 같다). 이 경우 그 법인의 주무관청은 정관의 변경허가를 하기 전에 그 법인이 개설하고자 하는 의료기관이 소재하는 시·도지사 또는 시장·군수·구청장과 협의하여야 한다. 〈신설 2015.12.29.〉

⑩ 의료기관을 개설·운영하는 의료법인등은 다른 자에게 그 법인의 명의를 빌려주어서는 아니 된다. 〈신설 2015.12.29.〉

[제목개정 2012.2.1.]

[2009.1.30. 법률 제9386호에 의하여 2007.12.27. 헌법재판소에서 헌법불합치된 이 조 제2항을 개정함]

[시행일: 2025.6.21.] 제33조

제33조의2(의료기관개설위원회 설치 등) ① 제33조제4항에 따른 의료기관 개설 허가에 관한 사항을 심의하기 위하여 시·도지사 소속으로 의료기관개설위원회를 둔다.

② 제1항의 의료기관개설위원회의 위원은 제28조에 따른 의사회·치과의사회·한의사회·조산사회 및 간호사회의 의료인으로서 경험이 풍부한 사람과 제52조에 따른 의료기관단체의 회원으로서 해당 지역 내 의료기관의 개설·운영 등에 관한 경험이 풍부한 사람으로 한다.

③ 의료기관개설위원회의 구성과 운영에 필요한 사항과 그 밖에 필요한 사항은 보건복지부령으로 정한다.

[본조신설 2020.3.4.]

제33조의2(의료기관개설위원회 설치 등) ① 제33조제4항에 따른 의료기관 개설 허가에 관한 사항을 심의하기 위하여 시·도지사 소속으로 의료기관개설위원회를 둔다.

② 제1항의 의료기관개설위원회의 위원은 제28조에 따른 의사회·치과의사회·한의사회·조산사회 및 「간호법」 제18조에 따른 간호사중앙회의 의료인으로서 경험이 풍부한 사람과 제52조에 따른 의료기관단체의 회원으로서 해당 지역 내 의료기관의 개설·운영 등에 관한 경험이 풍부한 사람으로 한다. 〈개정 2024.9.20.〉

③ 의료기관개설위원회의 구성과 운영에 필요한 사항과 그 밖에 필요한 사항은 보건복지부령으로 정한다.

[본조신설 2020.3.4.]

[시행일: 2025.6.21.] 제33조의2

제33조의3(실태조사) ① 보건복지부장관은 제33조제2항을 위반하여 의료기관을 개설할 수 없는 자가 개설·운영하는 의료기관의 실태를 파악하기 위하여 보건복지부령으로 정하는 바에 따라 조사(이하 이 조에서 "실태조사"라 한다)를 실시하고, 위법이 확정된 경우 그 결과를 공표하여야 한다. 이 경우 수사기관의 수사로 제33조제2항을 위반한 의료기관의 위법이 확정된 경우도 공표 대상에 포함한다.

② 보건복지부장관은 실태조사를 위하여 관계 중앙행정기관의 장, 지방자치단체의 장, 관련 기관·법인 또는 단체 등에 협조를 요청할 수 있다. 이 경우 요청을 받은 자는 특별한 사정이 없으면 이에 협조하여야 한다.

③ 실태조사의 시기·방법 및 결과 공표의 방법 등에 관하여 필요한 사항은 보건복지부령으로 정한다.

[본조신설 2020.12.29.]

제34조(원격의료) ① 의료인(의료업에 종사하는 의사·치과의사·한의사만 해당한다)은 제33조제1항에도 불구하고 컴퓨터·화상통신 등 정보통신기술을 활용하여 먼 곳에 있는 의료인에게 의료지식이나 기술을 지원하는 원격의료(이하 "원격의료"라 한다)를 할 수 있다.

② 원격의료를 행하거나 받으려는 자는 보건복지부령으로 정하는 시설과 장비를 갖추어야 한다. 〈개정 2008.2.29., 2010.1.18.〉

③ 원격의료를 하는 자(이하 "원격지의사"라 한다)는 환자를 직접 대면하여 진료하는 경우와 같은 책임을 진다.

④ 원격지의사의 원격의료에 따라 의료행위를 한 의료인이 의사·치과의사 또는 한의사(이하 "현지의사"라 한다)인 경우에는 그 의료행위에 대하여 원격지의사의 과실을 인정할 만한 명백한 근거가 없으면 환자에 대한 책임은 제3항에도 불구하고 현지의사에게 있는 것으로 본다.

제35조(의료기관 개설 특례) ① 제33조제1항·제2항 및 제8항에 따른 자 외의 자가 그 소속 직원, 종업원, 그 밖의 구성원(수용자를 포함한다) 이나 그 가족의 건강관리를 위하여 부속 의료기관을 개설하려면 그 개설 장소를 관할하는 시장·군수·구청장에게 신고하여야 한다. 다만, 부속 의료기관으로 병원급 의료기관을 개설하려면 그 개설 장소를 관할하는 시·도지사의 허가를 받아야 한다. 〈개정 2009.1.30.〉

② 제1항에 따른 개설 신고 및 허가에 관한 절차·조건, 그 밖에 필요한 사항과 그 의료기관의 운영에 필요한 사항은 보건복지부령으로 정한다. 〈개정 2008.2.29., 2010.1.18.〉

제36조(준수사항) 제33조제2항 및 제8항에 따라 의료기관을 개설하는 자는 보건복지부령으로 정하는 바에 따라 다음 각 호의 사항을 지켜야 한다. 〈개정 2008.2.29., 2009.1.30., 2010.1.18., 2016.5.29., 2019.4.23., 2019.8.27., 2020.3.4., 2023.10.31.〉

1. 의료기관의 종류에 따른 시설기준 및 규격에 관한 사항

2. 의료기관의 안전관리시설 기준에 관한 사항
3. 의료기관 및 요양병원의 운영 기준에 관한 사항
4. 고가의료장비의 설치・운영 기준에 관한 사항
5. 의료기관의 종류에 따른 의료인 등의 정원 기준에 관한 사항
6. 급식관리 기준에 관한 사항
7. 의료기관의 위생 관리에 관한 사항
8. 의료기관의 의약품 및 일회용 의료기기의 사용에 관한 사항
9. 의료기관의 「감염병의 예방 및 관리에 관한 법률」 제41조제4항에 따른 감염병환자등의 진료 기준에 관한 사항
10. 의료기관 내 수술실, 분만실, 중환자실 등 감염관리가 필요한 시설의 출입 기준에 관한 사항
11. 의료인 및 환자 안전을 위한 보안장비 설치 및 보안인력 배치 등에 관한 사항
12. 의료기관의 신체보호대 사용에 관한 사항
13. 의료기관의 의료관련감염 예방에 관한 사항
14. 종합병원과 요양병원의 임종실 설치에 관한 사항

제36조의2(공중보건의사 등의 고용금지) ① 의료기관 개설자는 「농어촌 등 보건의료를 위한 특별조치법」 제5조의2에 따른 배치기관 및 배치시설이나 같은 법 제6조의2에 따른 파견근무기관 및 시설이 아니면 같은 법 제2조제1호의 공중보건의사에게 의료행위를 하게 하거나, 제41조제1항에 따른 당직의료인으로 두어서는 아니 된다. 〈개정 2016.12.20., 2018.3.27.〉

② 의료기관 개설자는 「병역법」 제34조의2제2항에 따라 군병원 또는 병무청장이 지정하는 병원에서 직무와 관련된 수련을 실시하는 경우가 아니면 같은 법 제2조제14호의 병역판정검사전담의사에게 의료행위를 하게 하거나 제41조제1항에 따른 당직의료인으로 두어서는 아니 된다. 〈신설 2018.3.27.〉

[본조신설 2015.12.29.][제목개정 2018.3.27.]

제37조(진단용 방사선 발생장치) ① 진단용 방사선 발생장치를 설치・운영하려는 의료기관은 보건복지부령으로 정하는 바에 따라 시장・군수・구청장에게 신고하여야 하며, 보건복지부령으로 정하는 안전관리기준에 맞도록 설치・운영하여야 한다. 〈개정 2008.2.29., 2010.1.18.〉

② 의료기관 개설자나 관리자는 진단용 방사선 발생장치를 설치한 경우에는 보건복지부령으로 정하는 바에 따라 안전관리책임자를 선임하고, 정기적으로 검사와 측정을 받아야 하며, 방사선 관계 종사자에 대한 피폭관리(被曝管理)를 하여야 한다. 〈개정 2008.2.29., 2010.1.18.〉

③ 제2항에 따라 안전관리책임자로 선임된 사람은 선임된 날부터 1년 이내에 질병관리청장이 지정하는 방사선 분야 관련 단체(이하 이 조에서 "안전관리책임자 교육기관"이라 한다)가 실시하는 안전관리책임자 교육을 받아야 하며, 주기적으로 보수교육을 받아야 한다. 〈신설 2020.12.29.〉

④ 제1항과 제2항에 따른 진단용 방사선 발생장치의 범위 · 신고 · 검사 · 설치 및 측정기준 등에 필요한 사항은 보건복지부령으로 정하고, 제3항에 따른 안전관리책임자 교육 및 안전관리책임자 교육기관의 지정에 필요한 사항은 질병관리청장이 정하여 고시한다. 〈개정 2008.2.29., 2010.1.18., 2020.12.29.〉

第38조(특수의료장비의 설치 · 운영) ① 의료기관은 보건의료 시책상 적정한 설치와 활용이 필요하여 보건복지부장관이 정하여 고시하는 의료장비(이하 "특수의료장비"라 한다)를 설치 · 운영하려면 보건복지부령으로 정하는 바에 따라 시장 · 군수 · 구청장에게 등록하여야 하며, 보건복지부령으로 정하는 설치인정기준에 맞게 설치 · 운영하여야 한다. 〈개정 2008.2.29., 2010.1.18., 2012.2.1.〉

② 의료기관의 개설자나 관리자는 제1항에 따라 특수의료장비를 설치하면 보건복지부령으로 정하는 바에 따라 보건복지부장관에게 정기적인 품질관리검사를 받아야 한다. 〈개정 2008.2.29., 2010.1.18.〉

③ 의료기관의 개설자나 관리자는 제2항에 따른 품질관리검사에서 부적합하다고 판정받은 특수의료장비를 사용하여서는 아니 된다.

④ 보건복지부장관은 제2항에 따른 품질관리검사업무의 전부 또는 일부를 보건복지부령으로 정하는 바에 따라 관계 전문기관에 위탁할 수 있다. 〈개정 2008.2.29., 2010.1.18.〉

第38조의2(수술실 내 폐쇄회로 텔레비전의 설치 · 운영) ① 전신마취 등 환자의 의식이 없는 상태에서 수술을 시행하는 의료기관의 개설자는 수술실 내부에 「개인정보 보호법」 및 관련 법령에 따른 폐쇄회로 텔레비전을 설치하여야 한다. 이 경우 국가 및 지방자치단체는 폐쇄회로 텔레비전의 설치 등에 필요한 비용을 지원할 수 있다.

② 환자 또는 환자의 보호자가 요청하는 경우(의료기관의 장이나 의료인이 요청하여 환자 또는 환자의 보호자가 동의하는 경우를 포함한다) 의료기관의 장이나 의료인은 전신마취 등 환자의 의식이 없는 상태에서 수술을 하는 장면을 제1항에 따라 설치한 폐쇄회로 텔레비전으로 촬영하여야 한다. 이 경우 의료기관의 장이나 의료인은 다음 각 호의 어느 하나에 해당하는 정당한 사유가 없으면 이를 거부할 수 없다.

1. 수술이 지체되면 환자의 생명이 위험하여지거나 심신상의 중대한 장애를 가져오는 응급 수술을 시행하는 경우
2. 환자의 생명을 구하기 위하여 적극적 조치가 필요한 위험도 높은 수술을 시행하는 경우
3. 「전공의의 수련환경 개선 및 지위 향상을 위한 법률」 제2조제2호에 따른 수련병원등의 전공의 수련 등 그 목적 달성을 현저히 저해할 우려가 있는 경우
4. 그 밖에 제1호부터 제3호까지의 규정에 준하는 경우로서 보건복지부령으로 정하는 사유가 있는 경우

③ 의료기관의 장이나 의료인이 제2항에 따라 수술을 하는 장면을 촬영하는 경우 녹음 기능은 사용

할 수 없다. 다만, 환자 및 해당 수술에 참여한 의료인 등 정보주체 모두의 동의를 받은 경우에는 그러하지 아니하다.

④ 제1항에 따라 폐쇄회로 텔레비전이 설치된 의료기관의 장은 제2항에 따라 촬영한 영상정보가 분실・도난・유출・변조 또는 훼손되지 아니하도록 보건복지부령으로 정하는 바에 따라 내부 관리계획의 수립, 저장장치와 네트워크의 분리, 접속기록 보관 및 관련 시설의 출입자 관리 방안 마련 등 안전성 확보에 필요한 기술적・관리적 및 물리적 조치를 하여야 한다.

⑤ 의료기관의 장은 다음 각 호의 어느 하나에 해당하는 경우를 제외하고는 제2항에 따라 촬영한 영상정보를 열람(의료기관의 장 스스로 열람하는 경우를 포함한다. 이하 이 조에서 같다)하게 하거나 제공(사본의 발급을 포함한다. 이하 이 조에서 같다)하여서는 아니 된다.

1. 범죄의 수사와 공소의 제기 및 유지, 법원의 재판업무 수행을 위하여 관계 기관이 요청하는 경우
2. 「의료사고 피해구제 및 의료분쟁 조정 등에 관한 법률」 제6조에 따른 한국의료분쟁조정중재원이 의료분쟁의 조정 또는 중재 절차 개시 이후 환자 또는 환자 보호자의 동의를 받아 해당 업무의 수행을 위하여 요청하는 경우
3. 환자 및 해당 수술에 참여한 의료인 등 정보주체 모두의 동의를 받은 경우

⑥ 누구든지 이 법의 규정에 따르지 아니하고 제2항에 따라 촬영한 영상정보를 탐지하거나 누출・변조 또는 훼손하여서는 아니 된다.

⑦ 누구든지 제2항에 따라 촬영한 영상정보를 이 법에서 정하는 목적 외의 용도로 사용하여서는 아니 된다.

⑧ 의료기관의 개설자는 보건복지부장관이 정하는 범위에서 제2항에 따라 촬영한 영상정보의 열람 등에 소요되는 비용을 열람 등을 요청한 자에게 청구할 수 있다.

⑨ 의료기관의 장은 제2항에 따라 촬영한 영상정보를 30일 이상 보관하여야 한다.

⑩ 제1항에 따른 폐쇄회로 텔레비전의 설치 기준, 제2항에 따른 촬영의 범위 및 촬영 요청의 절차, 제2항제1호부터 제3호까지의 규정에 따른 사유의 구체적인 기준, 제5항에 따른 열람・제공의 절차, 제9항에 따른 보관기준 및 보관기간의 연장 사유 등에 필요한 사항은 보건복지부령으로 정한다.

⑪ 이 법에서 정한 것 외에 폐쇄회로 텔레비전의 설치・운영 등에 관한 사항은 「개인정보 보호법」에 따른다.

[본조신설 2021.9.24.]

제39조(시설 등의 공동이용) ① 의료인은 다른 의료기관의 장의 동의를 받아 그 의료기관의 시설・장비 및 인력 등을 이용하여 진료할 수 있다.

② 의료기관의 장은 그 의료기관의 환자를 진료하는 데에 필요하면 해당 의료기관에 소속되지 아니한 의료인에게 진료하도록 할 수 있다.

③ 의료인이 다른 의료기관의 시설・장비 및 인력 등을 이용하여 진료하는 과정에서 발생한 의료사고에 대하여는 진료를 한 의료인의 과실 때문이면 그 의료인에게, 의료기관의 시설・장비 및 인력 등의 결함 때문이면 그것을 제공한 의료기관 개설자에게 각각 책임이 있는 것으로 본다.

제40조(폐업・휴업의 신고) ① 의료기관 개설자는 의료업을 폐업하거나 1개월 이상 휴업(입원환자가 있는 경우에는 1개월 미만의 휴업도 포함한다. 이하 이 조에서 이와 같다)하려면 보건복지부령으로 정하는 바에 따라 관할 시장・군수・구청장에게 신고하여야 한다. 〈개정 2008.2.29., 2010.1.18., 2016.12.20.〉

② 삭제 〈2020.3.4.〉

③ 시장・군수・구청장은 제1항에 따른 신고에도 불구하고 「감염병의 예방 및 관리에 관한 법률」 제18조 및 제29조에 따라 질병관리청장, 시・도지사 또는 시장・군수・구청장이 감염병의 역학조사 및 예방접종에 관한 역학조사를 실시하거나 같은 법 제18조의2에 따라 의료인 또는 의료기관의 장이 질병관리청장 또는 시・도지사에게 역학조사 실시를 요청한 경우로서 그 역학조사를 위하여 필요하다고 판단하는 때에는 의료기관 폐업 신고를 수리하지 아니할 수 있다. 〈신설 2016.5.29., 2020.8.11.〉

④ 의료기관 개설자는 의료업을 폐업 또는 휴업하는 경우 보건복지부령으로 정하는 바에 따라 해당 의료기관에 입원 중인 환자를 다른 의료기관으로 옮길 수 있도록 하는 등 환자의 권익을 보호하기 위한 조치를 하여야 한다. 〈신설 2016.12.20.〉

⑤ 시장・군수・구청장은 제1항에 따른 폐업 또는 휴업 신고를 받은 경우 의료기관 개설자가 제4항에 따른 환자의 권익을 보호하기 위한 조치를 취하였는지 여부를 확인하는 등 대통령령으로 정하는 조치를 하여야 한다. 〈신설 2016.12.20.〉

[제목개정 2020.3.4.]

제40조(폐업・휴업의 신고) ① 의료기관 개설자는 의료업을 폐업하거나 1개월 이상 휴업(입원환자가 있는 경우에는 1개월 미만의 휴업도 포함한다. 이하 이 조에서 이와 같다)하려면 보건복지부령으로 정하는 바에 따라 관할 시장・군수・구청장에게 신고하여야 한다. 〈개정 2008.2.29., 2010.1.18., 2016.12.20.〉

② 삭제 〈2020.3.4.〉

③ 시장・군수・구청장은 제1항에 따른 신고에도 불구하고 「감염병의 예방 및 관리에 관한 법률」 제18조 및 제29조에 따라 질병관리청장, 시・도지사 또는 시장・군수・구청장이 감염병의 역학조사 및 예방접종에 관한 역학조사를 실시하거나 같은 법 제18조의2에 따라 의료인 또는 의료기관의 장이 질병관리청장, 시・도지사 또는 시장・군수・구청장에게 역학조사 실시를 요청한 경우로서 그 역학조사를 위하여 필요하다고 판단하는 때에는 의료기관 폐업 신고를 수리하지 아니

할 수 있다. 〈신설 2016.5.29., 2020.8.11., 2024.1.30.〉
④ 의료기관 개설자는 의료업을 폐업 또는 휴업하는 경우 보건복지부령으로 정하는 바에 따라 해당 의료기관에 입원 중인 환자를 다른 의료기관으로 옮길 수 있도록 하는 등 환자의 권익을 보호하기 위한 조치를 하여야 한다. 〈신설 2016.12.20.〉
⑤ 시장·군수·구청장은 제1항에 따른 폐업 또는 휴업 신고를 받은 경우 의료기관 개설자가 제4항에 따른 환자의 권익을 보호하기 위한 조치를 취하였는지 여부를 확인하는 등 대통령령으로 정하는 조치를 하여야 한다. 〈신설 2016.12.20.〉
[제목개정 2020.3.4.]
[시행일: 2025.7.31.] 제40조

제40조의2(진료기록부등의 이관) ① 의료기관 개설자는 제40조제1항에 따라 폐업 또는 휴업 신고를 할 때 제22조나 제23조에 따라 기록·보존하고 있는 진료기록부등의 수량 및 목록을 확인하고 진료기록부등을 관할 보건소장에게 넘겨야 한다. 다만, 의료기관 개설자가 보건복지부령으로 정하는 바에 따라 진료기록부등의 보관계획서를 제출하여 관할 보건소장의 허가를 받은 경우에는 직접 보관할 수 있다.
② 제1항에 따라 관할 보건소장의 허가를 받아 진료기록부등을 직접 보관하는 의료기관 개설자는 보관계획서에 기재된 사항 중 보건복지부령으로 정하는 사항이 변경된 경우 관할 보건소장에게 이를 신고하여야 하며, 직접 보관 중 질병, 국외 이주 등 보건복지부령으로 정하는 사유로 보존 및 관리가 어려운 경우 이를 대행할 책임자를 지정하여 보관하게 하거나 진료기록부등을 관할 보건소장에게 넘겨야 한다.
③ 제1항에 따라 관할 보건소장의 허가를 받아 진료기록부등을 직접 보관하는 의료기관 개설자는 보관 기간, 방법 등 보건복지부령으로 정하는 사항을 준수하여야 한다.
④ 제1항에 따라 관할 보건소장의 허가를 받아 진료기록부등을 직접 보관하는 의료기관 개설자(제2항에 따라 지정된 책임자를 포함한다)의 기록 열람 및 보존에 관하여는 제21조 및 제22조제2항을 준용한다.
⑤ 그 밖에 진료기록부등의 이관 방법, 절차 등에 필요한 사항은 보건복지부령으로 정한다.
[본조신설 2020.3.4.]

제40조의3(진료기록보관시스템의 구축·운영) ① 보건복지부장관은 제40조의2에 따라 폐업 또는 휴업한 의료기관의 진료기록부등을 보관하는 관할 보건소장 및 의료기관 개설자가 안전하고 효과적으로 진료기록부등을 보존·관리할 수 있도록 지원하기 위한 시스템(이하 "진료기록보관시스템"이라 한다)을 구축·운영할 수 있다.
② 제40조의2에 따라 폐업 또는 휴업한 의료기관의 진료기록부등을 보관하는 관할 보건소장 및 의

료기관 개설자는 진료기록보관시스템에 진료기록부등을 보관할 수 있다.

③ 제2항에 따라 진료기록부등을 진료기록보관시스템에 보관한 관할 보건소장 및 의료기관 개설자(해당 보건소 및 의료기관 소속 의료인 및 그 종사자를 포함한다)는 직접 보관한 진료기록부등 외에는 진료기록보관시스템에 보관된 정보를 열람하는 등 그 내용을 확인하여서는 아니 된다.

④ 보건복지부장관은 제1항에 따른 진료기록보관시스템의 구축·운영 업무를 관계 전문기관 또는 단체에 위탁할 수 있다. 이 경우 보건복지부장관은 진료기록보관시스템의 구축·운영 업무에 소요되는 비용의 전부 또는 일부를 지원할 수 있다.

⑤ 제4항 전단에 따라 진료기록보관시스템의 구축·운영 업무를 위탁받은 전문기관 또는 단체는 보건복지부령으로 정하는 바에 따라 진료기록부등을 안전하게 관리·보존하는 데에 필요한 시설과 장비를 갖추어야 한다.

⑥ 보건복지부장관은 진료기록보관시스템의 효율적 운영을 위하여 원본에 기재된 정보가 변경되지 않는 범위에서 진료기록부등의 형태를 변경하여 보존·관리할 수 있으며, 변경된 형태로 진료기록부등의 사본을 발급할 수 있다.

⑦ 누구든지 정당한 접근 권한 없이 또는 허용된 접근 권한을 넘어 진료기록보관시스템에 보관된 정보를 훼손·멸실·변경·위조·유출하거나 검색·복제하여서는 아니 된다.

⑧ 진료기록보관시스템의 구축 범위 및 운영 절차 등에 필요한 사항은 보건복지부령으로 정한다.

[본조신설 2020.3.4.]

제41조(당직의료인) ① 각종 병원에는 응급환자와 입원환자의 진료 등에 필요한 당직의료인을 두어야 한다. 〈개정 2016.12.20.〉

② 제1항에 따른 당직의료인의 수와 배치 기준은 병원의 종류, 입원환자의 수 등을 고려하여 보건복지부령으로 정한다. 〈신설 2016.12.20.〉

제41조의2(교육전담간호사) ① 병원급 의료기관에는 신규 채용되거나 보임된 간호사, 간호대학생(이하 "신규간호사등"이라 한다)에게 직무수행에 필요한 지식, 기술 및 역량 등을 전수하고 적응을 지원하기 위하여 교육전담간호사 양성교육을 이수하는 등 보건복지부령으로 정하는 자격을 갖춘 교육전담간호사를 두어야 한다.

② 제1항에 따른 교육전담간호사는 다음 각 호의 직무를 수행한다.

1. 신규간호사등의 교육과정 기획·운영·평가
2. 신규간호사등의 교육 총괄 및 관리
3. 신규간호사등의 교육을 담당하는 인력의 관리 및 지도
4. 신규간호사등의 교육에 필요한 자원 확보·개발

③ 국가는 제1항에 따른 교육전담간호사 운영에 필요한 비용의 전부 또는 일부를 지원할 수 있다.

④ 제1항에 따른 교육전담간호사의 배치 대상과 기준은 의료기관의 종류 및 규모, 신규간호사등의 수 등을 고려하여 보건복지부령으로 정한다.

[본조신설 2023.5.19.]

제41조의2 삭제 〈2024.9.20.〉

[시행일: 2025.6.21.] 제41조의2

제42조(의료기관의 명칭) ① 의료기관은 제3조제2항에 따른 의료기관의 종류에 따르는 명칭 외의 명칭을 사용하지 못한다. 다만, 다음 각 호의 어느 하나에 해당하는 경우에는 그러하지 아니하다. 〈개정 2008.2.29., 2009.1.30., 2010.1.18., 2020.3.4.〉

1. 종합병원 또는 정신병원이 그 명칭을 병원으로 표시하는 경우
2. 제3조의4제1항에 따라 상급종합병원으로 지정받거나 제3조의5제1항에 따라 전문병원으로 지정받은 의료기관이 지정받은 기간 동안 그 명칭을 사용하는 경우
3. 제33조제8항 단서에 따라 개설한 의원급 의료기관이 면허 종별에 따른 종별명칭을 함께 사용하는 경우
4. 국가나 지방자치단체에서 개설하는 의료기관이 보건복지부장관이나 시·도지사와 협의하여 정한 명칭을 사용하는 경우
5. 다른 법령으로 따로 정한 명칭을 사용하는 경우

② 의료기관의 명칭 표시에 관한 사항은 보건복지부령으로 정한다. 〈개정 2008.2.29., 2010.1.18.〉

③ 의료기관이 아니면 의료기관의 명칭이나 이와 비슷한 명칭을 사용하지 못한다.

제43조(진료과목 등) ① 병원·치과병원 또는 종합병원은 한의사를 두어 한의과 진료과목을 추가로 설치·운영할 수 있다.

② 한방병원 또는 치과병원은 의사를 두어 의과 진료과목을 추가로 설치·운영할 수 있다.

③ 병원·한방병원·요양병원 또는 정신병원은 치과의사를 두어 치과 진료과목을 추가로 설치·운영할 수 있다. 〈개정 2020.3.4.〉

④ 제1항부터 제3항까지의 규정에 따라 추가로 진료과목을 설치·운영하는 경우에는 보건복지부령으로 정하는 바에 따라 진료에 필요한 시설·장비를 갖추어야 한다. 〈개정 2010.1.18.〉

⑤ 제1항부터 제3항까지의 규정에 따라 추가로 설치한 진료과목을 포함한 의료기관의 진료과목은 보건복지부령으로 정하는 바에 따라 표시하여야 한다. 다만, 치과의 진료과목은 종합병원과 제77조제2항에 따라 보건복지부령으로 정하는 치과병원에 한하여 표시할 수 있다. 〈개정 2010.1.18.〉

[전문개정 2009.1.30.][법률 제9386호(2009.1.30.) 제43조제5항 단서의 개정규정 중 치과의사에 대한 부분은 같은 법 부칙 제2조의 규정에 의하여 2013년 12월 31일까지 유효함][헌법불합치, 2021헌마886, 2025.1.23, 의료법(2009.1.30. 법률 제9386호로 개정된 것) 제43조 제1항은 헌법에 합치되지 아니한다. 위 법률조항은 2025.12.31.을 시한으

로 개정될 때까지 계속 적용된다.]

제44조 삭제 〈2009.1.30.〉

제45조(비급여 진료비용 등의 고지) ① 의료기관 개설자는 「국민건강보험법」 제41조제4항에 따라 요양급여의 대상에서 제외되는 사항 또는 「의료급여법」 제7조제3항에 따라 의료급여의 대상에서 제외되는 사항의 비용(이하 "비급여 진료비용"이라 한다)을 환자 또는 환자의 보호자가 쉽게 알 수 있도록 보건복지부령으로 정하는 바에 따라 고지하여야 한다. 〈개정 2010.1.18., 2011.12.31., 2016.3.22.〉

② 의료기관 개설자는 보건복지부령으로 정하는 바에 따라 의료기관이 환자로부터 징수하는 제증명수수료의 비용을 게시하여야 한다. 〈개정 2010 1.18.〉

③ 의료기관 개설자는 제1항 및 제2항에서 고지·게시한 금액을 초과하여 징수할 수 없다.

[전문개정 2009.1.30.]

제45조의2(비급여 진료비용 등의 보고 및 현황조사 등) ① 의료기관의 장은 보건복지부령으로 정하는 바에 따라 비급여 진료비용 및 제45조제2항에 따른 제증명수수료(이하 이 조에서 "비급여진료비용등"이라 한다)의 항목, 기준, 금액 및 진료내역 등에 관한 사항을 보건복지부장관에게 보고하여야 한다. 〈신설 2020.12.29.〉

② 보건복지부장관은 제1항에 따라 보고받은 내용을 바탕으로 모든 의료기관에 대한 비급여진료비용등의 항목, 기준, 금액 및 진료내역 등에 관한 현황을 조사·분석하여 그 결과를 공개할 수 있다. 다만, 병원급 의료기관에 대하여는 그 결과를 공개하여야 한다. 〈개정 2016.12.20., 2020.12.29.〉

③ 보건복지부장관은 제2항에 따른 비급여진료비용등의 현황에 대한 조사·분석을 위하여 필요하다고 인정하는 경우에는 의료기관의 장에게 관련 자료의 제출을 명할 수 있다. 이 경우 해당 의료기관의 장은 특별한 사유가 없으면 그 명령에 따라야 한다. 〈신설 2016.12.20., 2020.12.29.〉

④ 제2항에 따른 현황조사·분석 및 결과 공개의 범위·방법·절차 등에 필요한 사항은 보건복지부령으로 정한다. 〈개정 2016.12.20., 2020.12.29.〉

[본조신설 2015.12.29.][제목개정 2020.12.29.]

제45조의3(제증명수수료의 기준 고시) 보건복지부장관은 제45조의2제2항에 따른 현황조사·분석의 결과를 고려하여 제증명수수료의 항목 및 금액에 관한 기준을 정하여 고시하여야 한다. 〈개정 2020.12.29.〉

[본조신설 2016.12.20.]

제46조(환자의 진료의사 선택 등) ① 환자나 환자의 보호자는 종합병원·병원·치과병원·한방병원·요양병원 또는 정신병원의 특정한 의사·치과의사 또는 한의사를 선택하여 진료를 요청할 수 있다. 이 경우 의료기관의 장은 특별한 사유가 없으면 환자나 환자의 보호자가 요청한 의사·치과의사 또는 한의사가 진료하도록 하여야 한다. 〈개정 2008.2.29., 2010.1.18., 2018.3.27., 2020.3.4.〉

② 제1항에 따라 진료의사를 선택하여 진료를 받는 환자나 환자의 보호자는 진료의사의 변경을 요청할 수 있다. 이 경우 의료기관의 장은 정당한 사유가 없으면 이에 응하여야 한다. 〈개정 2018.3.27.〉

③ 의료기관의 장은 환자 또는 환자의 보호자에게 진료의사 선택을 위한 정보를 제공하여야 한다. 〈개정 2008.2.29., 2010.1.18., 2018.3.27.〉

④ 의료기관의 장은 제1항에 따라 진료하게 한 경우에도 환자나 환자의 보호자로부터 추가비용을 받을 수 없다. 〈개정 2018.3.27.〉

⑤ 삭제 〈2018.3.27.〉

⑥ 삭제 〈2018.3.27.〉

제47조(의료관련감염 예방) ① 보건복지부령으로 정하는 일정 규모 이상의 병원급 의료기관의 장은 의료관련감염 예방을 위하여 감염관리위원회와 감염관리실을 설치·운영하고 보건복지부령으로 정하는 바에 따라 감염관리 업무를 수행하는 전담 인력을 두는 등 필요한 조치를 하여야 한다. 〈개정 2008.2.29., 2010.1.18., 2011.8.4., 2020.3.4.〉

② 의료기관의 장은 「감염병의 예방 및 관리에 관한 법률」 제2조제1호에 따른 감염병의 예방을 위하여 해당 의료기관에 소속된 의료인, 의료기관 종사자 및 「보건의료인력지원법」 제2조제3호의 보건의료인력을 양성하는 학교 및 기관의 학생으로서 해당 의료기관에서 실습하는 자에게 보건복지부령으로 정하는 바에 따라 정기적으로 교육을 실시하여야 한다. 〈신설 2019.4.23., 2020.12.29.〉

③ 의료기관의 장은 「감염병의 예방 및 관리에 관한 법률」 제2조제1호에 따른 감염병이 유행하는 경우 환자, 환자의 보호자, 의료인, 의료기관 종사자 및 「경비업법」 제2조제3호에 따른 경비원 등 해당 의료기관 내에서 업무를 수행하는 사람에게 감염병의 확산 방지를 위하여 필요한 정보를 제공하여야 한다. 〈신설 2015.12.29., 2019.4.23.〉

④ 질병관리청장은 의료관련감염의 발생·원인 등에 대한 의과학적인 감시를 위하여 의료관련감염 감시 시스템을 구축·운영할 수 있다. 〈신설 2020.3.4., 2020.8.11.〉

⑤ 의료기관은 제4항에 따른 시스템을 통하여 매월 의료관련감염 발생 사실을 등록할 수 있다. 〈신설 2020.3.4.〉

⑥ 질병관리청장은 제4항에 따른 시스템의 구축·운영 업무를 대통령령으로 정하는 바에 따라 관계 전문기관에 위탁할 수 있다. 〈신설 2020.3.4., 2020.8.11.〉

⑦ 질병관리청장은 제6항에 따라 업무를 위탁한 전문기관에 대하여 그 업무에 관한 보고 또는 자료의 제출을 명할 수 있다. 〈신설 2020.3.4., 2020.8.11.〉

⑧ 의료관련감염이 발생한 사실을 알게 된 의료기관의 장, 의료인, 의료기관 종사자 또는 환자 등은 보건복지부령으로 정하는 바에 따라 질병관리청장에게 그 사실을 보고(이하 이 조에서 "자율보고"라 한다)할 수 있다. 이 경우 질병관리청장은 자율보고한 사람의 의사에 반하여 그 신분을 공개

하여서는 아니 된다. 〈신설 2020.3.4., 2020.8.11.〉

⑨ 자율보고한 사람이 해당 의료관련감염과 관련하여 관계 법령을 위반한 사실이 있는 경우에는 그에 따른 행정처분을 감경하거나 면제할 수 있다. 〈신설 2020.3.4.〉

⑩ 자율보고가 된 의료관련감염에 관한 정보는 보건복지부령으로 정하는 검증을 한 후에는 개인식별이 가능한 부분을 삭제하여야 한다. 〈신설 2020.3.4.〉

⑪ 자율보고의 접수 및 분석 등의 업무에 종사하거나 종사하였던 사람은 직무상 알게 된 비밀을 다른 사람에게 누설하거나 직무 외의 목적으로 사용하여서는 아니 된다. 〈신설 2020.3.4.〉

⑫ 의료기관의 장은 해당 의료기관에 속한 자율보고를 한 보고자에게 그 보고를 이유로 해고 또는 전보나 그 밖에 신분 또는 처우와 관련하여 불리한 조치를 할 수 없다. 〈신설 2020.3.4.〉

⑬ 질병관리청장은 제4항 또는 제8항에 따라 수집한 의료관련감염 관련 정보를 감염 예방·관리에 필요한 조치, 계획 수립, 조사·연구, 교육 등에 활용할 수 있다. 〈신설 2020.3.4., 2020.8.11.〉

⑭ 제1항에 따른 감염관리위원회의 구성과 운영, 감염관리실 운영, 제2항에 따른 교육, 제3항에 따른 정보 제공, 제5항에 따라 등록하는 의료관련감염의 종류와 그 등록의 절차·방법 등에 필요한 사항은 보건복지부령으로 정한다. 〈개정 2020.3.4.〉

[제목개정 2020.3.4.]

제47조의2(입원환자의 전원) 의료기관의 장은 천재지변, 감염병 의심 상황, 집단 사망사고의 발생 등 입원환자를 긴급히 전원(轉院)시키지 않으면 입원환자의 생명·건강에 중대한 위험이 발생할 수 있음에도 환자나 보호자의 동의를 받을 수 없는 등 보건복지부령으로 정하는 불가피한 사유가 있는 경우에는 보건복지부령으로 정하는 바에 따라 시장·군수·구청장의 승인을 받아 입원환자를 다른 의료기관으로 전원시킬 수 있다.

[본조신설 2019.1.15.]

제47조의2(입원환자의 전원) 의료기관의 장은 천재지변, 감염병 의심 상황, 집단 사망사고의 발생 등 입원환자를 긴급히 전원시키지 않으면 입원환자의 생명·건강에 중대한 위험이 발생할 수 있음에도 환자나 보호자의 동의를 받을 수 없는 등 보건복지부령으로 정하는 불가피한 사유가 있는 경우에는 보건복지부령으로 정하는 바에 따라 시장·군수·구청장의 승인을 받아 입원환자를 다른 의료기관으로 전원시킬 수 있다. 〈개정 2024.12.20.〉

[본조신설 2019.1.15.]

[시행일: 2025.6.21.] 제47조의2

제47조의3(간병서비스의 관리·감독) ① 보건복지부령으로 정하는 일정 규모 이상의 병원급 의료기관의 장은 입원서비스 및 간병의 질 향상을 위하여 입원실 내에서 상주하여 환자를 간병하는

사람이 제공하는 간병서비스에 대한 관리·감독 방안을 마련하여야 한다.

② 보건복지부장관은 간병서비스 관리·감독에 관한 표준지침을 정하고 제1항에 따른 의료기관의 장에게 이를 적용하도록 권장할 수 있다.

[본조신설 2024.12.20.]

[시행일: 2025.12.21.] 제47조의3

제2절 의료법인

제48조(설립 허가 등) ①제33조제2항에 따른 의료법인을 설립하려는 자는 대통령령으로 정하는 바에 따라 정관과 그 밖의 서류를 갖추어 그 법인의 주된 사무소의 소재지를 관할하는 시·도지사의 허가를 받아야 한다.

② 의료법인은 그 법인이 개설하는 의료기관에 필요한 시설이나 시설을 갖추는 데에 필요한 자금을 보유하여야 한다.

③ 의료법인이 재산을 처분하거나 정관을 변경하려면 시·도지사의 허가를 받아야 한다.

④ 이 법에 따른 의료법인이 아니면 의료법인이나 이와 비슷한 명칭을 사용할 수 없다.

제48조의2(임원) ① 의료법인에는 5명 이상 15명 이하의 이사와 2명의 감사를 두되, 보건복지부장관의 승인을 받아 그 수를 증감할 수 있다.

② 이사와 감사의 임기는 정관으로 정하되, 이사는 4년, 감사는 2년을 초과할 수 없다. 다만, 이사와 감사는 각각 연임할 수 있다.

③ 이사회의 구성에 있어서 각 이사 상호 간에 「민법」 제777조에 규정된 친족관계에 있는 사람이 그 정수의 4분의 1을 초과해서는 아니 된다.

④ 다음 각 호의 어느 하나에 해당하는 사람은 의료법인의 임원이 될 수 없다. 〈개정 2024.10.22.〉

1. 미성년자
2. 피성년후견인 또는 피한정후견인
3. 파산선고를 받은 사람으로서 복권되지 아니한 사람
4. 금고 이상의 실형을 선고받고 그 집행이 끝나거나(집행이 끝난 것으로 보는 경우를 포함한다) 집행이 면제된 날부터 3년이 지나지 아니한 사람
5. 금고 이상의 형의 집행유예를 선고받고 그 유예기간 중에 있는 사람

⑤ 감사는 이사와 제3항에 따른 특별한 관계에 있는 사람이 아니어야 한다.

[본조신설 2019.8.27.]

제49조(부대사업) ① 의료법인은 그 법인이 개설하는 의료기관에서 의료업무 외에 다음의 부대사업

을 할 수 있다. 이 경우 부대사업으로 얻은 수익에 관한 회계는 의료법인의 다른 회계와 구분하여 계산하여야 한다. 〈개정 2008.2.29., 2010.1.18., 2015.1.28.〉

1. 의료인과 의료관계자 양성이나 보수교육
2. 의료나 의학에 관한 조사 연구
3. 「노인복지법」 제31조제2호에 따른 노인의료복지시설의 설치・운영
4. 「장사 등에 관한 법률」 제29조제1항에 따른 장례식장의 설치・운영
5. 「주차장법」 제19조제1항에 따른 부설주차장의 설치・운영
6. 의료업 수행에 수반되는 의료정보시스템 개발・운영사업 중 대통령령으로 정하는 사업
7. 그 밖에 휴게음식점영업, 일반음식점영업, 이용업, 미용업 등 환자 또는 의료법인이 개설한 의료기관 종사자 등의 편의를 위하여 보건복지부령으로 정하는 사업

② 제1항제4호・제5호 및 제7호의 부대사업을 하려는 의료법인은 타인에게 임대 또는 위탁하여 운영할 수 있다.

③ 제1항 및 제2항에 따라 부대사업을 하려는 의료법인은 보건복지부령으로 정하는 바에 따라 미리 의료기관의 소재지를 관할하는 시・도지사에게 신고하여야 한다. 신고사항을 변경하려는 경우에도 또한 같다. 〈개정 2008.2.29., 2010.1.18.〉

제50조(「민법」의 준용) 의료법인에 대하여 이 법에 규정된 것 외에는 「민법」 중 재단법인에 관한 규정을 준용한다.

제51조의2(임원 선임 관련 금품 등 수수의 금지) 누구든지 의료법인의 임원 선임과 관련하여 금품, 향응 또는 그 밖의 재산상 이익을 주고받거나 주고받을 것을 약속해서는 아니 된다.

[본조신설 2019.8.27.]

제3절 의료기관 단체

제52조(의료기관단체 설립) ① 병원급 의료기관의 장은 의료기관의 건전한 발전과 국민보건 향상에 기여하기 위하여 전국 조직을 두는 단체를 설립할 수 있다. 〈개정 2009.1.30.〉

② 제1항에 따른 단체는 법인으로 한다.

제4절 신의료기술평가

제53조(신의료기술의 평가) ① 보건복지부장관은 국민건강을 보호하고 의료기술의 발전을 촉진하기 위하여 대통령령으로 정하는 바에 따라 제54조에 따른 신의료기술평가위원회의 심의를 거쳐 신의료기술의 안전성・유효성 등에 관한 평가(이하 "신의료기술평가"라 한다)를 하여야 한다. 〈개정 2008.2.29., 2010.1.18.〉

② 제1항에 따른 신의료기술은 새로 개발된 의료기술로서 보건복지부장관이 안전성·유효성을 평가할 필요성이 있다고 인정하는 것을 말한다. 〈개정 2008.2.29., 2010.1.18.〉

③ 보건복지부장관은 신의료기술평가의 결과를 「국민건강보험법」 제64조에 따른 건강보험심사평가원의 장에게 알려야 한다. 이 경우 신의료기술평가의 결과를 보건복지부령으로 정하는 바에 따라 공표할 수 있다. 〈개정 2008.2.29., 2010.1.18., 2011.12.31.〉

④ 그 밖에 신의료기술평가의 대상 및 절차 등에 필요한 사항은 보건복지부령으로 정한다. 〈개정 2008.2.29., 2010.1.18.〉

제54조(신의료기술평가위원회의 설치 등) ① 보건복지부장관은 신의료기술평가에 관한 사항을 심의하기 위하여 보건복지부에 신의료기술평가위원회(이하 "위원회"라 한다)를 둔다. 〈개정 2008.2.29., 2010.1.18.〉

② 위원회는 위원장 1명을 포함하여 20명 이내의 위원으로 구성한다.

③ 위원은 다음 각 호의 자 중에서 보건복지부장관이 위촉하거나 임명한다. 다만, 위원장은 제1호 또는 제2호의 자 중에서 임명한다. 〈개정 2008.2.29., 2010.1.18.〉

1. 제28조제1항에 따른 의사회·치과의사회·한의사회에서 각각 추천하는 자
2. 보건의료에 관한 학식이 풍부한 자
3. 소비자단체에서 추천하는 자
4. 변호사의 자격을 가진 자로서 보건의료와 관련된 업무에 5년 이상 종사한 경력이 있는 자
5. 보건의료정책 관련 업무를 담당하고 있는 보건복지부 소속 5급 이상의 공무원

④ 위원장과 위원의 임기는 3년으로 하되, 연임할 수 있다. 다만, 제3항제5호에 따른 공무원의 경우에는 재임기간으로 한다.

⑤ 위원의 자리가 빈 때에는 새로 위원을 임명하고, 새로 임명된 위원의 임기는 임명된 날부터 기산한다.

⑥ 위원회의 심의사항을 전문적으로 검토하기 위하여 위원회에 분야별 전문평가위원회를 둔다.

⑦ 그 밖에 위원회·전문평가위원회의 구성 및 운영 등에 필요한 사항은 보건복지부령으로 정한다. 〈개정 2008.2.29., 2010.1.18.〉

제55조(자료의 수집 업무 등의 위탁) 보건복지부장관은 신의료기술평가에 관한 업무를 수행하기 위하여 필요한 경우 보건복지부령으로 정하는 바에 따라 자료 수집·조사 등 평가에 수반되는 업무를 관계 전문기관 또는 단체에 위탁할 수 있다. 〈개정 2008.2.29., 2010.1.18.〉

제56조(의료광고의 금지 등) ① 의료기관 개설자, 의료기관의 장 또는 의료인(이하 "의료인등"이라 한다)이 아닌 자는 의료에 관한 광고(의료인등이 신문·잡지·음성·음향·영상·인터넷·인쇄물·간판, 그 밖의 방법에 의하여 의료행위, 의료기관 및 의료인등에 대한 정보를 소비자에게 나타내거

나 알리는 행위를 말한다. 이하 "의료광고"라 한다)를 하지 못한다. 〈개정 2018.3.27.〉

② 의료인등은 다음 각 호의 어느 하나에 해당하는 의료광고를 하지 못한다. 〈개정 2009.1.30., 2016.5.29., 2018.3.27.〉

1. 제53조에 따른 평가를 받지 아니한 신의료기술에 관한 광고
2. 환자에 관한 치료경험담 등 소비자로 하여금 치료 효과를 오인하게 할 우려가 있는 내용의 광고
3. 거짓된 내용을 표시하는 광고
4. 다른 의료인등의 기능 또는 진료 방법과 비교하는 내용의 광고
5. 다른 의료인등을 비방하는 내용의 광고
6. 수술 장면 등 직접적인 시술행위를 노출하는 내용의 광고
7. 의료인등의 기능, 진료 방법과 관련하여 심각한 부작용 등 중요한 정보를 누락하는 광고
8. 객관적인 사실을 과장하는 내용의 광고
9. 법적 근거가 없는 자격이나 명칭을 표방하는 내용의 광고
10. 신문, 방송, 잡지 등을 이용하여 기사(記事) 또는 전문가의 의견 형태로 표현되는 광고
11. 제57조에 따른 심의를 받지 아니하거나 심의받은 내용과 다른 내용의 광고
12. 제27조제3항에 따라 외국인환자를 유치하기 위한 국내광고
13. 소비자를 속이거나 소비자로 하여금 잘못 알게 할 우려가 있는 방법으로 제45조에 따른 비급여 진료비용을 할인하거나 면제하는 내용의 광고
14. 각종 상장·감사장 등을 이용하는 광고 또는 인증·보증·추천을 받았다는 내용을 사용하거나 이와 유사한 내용을 표현하는 광고. 다만, 다음 각 목의 어느 하나에 해당하는 경우는 제외한다.
    가. 제58조에 따른 의료기관 인증을 표시한 광고
    나. 「정부조직법」 제2조부터 제4조까지의 규정에 따른 중앙행정기관·특별지방행정기관 및 그 부속기관, 「지방자치법」 제2조에 따른 지방자치단체 또는 「공공기관의 운영에 관한 법률」 제4조에 따른 공공기관으로부터 받은 인증·보증을 표시한 광고
    다. 다른 법령에 따라 받은 인증·보증을 표시한 광고
    라. 세계보건기구와 협력을 맺은 국제평가기구로부터 받은 인증을 표시한 광고 등 대통령령으로 정하는 광고
15. 그 밖에 의료광고의 방법 또는 내용이 국민의 보건과 건전한 의료경쟁의 질서를 해치거나 소비자에게 피해를 줄 우려가 있는 것으로서 대통령령으로 정하는 내용의 광고

③ 의료광고는 다음 각 호의 방법으로는 하지 못한다. 〈개정 2018.3.27.〉

1. 「방송법」 제2조제1호의 방송
2. 그 밖에 국민의 보건과 건전한 의료경쟁의 질서를 유지하기 위하여 제한할 필요가 있는 경우로

서 대통령령으로 정하는 방법

④ 제2항에 따라 금지되는 의료광고의 구체적인 내용 등 의료광고에 관하여 필요한 사항은 대통령령으로 정한다. 〈개정 2018.3.27.〉

⑤ 보건복지부장관, 시장·군수·구청장은 제2항제2호부터 제5호까지 및 제7호부터 제9호까지를 위반한 의료인등에 대하여 제63조, 제64조 및 제67조에 따른 처분을 하려는 경우에는 지체 없이 그 내용을 공정거래위원회에 통보하여야 한다. 〈신설 2016.5.29., 2018.3.27.〉

[2018.3.27. 법률 제15540호에 의하여 2015.12.23. 헌법재판소에서 위헌 결정된 이 조를 개정함.]

제57조(의료광고의 심의) ① 의료인등이 다음 각 호의 어느 하나에 해당하는 매체를 이용하여 의료광고를 하려는 경우 미리 의료광고가 제56조제1항부터 제3항까지의 규정에 위반되는지 여부에 관하여 제2항에 따른 기관 또는 단체의 심의를 받아야 한다. 〈개정 2008.2.29., 2010.1.18., 2011.8.4., 2016.1.6., 2018.3.27.〉

1. 「신문 등의 진흥에 관한 법률」 제2조에 따른 신문·인터넷신문 또는 「잡지 등 정기간행물의 진흥에 관한 법률」 제2조에 따른 정기간행물
2. 「옥외광고물 등의 관리와 옥외광고산업 진흥에 관한 법률」 제2조제1호에 따른 옥외광고물 중 현수막(懸垂幕), 벽보, 전단(傳單) 및 교통시설·교통수단에 표시(교통수단 내부에 표시되거나 영상·음성·음향 및 이들의 조합으로 이루어지는 광고를 포함한다)되는 것
3. 전광판
4. 대통령령으로 정하는 인터넷 매체[이동통신단말장치에서 사용되는 애플리케이션(Application)을 포함한다]
5. 그 밖에 매체의 성질, 영향력 등을 고려하여 대통령령으로 정하는 광고매체

② 다음 각 호의 기관 또는 단체는 대통령령으로 정하는 바에 따라 자율심의를 위한 조직 등을 갖추어 보건복지부장관에게 신고한 후 의료광고 심의 업무를 수행할 수 있다. 〈개정 2018.3.27.〉

1. 제28조제1항에 따른 의사회·치과의사회·한의사회
2. 「소비자기본법」 제29조에 따라 등록한 소비자단체로서 대통령령으로 정하는 기준을 충족하는 단체

③ 의료인등은 제1항에도 불구하고 다음 각 호의 사항으로만 구성된 의료광고에 대해서는 제2항에 따라 보건복지부장관에게 신고한 기관 또는 단체(이하 "자율심의기구"라 한다)의 심의를 받지 아니할 수 있다. 〈개정 2018.3.27.〉

1. 의료기관의 명칭·소재지·전화번호
2. 의료기관이 설치·운영하는 진료과목(제43조제5항에 따른 진료과목을 말한다)
3. 의료기관에 소속된 의료인의 성명·성별 및 면허의 종류
4. 그 밖에 대통령령으로 정하는 사항

④ 자율심의기구는 제1항에 따른 심의를 할 때 적용하는 심의 기준을 상호 협의하여 마련하여야 한다. 〈개정 2018.3.27.〉

⑤ 의료광고 심의를 받으려는 자는 자율심의기구가 정하는 수수료를 내야 한다. 〈신설 2018.3.27.〉

⑥ 제2항제1호에 따른 자율심의기구가 수행하는 의료광고 심의 업무 및 이와 관련된 업무의 수행에 관하여는 제29조제3항, 제30조제1항, 제32조, 제83조제1항 및 「민법」 제37조를 적용하지 아니하며, 제2항제2호에 따른 자율심의기구가 수행하는 의료광고 심의 업무 및 이와 관련된 업무의 수행에 관하여는 「민법」 제37조를 적용하지 아니한다. 〈신설 2018.3.27.〉

⑦ 자율심의기구는 의료광고 제도 및 법령의 개선에 관하여 보건복지부장관에게 의견을 제시할 수 있다. 〈신설 2018.3.27.〉

⑧ 제1항에 따른 심의의 유효기간은 심의를 신청하여 승인을 받은 날부터 3년으로 한다. 〈신설 2018.3.27.〉

⑨ 의료인등이 제8항에 따른 유효기간의 만료 후 계속하여 의료광고를 하려는 경우에는 유효기간 만료 6개월 전에 자율심의기구에 의료광고 심의를 신청하여야 한다. 〈신설 2018.3.27.〉

⑩ 제1항부터 제9항까지의 규정에서 정한 것 외에 자율심의기구의 구성・운영 및 심의에 필요한 사항은 자율심의기구가 정한다. 〈신설 2018.3.27.〉

⑪ 자율심의기구는 제1항 및 제4항에 따른 심의 관련 업무를 수행할 때에는 제56조제1항부터 제3항까지의 규정에 따라 공정하고 투명하게 하여야 한다. 〈신설 2018.3.27.〉

[제목개정 2018. 3. 27.][2018. 3. 27. 법률 제15540호에 의하여 2005. 12. 23. 헌법재판소에서 위헌 결정된 이 조를 개정함.]

제57조의2(의료광고에 관한 심의위원회) ① 자율심의기구는 의료광고를 심의하기 위하여 제2항 각 호의 구분에 따른 심의위원회(이하 이 조에서 “심의위원회”라 한다)를 설치・운영하여야 한다.

② 심의위원회의 종류와 심의 대상은 다음 각 호와 같다. 〈개정 2020.3.4.〉

1. 의료광고심의위원회: 의사, 의원, 의원의 개설자, 병원, 병원의 개설자, 요양병원(한의사가 개설한 경우는 제외한다), 요양병원의 개설자, 정신병원, 정신병원의 개설자, 종합병원(치과는 제외한다. 이하 이 호에서 같다), 종합병원의 개설자, 조산사, 조산원, 조산원의 개설자가 하는 의료광고의 심의
2. 치과의료광고심의위원회: 치과의사, 치과의원, 치과의원의 개설자, 치과병원, 치과병원의 개설자, 종합병원(치과만 해당한다. 이하 이 호에서 같다), 종합병원의 개설자가 하는 의료광고의 심의
3. 한방의료광고심의위원회: 한의사, 한의원, 한의원의 개설자, 한방병원, 한방병원의 개설자, 요양병원(한의사가 개설한 경우만 해당한다. 이하 이 호에서 같다), 요양병원의 개설자가 하는 의료광고의 심의

③ 제57조제2항제1호에 따른 자율심의기구 중 의사회는 제2항제1호에 따른 심의위원회만, 치과의사회는 같은 항 제2호에 따른 심의위원회만, 한의사회는 같은 항 제3호에 따른 심의위원회만 설치·운영하고, 제57조제2항제2호에 따른 자율심의기구는 제2항 각 호의 어느 하나에 해당하는 심의위원회만 설치·운영할 수 있다.

④ 심의위원회는 위원장 1명과 부위원장 1명을 포함하여 15명 이상 25명 이하의 위원으로 구성한다. 이 경우 제2항 각 호의 심의위원회 종류별로 다음 각 호의 구분에 따라 구성하여야 한다.

1. 의료광고심의위원회: 제5항제2호부터 제9호까지의 사람을 각각 1명 이상 포함하되, 같은 항 제4호부터 제9호까지의 사람이 전체 위원의 3분의 1 이상이 되도록 구성하여야 한다.
2. 치과의료광고심의위원회: 제5항제1호 및 제3호부터 제9호까지의 사람을 각각 1명 이상 포함하되, 같은 항 제4호부터 제9호까지의 사람이 전체 위원의 3분의 1 이상이 되도록 구성하여야 한다.
3. 한방의료광고심의위원회: 제5항제1호·제2호 및 제4호부터 제9호까지의 사람을 각각 1명 이상 포함하되, 같은 항 제4호부터 제9호까지의 사람이 전체 위원의 3분의 1 이상이 되도록 구성하여야 한다.

⑤ 심의위원회 위원은 다음 각 호의 어느 하나에 해당하는 사람 중에서 자율심의기구의 장이 위촉한다.

1. 의사
2. 치과의사
3. 한의사
4. 「약사법」 제2조제2호에 따른 약사
5. 「소비자기본법」 제2조제3호에 따른 소비자단체의 장이 추천하는 사람
6. 「변호사법」 제7조제1항에 따라 같은 법 제78조에 따른 대한변호사협회에 등록한 변호사로서 대한변호사협회의 장이 추천하는 사람
7. 「민법」 제32조에 따라 설립된 법인 중 여성의 사회참여 확대 및 복지 증진을 주된 목적으로 설립된 법인의 장이 추천하는 사람
8. 「비영리민간단체 지원법」 제4조에 따라 등록된 단체로서 환자의 권익 보호를 주된 목적으로 하는 단체의 장이 추천하는 사람
9. 그 밖에 보건의료 또는 의료광고에 관한 학식과 경험이 풍부한 사람

⑥ 제1항부터 제5항까지의 규정에서 정한 것 외에 심의위원회의 구성 및 운영에 필요한 사항은 자율심의기구가 정한다.

[본조신설 2018.3.27.]

제57조의3(의료광고 모니터링) 자율심의기구는 의료광고가 제56조제1항부터 제3항까지의 규정을 준

수하는지 여부에 관하여 모니터링하고, 보건복지부령으로 정하는 바에 따라 모니터링 결과를 보건복지부장관에게 제출하여야 한다.

[본조신설 2018.3.27.]

제6장 감독

제58조(의료기관 인증) ① 보건복지부장관은 의료의 질과 환자 안전의 수준을 높이기 위하여 병원급 의료기관 및 대통령령으로 정하는 의료기관에 대한 인증(이하 "의료기관 인증"이라 한다)을 할 수 있다. 〈개정 2020.3.4.〉

② 보건복지부장관은 대통령령으로 정하는 바에 따라 의료기관 인증에 관한 업무를 제58조의11에 따른 의료기관평가인증원에 위탁할 수 있다. 〈개정 2020.3.4.〉

③ 보건복지부장관은 다른 법률에 따라 의료기관을 대상으로 실시하는 평가를 통합하여 제58조의11에 따른 의료기관평가인증원으로 하여금 시행하도록 할 수 있다. 〈개정 2020.3.4.〉

[전문개정 2010.7.23.]

제58조의2(의료기관인증위원회) ① 보건복지부장관은 의료기관 인증에 관한 주요 정책을 심의하기 위하여 보건복지부장관 소속으로 의료기관인증위원회(이하 이 조에서 "위원회"라 한다)를 둔다.

② 위원회는 위원장 1명을 포함한 15인 이내의 위원으로 구성한다.

③ 위원회의 위원장은 보건복지부차관으로 하고, 위원회의 위원은 다음 각 호의 사람 중에서 보건복지부장관이 임명 또는 위촉한다. 〈개정 2016.5.29.〉

1. 제28조에 따른 의료인 단체 및 제52조에 따른 의료기관단체에서 추천하는 자
2. 노동계, 시민단체(「비영리민간단체지원법」 제2조에 따른 비영리민간단체를 말한다), 소비자단체(「소비자기본법」 제29조에 따른 소비자단체를 말한다)에서 추천하는 자
3. 보건의료에 관한 학식과 경험이 풍부한 자
4. 시설물 안전진단에 관한 학식과 경험이 풍부한 자
5. 보건복지부 소속 3급 이상 공무원 또는 고위공무원단에 속하는 공무원

④ 위원회는 다음 각 호의 사항을 심의한다.

1. 인증기준 및 인증의 공표를 포함한 의료기관 인증과 관련된 주요 정책에 관한 사항
2. 제58조제3항에 따른 의료기관 대상 평가제도 통합에 관한 사항
3. 제58조의7제2항에 따른 의료기관 인증 활용에 관한 사항
4. 그 밖에 위원장이 심의에 부치는 사항

⑤ 위원회의 구성 및 운영, 그 밖에 필요한 사항은 대통령령으로 정한다.

[본조신설 2010.7.23.]

제58조의3(의료기관 인증기준 및 방법 등) ① 의료기관 인증기준은 다음 각 호의 사항을 포함하여야 한다.

1. 환자의 권리와 안전
2. 의료기관의 의료서비스 질 향상 활동
3. 의료서비스의 제공과정 및 성과
4. 의료기관의 조직·인력관리 및 운영
5. 환자 만족도

② 인증등급은 인증, 조건부인증 및 불인증으로 구분한다. 〈개정 2020.3.4.〉

③ 인증의 유효기간은 4년으로 한다. 다만, 조건부인증의 경우에는 유효기간을 1년으로 한다. 〈개정 2020.3.4.〉

④ 조건부인증을 받은 의료기관의 장은 유효기간 내에 보건복지부령으로 정하는 바에 따라 재인증을 받아야 한다. 〈개정 2020.3.4.〉

⑤ 제1항에 따른 인증기준의 세부 내용은 보건복지부장관이 정한다. 〈개정 2020.3.4.〉

[본조신설 2010.7.23.]

제58조의4(의료기관 인증의 신청 및 평가) ① 의료기관 인증을 받고자 하는 의료기관의 장은 보건복지부령으로 정하는 바에 따라 보건복지부장관에게 신청할 수 있다.

② 제1항에도 불구하고 제3조제2항제3호에 따른 요양병원(「장애인복지법」 제58조제1항제4호에 따른 의료재활시설로서 제3조의2에 따른 요건을 갖춘 의료기관은 제외한다)의 장은 보건복지부령으로 정하는 바에 따라 보건복지부장관에게 인증을 신청하여야 한다. 〈개정 2020.3.4.〉

③ 제2항에 따라 인증을 신청하여야 하는 요양병원이 조건부인증 또는 불인증을 받거나 제58조의10제1항제4호 및 제5호에 따라 인증 또는 조건부인증이 취소된 경우 해당 요양병원의 장은 보건복지부령으로 정하는 기간 내에 다시 인증을 신청하여야 한다. 〈개정 2020.3.4.〉

④ 보건복지부장관은 인증을 신청한 의료기관에 대하여 제58조의3제1항에 따른 인증기준 적합 여부를 평가하여야 한다. 이 경우 보건복지부장관은 보건복지부령으로 정하는 바에 따라 필요한 조사를 할 수 있고, 인증을 신청한 의료기관은 정당한 사유가 없으면 조사에 협조하여야 한다. 〈신설 2020.3.4.〉

⑤ 보건복지부장관은 제4항에 따른 평가 결과와 인증등급을 지체 없이 해당 의료기관의 장에게 통보하여야 한다. 〈신설 2020.3.4.〉

[본조신설 2010.7.23.][제목개정 2020.3.4.]

제58조의5(이의신청) ① 의료기관 인증을 신청한 의료기관의 장은 평가결과 또는 인증등급에 관하여

보건복지부장관에게 이의신청을 할 수 있다.

② 제1항에 따른 이의신청은 평가결과 또는 인증등급을 통보받은 날부터 30일 이내에 하여야 한다. 다만, 책임질 수 없는 사유로 그 기간을 지킬 수 없었던 경우에는 그 사유가 없어진 날부터 기산한다.

③ 제1항에 따른 이의신청의 방법 및 처리 결과의 통보 등에 필요한 사항은 보건복지부령으로 정한다.

[본조신설 2010.7.23.]

제58조의6(인증서와 인증마크) ① 보건복지부장관은 인증을 받은 의료기관에 인증서를 교부하고 인증을 나타내는 표시(이하 "인증마크"라 한다)를 제작하여 인증을 받은 의료기관이 사용하도록 할 수 있다.

② 누구든지 제58조제1항에 따른 인증을 받지 아니하고 인증서나 인증마크를 제작·사용하거나 그 밖의 방법으로 인증을 사칭하여서는 아니 된다.

③ 인증마크의 도안 및 표시방법 등에 필요한 사항은 보건복지부령으로 정한다.

[본조신설 2010.7.23.]

제58조의6(인증서와 인증마크) ① 보건복지부장관은 인증을 받은 의료기관에 인증서를 교부하고 인증을 나타내는 표시(이하 "인증마크"라 한다)를 제작하여 인증을 받은 의료기관이 사용하도록 할 수 있다.

② 누구든지 제58조제1항에 따른 인증을 받지 아니하고 인증서나 인증마크를 제작·사용하거나 그 밖의 방법으로 인증을 사칭하여서는 아니 된다.

③ 인증마크의 도안 및 표시방법 등에 필요한 사항은 보건복지부령으로 정한다.

[본조신설 2010.7.23.]

제58조의7(인증의 공표 및 활용) ① 보건복지부장관은 인증을 받은 의료기관에 관하여 인증기준, 인증 유효기간 및 제58조의4제4항에 따라 평가한 결과 등 보건복지부령으로 정하는 사항을 인터넷 홈페이지 등에 공표하여야 한다. 〈개정 2020.3.4.〉

② 보건복지부장관은 제58조의4제4항에 따른 평가 결과와 인증등급을 활용하여 의료기관에 대하여 다음 각 호에 해당하는 행정적·재정적 지원 등 필요한 조치를 할 수 있다. 〈개정 2020.3.4.〉

1. 제3조의4에 따른 상급종합병원 지정
2. 제3조의5에 따른 전문병원 지정
3. 의료의 질 및 환자 안전 수준 향상을 위한 교육, 컨설팅 지원
4. 그 밖에 다른 법률에서 정하거나 보건복지부장관이 필요하다고 인정한 사항

③ 제1항에 따른 공표 등에 필요한 사항은 보건복지부령으로 정한다.

[본조신설 2010.7.23.]

제58조의8(자료의 제공요청) ① 보건복지부장관은 인증과 관련하여 필요한 경우에는 관계 행정기관,

의료기관, 그 밖의 공공단체 등에 대하여 자료의 제공 및 협조를 요청할 수 있다.

② 제1항에 따른 자료의 제공과 협조를 요청받은 자는 정당한 사유가 없는 한 요청에 따라야 한다.

[본조신설 2010.7.23.]

제58조의9(의료기관 인증의 사후관리) 보건복지부장관은 인증의 실효성을 유지하기 위하여 보건복지부령으로 정하는 바에 따라 인증을 받은 의료기관에 대하여 제58조의3제1항에 따른 인증기준의 충족 여부를 조사할 수 있다.

[본조신설 2020.3.4.][종전 제58조의9는 제58조의10으로 이동 〈2020.3.4.〉]

제58조의10(의료기관 인증의 취소 등) ① 보건복지부장관은 인증을 받은 의료기관이 인증 유효기간 중 다음 각 호의 어느 하나에 해당하는 경우에는 의료기관 인증 또는 조건부인증을 취소하거나 인증마크의 사용정지 또는 시정을 명할 수 있다. 다만, 제1호 및 제2호에 해당하는 경우에는 인증 또는 조건부인증을 취소하여야 한다. 〈개정 2020.3.4.〉

1. 거짓이나 그 밖의 부정한 방법으로 인증 또는 조건부인증을 받은 경우
2. 제64조제1항에 따라 의료기관 개설 허가가 취소되거나 폐쇄명령을 받은 경우
3. 의료기관의 종별 변경 등 인증 또는 조건부인증의 전제나 근거가 되는 중대한 사실이 변경된 경우
4. 제58조의3제1항에 따른 인증기준을 충족하지 못하게 된 경우
5. 인증마크의 사용정지 또는 시정명령을 위반한 경우

② 제1항제1호에 따라 인증이 취소된 의료기관은 인증 또는 조건부인증이 취소된 날부터 1년 이내에 인증 신청을 할 수 없다.

③ 제1항에 따른 의료기관 인증 또는 조건부인증의 취소 및 인증마크의 사용정지 등에 필요한 절차와 처분의 기준 등은 보건복지부령으로 정한다. 〈신설 2020.3.4.〉

[본조신설 2010.7.23.][제목개정 2020.3.4.][제58조의9에서 이동 〈2020.3.4.〉]

제58조의11(의료기관평가인증원의 설립 등) ① 의료기관 인증에 관한 업무와 의료기관을 대상으로 실시하는 각종 평가 업무를 효율적으로 수행하기 위하여 의료기관평가인증원(이하 "인증원"이라 한다)을 설립한다.

② 인증원은 다음 각 호의 업무를 수행한다.

1. 의료기관 인증에 관한 업무로서 제58조제2항에 따라 위탁받은 업무
2. 다른 법률에 따라 의료기관을 대상으로 실시하는 평가 업무로서 보건복지부장관으로부터 위탁받은 업무
3. 그 밖에 이 법 또는 다른 법률에 따라 보건복지부장관으로부터 위탁받은 업무

③ 인증원은 법인으로 하고, 주된 사무소의 소재지에 설립등기를 함으로써 성립한다.

④ 인증원에는 정관으로 정하는 바에 따라 임원과 필요한 직원을 둔다.

⑤ 보건복지부장관은 인증원의 운영 및 사업에 필요한 경비를 예산의 범위에서 지원할 수 있다.

⑥ 인증원은 보건복지부장관의 승인을 받아 의료기관 인증을 신청한 의료기관의 장으로부터 인증에 소요되는 비용을 징수할 수 있다.

⑦ 인증원은 제2항에 따른 업무 수행에 지장이 없는 범위에서 보건복지부령으로 정하는 바에 따라 교육, 컨설팅 등 수익사업을 할 수 있다.

⑧ 인증원에 관하여 이 법 및 「공공기관의 운영에 관한 법률」에서 정하는 사항 외에는 「민법」 중 재단법인에 관한 규정을 준용한다.

[본조신설 2020.3.4.]

제58조의12(의료평가통합정보시스템의 구축 · 운영) ① 보건복지부장관은 이 법 및 다른 법률에 따라 의료기관을 대상으로 실시하는 평가, 인증, 지정 등에 관한 정보를 통합 · 연계하여 처리 · 기록 및 관리하는 시스템(이하 이 조에서 "의료평가통합정보시스템"이라 한다)을 구축 · 운영할 수 있다.

② 보건복지부장관은 평가 수행기관, 지방자치단체, 관계 행정기관 및 단체 등 관계 기관의 장에게 의료평가통합정보시스템의 구축 · 운영에 필요한 자료 또는 정보의 제공 및 연계를 요청할 수 있다. 이 경우 요청을 받은 기관의 장은 정당한 사유가 없으면 이에 따라야 한다.

③ 보건복지부장관은 의료평가통합정보시스템의 구축 · 운영에 관한 업무의 전부 또는 일부를 관계 전문기관 또는 단체에 위탁할 수 있다.

④ 제1항부터 제3항까지에서 규정한 사항 외에 의료평가통합정보시스템의 구축 · 운영, 정보의 제공 및 연계 요청 등에 필요한 사항은 보건복지부령으로 정한다.

[본조신설 2024.12.20.]

[시행일: 2025.12.21.] 제58조의12

제59조(지도와 명령) ① 보건복지부장관 또는 시 · 도지사는 보건의료정책을 위하여 필요하거나 국민보건에 중대한 위해(危害)가 발생하거나 발생할 우려가 있으면 의료기관이나 의료인에게 필요한 지도와 명령을 할 수 있다. 〈개정 2008.2.29., 2010.1.18.〉

② 보건복지부장관, 시 · 도지사 또는 시장 · 군수 · 구청장은 의료인이 정당한 사유 없이 진료를 중단하거나 의료기관 개설자가 집단으로 휴업하거나 폐업하여 환자 진료에 막대한 지장을 초래하거나 초래할 우려가 있다고 인정할 만한 상당한 이유가 있으면 그 의료인이나 의료기관 개설자에게 업무개시 명령을 할 수 있다. 〈개정 2008.2.29., 2010.1.18.〉

③ 의료인과 의료기관 개설자는 정당한 사유 없이 제2항의 명령을 거부할 수 없다.

제60조(병상 수급계획의 수립 등) ① 보건복지부장관은 병상의 합리적인 공급과 배치에 관한 기본시책을 5년마다 수립하여야 한다. 〈개정 2008.2.29., 2010.1.18., 2019.8.27.〉

② 시·도지사는 제1항에 따른 기본시책에 따라 지역 실정을 고려하여 특별시·광역시 또는 도 단위의 지역별·기능별·종별 의료기관 병상 수급 및 관리계획을 수립한 후 보건복지부장관에게 제출하여야 한다. 〈개정 2008.2.29., 2010.1.18., 2019.8.27.〉

③ 보건복지부장관은 제2항에 따라 제출된 병상 수급 및 관리계획이 제1항에 따른 기본시책에 맞지 아니하는 등 보건복지부령으로 정하는 사유가 있으면 시·도지사와 협의하여 보건복지부령으로 정하는 바에 따라 이를 조정하여야 한다. 〈개정 2008.2.29., 2010.1.18., 2019.8.27.〉

제60조의2(의료인 수급계획 등) ① 보건복지부장관은 우수한 의료인의 확보와 적절한 공급을 위한 기본시책을 수립하여야 한다.

② 제1항에 따른 기본시책은 「보건의료기본법」 제15조에 따른 보건의료발전계획과 연계하여 수립한다.

[본조신설 2015.12.29.]

제60조의3(간호인력 취업교육센터 설치 및 운영) ① 보건복지부장관은 간호·간병통합서비스 제공·확대 및 간호인력의 역량 강화와 원활한 수급을 위하여 다음 각 호의 업무를 수행하는 간호인력 취업교육센터를 지역별로 설치·운영할 수 있다. 〈개정 2023.5.19.〉

1. 지역별, 의료기관별 간호인력 확보에 관한 현황 조사
2. 제7조제1항제1호에 따른 간호학을 전공하는 대학이나 전문대학[구제(舊制) 전문학교와 간호학교를 포함한다] 졸업예정자와 신규 간호인력에 대한 취업교육 지원
3. 간호인력의 지속적인 근무를 위한 경력개발 지원
4. 교육전담간호사의 교육
5. 유휴 및 이직 간호인력의 취업교육 지원
6. 그 밖에 간호인력의 취업교육 지원을 위하여 보건복지부령으로 정하는 사항

② 보건복지부장관은 간호인력 취업교육센터를 효율적으로 운영하기 위하여 그 운영에 관한 업무를 대통령령으로 정하는 절차·방식에 따라 관계 전문기관 또는 단체에 위탁할 수 있다.

③ 국가 및 지방자치단체는 제2항에 따라 간호인력 취업교육센터의 운영에 관한 업무를 위탁한 경우에는 그 운영에 드는 비용을 지원할 수 있다.

④ 그 밖에 간호인력 취업교육센터의 운영 등에 필요한 사항은 보건복지부령으로 정한다.

[본조신설 2015.12.29.]

제60조의3 삭제 〈2024.9.20.〉

[시행일: 2025.6.21.] 제60조의3

제61조(보고와 업무 검사 등) ① 보건복지부장관, 시·도지사 또는 시장·군수·구청장은 의료기관 개설자 또는 의료인에게 필요한 사항을 보고하도록 명할 수 있고, 관계 공무원을 시켜 그 업무 상황, 시설 또는 진료기록부·조산기록부·간호기록부 등 관계 서류를 검사하게 하거나 관계인에게

서 진술을 들어 사실을 확인받게 할 수 있다. 이 경우 의료기관 개설자 또는 의료인은 정당한 사유 없이 이를 거부하지 못한다. 〈개정 2008.2.29., 2010.1.18., 2011.8.4., 2016.12.20., 2018.3.27., 2019.8.27.〉

② 제1항의 경우에 관계 공무원은 권한을 증명하는 증표 및 조사기간, 조사범위, 조사담당자, 관계 법령 등이 기재된 조사명령서를 지니고 이를 관계인에게 내보여야 한다. 〈개정 2011.8.4.〉

③ 제1항의 보고 및 제2항의 조사명령서에 관한 사항은 보건복지부령으로 정한다. 〈개정 2008.2.29., 2010.1.18., 2011.8.4.〉

제61조의2(자료제공의 요청) ① 보건복지부장관은 이 법의 위반 사실을 확인하기 위한 경우 등 소관 업무를 수행하기 위하여 필요한 경우에는 의료인, 의료기관의 장, 「국민건강보험법」에 따른 국민건강보험공단 및 건강보험심사평가원, 그 밖의 관계 행정기관 및 단체 등에 대하여 필요한 자료의 제출이나 의견의 진술 등을 요청할 수 있다.

② 제1항에 따른 자료의 제공 또는 협조를 요청받은 자는 특별한 사유가 없으면 이에 따라야 한다.

[본조신설 2019.8.27.]

제62조(의료기관 회계기준) ① 의료기관 개설자는 의료기관 회계를 투명하게 하도록 노력하여야 한다.

② 100병상 이상의 병원급 의료기관으로서 보건복지부령으로 정하는 일정 규모 이상의 병원급 의료기관 개설자는 회계를 투명하게 하기 위하여 의료기관 회계기준을 지켜야 한다. 〈개정 2008.2.29., 2010.1.18., 2020.3.4.〉

③ 제2항에 따른 의료기관 회계기준은 보건복지부령으로 정한다. 〈개정 2008.2.29., 2010.1.18.〉

제63조(시정 명령 등) ① 보건복지부장관 또는 시장·군수·구청장은 의료기관이 제15조제1항, 제16조제2항, 제21조제1항 후단 및 같은 조 제2항·제3항, 제23조제2항, 제34조제2항, 제35조제2항, 제36조, 제36조의2, 제37조제1항·제2항, 제38조제1항·제2항, 제38조의2, 제41조, 제41조의2제1항·제4항, 제42조, 제43조, 제45조, 제46조, 제47조제1항, 제58조의4제2항 및 제3항, 제62조제2항을 위반한 때, 종합병원·상급종합병원·전문병원이 각각 제3조의3제1항·제3조의4제1항·제3조의5제2항에 따른 요건에 해당하지 아니하게 된 때, 의료기관의 장이 제4조제5항을 위반한 때 또는 자율심의기구가 제57조제11항을 위반한 때에는 일정한 기간을 정하여 그 시설·장비 등의 전부 또는 일부의 사용을 제한 또는 금지하거나 위반한 사항을 시정하도록 명할 수 있다. 〈개정 2008.2.29., 2009.1.30., 2010.1.18., 2010.7.23., 2011.4.28., 2015.12.22., 2015.12.29., 2016.5.29., 2016.12.20., 2018.3.27., 2020.3.4., 2021.9.24., 2023.5.19.〉

② 보건복지부장관 또는 시장·군수·구청장은 의료인등이 제56조제2항·제3항을 위반한 때에는 다음 각 호의 조치를 명할 수 있다. 〈신설 2018.3.27.〉

1. 위반행위의 중지
2. 위반사실의 공표
3. 정정광고

③ 제2항제2호 · 제3호에 따른 조치에 필요한 사항은 대통령령으로 정한다. 〈신설 2018.3.27.〉

제63조(시정 명령 등) ① 보건복지부장관 또는 시장 · 군수 · 구청장은 의료기관이 제15조제1항, 제16조제2항, 제21조제1항 후단 및 같은 조 제2항 · 제3항, 제21조의3제1항 후단, 제23조제2항, 제34조제2항, 제35조제2항, 제36조, 제36조의2, 제37조제1항 · 제2항, 제38조제1항 · 제2항, 제38조의2, 제41조부터 제43조까지, 제45조, 제46조, 제47조제1항, 제58조의4제2항 및 제3항, 제62조제2항을 위반한 때, 종합병원 · 상급종합병원 · 전문병원이 각각 제3조의3제1항 · 제3조의4제1항 · 제3조의5제2항제1호 또는 제2호에 따른 요건에 해당하지 아니하게 된 때, 의료기관의 장이 제4조제5항을 위반한 때 또는 자율심의기구가 제57조제11항을 위반한 때에는 일정한 기간을 정하여 그 시설 · 장비 등의 전부 또는 일부의 사용을 제한 또는 금지하거나 위반한 사항을 시정하도록 명할 수 있다. 〈개정 2008.2.29., 2009.1.30., 2010.1.18., 2010.7.23., 2011.4.28., 2015.12.22., 2015.12.29., 2016.5.29., 2016.12.20., 2018.3.27., 2020.3.4., 2021.9.24., 2023.5.19., 2024.9.20., 2024.12.20.〉

② 보건복지부장관 또는 시장 · 군수 · 구청장은 의료인등이 제56조제2항 · 제3항을 위반한 때에는 다음 각 호의 조치를 명할 수 있다. 〈신설 2018.3.27.〉

1. 위반행위의 중지
2. 위반사실의 공표
3. 정정광고

③ 제2항제2호 · 제3호에 따른 조치에 필요한 사항은 대통령령으로 정한다. 〈신설 2018.3.27.〉

[시행일: 2025.6.21.] 제63조

제64조(개설 허가 취소 등) ① 보건복지부장관 또는 시장 · 군수 · 구청장은 의료기관이 다음 각 호의 어느 하나에 해당하면 그 의료업을 1년의 범위에서 정지시키거나 개설 허가의 취소 또는 의료기관 폐쇄를 명할 수 있다. 다만, 제8호에 해당하는 경우에는 의료기관 개설 허가의 취소 또는 의료기관 폐쇄를 명하여야 하며, 의료기관 폐쇄는 제33조제3항과 제35조제1항 본문에 따라 신고한 의료기관에만 명할 수 있다. 〈개정 2007.7.27., 2008.2.29., 2009.1.30., 2010.1.18., 2011.8.4., 2013.8.13., 2015.12.22., 2015.12.29., 2016.5.29., 2016.12.20., 2018.8.14., 2019.4.23., 2019.8.27., 2020.3.4., 2020.12.29.〉

1. 개설 신고나 개설 허가를 한 날부터 3개월 이내에 정당한 사유 없이 업무를 시작하지 아니한 때

1의2. 제4조제2항을 위반하여 의료인이 다른 의료인 또는 의료법인 등의 명의로 의료기관을 개설하거나 운영한 때

2. 제27조제5항을 위반하여 무자격자에게 의료행위를 하게 하거나 의료인에게 면허 사항 외의 의료행위를 하게 한 때
3. 제61조에 따른 관계 공무원의 직무 수행을 기피 또는 방해하거나 제59조 또는 제63조에 따른

명령을 위반한 때

4. 제33조제2항제3호부터 제5호까지의 규정에 따른 의료법인·비영리법인, 준정부기관·지방의료원 또는 한국보훈복지의료공단의 설립허가가 취소되거나 해산된 때

4의2. 제33조제2항을 위반하여 의료기관을 개설한 때

4의3. 제33조제8항을 위반하여 둘 이상의 의료기관을 개설·운영한 때

5. 제33조제5항·제7항·제9항·제10항, 제40조, 제40조의2 또는 제56조를 위반한 때. 다만, 의료기관 개설자 본인에게 책임이 없는 사유로 제33조제7항제4호를 위반한 때에는 그러하지 아니하다.

5의2. 정당한 사유 없이 제40조제1항에 따른 폐업·휴업 신고를 하지 아니하고 6개월 이상 의료업을 하지 아니한 때

6. 제63조에 따른 시정명령(제4조제5항 위반에 따른 시정명령을 제외한다)을 이행하지 아니한 때

7. 「약사법」 제24조제2항을 위반하여 담합행위를 한 때

8. 의료기관 개설자가 거짓으로 진료비를 청구하여 금고 이상의 형을 선고받고 그 형이 확정된 때

9. 제36조에 따른 준수사항을 위반하여 사람의 생명 또는 신체에 중대한 위해를 발생하게 한 때

② 제1항에 따라 개설 허가를 취소당하거나 폐쇄 명령을 받은 자는 그 취소된 날이나 폐쇄 명령을 받은 날부터 6개월 이내에, 의료업 정지처분을 받은 자는 그 업무 정지기간 중에 각각 의료기관을 개설·운영하지 못한다. 다만, 제1항제8호에 따라 의료기관 개설 허가를 취소당하거나 폐쇄 명령을 받은 자는 취소당한 날이나 폐쇄 명령을 받은 날부터 3년 안에는 의료기관을 개설·운영하지 못한다.

③ 보건복지부장관 또는 시장·군수·구청장은 의료기관이 제1항에 따라 그 의료업이 정지되거나 개설 허가의 취소 또는 폐쇄 명령을 받은 경우 해당 의료기관에 입원 중인 환자를 다른 의료기관으로 옮기도록 하는 등 환자의 권익을 보호하기 위하여 필요한 조치를 하여야 한다. 〈신설 2016.12.20.〉

제65조(면허 취소와 재교부) ① 보건복지부장관은 의료인이 다음 각 호의 어느 하나에 해당할 경우에는 그 면허를 취소할 수 있다. 다만, 제1호·제8호의 경우에는 면허를 취소하여야 한다. 〈개정 2008.2.29., 2009.1.30., 2009.12.31., 2010.1.18., 2015.12.29., 2016.5.29., 2020.3.4., 2020.12.29., 2023.5.19.〉

1. 제8조 각 호의 어느 하나에 해당하게 된 경우. 다만, 의료행위 중 「형법」 제268조의 죄를 범하여 제8조제4호부터 제6호까지의 어느 하나에 해당하게 된 경우에는 그러하지 아니하다.

2. 제66조에 따른 자격 정지 처분 기간 중에 의료행위를 하거나 3회 이상 자격 정지 처분을 받은 경우

2의2. 제2항에 따라 면허를 재교부받은 사람이 제66조제1항 각 호의 어느 하나에 해당하는 경우

3. 제11조제1항에 따른 면허 조건을 이행하지 아니한 경우

4. 제4조의3제1항을 위반하여 면허를 대여한 경우
5. 삭제 〈2016.12.20.〉
6. 제4조제6항을 위반하여 사람의 생명 또는 신체에 중대한 위해를 발생하게 한 경우
7. 제27조제5항을 위반하여 사람의 생명 또는 신체에 중대한 위해를 발생하게 할 우려가 있는 수술, 수혈, 전신마취를 의료인 아닌 자에게 하게 하거나 의료인에게 면허 사항 외로 하게 한 경우
8. 거짓이나 그 밖의 부정한 방법으로 제5조부터 제7조까지에 따른 의료인 면허 발급 요건을 취득하거나 제9조에 따른 국가시험에 합격한 경우

② 보건복지부장관은 제1항에 따라 면허가 취소된 자라도 취소의 원인이 된 사유가 없어지거나 개전(改悛)의 정이 뚜렷하다고 인정되고 대통령령으로 정하는 교육프로그램을 이수한 경우에는 면허를 재교부할 수 있다. 다만, 제1항제3호에 따라 면허가 취소된 경우에는 취소된 날부터 1년 이내, 제1항제2호·제2호의2에 따라 면허가 취소된 경우에는 취소된 날부터 2년 이내, 제1항제4호·제6호·제7호 또는 제8조제4호부터 제6호까지에 따른 사유로 면허가 취소된 경우에는 취소된 날부터 3년 이내, 제8조제4호에 따른 사유로 면허가 취소된 사람이 다시 제8조제4호에 따른 사유로 면허가 취소된 경우에는 취소된 날부터 10년 이내에는 재교부하지 못하고, 제1항제8호에 따라 면허가 취소된 경우에는 재교부할 수 없다. 〈개정 2007.7.27., 2008.2.29., 2010.1.18., 2016.5.29., 2016.12.20., 2019.8.27., 2020.12.29., 2023.5.19.〉

제65조(면허 취소와 재교부) ① 보건복지부장관은 의료인이 다음 각 호의 어느 하나에 해당할 경우에는 그 면허를 취소할 수 있다. 다만, 제1호·제8호의 경우에는 면허를 취소하여야 한다. 〈개정 2008.2.29., 2009.1.30., 2009.12.31., 2010.1.18., 2015.12.29., 2016.5.29., 2020.3.4., 2020.12.29., 2023.5.19., 2024.9.20.〉

1. 제8조 각 호의 어느 하나에 해당하게 된 경우. 다만, 의료행위 중 「형법」 제268조의 죄를 범하여 제8조제4호부터 제6호까지의 어느 하나에 해당하게 된 경우에는 그러하지 아니하다.
2. 제66조에 따른 자격 정지 처분 기간 중에 의료행위를 하거나 3회 이상 자격 정지 처분을 받은 경우

2의2. 제2항에 따라 면허를 재교부받은 사람이 제66조제1항 각 호의 어느 하나에 해당하는 경우

3. 제11조제1항에 따른 면허 조건을 이행하지 아니한 경우
4. 제4조의3제1항을 위반하여 면허를 대여한 경우
5. 삭제 〈2016.12.20.〉
6. 제4조제6항을 위반하여 사람의 생명 또는 신체에 중대한 위해를 발생하게 한 경우
7. 제27조제5항을 위반하여 사람의 생명 또는 신체에 중대한 위해를 발생하게 할 우려가 있는 수술, 수혈, 전신마취를 의료인 아닌 자에게 하게 하거나 의료인에게 면허 사항 외로 하게 한

경우

8. 거짓이나 그 밖의 부정한 방법으로 제5조 및 제6조에 따른 의료인 면허 발급 요건을 취득하거나 제9조에 따른 국가시험에 합격한 경우

② 보건복지부장관은 제1항에 따라 면허가 취소된 자라도 취소의 원인이 된 사유가 없어지거나 개전(改悛)의 정이 뚜렷하다고 인정되고 대통령령으로 정하는 교육프로그램을 이수한 경우에는 면허를 재교부할 수 있다. 다만, 제1항제3호에 따라 면허가 취소된 경우에는 취소된 날부터 1년 이내, 제1항제2호·제2호의2에 따라 면허가 취소된 경우에는 취소된 날부터 2년 이내, 제1항제4호·제6호·제7호 또는 제8조제4호부터 제6호까지에 따른 사유로 면허가 취소된 경우에는 취소된 날부터 3년 이내, 제8조제4호에 따른 사유로 면허가 취소된 사람이 다시 제8조제4호에 따른 사유로 면허가 취소된 경우에는 취소된 날부터 10년 이내에는 재교부하지 못하고, 제1항제8호에 따라 면허가 취소된 경우에는 재교부할 수 없다. 〈개정 2007.7.27., 2008.2.29., 2010.1.18., 2016.5.29., 2016.12.20., 2019.8.27., 2020.12.29., 2023.5.19.〉

[시행일: 2025.6.21.] 제65조

제66조(자격정지 등) ① 보건복지부장관은 의료인이 다음 각 호의 어느 하나에 해당하면(제65조제1항제2호의2에 해당하는 경우는 제외한다) 1년의 범위에서 면허자격을 정지시킬 수 있다. 이 경우 의료기술과 관련한 판단이 필요한 사항에 관하여는 관계 전문가의 의견을 들어 결정할 수 있다. 〈개정 2008.2.29., 2009.12.31., 2010.1.18., 2010.5.27., 2011.4.7., 2011.8.4., 2016.5.29., 2016.12.20., 2019.4.23., 2019.8.27., 2023.5.19.〉

1. 의료인의 품위를 심하게 손상시키는 행위를 한 때
2. 의료기관 개설자가 될 수 없는 자에게 고용되어 의료행위를 한 때

2의2. 제4조제6항을 위반한 때

3. 제17조제1항 및 제2항에 따른 진단서·검안서 또는 증명서를 거짓으로 작성하여 내주거나 제22조제1항에 따른 진료기록부등을 거짓으로 작성하거나 고의로 사실과 다르게 추가기재·수정한 때
4. 제20조를 위반한 경우
5. 삭제 〈2020.12.29.〉
6. 의료기사가 아닌 자에게 의료기사의 업무를 하게 하거나 의료기사에게 그 업무 범위를 벗어나게 한 때
7. 관련 서류를 위조·변조하거나 속임수 등 부정한 방법으로 진료비를 거짓 청구한 때
8. 삭제 〈2011.8.4.〉
9. 제23조의5를 위반하여 경제적 이익등을 제공받은 때
10. 그 밖에 이 법 또는 이 법에 따른 명령을 위반한 때

② 제1항제1호에 따른 행위의 범위는 대통령령으로 정한다.

③ 의료기관은 그 의료기관 개설자가 제1항제7호에 따라 자격정지 처분을 받은 경우에는 그 자격정지 기간 중 의료업을 할 수 없다. 〈개정 2010.7.23.〉

④ 보건복지부장관은 의료인이 제25조에 따른 신고를 하지 아니한 때에는 신고할 때까지 면허의 효력을 정지할 수 있다. 〈신설 2011.4.28.〉

⑤ 제1항제2호를 위반한 의료인이 자진하여 그 사실을 신고한 경우에는 제1항에도 불구하고 보건복지부령으로 정하는 바에 따라 그 처분을 감경하거나 면제할 수 있다. 〈신설 2012.2.1.〉

⑥ 제1항에 따른 자격정지처분은 그 사유가 발생한 날부터 5년(제1항제5호・제7호에 따른 자격정지처분의 경우에는 7년으로 한다)이 지나면 하지 못한다. 다만, 그 사유에 대하여 「형사소송법」 제246조에 따른 공소가 제기된 경우에는 공소가 제기된 날부터 해당 사건의 재판이 확정된 날까지의 기간은 시효 기간에 산입하지 아니 한다. 〈신설 2016.5.29.〉

제66조의2(중앙회의 자격정지 처분 요구 등) 각 중앙회의 장은 의료인이 제66조제1항제1호에 해당하는 경우에는 각 중앙회의 윤리위원회의 심의・의결을 거쳐 보건복지부장관에게 자격정지 처분을 요구할 수 있다.

[본조신설 2011.4.28.]

제66조의2(중앙회의 자격정지 처분 요구 등) 각 중앙회의 장은 의사・치과의사・한의사 또는 조산사가 제66조제1항제1호에 해당하는 경우에는 각 중앙회의 윤리위원회의 심의・의결을 거쳐 보건복지부장관에게 자격정지 처분을 요구할 수 있다. 〈개정 2024.9.20.〉

[본조신설 2011.4.28.]

[시행일: 2025.6.21.] 제66조의2

제67조(과징금 처분) ① 보건복지부장관이나 시장・군수・구청장은 의료기관이 제64조제1항 각 호의 어느 하나에 해당할 때에는 대통령령으로 정하는 바에 따라 의료업 정지 처분을 갈음하여 10억원 이하의 과징금을 부과할 수 있으며, 이 경우 과징금은 3회까지만 부과할 수 있다. 다만, 동일한 위반행위에 대하여 「표시・광고의 공정화에 관한 법률」 제9조에 따른 과징금 부과처분이 이루어진 경우에는 과징금(의료업 정지 처분을 포함한다)을 감경하여 부과하거나 부과하지 아니할 수 있다. 〈개정 2008.2.29., 2010.1.18., 2016.5.29., 2019.8.27.〉

② 제1항에 따른 과징금을 부과하는 위반 행위의 종류와 정도 등에 따른 과징금의 액수와 그 밖에 필요한 사항은 대통령령으로 정한다.

③ 보건복지부장관이나 시장・군수・구청장은 제1항에 따른 과징금을 기한 안에 내지 아니한 때에는 지방세 체납처분의 예에 따라 징수한다. 〈개정 2008.2.29., 2010.1.18.〉

제7장 삭제 〈2011.4.7.〉

제70조 삭제 〈2011.4.7.〉

제71조 삭제 〈2011.4.7.〉

제72조 삭제 〈2011.4.7.〉

제73조 삭제 〈2011.4.7.〉

제74조 삭제 〈2011.4.7.〉

제75조 삭제 〈2011.4.7.〉

제76조 삭제 〈2011.4.7.〉

제8장 보칙

제77조(전문의) ① 의사·치과의사 또는 한의사로서 전문의가 되려는 자는 대통령령으로 정하는 수련을 거쳐 보건복지부장관에게 자격 인정을 받아야 한다. 〈개정 2008.2.29., 2010.1.18.〉

② 제1항에 따라 전문의 자격을 인정받은 자가 아니면 전문과목을 표시하지 못한다. 다만, 보건복지부장관은 의료체계를 효율적으로 운영하기 위하여 전문의 자격을 인정받은 치과의사와 한의사에 대하여 종합병원·치과병원·한방병원 중 보건복지부령으로 정하는 의료기관에 한하여 전문과목을 표시하도록 할 수 있다. 〈개정 2008.2.29., 2009.1.30., 2010.1.18.〉

③ 삭제 〈2016. 12. 20.〉

④ 전문의 자격 인정과 전문과목에 관한 사항은 대통령령으로 정한다. 〈개정 2011.4.28.〉

[법률 제9386호(2009.1.30.) 제77조제2항 단서의 개정규정 중 치과의사에 대한 부분은 같은 법 부칙 제2조의 규정에 의하여 2013년 12월 31일까지, 제77조제2항 단서의 개정규정 중 한의사에 대한 부분은 같은 법 부칙 제2조의 규정에 의하여 2009년 12월 31일까지 유효함][2016.12.20. 법률 제14438호에 의하여 2015.5.28. 헌법재판소에서 위헌 결정된 이 조 제3항을 삭제함.]

제78조(전문간호사) ① 보건복지부장관은 간호사에게 간호사 면허 외에 전문간호사 자격을 인정할 수 있다. 〈개정 2008.2.29., 2010.1.18.〉

② 전문간호사가 되려는 사람은 다음 각 호의 어느 하나에 해당하는 사람으로서 보건복지부장관이 실시하는 전문간호사 자격시험에 합격한 후 보건복지부장관의 자격인정을 받아야 한다. 〈개정 2018.3.27.〉

1. 보건복지부령으로 정하는 전문간호사 교육과정을 이수한 자
2. 보건복지부장관이 인정하는 외국의 해당 분야 전문간호사 자격이 있는 자

③ 전문간호사는 제2항에 따라 자격을 인정받은 해당 분야에서 간호 업무를 수행하여야 한다. 〈신설 2018.3.27.〉

④ 전문간호사의 자격 구분, 자격 기준, 자격 시험, 자격증, 업무 범위, 그 밖에 필요한 사항은 보건복지부령으로 정한다. 〈신설 2018.3.27.〉

제78조 삭제 〈2024.9.20.〉

[시행일: 2025.6.21.] 제78조

제79조(한지 의료인) ① 이 법이 시행되기 전의 규정에 따라 면허를 받은 한지 의사(限地 醫師), 한지 치과의사 및 한지 한의사는 허가받은 지역에서 의료업무에 종사하는 경우 의료인으로 본다.

② 보건복지부장관은 제1항에 따른 의료인이 허가받은 지역 밖에서 의료행위를 하는 경우에는 그 면허를 취소할 수 있다. 〈개정 2008.2.29., 2010.1.18.〉

③ 제1항에 따른 의료인의 허가지역 변경, 그 밖에 필요한 사항은 보건복지부령으로 정한다. 〈개정 2008.2.29., 2010.1.18.〉

④ 한지 의사, 한지 치과의사, 한지 한의사로서 허가받은 지역에서 10년 이상 의료업무에 종사한 경력이 있는 자 또는 이 법 시행 당시 의료업무에 종사하고 있는 자 중 경력이 5년 이상인 자에게는 제5조에도 불구하고 보건복지부령으로 정하는 바에 따라 의사, 치과의사 또는 한의사의 면허를 줄 수 있다. 〈개정 2008.2.29., 2010.1.18.〉

제80조(간호조무사 자격) ① 간호조무사가 되려는 사람은 다음 각 호의 어느 하나에 해당하는 사람으로서 보건복지부령으로 정하는 교육과정을 이수하고 간호조무사 국가시험에 합격한 후 보건복지부장관의 자격인정을 받아야 한다. 이 경우 자격시험의 제한에 관하여는 제10조를 준용한다. 〈개정 2019.8.27.〉

1. 초·중등교육법령에 따른 특성화고등학교의 간호 관련 학과를 졸업한 사람(간호조무사 국가시험 응시일로부터 6개월 이내에 졸업이 예정된 사람을 포함한다)
2. 「초·중등교육법」 제2조에 따른 고등학교 졸업자(간호조무사 국가시험 응시일로부터 6개월 이내에 졸업이 예정된 사람을 포함한다) 또는 초·중등교육법령에 따라 같은 수준의 학력이 있다고 인정되는 사람(이하 이 조에서 "고등학교 졸업학력 인정자"라 한다)으로서 보건복지부령으로 정하는 국·공립 간호조무사양성소의 교육을 이수한 사람
3. 고등학교 졸업학력 인정자로서 평생교육법령에 따른 평생교육시설에서 고등학교 교과 과정에 상응하는 교육과정 중 간호 관련 학과를 졸업한 사람(간호조무사 국가시험 응시일로부터 6개월 이내에 졸업이 예정된 사람을 포함한다)
4. 고등학교 졸업학력 인정자로서 「학원의 설립·운영 및 과외교습에 관한 법률」 제2조의2제2항에 따른 학원의 간호조무사 교습과정을 이수한 사람

5. 고등학교 졸업학력 인정자로서 외국의 간호조무사 교육과정(보건복지부장관이 정하여 고시하는 인정기준에 해당하는 교육과정을 말한다)을 이수하고 해당 국가의 간호조무사 자격을 취득한 사람
6. 제7조제1항제1호 또는 제2호에 해당하는 사람

② 제1항제1호부터 제4호까지에 따른 간호조무사 교육훈련기관은 보건복지부장관의 지정·평가를 받아야 한다. 이 경우 보건복지부장관은 간호조무사 교육훈련기관의 지정을 위한 평가업무를 대통령령으로 정하는 절차·방식에 따라 관계 전문기관에 위탁할 수 있다.

③ 보건복지부장관은 제2항에 따른 간호조무사 교육훈련기관이 거짓이나 그 밖의 부정한 방법으로 지정받는 등 대통령령으로 정하는 사유에 해당하는 경우에는 그 지정을 취소할 수 있다.

④ 간호조무사는 최초로 자격을 받은 후부터 3년마다 그 실태와 취업상황 등을 보건복지부장관에게 신고하여야 한다.

⑤ 제1항에 따른 간호조무사의 국가시험·자격인정, 제2항에 따른 간호조무사 교육훈련기관의 지정·평가, 제4항에 따른 자격신고 및 간호조무사의 보수교육 등에 관하여 필요한 사항은 보건복지부령으로 정한다.

[전문개정 2015.12.29.]

제80조 삭제 〈2024.9.20.〉

[시행일: 2025.6.21.] 제80조

제80조의2(간호조무사 업무) ① 간호조무사는 제27조에도 불구하고 간호사를 보조하여 제2조제2항제5호가목부터 다목까지의 업무를 수행할 수 있다.

② 제1항에도 불구하고 간호조무사는 제3조제2항에 따른 의원급 의료기관에 한하여 의사, 치과의사, 한의사의 지도하에 환자의 요양을 위한 간호 및 진료의 보조를 수행할 수 있다.

③ 제1항 및 제2항에 따른 구체적인 업무의 범위와 한계에 대하여 필요한 사항은 보건복지부령으로 정한다.

[본조신설 2015.12.29.]

제80조의2 삭제 〈2024.9.20.〉

[시행일: 2025.6.21.] 제80조의2

제80조의3(준용규정) 간호조무사에 대하여는 제8조, 제9조, 제12조, 제16조, 제19조, 제20조, 제22조, 제23조, 제59조제1항, 제61조, 제65조, 제66조, 제68조, 제83조제1항, 제84조, 제85조, 제87조, 제87조의2, 제88조, 제88조의2 및 제91조를 준용하며, 이 경우 "면허"는 "자격"으로, "면허증"은 "자격증"으로 본다. 〈개정 2016.12.20., 2019.8.27.〉

[본조신설 2015.12.29.]

제80조의3(준용규정) 간호조무사에 대하여는 제12조, 제16조, 제19조, 제20조, 제22조, 제23조, 제59조제1항, 제61조, 제66조, 제68조, 제84조, 제87조, 제87조의2, 제88조, 제88조의2 및 제91조를 준용하며, 이 경우 "면허"는 "자격"으로, "면허증"은 "자격증"으로 본다.

[전문개정 2024.9.20.]

[시행일: 2025.6.21.] 제80조의3

제81조(의료유사업자) ① 이 법이 시행되기 전의 규정에 따라 자격을 받은 접골사(接骨士), 침사(鍼士), 구사(灸士)(이하 "의료유사업자"라 한다)는 제27조에도 불구하고 각 해당 시술소에서 시술(施術)을 업(業)으로 할 수 있다.

② 의료유사업자에 대하여는 이 법 중 의료인과 의료기관에 관한 규정을 준용한다. 이 경우 "의료인"은 "의료유사업자"로, "면허"는 "자격"으로, "면허증"은 "자격증"으로, "의료기관"은 "시술소"로 한다.

③ 의료유사업자의 시술행위, 시술업무의 한계 및 시술소의 기준 등에 관한 사항은 보건복지부령으로 정한다. 〈개정 2008.2.29., 2010.1.18.〉

제82조(안마사) ① 안마사는 「장애인복지법」에 따른 시각장애인 중 다음 각 호의 어느 하나에 해당하는 자로서 시・도지사에게 자격인정을 받아야 한다. 〈개정 2008.2.29., 2010.1.18.〉

1. 「초・중등교육법」 제2조제5호에 따른 특수학교 중 고등학교에 준한 교육을 하는 학교에서 제4항에 따른 안마사의 업무한계에 따라 물리적 시술에 관한 교육과정을 마친 자
2. 중학교 과정 이상의 교육을 받고 보건복지부장관이 지정하는 안마수련기관에서 2년 이상의 안마수련과정을 마친 자

② 제1항의 안마사는 제27조에도 불구하고 안마업무를 할 수 있다.

③ 안마사에 대하여는 이 법 중 제8조, 제25조, 제28조부터 제32조까지, 제33조제2항제1호・제3항・제5항・제8항 본문, 제36조, 제40조, 제59조제1항, 제61조, 제63조(제36조를 위반한 경우만을 말한다), 제64조부터 제66조까지, 제68조, 제83조, 제84조를 준용한다. 이 경우 "의료인"은 "안마사"로, "면허"는 "자격"으로, "면허증"은 "자격증"으로, "의료기관"은 "안마시술소 또는 안마원"으로, "해당 의료관계단체의 장"은 "안마사회장"으로 한다. 〈개정 2009.1.30.〉

④ 제3항에도 불구하고 국가나 지방자치단체가 관계 법령에 따라 시행하는 장애인일자리 사업 등을 수행하는 자로서 보건복지부령으로 정하는 자가 그 사업 수행과정에서 안마사를 고용하는 경우에는 제66조제1항제2호를 준용하지 아니한다. 〈신설 2023.10.31.〉

⑤ 안마사의 업무한계, 안마시술소나 안마원의 시설 기준 등에 관한 사항은 보건복지부령으로 정한다. 〈개정 2008.2.29., 2010.1.18., 2023.10.31.〉

제83조(경비 보조 등) ①보건복지부장관 또는 시・도지사는 국민보건 향상을 위하여 필요하다고 인

정될 때에는 의료인ㆍ의료기관ㆍ중앙회 또는 의료 관련 단체에 대하여 시설, 운영 경비, 조사ㆍ연구 비용의 전부 또는 일부를 보조할 수 있다. 〈개정 2008.2.29., 2010.1.18., 2010.7.23.〉

② 보건복지부장관은 다음 각 호의 의료기관이 인증을 신청할 때 예산의 범위에서 인증에 소요되는 비용의 전부 또는 일부를 보조할 수 있다. 〈신설 2010.7.23., 2020.3.4.〉

1. 제58조의4제2항 및 제3항에 따라 인증을 신청하여야 하는 의료기관
2. 300병상 미만인 의료기관(종합병원은 제외한다) 중 보건복지부장관이 정하는 기준에 해당하는 의료기관

제84조(청문) 보건복지부장관, 시ㆍ도지사 또는 시장ㆍ군수ㆍ구청장은 다음 각 호의 어느 하나에 해당하는 처분을 하려면 청문을 실시하여야 한다. 〈개정 2008.2.29., 2010.1.18., 2010.7.23., 2016.12.20., 2020.3.4.〉

1. 제23조의2제4항에 따른 인증의 취소
2. 제51조에 따른 설립 허가의 취소
3. 제58조의10에 따른 의료기관 인증 또는 조건부인증의 취소
4. 제63조에 따른 시설ㆍ장비 등의 사용금지 명령
5. 제64조제1항에 따른 개설허가 취소나 의료기관 폐쇄 명령
6. 제65조제1항에 따른 면허의 취소

제85조(수수료) ① 이 법에 따른 의료인의 면허나 면허증을 재교부 받으려는 자, 국가시험등에 응시하려는 자, 진단용 방사선 발생 장치의 검사를 받으려는 자, 진단용 방사선 발생장치 안전관리책임자 교육을 받으려는 자는 보건복지부령으로 정하는 바에 따라 수수료를 내야 한다. 〈개정 2008.2.29., 2010.1.18., 2020.12.29.〉

② 제9조제2항에 따른 한국보건의료인국가시험원은 제1항에 따라 납부받은 국가시험등의 응시수수료를 보건복지부장관의 승인을 받아 시험 관리에 필요한 경비에 직접 충당할 수 있다. 〈개정 2008.2.29., 2010.1.18., 2015.6.22.〉

제86조(권한의 위임 및 위탁) ① 이 법에 따른 보건복지부장관 또는 시ㆍ도지사의 권한은 그 일부를 대통령령으로 정하는 바에 따라 질병관리청장, 시ㆍ도지사 또는 시장ㆍ군수ㆍ구청장이나 보건소장에게 위임할 수 있다. 〈개정 2008.2.29., 2010.1.18., 2020.8.11.〉

② 보건복지부장관은 이 법에 따른 업무의 일부를 대통령령으로 정하는 바에 따라 관계 전문기관에 위탁할 수 있다. 〈개정 2008.2.29., 2010.1.18.〉

제86조의2(벌칙 적용에서 공무원 의제) 제57조의2제4항에 따른 심의위원회 위원은 「형법」 제129조부터 제132조까지의 규정을 적용할 때에는 공무원으로 본다.

[본조신설 2018.3.27.]

제86조의3(기록의 보존·보관 의무에 대한 면책) 제22조제2항, 제23조제1항, 제38조의2 또는 제40조의2제1항에 따라 보존·보관하여야 하는 기록이 천재지변이나 그 밖의 불가항력으로 멸실된 경우에는 해당 기록의 보존·보관의무자는 제64조, 제66조 또는 제90조에 따른 책임을 면한다. 〈개정 2020.3.4., 2021.9.24.〉

[본조신설 2019.4.23.]

제9장 벌칙

제87조(벌칙) 제33조제2항을 위반하여 의료기관을 개설하거나 운영하는 자는 10년 이하의 징역이나 1억원 이하의 벌금에 처한다.

[본조신설 2019.8.27.][종전 제87조는 제87조의2로 이동 〈2019.8.27.〉]

제87조의2(벌칙) ① 제12조제3항을 위반한 죄를 범하여 사람을 상해에 이르게 한 경우에는 7년 이하의 징역 또는 1천만원 이상 7천만원 이하의 벌금에 처하고, 중상해에 이르게 한 경우에는 3년 이상 10년 이하의 징역에 처하며, 사망에 이르게 한 경우에는 무기 또는 5년 이상의 징역에 처한다. 〈신설 2019.4.23.〉

② 다음 각 호의 어느 하나에 해당하는 자는 5년 이하의 징역이나 5천만원 이하의 벌금에 처한다. 〈개정 2009.1.30., 2015.12.29., 2016.5.29., 2016.12.20., 2019.4.23., 2019.8.27., 2020.3.4., 2020.12.29., 2021.9.24.〉

1. 제4조의3제1항을 위반하여 면허를 대여한 사람

1의2. 제4조의3제2항을 위반하여 면허를 대여받거나 면허 대여를 알선한 사람

2. 제12조제2항 및 제3항, 제18조제3항, 제21조의2제5항·제8항, 제23조제3항, 제27조제1항, 제33조제2항(제82조제3항에서 준용하는 경우만을 말한다)·제8항(제82조제3항에서 준용하는 경우를 포함한다)·제10항을 위반한 자. 다만, 제12조제3항의 죄는 피해자의 명시한 의사에 반하여 공소를 제기할 수 없다.

3. 제27조제5항을 위반하여 의료인이 아닌 자에게 의료행위를 하게 하거나 의료인에게 면허 사항 외의 의료행위를 하게 한 자

3의2. 제38조의2제5항을 위반하여 촬영한 영상정보를 열람하게 하거나 제공한 자

3의3. 제38조의2제6항을 위반하여 촬영한 영상정보를 탐지하거나 누출·변조 또는 훼손한 자

3의4. 제38조의2제7항을 위반하여 촬영한 영상정보를 이 법에서 정한 목적 외의 용도로 사용한 자

4. 제40조의3제3항을 위반하여 직접 보관한 진료기록부등 외 진료기록보관시스템에 보관된 정보를 열람하는 등 그 내용을 확인한 사람

5. 제40조의3제7항을 위반하여 정당한 접근 권한 없이 또는 허용된 접근 권한을 넘어 진료기록보관시스템에 보관된 정보를 훼손·멸실·변경·위조·유출하거나 검색·복제한 사람

[제87조에서 이동 〈2019.8.27.〉]

제88조(벌칙) 다음 각 호의 어느 하나에 해당하는 자는 3년 이하의 징역이나 3천만원 이하의 벌금에 처한다. 〈개정 2019.8.27., 2020.3.4., 2021.9.24.〉

1. 제19조, 제21조제2항(제40조의2제4항에서 준용하는 경우를 포함한다), 제22조제3항, 제27조제3항·제4항, 제33조제4항, 제35조제1항 단서, 제38조제3항, 제47조제11항, 제59조제3항, 제64조제2항(제82조제3항에서 준용하는 경우를 포함한다), 제69조제3항을 위반한 자. 다만, 제19조, 제21조제2항(제40조의2제4항에서 준용하는 경우를 포함한다) 또는 제69조제3항을 위반한 자에 대한 공소는 고소가 있어야 한다.
2. 제23조의5를 위반한 자. 이 경우 취득한 경제적 이익등은 몰수하고, 몰수할 수 없을 때에는 그 가액을 추징한다.
3. 제38조의2제2항에 따른 절차에 따르지 아니하고 같은 조 제1항에 따른 폐쇄회로 텔레비전으로 의료행위를 하는 장면을 임의로 촬영한 자
4. 제82조제1항에 따른 안마사의 자격인정을 받지 아니하고 영리를 목적으로 안마를 한 자

[전문개정 2016.12.20.]

제88조의2(벌칙) 다음 각 호의 어느 하나에 해당하는 자는 2년 이하의 징역이나 2천만원 이하의 벌금에 처한다. 〈개정 2016.12.20., 2020.3.4., 2021.9.24.〉

1. 제20조를 위반한 자
2. 제38조의2제4항을 위반하여 안전성 확보에 필요한 조치를 하지 아니하여 폐쇄회로 텔레비전으로 촬영한 영상정보를 분실·도난·유출·변조 또는 훼손당한 자
3. 제47조제12항을 위반하여 자율보고를 한 사람에게 불리한 조치를 한 자

[본조신설 2009.12.31.][제88조의3에서 이동, 종전 제88조의2는 삭제 〈2016.12.20.〉]

제88조의3

[제88조의2로 이동 〈2016.12.20.〉]

제89조(벌칙) 다음 각 호의 어느 하나에 해당하는 자는 1년 이하의 징역이나 1천만원 이하의 벌금에 처한다. 〈개정 2018.3.27., 2019.8.27.〉

1. 제15조제1항, 제17조제1항·제2항(제1항 단서 후단과 제2항 단서는 제외한다), 제17조의2제1항·제2항(처방전을 교부하거나 발송한 경우만을 말한다), 제23조의2제3항 후단, 제33조제9항, 제56조제1항부터 제3항까지 또는 제58조의6제2항을 위반한 자
2. 정당한 사유 없이 제40조제4항에 따른 권익보호조치를 하지 아니한 자

3. 제51조의2를 위반하여 의료법인의 임원 선임과 관련하여 금품 등을 주고받거나 주고받을 것을 약속한 자
4. 제61조제1항에 따른 검사를 거부·방해 또는 기피한 자(제33조제2항·제10항 위반 여부에 관한 조사임을 명시한 경우에 한정한다)

[전문개정 2016.12.20.]

제90조(벌칙) 제16조제1항·제2항, 제17조제3항·제4항, 제17조의2제1항·제2항(처방전을 수령한 경우만을 말한다), 제18조제4항, 제21조제1항 후단(제40조의2제4항에서 준용하는 경우를 포함한다), 제21조의2제1항·제2항, 제22조제1항·제2항(제40조의2제4항에서 준용하는 경우를 포함한다), 제23조제4항, 제26조, 제27조제2항, 제33조제1항·제3항(제82조제3항에서 준용하는 경우를 포함한다)·제5항(허가의 경우만을 말한다), 제35조제1항 본문, 제38조의2제1항부터 제4항까지·제9항, 제41조, 제42조제1항, 제48조제3항·제4항, 제77조제2항을 위반한 자나 제63조에 따른 시정명령을 위반한 자와 의료기관 개설자가 될 수 없는 자에게 고용되어 의료행위를 한 자는 500만원 이하의 벌금에 처한다. 〈개정 2007.7.27., 2009.1.30., 2011.4.7., 2016.12.20., 2018.3.27., 2019.8.27., 2020.3.4., 2021.9.24.〉

제90조(벌칙) 제16조제1항·제2항, 제17조제3항·제4항, 제17조의2제1항·제2항(처방전을 수령한 경우만을 말한다), 제18조제4항, 제21조제1항 후단(제40조의2제4항에서 준용하는 경우를 포함한다), 제21조의2제1항·제2항, 제21조의3제1항 후단, 제22조제1항·제2항(제40조의2제4항에서 준용하는 경우를 포함한다), 제23조제4항, 제26조, 제27조제2항, 제33조제1항·제3항(제82조제3항에서 준용하는 경우를 포함한다)·제5항(허가의 경우만을 말한다), 제35조제1항 본문, 제38조의2제1항부터 제4항까지·제9항, 제41조, 제42조제1항, 제48조제3항·제4항, 제77조제2항을 위반한 자나 제63조에 따른 시정명령을 위반한 자와 의료기관 개설자가 될 수 없는 자에게 고용되어 의료행위를 한 자는 500만원 이하의 벌금에 처한다. 〈개정 2007.7.27., 2009.1.30., 2011.4.7., 2016.12.20., 2018.3.27., 2019.8.27., 2020.3.4., 2021.9.24., 2024.12.20.〉

[시행일: 2025.6.21.] 제90조

제90조의2(「형법」상 감경규정에 관한 특례) 음주로 인한 심신장애 상태에서 제12조제3항을 위반하는 죄를 범한 때에는 「형법」 제10조제1항을 적용하지 아니할 수 있다.

[본조신설 2019.4.23.]

제91조(양벌규정) 법인의 대표자나 법인 또는 개인의 대리인, 사용인, 그 밖의 종업원이 그 법인 또는 개인의 업무에 관하여 제87조, 제87조의2, 제88조, 제88조의2, 제89조 또는 제90조의 위반행위를 하면 그 행위자를 벌하는 외에 그 법인 또는 개인에게도 해당 조문의 벌금형을 과(科)한다. 다만, 법인 또는 개인이 그 위반행위를 방지하기 위하여 해당 업무에 관하여 상당한 주의와 감독을 게을

리하지 아니한 경우에는 그러하지 아니하다. 〈개정 2010.5.27., 2016.12.20., 2019.8.27.〉

[전문개정 2009.12.31.]

제92조(과태료) ① 다음 각 호의 어느 하나에 해당하는 자에게는 300만원 이하의 과태료를 부과한다. 〈개정 2015.1.28., 2016.12.20., 2019.8.27.〉

1. 제16조제3항에 따른 교육을 실시하지 아니한 자

1의2. 제23조의3제1항을 위반하여 진료정보 침해사고를 통지하지 아니한 자

1의3. 제24조의2제1항을 위반하여 환자에게 설명을 하지 아니하거나 서면 동의를 받지 아니한 자

1의4. 제24조의2제4항을 위반하여 환자에게 변경 사유와 내용을 서면으로 알리지 아니한 자

2. 제37조제1항에 따른 신고를 하지 아니하고 진단용 방사선 발생장치를 설치・운영한 자

3. 제37조제2항에 따른 안전관리책임자를 선임하지 아니하거나 정기검사와 측정 또는 방사선 관계 종사자에 대한 피폭관리를 실시하지 아니한 자

4. 삭제 〈2018.3.27.〉

5. 제49조제3항을 위반하여 신고하지 아니한 자

② 다음 각 호의 어느 하나에 해당하는 자에게는 200만원 이하의 과태료를 부과한다. 〈개정 2016.12.20., 2019.8.27., 2020.12.29.〉

1. 제21조의2제6항 후단을 위반하여 자료를 제출하지 아니하거나 거짓 자료를 제출한 자

2. 제45조의2제1항을 위반하여 보고를 하지 아니하거나 거짓으로 보고한 자

3. 제45조의2제3항을 위반하여 자료를 제출하지 아니하거나 거짓으로 제출한 자

4. 제61조제1항에 따른 보고를 하지 아니하거나 검사를 거부・방해 또는 기피한 자(제89조제4호에 해당하는 경우는 제외한다)

③ 다음 각 호의 어느 하나에 해당하는 자에게는 100만원 이하의 과태료를 부과한다. 〈개정 2009.1.30., 2012.2.1., 2015.1.28., 2015.12.29., 2016.5.29., 2020.3.4., 2020.12.29.〉

1. 제16조제3항에 따른 기록 및 유지를 하지 아니한 자

1의2. 제16조제4항에 따른 변경이나 휴업・폐업 또는 재개업을 신고하지 아니한 자

2. 제33조제5항(제82조제3항에서 준용하는 경우를 포함한다)에 따른 변경신고를 하지 아니한 자

2의2. 제37조제3항에 따른 안전관리책임자 교육을 받지 아니한 사람

3. 제40조제1항(제82조제3항에서 준용하는 경우를 포함한다)에 따른 휴업 또는 폐업 신고를 하지 아니한 자

3의2. 제40조의2제1항을 위반하여 진료기록부등을 관할 보건소장에게 넘기지 아니하거나 수량 및 목록 등을 거짓으로 보고한 자

3의3. 제40조의2제2항을 위반하여 변경신고를 하지 아니하거나 거짓으로 변경신고를 한 자

3의4. 제40조의2제2항을 위반하여 진료기록부등의 보존 및 열람을 대행할 책임자를 지정하지 아니하거나 진료기록부등을 관할 보건소장에게 넘기지 아니한 자

3의5. 제40조의2제3항에 따른 준수사항을 위반한 자

4. 제42조제3항을 위반하여 의료기관의 명칭 또는 이와 비슷한 명칭을 사용한 자

5. 제43조제5항에 따른 진료과목 표시를 위반한 자

6. 제4조제3항에 따라 환자의 권리 등을 게시하지 아니한 자

7. 제52조의2제6항을 위반하여 대한민국의학한림원 또는 이와 유사한 명칭을 사용한 자

8. 제4조제5항을 위반하여 그 위반행위에 대하여 내려진 제63조에 따른 시정명령을 따르지 아니한 사람

④ 제1항부터 제3항까지의 과태료는 대통령령으로 정하는 바에 따라 보건복지부장관 또는 시장・군수・구청장이 부과・징수한다. 〈신설 2009.1.30., 2010.1.18.〉

제93조 삭제 〈2009.1.30.〉

부　칙 〈법률 제20593호, 2024.12.20.〉

제1조(시행일) 이 법은 공포 후 6개월이 경과한 날부터 시행한다. 다만, 제20조의 개정규정은 공포한 날부터 시행하고, 제47조의3, 제58조의12의 개정규정은 공포 후 1년이 경과한 날부터 시행한다.

제2조(의료기관의 개설허가에 관한 적용례) 제33조제4항의 개정규정은 이 법 시행 이후 개설허가를 신청하는 경우부터 적용한다.

제3조(전문병원 지정 및 지정취소에 관한 경과조치) ① 이 법 시행 전에 발생한 사유로 인하여 제64조제1항에 따른 3개월 이상의 의료업 정지나 개설 허가의 취소 또는 폐쇄 명령을 받은 의료기관 또는 그 개설자에 대하여는 제3조의5제2항제3호 및 같은 조 제5항제4호의 개정규정에도 불구하고 종전의 규정에 따른다.

② 이 법 시행 전에 제3조의5제2항제1호 또는 제2호의 요건에 해당하지 아니하여 제63조에 따른 시정명령을 받은 전문병원에 대하여는 제3조의5제5항제3호의 개정규정에도 불구하고 종전의 규정에 따른다.

제4조(다른 법률의 개정) 제주특별자치도 설치 및 국제자유도시 조성을 위한 특별법 일부를 다음과 같이 개정한다. 제317조제2항 중 "같은 조 제4항 전단"을 "같은 조 제4항 전단(시・도지사의 허가에 관한 사항에 한정한다)"으로 한다.

부록 2

개인정보 보호법

[시행 2024.3.15.] [법률 제19234호, 2023.3.14., 일부개정]

제1장 총　칙

제1조(목적) 이 법은 개인정보의 처리 및 보호에 관한 사항을 정함으로써 개인의 자유와 권리를 보호하고, 나아가 개인의 존엄과 가치를 구현함을 목적으로 한다. 〈개정 2014.3.24.〉

제2조(정의) 이 법에서 사용하는 용어의 뜻은 다음과 같다. 〈개정 2014.3.24., 2020.2.4., 2023.3.14.〉

1. "개인정보"란 살아 있는 개인에 관한 정보로서 다음 각 목의 어느 하나에 해당하는 정보를 말한다.
   가. 성명, 주민등록번호 및 영상 등을 통하여 개인을 알아볼 수 있는 정보
   나. 해당 정보만으로는 특정 개인을 알아볼 수 없더라도 다른 정보와 쉽게 결합하여 알아볼 수 있는 정보. 이 경우 쉽게 결합할 수 있는지 여부는 다른 정보의 입수 가능성 등 개인을 알아보는 데 소요되는 시간, 비용, 기술 등을 합리적으로 고려하여야 한다.
   다. 가목 또는 나목을 제1호의2에 따라 가명처리함으로써 원래의 상태로 복원하기 위한 추가 정보의 사용・결합 없이는 특정 개인을 알아볼 수 없는 정보(이하 "가명정보"라 한다)

1의2. "가명처리"란 개인정보의 일부를 삭제하거나 일부 또는 전부를 대체하는 등의 방법으로 추가 정보가 없이는 특정 개인을 알아볼 수 없도록 처리하는 것을 말한다.

2. "처리"란 개인정보의 수집, 생성, 연계, 연동, 기록, 저장, 보유, 가공, 편집, 검색, 출력, 정정(訂正), 복구, 이용, 제공, 공개, 파기(破棄), 그 밖에 이와 유사한 행위를 말한다.
3. "정보주체"란 처리되는 정보에 의하여 알아볼 수 있는 사람으로서 그 정보의 주체가 되는 사람을 말한다.
4. "개인정보파일"이란 개인정보를 쉽게 검색할 수 있도록 일정한 규칙에 따라 체계적으로 배열하거나 구성한 개인정보의 집합물(集合物)을 말한다.
5. "개인정보처리자"란 업무를 목적으로 개인정보파일을 운용하기 위하여 스스로 또는 다른 사람을 통하여 개인정보를 처리하는 공공기관, 법인, 단체 및 개인 등을 말한다.
6. "공공기관"이란 다음 각 목의 기관을 말한다.

가. 국회, 법원, 헌법재판소, 중앙선거관리위원회의 행정사무를 처리하는 기관, 중앙행정기관(대통령 소속 기관과 국무총리 소속 기관을 포함한다) 및 그 소속 기관, 지방자치단체

나. 그 밖의 국가기관 및 공공단체 중 대통령령으로 정하는 기관

7. "고정형 영상정보처리기기"란 일정한 공간에 설치되어 지속적 또는 주기적으로 사람 또는 사물의 영상 등을 촬영하거나 이를 유·무선망을 통하여 전송하는 장치로서 대통령령으로 정하는 장치를 말한다.

7의2. "이동형 영상정보처리기기"란 사람이 신체에 착용 또는 휴대하거나 이동 가능한 물체에 부착 또는 거치(据置)하여 사람 또는 사물의 영상 등을 촬영하거나 이를 유·무선망을 통하여 전송하는 장치로서 대통령령으로 정하는 장치를 말한다.

8. "과학적 연구"란 기술의 개발과 실증, 기초연구, 응용연구 및 민간 투자 연구 등 과학적 방법을 적용하는 연구를 말한다.

제3조(개인정보 보호 원칙) ① 개인정보처리자는 개인정보의 처리 목적을 명확하게 하여야 하고 그 목적에 필요한 범위에서 최소한의 개인정보만을 적법하고 정당하게 수집하여야 한다.

② 개인정보처리자는 개인정보의 처리 목적에 필요한 범위에서 적합하게 개인정보를 처리하여야 하며, 그 목적 외의 용도로 활용하여서는 아니 된다.

③ 개인정보처리자는 개인정보의 처리 목적에 필요한 범위에서 개인정보의 정확성, 완전성 및 최신성이 보장되도록 하여야 한다.

④ 개인정보처리자는 개인정보의 처리 방법 및 종류 등에 따라 정보주체의 권리가 침해받을 가능성과 그 위험 정도를 고려하여 개인정보를 안전하게 관리하여야 한다.

⑤ 개인정보처리자는 제30조에 따른 개인정보 처리방침 등 개인정보의 처리에 관한 사항을 공개하여야 하며, 열람청구권 등 정보주체의 권리를 보장하여야 한다. 〈개정 2023.3.14.〉

⑥ 개인정보처리자는 정보주체의 사생활 침해를 최소화하는 방법으로 개인정보를 처리하여야 한다.

⑦ 개인정보처리자는 개인정보를 익명 또는 가명으로 처리하여도 개인정보 수집목적을 달성할 수 있는 경우 익명처리가 가능한 경우에는 익명에 의하여, 익명처리로 목적을 달성할 수 없는 경우에는 가명에 의하여 처리될 수 있도록 하여야 한다. 〈개정 2020.2.4.〉

⑧ 개인정보처리자는 이 법 및 관계 법령에서 규정하고 있는 책임과 의무를 준수하고 실천함으로써 정보주체의 신뢰를 얻기 위하여 노력하여야 한다.

제4조(정보주체의 권리) 정보주체는 자신의 개인정보 처리와 관련하여 다음 각 호의 권리를 가진다. 〈개정 2023.3.14.〉

1. 개인정보의 처리에 관한 정보를 제공받을 권리
2. 개인정보의 처리에 관한 동의 여부, 동의 범위 등을 선택하고 결정할 권리

3. 개인정보의 처리 여부를 확인하고 개인정보에 대한 열람(사본의 발급을 포함한다. 이하 같다) 및 전송을 요구할 권리
4. 개인정보의 처리 정지, 정정·삭제 및 파기를 요구할 권리
5. 개인정보의 처리로 인하여 발생한 피해를 신속하고 공정한 절차에 따라 구제받을 권리
6. 완전히 자동화된 개인정보 처리에 따른 결정을 거부하거나 그에 대한 설명 등을 요구할 권리

제5조(국가 등의 책무) ① 국가와 지방자치단체는 개인정보의 목적 외 수집, 오용·남용 및 무분별한 감시·추적 등에 따른 폐해를 방지하여 인간의 존엄과 개인의 사생활 보호를 도모하기 위한 시책을 강구하여야 한다.

② 국가와 지방자치단체는 제4조에 따른 정보주체의 권리를 보호하기 위하여 법령의 개선 등 필요한 시책을 마련하여야 한다.

③ 국가와 지방자치단체는 만 14세 미만 아동이 개인정보 처리가 미치는 영향과 정보주체의 권리 등을 명확하게 알 수 있도록 만 14세 미만 아동의 개인정보 보호에 필요한 시책을 마련하여야 한다. 〈신설 2023.3.14.〉

④ 국가와 지방자치단체는 개인정보의 처리에 관한 불합리한 사회적 관행을 개선하기 위하여 개인정보처리자의 자율적인 개인정보 보호활동을 존중하고 촉진·지원하여야 한다. 〈개정 2023.3.14.〉

⑤ 국가와 지방자치단체는 개인정보의 처리에 관한 법령 또는 조례를 적용할 때에는 정보주체의 권리가 보장될 수 있도록 개인정보 보호 원칙에 맞게 적용하여야 한다. 〈개정 2023.3.14.〉

제6조(다른 법률과의 관계) ① 개인정보의 처리 및 보호에 관하여 다른 법률에 특별한 규정이 있는 경우를 제외하고는 이 법에서 정하는 바에 따른다. 〈개정 2014.3.24., 2023.3.14.〉

② 개인정보의 처리 및 보호에 관한 다른 법률을 제정하거나 개정하는 경우에는 이 법의 목적과 원칙에 맞도록 하여야 한다. 〈신설 2023.3.14.〉

제7조(개인정보 보호위원회) ① 개인정보 보호에 관한 사무를 독립적으로 수행하기 위하여 국무총리 소속으로 개인정보 보호위원회(이하 "보호위원회"라 한다)를 둔다. 〈개정 2020.2.4.〉

② 보호위원회는 「정부조직법」 제2조에 따른 중앙행정기관으로 본다. 다만, 다음 각 호의 사항에 대하여는 「정부조직법」 제18조를 적용하지 아니한다. 〈개정 2020.2.4.〉

1. 제7조의8제3호 및 제4호의 사무
2. 제7조의9제1항의 심의·의결 사항 중 제1호에 해당하는 사항

③ 삭제 〈2020.2.4.〉

④ 삭제 〈2020.2.4.〉

⑤ 삭제 〈2020.2.4.〉

⑥ 삭제 〈2020.2.4.〉

⑦ 삭제 〈2020.2.4.〉

⑧ 삭제 〈2020.2.4.〉

⑨ 삭제 〈2020.2.4.〉

제7조의2(보호위원회의 구성 등) ① 보호위원회는 상임위원 2명(위원장 1명, 부위원장 1명)을 포함한 9명의 위원으로 구성한다.

② 보호위원회의 위원은 개인정보 보호에 관한 경력과 전문지식이 풍부한 다음 각 호의 사람 중에서 위원장과 부위원장은 국무총리의 제청으로, 그 외 위원 중 2명은 위원장의 제청으로, 2명은 대통령이 소속되거나 소속되었던 정당의 교섭단체 추천으로, 3명은 그 외의 교섭단체 추천으로 대통령이 임명 또는 위촉한다.

1. 개인정보 보호 업무를 담당하는 3급 이상 공무원(고위공무원단에 속하는 공무원을 포함한다)의 직에 있거나 있었던 사람
2. 판사・검사・변호사의 직에 10년 이상 있거나 있었던 사람
3. 공공기관 또는 단체(개인정보처리자로 구성된 단체를 포함한다)에 3년 이상 임원으로 재직하였거나 이들 기관 또는 단체로부터 추천받은 사람으로서 개인정보 보호 업무를 3년 이상 담당하였던 사람
4. 개인정보 관련 분야에 전문지식이 있고 「고등교육법」 제2조제1호에 따른 학교에서 부교수 이상으로 5년 이상 재직하고 있거나 재직하였던 사람

③ 위원장과 부위원장은 정무직 공무원으로 임명한다.

④ 위원장, 부위원장, 제7조의13에 따른 사무처의 장은 「정부조직법」 제10조에도 불구하고 정부위원이 된다.

[본조신설 2020.2.4.]

제7조의3(위원장) ① 위원장은 보호위원회를 대표하고, 보호위원회의 회의를 주재하며, 소관 사무를 총괄한다.

② 위원장이 부득이한 사유로 직무를 수행할 수 없을 때에는 부위원장이 그 직무를 대행하고, 위원장・부위원장이 모두 부득이한 사유로 직무를 수행할 수 없을 때에는 위원회가 미리 정하는 위원이 위원장의 직무를 대행한다.

③ 위원장은 국회에 출석하여 보호위원회의 소관 사무에 관하여 의견을 진술할 수 있으며, 국회에서 요구하면 출석하여 보고하거나 답변하여야 한다.

④ 위원장은 국무회의에 출석하여 발언할 수 있으며, 그 소관 사무에 관하여 국무총리에게 의안 제출을 건의할 수 있다.

[본조신설 2020.2.4.]

제7조의4(위원의 임기) ① 위원의 임기는 3년으로 하되, 한 차례만 연임할 수 있다.

② 위원이 궐위된 때에는 지체 없이 새로운 위원을 임명 또는 위촉하여야 한다. 이 경우 후임으로 임명 또는 위촉된 위원의 임기는 새로이 개시된다.

[본조신설 2020.2.4.]

제7조의5(위원의 신분보장) ① 위원은 다음 각 호의 어느 하나에 해당하는 경우를 제외하고는 그 의사에 반하여 면직 또는 해촉되지 아니한다.

1. 장기간 심신장애로 인하여 직무를 수행할 수 없게 된 경우
2. 제7조의7의 결격사유에 해당하는 경우
3. 이 법 또는 그 밖의 다른 법률에 따른 직무상의 의무를 위반한 경우

② 위원은 법률과 양심에 따라 독립적으로 직무를 수행한다.

[본조신설 2020.2.4.]

제7조의6(겸직금지 등) ① 위원은 재직 중 다음 각 호의 직(職)을 겸하거나 직무와 관련된 영리업무에 종사하여서는 아니 된다.

1. 국회의원 또는 지방의회의원
2. 국가공무원 또는 지방공무원
3. 그 밖에 대통령령으로 정하는 직

② 제1항에 따른 영리업무에 관한 사항은 대통령령으로 정한다.

③ 위원은 정치활동에 관여할 수 없다.

[본조신설 2020.2.4.]

제7조의7(결격사유) ① 다음 각 호의 어느 하나에 해당하는 사람은 위원이 될 수 없다.

1. 대한민국 국민이 아닌 사람
2. 「국가공무원법」 제33조 각 호의 어느 하나에 해당하는 사람
3. 「정당법」 제22조에 따른 당원

② 위원이 제1항 각 호의 어느 하나에 해당하게 된 때에는 그 직에서 당연 퇴직한다. 다만, 「국가공무원법」 제33조제2호는 파산선고를 받은 사람으로서 「채무자 회생 및 파산에 관한 법률」에 따라 신청기한 내에 면책신청을 하지 아니하였거나 면책불허가 결정 또는 면책 취소가 확정된 경우만 해당하고, 같은 법 제33조제5호는 「형법」 제129조부터 제132조까지, 「성폭력범죄의 처벌 등에 관한 특례법」 제2조, 「아동・청소년의 성보호에 관한 법률」 제2조제2호 및 직무와 관련하여 「형법」 제355조 또는 제356조에 규정된 죄를 범한 사람으로서 금고 이상의 형의 선고유예를 받은 경우만 해당한다.

[본조신설 2020.2.4.]

제7조의8(보호위원회의 소관 사무) 보호위원회는 다음 각 호의 소관 사무를 수행한다. 〈개정 2023.3.14.〉

1. 개인정보의 보호와 관련된 법령의 개선에 관한 사항
2. 개인정보 보호와 관련된 정책·제도·계획 수립·집행에 관한 사항
3. 정보주체의 권리침해에 대한 조사 및 이에 따른 처분에 관한 사항
4. 개인정보의 처리와 관련한 고충처리·권리구제 및 개인정보에 관한 분쟁의 조정
5. 개인정보 보호를 위한 국제기구 및 외국의 개인정보 보호기구와의 교류·협력
6. 개인정보 보호에 관한 법령·정책·제도·실태 등의 조사·연구, 교육 및 홍보에 관한 사항
7. 개인정보 보호에 관한 기술개발의 지원·보급, 기술의 표준화 및 전문인력의 양성에 관한 사항
8. 이 법 및 다른 법령에 따라 보호위원회의 사무로 규정된 사항

[본조신설 2020.2.4.]

제7조의9(보호위원회의 심의·의결 사항 등) ① 보호위원회는 다음 각 호의 사항을 심의·의결한다. 〈개정 2023.3.14.〉

1. 제8조의2에 따른 개인정보 침해요인 평가에 관한 사항
2. 제9조에 따른 기본계획 및 제10조에 따른 시행계획에 관한 사항
3. 개인정보 보호와 관련된 정책, 제도 및 법령의 개선에 관한 사항
4. 개인정보의 처리에 관한 공공기관 간의 의견조정에 관한 사항
5. 개인정보 보호에 관한 법령의 해석·운용에 관한 사항
6. 제18조제2항제5호에 따른 개인정보의 이용·제공에 관한 사항

6의2. 제28조의9에 따른 개인정보의 국외 이전 중지 명령에 관한 사항

7. 제33조제4항에 따른 영향평가 결과에 관한 사항
8. 제64조의2에 따른 과징금 부과에 관한 사항
9. 제61조에 따른 의견제시 및 개선권고에 관한 사항

9의2. 제63조의2제2항에 따른 시정권고에 관한 사항

10. 제64조에 따른 시정조치 등에 관한 사항
11. 제65조에 따른 고발 및 징계권고에 관한 사항
12. 제66조에 따른 처리 결과의 공표 및 공표명령에 관한 사항
13. 제75조에 따른 과태료 부과에 관한 사항
14. 소관 법령 및 보호위원회 규칙의 제정·개정 및 폐지에 관한 사항
15. 개인정보 보호와 관련하여 보호위원회의 위원장 또는 위원 2명 이상이 회의에 부치는 사항
16. 그 밖에 이 법 또는 다른 법령에 따라 보호위원회가 심의·의결하는 사항

② 보호위원회는 제1항 각 호의 사항을 심의·의결하기 위하여 필요한 경우 다음 각 호의 조치를

할 수 있다.

1. 관계 공무원, 개인정보 보호에 관한 전문 지식이 있는 사람이나 시민사회단체 및 관련 사업자로부터의 의견 청취
2. 관계 기관 등에 대한 자료제출이나 사실조회 요구

③ 제2항제2호에 따른 요구를 받은 관계 기관 등은 특별한 사정이 없으면 이에 따라야 한다.

④ 보호위원회는 제1항제3호의 사항을 심의·의결한 경우에는 관계 기관에 그 개선을 권고할 수 있다.

⑤ 보호위원회는 제4항에 따른 권고 내용의 이행 여부를 점검할 수 있다.

[본조신설 2020.2.4.]

제7조의10(회의) ① 보호위원회의 회의는 위원장이 필요하다고 인정하거나 재적위원 4분의 1 이상의 요구가 있는 경우에 위원장이 소집한다.

② 위원장 또는 2명 이상의 위원은 보호위원회에 의안을 제의할 수 있다.

③ 보호위원회의 회의는 재적위원 과반수의 출석으로 개의하고, 출석위원 과반수의 찬성으로 의결한다.

[본조신설 2020.2.4.]

제7조의11(위원의 제척·기피·회피) ① 위원은 다음 각 호의 어느 하나에 해당하는 경우에는 심의·의결에서 제척된다.

1. 위원 또는 그 배우자나 배우자였던 자가 해당 사안의 당사자가 되거나 그 사건에 관하여 공동의 권리자 또는 의무자의 관계에 있는 경우
2. 위원이 해당 사안의 당사자와 친족이거나 친족이었던 경우
3. 위원이 해당 사안에 관하여 증언, 감정, 법률자문을 한 경우
4. 위원이 해당 사안에 관하여 당사자의 대리인으로서 관여하거나 관여하였던 경우
5. 위원이나 위원이 속한 공공기관·법인 또는 단체 등이 조언 등 지원을 하고 있는 자와 이해관계가 있는 경우

② 위원에게 심의·의결의 공정을 기대하기 어려운 사정이 있는 경우 당사자는 기피 신청을 할 수 있고, 보호위원회는 의결로 이를 결정한다.

③ 위원이 제1항 또는 제2항의 사유가 있는 경우에는 해당 사안에 대하여 회피할 수 있다.

[본조신설 2020.2.4.]

제7조의12(소위원회) ① 보호위원회는 효율적인 업무 수행을 위하여 개인정보 침해 정도가 경미하거나 유사·반복되는 사항 등을 심의·의결할 소위원회를 둘 수 있다.

② 소위원회는 3명의 위원으로 구성한다.

③ 소위원회가 제1항에 따라 심의·의결한 것은 보호위원회가 심의·의결한 것으로 본다.

④ 소위원회의 회의는 구성위원 전원의 출석과 출석위원 전원의 찬성으로 의결한다.

[본조신설 2020.2.4.]

제7조의13(사무처) 보호위원회의 사무를 처리하기 위하여 보호위원회에 사무처를 두며, 이 법에 규정된 것 외에 보호위원회의 조직에 관한 사항은 대통령령으로 정한다.

[본조신설 2020.2.4.]

제7조의14(운영 등) 이 법과 다른 법령에 규정된 것 외에 보호위원회의 운영 등에 필요한 사항은 보호위원회의 규칙으로 정한다.

[본조신설 2020.2.4.]

제8조 삭제 〈2020.2.4.〉

제8조의2(개인정보 침해요인 평가) ① 중앙행정기관의 장은 소관 법령의 제정 또는 개정을 통하여 개인정보 처리를 수반하는 정책이나 제도를 도입·변경하는 경우에는 보호위원회에 개인정보 침해요인 평가를 요청하여야 한다.

② 보호위원회가 제1항에 따른 요청을 받은 때에는 해당 법령의 개인정보 침해요인을 분석·검토하여 그 법령의 소관기관의 장에게 그 개선을 위하여 필요한 사항을 권고할 수 있다.

③ 제1항에 따른 개인정보 침해요인 평가의 절차와 방법에 관하여 필요한 사항은 대통령령으로 정한다.

[본조신설 2015.7.24.]

제9조(기본계획) ① 보호위원회는 개인정보의 보호와 정보주체의 권익 보장을 위하여 3년마다 개인정보 보호 기본계획(이하 "기본계획"이라 한다)을 관계 중앙행정기관의 장과 협의하여 수립한다. 〈개정 2013.3.23., 2014.11.19., 2015.7.24.〉

② 기본계획에는 다음 각 호의 사항이 포함되어야 한다.

1. 개인정보 보호의 기본목표와 추진방향
2. 개인정보 보호와 관련된 제도 및 법령의 개선
3. 개인정보 침해 방지를 위한 대책
4. 개인정보 보호 자율규제의 활성화
5. 개인정보 보호 교육·홍보의 활성화
6. 개인정보 보호를 위한 전문인력의 양성
7. 그 밖에 개인정보 보호를 위하여 필요한 사항

③ 국회, 법원, 헌법재판소, 중앙선거관리위원회는 해당 기관(그 소속 기관을 포함한다)의 개인정보 보호를 위한 기본계획을 수립·시행할 수 있다.

제10조(시행계획) ① 중앙행정기관의 장은 기본계획에 따라 매년 개인정보 보호를 위한 시행계획을

작성하여 보호위원회에 제출하고, 보호위원회의 심의·의결을 거쳐 시행하여야 한다.

② 시행계획의 수립·시행에 필요한 사항은 대통령령으로 정한다.

제11조(자료제출 요구 등) ① 보호위원회는 기본계획을 효율적으로 수립하기 위하여 개인정보처리자, 관계 중앙행정기관의 장, 지방자치단체의 장 및 관계 기관·단체 등에 개인정보처리자의 법규 준수 현황과 개인정보 관리 실태 등에 관한 자료의 제출이나 의견의 진술 등을 요구할 수 있다. 〈개정 2013.3.23., 2014.11.19., 2015.7.24.〉

② 보호위원회는 개인정보 보호 정책 추진, 성과평가 등을 위하여 필요한 경우 개인정보처리자, 관계 중앙행정기관의 장, 지방자치단체의 장 및 관계 기관·단체 등을 대상으로 개인정보관리 수준 및 실태파악 등을 위한 조사를 실시할 수 있다. 〈신설 2015.7.24., 2017.7. 26., 2020.2.4.〉

③ 중앙행정기관의 장은 시행계획을 효율적으로 수립·추진하기 위하여 소관 분야의 개인정보처리자에게 제1항에 따른 자료제출 등을 요구할 수 있다. 〈개정 2015.7.24.〉

④ 제1항부터 제3항까지에 따른 자료제출 등을 요구받은 자는 특별한 사정이 없으면 이에 따라야 한다. 〈개정 2015.7.24.〉

⑤ 제1항부터 제3항까지에 따른 자료제출 등의 범위와 방법 등 필요한 사항은 대통령령으로 정한다. 〈개정 2015.7.24.〉

제11조의2(개인정보 보호수준 평가) ① 보호위원회는 공공기관 중 중앙행정기관 및 그 소속기관, 지방자치단체, 그 밖에 대통령령으로 정하는 기관을 대상으로 매년 개인정보 보호 정책·업무의 수행 및 이 법에 따른 의무의 준수 여부 등을 평가(이하 "개인정보 보호수준 평가"라 한다)하여야 한다.

② 보호위원회는 개인정보 보호수준 평가에 필요한 경우 해당 공공기관의 장에게 관련 자료를 제출하게 할 수 있다.

③ 보호위원회는 개인정보 보호수준 평가의 결과를 인터넷 홈페이지 등을 통하여 공개할 수 있다.

④ 보호위원회는 개인정보 보호수준 평가의 결과에 따라 우수기관 및 그 소속 직원에 대하여 포상할 수 있고, 개인정보 보호를 위하여 필요하다고 인정하면 해당 공공기관의 장에게 개선을 권고할 수 있다. 이 경우 권고를 받은 공공기관의 장은 이를 이행하기 위하여 성실하게 노력하여야 하며, 그 조치 결과를 보호위원회에 알려야 한다.

⑤ 그 밖에 개인정보 보호수준 평가의 기준·방법·절차 및 제2항에 따른 자료 제출의 범위 등에 필요한 사항은 대통령령으로 정한다.

[본조신설 2023.3.14.]

제12조(개인정보 보호지침) ① 보호위원회는 개인정보의 처리에 관한 기준, 개인정보 침해의 유형 및 예방조치 등에 관한 표준 개인정보 보호지침(이하 "표준지침"이라 한다)을 정하여 개인정보처리자에게 그 준수를 권장할 수 있다. 〈개정 2013.3.23., 2014.11.19., 2017.7.26., 2020.2.4.〉

② 중앙행정기관의 장은 표준지침에 따라 소관 분야의 개인정보 처리와 관련한 개인정보 보호지침을 정하여 개인정보처리자에게 그 준수를 권장할 수 있다.

③ 국회, 법원, 헌법재판소 및 중앙선거관리위원회는 해당 기관(그 소속 기관을 포함한다)의 개인정보 보호지침을 정하여 시행할 수 있다.

제13조(자율규제의 촉진 및 지원) 보호위원회는 개인정보처리자의 자율적인 개인정보 보호활동을 촉진하고 지원하기 위하여 다음 각 호의 필요한 시책을 마련하여야 한다. 〈개정 2013.3.23., 2014.11.19., 2017.7.26., 2020.2.4.〉

1. 개인정보 보호에 관한 교육·홍보
2. 개인정보 보호와 관련된 기관·단체의 육성 및 지원
3. 개인정보 보호 인증마크의 도입·시행 지원
4. 개인정보처리자의 자율적인 규약의 제정·시행 지원
5. 그 밖에 개인정보처리자의 자율적 개인정보 보호활동을 지원하기 위하여 필요한 사 항

제13조의2(개인정보 보호의 날) ① 개인정보의 보호 및 처리의 중요성을 국민에게 알리기 위하여 매년 9월 30일을 개인정보 보호의 날로 지정한다.

② 국가와 지방자치단체는 개인정보 보호의 날이 포함된 주간에 개인정보 보호 문화 확산을 위한 각종 행사를 실시할 수 있다.

[본조신설 2023.3.14.]

제14조(국제협력) ① 정부는 국제적 환경에서의 개인정보 보호 수준을 향상시키기 위하여 필요한 시책을 마련하여야 한다.

② 정부는 개인정보 국외 이전으로 인하여 정보주체의 권리가 침해되지 아니하도록 관련 시책을 마련하여야 한다.

제3장 개인정보의 처리

제1절 개인정보의 수집, 이용, 제공 등

제15조(개인정보의 수집·이용) ① 개인정보처리자는 다음 각 호의 어느 하나에 해당하는 경우에는 개인정보를 수집할 수 있으며 그 수집 목적의 범위에서 이용할 수 있다. 〈개정 2023.3.14.〉

1. 정보주체의 동의를 받은 경우
2. 법률에 특별한 규정이 있거나 법령상 의무를 준수하기 위하여 불가피한 경우
3. 공공기관이 법령 등에서 정하는 소관 업무의 수행을 위하여 불가피한 경우
4. 정보주체와 체결한 계약을 이행하거나 계약을 체결하는 과정에서 정보주체의 요청에 따른 조치

를 이행하기 위하여 필요한 경우

5. 명백히 정보주체 또는 제3자의 급박한 생명, 신체, 재산의 이익을 위하여 필요하다고 인정되는 경우
6. 개인정보처리자의 정당한 이익을 달성하기 위하여 필요한 경우로서 명백하게 정보주체의 권리보다 우선하는 경우. 이 경우 개인정보처리자의 정당한 이익과 상당한 관련이 있고 합리적인 범위를 초과하지 아니하는 경우에 한한다.
7. 공중위생 등 공공의 안전과 안녕을 위하여 긴급히 필요한 경우

② 개인정보처리자는 제1항제1호에 따른 동의를 받을 때에는 다음 각 호의 사항을 정보주체에게 알려야 한다. 다음 각 호의 어느 하나의 사항을 변경하는 경우에도 이를 알리고 동의를 받아야 한다.

1. 개인정보의 수집·이용 목적
2. 수집하려는 개인정보의 항목
3. 개인정보의 보유 및 이용 기간
4. 동의를 거부할 권리가 있다는 사실 및 동의 거부에 따른 불이익이 있는 경우에는 그 불이익의 내용

③ 개인정보처리자는 당초 수집 목적과 합리적으로 관련된 범위에서 정보주체에게 불이익이 발생하는지 여부, 암호화 등 안전성 확보에 필요한 조치를 하였는지 여부 등을 고려하여 대통령령으로 정하는 바에 따라 정보주체의 동의 없이 개인정보를 이용할 수 있다. 〈신설 2020.2.4.〉

제16조(개인정보의 수집 제한) ① 개인정보처리자는 제15조제1항 각 호의 어느 하나에 해당하여 개인정보를 수집하는 경우에는 그 목적에 필요한 최소한의 개인정보를 수집하여야 한다. 이 경우 최소한의 개인정보 수집이라는 입증책임은 개인정보처리자가 부담한다.

② 개인정보처리자는 정보주체의 동의를 받아 개인정보를 수집하는 경우 필요한 최소한의 정보 외의 개인정보 수집에는 동의하지 아니할 수 있다는 사실을 구체적으로 알리고 개인정보를 수집하여야 한다. 〈신설 2013.8.6.〉

③ 개인정보처리자는 정보주체가 필요한 최소한의 정보 외의 개인정보 수집에 동의하지 아니한다는 이유로 정보주체에게 재화 또는 서비스의 제공을 거부하여서는 아니 된다. 〈개정 2013.8.6.〉

제17조(개인정보의 제공) ① 개인정보처리자는 다음 각 호의 어느 하나에 해당되는 경우에는 정보주체의 개인정보를 제3자에게 제공(공유를 포함한다. 이하 같다)할 수 있다. 〈개정 2020.2.4., 2023.3.14.〉

1. 정보주체의 동의를 받은 경우
2. 제15조제1항제2호, 제3호 및 제5호부터 제7호까지에 따라 개인정보를 수집한 목적 범위에서 개인정보를 제공하는 경우

② 개인정보처리자는 제1항제1호에 따른 동의를 받을 때에는 다음 각 호의 사항을 정보주체에게 알

려야 한다. 다음 각 호의 어느 하나의 사항을 변경하는 경우에도 이를 알리고 동의를 받아야 한다.

1. 개인정보를 제공받는 자
2. 개인정보를 제공받는 자의 개인정보 이용 목적
3. 제공하는 개인정보의 항목
4. 개인정보를 제공받는 자의 개인정보 보유 및 이용 기간
5. 동의를 거부할 권리가 있다는 사실 및 동의 거부에 따른 불이익이 있는 경우에는 그 불이익의 내용

③ 삭제 〈2023.3.14.〉

④ 개인정보처리자는 당초 수집 목적과 합리적으로 관련된 범위에서 정보주체에게 불이익이 발생하는지 여부, 암호화 등 안전성 확보에 필요한 조치를 하였는지 여부 등을 고려하여 대통령령으로 정하는 바에 따라 정보주체의 동의 없이 개인정보를 제공할 수 있다. 〈신설 2020.2.4.〉

제18조(개인정보의 목적 외 이용ㆍ제공 제한) ① 개인정보처리자는 개인정보를 제15조제1항에 따른 범위를 초과하여 이용하거나 제17조제1항 및 제28조의8제1항에 따른 범위를 초과하여 제3자에게 제공하여서는 아니 된다. 〈개정 2020.2.4., 2023.3.14.〉

② 제1항에도 불구하고 개인정보처리자는 다음 각 호의 어느 하나에 해당하는 경우에는 정보주체 또는 제3자의 이익을 부당하게 침해할 우려가 있을 때를 제외하고는 개인정보를 목적 외의 용도로 이용하거나 이를 제3자에게 제공할 수 있다. 다만, 제5호부터 제9호까지에 따른 경우는 공공기관의 경우로 한정한다. 〈개정 2020.2.4., 2023.3.14.〉

1. 정보주체로부터 별도의 동의를 받은 경우
2. 다른 법률에 특별한 규정이 있는 경우
3. 명백히 정보주체 또는 제3자의 급박한 생명, 신체, 재산의 이익을 위하여 필요하다고 인정되는 경우
4. 삭제 〈2020.2.4.〉
5. 개인정보를 목적 외의 용도로 이용하거나 이를 제3자에게 제공하지 아니하면 다른 법률에서 정하는 소관 업무를 수행할 수 없는 경우로서 보호위원회의 심의ㆍ의결을 거친 경우
6. 조약, 그 밖의 국제협정의 이행을 위하여 외국정부 또는 국제기구에 제공하기 위하여 필요한 경우
7. 범죄의 수사와 공소의 제기 및 유지를 위하여 필요한 경우
8. 법원의 재판업무 수행을 위하여 필요한 경우
9. 형(刑) 및 감호, 보호처분의 집행을 위하여 필요한 경우
10. 공중위생 등 공공의 안전과 안녕을 위하여 긴급히 필요한 경우

③ 개인정보처리자는 제2항제1호에 따른 동의를 받을 때에는 다음 각 호의 사항을 정보주체에게 알

려야 한다. 다음 각 호의 어느 하나의 사항을 변경하는 경우에도 이를 알리고 동의를 받아야 한다.

1. 개인정보를 제공받는 자
2. 개인정보의 이용 목적(제공 시에는 제공받는 자의 이용 목적을 말한다)
3. 이용 또는 제공하는 개인정보의 항목
4. 개인정보의 보유 및 이용 기간(제공 시에는 제공받는 자의 보유 및 이용 기간을 말한다)
5. 동의를 거부할 권리가 있다는 사실 및 동의 거부에 따른 불이익이 있는 경우에는 그 불이익의 내용

④ 공공기관은 제2항제2호부터 제6호까지, 제8호부터 제10호까지에 따라 개인정보를 목적 외의 용도로 이용하거나 이를 제3자에게 제공하는 경우에는 그 이용 또는 제공의 법적 근거, 목적 및 범위 등에 관하여 필요한 사항을 보호위원회가 고시로 정하는 바에 따라 관보 또는 인터넷 홈페이지 등에 게재하여야 한다. 〈개정 2013.3.23., 2014.11.19., 2017.7.26., 2020.2.4., 2023.3.14.〉

⑤ 개인정보처리자는 제2항 각 호의 어느 하나의 경우에 해당하여 개인정보를 목적 외의 용도로 제3자에게 제공하는 경우에는 개인정보를 제공받는 자에게 이용 목적, 이용 방법, 그 밖에 필요한 사항에 대하여 제한을 하거나, 개인정보의 안전성 확보를 위하여 필요한 조치를 마련하도록 요청하여야 한다. 이 경우 요청을 받은 자는 개인정보의 안전성 확보를 위하여 필요한 조치를 하여야 한다.

[제목개정 2013.8.6.]

제19조(개인정보를 제공받은 자의 이용 · 제공 제한) 개인정보처리자로부터 개인정보를 제공받은 자는 다음 각 호의 어느 하나에 해당하는 경우를 제외하고는 개인정보를 제공받은 목적 외의 용도로 이용하거나 이를 제3자에게 제공하여서는 아니 된다.

1. 정보주체로부터 별도의 동의를 받은 경우
2. 다른 법률에 특별한 규정이 있는 경우

제20조(정보주체 이외로부터 수집한 개인정보의 수집 출처 등 통지) ① 개인정보처리자가 정보주체 이외로부터 수집한 개인정보를 처리하는 때에는 정보주체의 요구가 있으면 즉시 다음 각 호의 모든 사항을 정보주체에게 알려야 한다. 〈개정 2023.3.14.〉

1. 개인정보의 수집 출처
2. 개인정보의 처리 목적
3. 제37조에 따른 개인정보 처리의 정지를 요구하거나 동의를 철회할 권리가 있다는 사실

② 제1항에도 불구하고 처리하는 개인정보의 종류 · 규모, 종업원 수 및 매출액 규모 등을 고려하여 대통령령으로 정하는 기준에 해당하는 개인정보처리자가 제17조제1항제1호에 따라 정보주체 이외로부터 개인정보를 수집하여 처리하는 때에는 제1항 각 호의 모든 사항을 정보주체에게 알려야 한다. 다만, 개인정보처리자가 수집한 정보에 연락처 등 정보주체에게 알릴 수 있는 개인정보가 포함

되지 아니한 경우에는 그러하지 아니하다. 〈신설 2016.3.29.〉

③ 제2항 본문에 따라 알리는 경우 정보주체에게 알리는 시기·방법 및 절차 등 필요한 사항은 대통령령으로 정한다. 〈신설 2016.3.29.〉

④ 제1항과 제2항 본문은 다음 각 호의 어느 하나에 해당하는 경우에는 적용하지 아니한다. 다만, 이 법에 따른 정보주체의 권리보다 명백히 우선하는 경우에 한한다. 〈개정 2016.3.29., 2023.3.14.〉

1. 통지를 요구하는 대상이 되는 개인정보가 제32조제2항 각 호의 어느 하나에 해당하는 개인정보파일에 포함되어 있는 경우
2. 통지로 인하여 다른 사람의 생명·신체를 해할 우려가 있거나 다른 사람의 재산과 그 밖의 이익을 부당하게 침해할 우려가 있는 경우

[제목개정 2023.3.14.]

제20조의2(개인정보 이용·제공 내역의 통지) ① 대통령령으로 정하는 기준에 해당하는 개인정보처리자는 이 법에 따라 수집한 개인정보의 이용·제공 내역이나 이용·제공 내역을 확인할 수 있는 정보시스템에 접속하는 방법을 주기적으로 정보주체에게 통지하여야 한다. 다만, 연락처 등 정보주체에게 통지할 수 있는 개인정보를 수집·보유하지 아니한 경우에는 통지하지 아니할 수 있다.

② 제1항에 따른 통지의 대상이 되는 정보주체의 범위, 통지 대상 정보, 통지 주기 및 방법 등에 필요한 사항은 대통령령으로 정한다.

[본조신설 2023.3.14.]

제21조(개인정보의 파기) ① 개인정보처리자는 보유기간의 경과, 개인정보의 처리 목적 달성, 가명정보의 처리 기간 경과 등 그 개인정보가 불필요하게 되었을 때에는 지체 없이 그 개인정보를 파기하여야 한다. 다만, 다른 법령에 따라 보존하여야 하는 경우에는 그러하지 아니하다. 〈개정 2023.3.14.〉

② 개인정보처리자가 제1항에 따라 개인정보를 파기할 때에는 복구 또는 재생되지 아니하도록 조치하여야 한다.

③ 개인정보처리자가 제1항 단서에 따라 개인정보를 파기하지 아니하고 보존하여야 하는 경우에는 해당 개인정보 또는 개인정보파일을 다른 개인정보와 분리하여서 저장·관리하여야 한다.

④ 개인정보의 파기방법 및 절차 등에 필요한 사항은 대통령령으로 정한다.

제22조(동의를 받는 방법) ① 개인정보처리자는 이 법에 따른 개인정보의 처리에 대하여 정보주체(제22조의2제1항에 따른 법정대리인을 포함한다. 이하 이 조에서 같다)의 동의를 받을 때에는 각각의 동의 사항을 구분하여 정보주체가 이를 명확하게 인지할 수 있도록 알리고 동의를 받아야 한다. 이 경우 다음 각 호의 경우에는 동의 사항을 구분하여 각각 동의를 받아야 한다. 〈개정 2017.4.18., 2023.3.14.〉

1. 제15조제1항제1호에 따라 동의를 받는 경우

2. 제17조제1항제1호에 따라 동의를 받는 경우
3. 제18조제2항제1호에 따라 동의를 받는 경우
4. 제19조제1호에 따라 동의를 받는 경우
5. 제23조제1항제1호에 따라 동의를 받는 경우
6. 제24조제1항제1호에 따라 동의를 받는 경우
7. 재화나 서비스를 홍보하거나 판매를 권유하기 위하여 개인정보의 처리에 대한 동의를 받으려는 경우
8. 그 밖에 정보주체를 보호하기 위하여 동의 사항을 구분하여 동의를 받아야 할 필요가 있는 경우로서 대통령령으로 정하는 경우

② 개인정보처리자는 제1항의 동의를 서면(「전자문서 및 전자거래 기본법」 제2조제1호에 따른 전자문서를 포함한다)으로 받을 때에는 개인정보의 수집·이용 목적, 수집·이용하려는 개인정보의 항목 등 대통령령으로 정하는 중요한 내용을 보호위원회가 고시로 정하는 방법에 따라 명확히 표시하여 알아보기 쉽게 하여야 한다. 〈신설 2017.4.18., 2017.7.26., 2020.2.4.〉

③ 개인정보처리자는 정보주체의 동의 없이 처리할 수 있는 개인정보에 대해서는 그 항목과 처리의 법적 근거를 정보주체의 동의를 받아 처리하는 개인정보와 구분하여 제30조제2항에 따라 공개하거나 전자우편 등 대통령령으로 정하는 방법에 따라 정보주체에게 알려야 한다. 이 경우 동의 없이 처리할 수 있는 개인정보라는 입증책임은 개인정보처리자가 부담한다. 〈개정 2016.3.29., 2017.4.18., 2023.3.14.〉

④ 삭제 〈2023.3.14.〉

⑤ 개인정보처리자는 정보주체가 선택적으로 동의할 수 있는 사항을 동의하지 아니하거나 제1항제3호 및 제7호에 따른 동의를 하지 아니한다는 이유로 정보주체에게 재화 또는 서비스의 제공을 거부하여서는 아니 된다. 〈개정 2017.4.18., 2023.3.14.〉

⑥ 삭제 〈2023.3.14.〉

⑦ 제1항부터 제5항까지에서 규정한 사항 외에 정보주체의 동의를 받는 세부적인 방법에 관하여 필요한 사항은 개인정보의 수집매체 등을 고려하여 대통령령으로 정한다. 〈개정 2017.4.18., 2023.3.14.〉

제22조의2(아동의 개인정보 보호) ① 개인정보처리자는 만 14세 미만 아동의 개인정보를 처리하기 위하여 이 법에 따른 동의를 받아야 할 때에는 그 법정대리인의 동의를 받아야 하며, 법정대리인이 동의하였는지를 확인하여야 한다.

② 제1항에도 불구하고 법정대리인의 동의를 받기 위하여 필요한 최소한의 정보로서 대통령령으로 정하는 정보는 법정대리인의 동의 없이 해당 아동으로부터 직접 수집할 수 있다.

③ 개인정보처리자는 만 14세 미만의 아동에게 개인정보 처리와 관련한 사항의 고지 등을 할 때에

는 이해하기 쉬운 양식과 명확하고 알기 쉬운 언어를 사용하여야 한다.

④ 제1항부터 제3항까지에서 규정한 사항 외에 동의 및 동의 확인 방법 등에 필요한 사항은 대통령령으로 정한다.

[본조신설 2023.3.14.]

제2절 개인정보의 처리 제한

제23조(민감정보의 처리 제한) ①개인정보처리자는 사상・신념, 노동조합・정당의 가입・탈퇴, 정치적 견해, 건강, 성생활 등에 관한 정보, 그 밖에 정보주체의 사생활을 현저히 침해할 우려가 있는 개인정보로서 대통령령으로 정하는 정보(이하 "민감정보"라 한다)를 처리하여서는 아니 된다. 다만, 다음 각 호의 어느 하나에 해당하는 경우에는 그러하지 아니하다. 〈개정 2016.3.29.〉

1. 정보주체에게 제15조제2항 각 호 또는 제17조제2항 각 호의 사항을 알리고 다른 개인정보의 처리에 대한 동의와 별도로 동의를 받은 경우
2. 법령에서 민감정보의 처리를 요구하거나 허용하는 경우

② 개인정보처리자가 제1항 각 호에 따라 민감정보를 처리하는 경우에는 그 민감정보가 분실・도난・유출・위조・변조 또는 훼손되지 아니하도록 제29조에 따른 안전성 확보에 필요한 조치를 하여야 한다. 〈신설 2016.3.29.〉

③ 개인정보처리자는 재화 또는 서비스를 제공하는 과정에서 공개되는 정보에 정보주체의 민감정보가 포함됨으로써 사생활 침해의 위험성이 있다고 판단하는 때에는 재화 또는 서비스의 제공 전에 민감정보의 공개 가능성 및 비공개를 선택하는 방법을 정보주체가 알아보기 쉽게 알려야 한다. 〈신설 2023.3.14.〉

제24조(고유식별정보의 처리 제한) ① 개인정보처리자는 다음 각 호의 경우를 제외하고는 법령에 따라 개인을 고유하게 구별하기 위하여 부여된 식별정보로서 대통령령으로 정하는 정보(이하 "고유식별정보"라 한다)를 처리할 수 없다.

1. 정보주체에게 제15조제2항 각 호 또는 제17조제2항 각 호의 사항을 알리고 다른 개인정보의 처리에 대한 동의와 별도로 동의를 받은 경우
2. 법령에서 구체적으로 고유식별정보의 처리를 요구하거나 허용하는 경우

② 삭제 〈2013.8.6.〉

③ 개인정보처리자가 제1항 각 호에 따라 고유식별정보를 처리하는 경우에는 그 고유식별정보가 분실・도난・유출・위조・변조 또는 훼손되지 아니하도록 대통령령으로 정하는 바에 따라 암호화 등 안전성 확보에 필요한 조치를 하여야 한다. 〈개정 2015.7.24.〉

④ 보호위원회는 처리하는 개인정보의 종류・규모, 종업원 수 및 매출액 규모 등을 고려하여 대통

령령으로 정하는 기준에 해당하는 개인정보처리자가 제3항에 따라 안전성 확보에 필요한 조치를 하였는지에 관하여 대통령령으로 정하는 바에 따라 정기적으로 조사하여야 한다. 〈신설 2016.3.29., 2017.7.26., 2020.2.4.〉

⑤ 보호위원회는 대통령령으로 정하는 전문기관으로 하여금 제4항에 따른 조사를 수행하게 할 수 있다. 〈신설 2016.3.29., 2017.7.26., 2020.2.4.〉

제24조의2(주민등록번호 처리의 제한) ① 제24조제1항에도 불구하고 개인정보처리자는 다음 각 호의 어느 하나에 해당하는 경우를 제외하고는 주민등록번호를 처리할 수 없다. 〈개정 2014.11.19., 2016.3.29., 2017.7.26., 2020.2.4.〉

1. 법률・대통령령・국회규칙・대법원규칙・헌법재판소규칙・중앙선거관리위원회규칙 및 감사원규칙에서 구체적으로 주민등록번호의 처리를 요구하거나 허용한 경우
2. 정보주체 또는 제3자의 급박한 생명, 신체, 재산의 이익을 위하여 명백히 필요하다고 인정되는 경우
3. 제1호 및 제2호에 준하여 주민등록번호 처리가 불가피한 경우로서 보호위원회가 고시로 정하는 경우

② 개인정보처리자는 제24조제3항에도 불구하고 주민등록번호가 분실・도난・유출・위조・변조 또는 훼손되지 아니하도록 암호화 조치를 통하여 안전하게 보관하여야 한다. 이 경우 암호화 적용 대상 및 대상별 적용 시기 등에 관하여 필요한 사항은 개인정보의 처리 규모와 유출 시 영향 등을 고려하여 대통령령으로 정한다. 〈신설 2014.3.24., 2015.7.24.〉

③ 개인정보처리자는 제1항 각 호에 따라 주민등록번호를 처리하는 경우에도 정보주체가 인터넷 홈페이지를 통하여 회원으로 가입하는 단계에서는 주민등록번호를 사용하지 아니하고도 회원으로 가입할 수 있는 방법을 제공하여야 한다. 〈개정 2014.3.24.〉

④ 보호위원회는 개인정보처리자가 제3항에 따른 방법을 제공할 수 있도록 관계 법령의 정비, 계획의 수립, 필요한 시설 및 시스템의 구축 등 제반 조치를 마련・지원할 수 있다. 〈개정 2014.3.24., 2017.7.26., 2020.2.4.〉

[본조신설 2013.8.6.]

제25조(고정형 영상정보처리기기의 설치・운영 제한) ① 누구든지 다음 각 호의 경우를 제외하고는 공개된 장소에 고정형 영상정보처리기기를 설치・운영하여서는 아니 된다. 〈개정 2023.3.14.〉

1. 법령에서 구체적으로 허용하고 있는 경우
2. 범죄의 예방 및 수사를 위하여 필요한 경우
3. 시설의 안전 및 관리, 화재 예방을 위하여 정당한 권한을 가진 자가 설치・운영하는 경우
4. 교통단속을 위하여 정당한 권한을 가진 자가 설치・운영하는 경우

5. 교통정보의 수집・분석 및 제공을 위하여 정당한 권한을 가진 자가 설치・운영하는 경우
6. 촬영된 영상정보를 저장하지 아니하는 경우로서 대통령령으로 정하는 경우

② 누구든지 불특정 다수가 이용하는 목욕실, 화장실, 발한실(發汗室), 탈의실 등 개인의 사생활을 현저히 침해할 우려가 있는 장소의 내부를 볼 수 있도록 고정형 영상정보처리기기를 설치・운영하여서는 아니 된다. 다만, 교도소, 정신보건 시설 등 법령에 근거하여 사람을 구금하거나 보호하는 시설로서 대통령령으로 정하는 시설에 대하여는 그러하지 아니하다. 〈개정 2023.3.14.〉

③ 제1항 각 호에 따라 고정형 영상정보처리기기를 설치・운영하려는 공공기관의 장과 제2항 단서에 따라 고정형 영상정보처리기기를 설치・운영하려는 자는 공청회・설명회의 개최 등 대통령령으로 정하는 절차를 거쳐 관계 전문가 및 이해관계인의 의견을 수렴하여야 한다. 〈개정 2023.3.14.〉

④ 제1항 각 호에 따라 고정형 영상정보처리기기를 설치・운영하는 자(이하 "고정형영상정보처리기기운영자"라 한다)는 정보주체가 쉽게 인식할 수 있도록 다음 각 호의 사항이 포함된 안내판을 설치하는 등 필요한 조치를 하여야 한다. 다만, 「군사기지 및 군사시설 보호법」 제2조제2호에 따른 군사시설, 「통합방위법」 제2조제13호에 따른 국가중요시설, 그 밖에 대통령령으로 정하는 시설의 경우에는 그러하지 아니하다. 〈개정 2016.3.29., 2023.3.14.〉

1. 설치 목적 및 장소
2. 촬영 범위 및 시간
3. 관리책임자의 연락처
4. 그 밖에 대통령령으로 정하는 사항

⑤ 고정형영상정보처리기기운영자는 고정형 영상정보처리기기의 설치 목적과 다른 목적으로 고정형 영상정보처리기기를 임의로 조작하거나 다른 곳을 비춰서는 아니 되며, 녹음기능은 사용할 수 없다. 〈개정 2023.3.14.〉

⑥ 고정형영상정보처리기기운영자는 개인정보가 분실・도난・유출・위조・변조 또는 훼손되지 아니하도록 제29조에 따라 안전성 확보에 필요한 조치를 하여야 한다. 〈개정 2015.7.24., 2023.3.14.〉

⑦ 고정형영상정보처리기기운영자는 대통령령으로 정하는 바에 따라 고정형 영상정보처리기기 운영・관리 방침을 마련하여야 한다. 다만, 제30조에 따른 개인정보 처리방침을 정할 때 고정형 영상정보처리기기 운영・관리에 관한 사항을 포함시킨 경우에는 고정형 영상정보처리기기 운영・관리 방침을 마련하지 아니할 수 있다. 〈개정 2023.3.14.〉

⑧ 고정형영상정보처리기기운영자는 고정형 영상정보처리기기의 설치・운영에 관한 사무를 위탁할 수 있다. 다만, 공공기관이 고정형 영상정보처리기기 설치・운영에 관한 사무를 위탁하는 경우에는 대통령령으로 정하는 절차 및 요건에 따라야 한다. 〈개정 2023.3.14.〉

[제목개정 2023.3.14.]

제25조의2(이동형 영상정보처리기기의 운영 제한) ① 업무를 목적으로 이동형 영상정보처리기기를 운영하려는 자는 다음 각 호의 경우를 제외하고는 공개된 장소에서 이동형 영상정보처리기기로 사람 또는 그 사람과 관련된 사물의 영상(개인정보에 해당하는 경우로 한정한다. 이하 같다)을 촬영하여서는 아니 된다.

1. 제15조제1항 각 호의 어느 하나에 해당하는 경우
2. 촬영 사실을 명확히 표시하여 정보주체가 촬영 사실을 알 수 있도록 하였음에도 불구하고 촬영 거부 의사를 밝히지 아니한 경우. 이 경우 정보주체의 권리를 부당하게 침해할 우려가 없고 합리적인 범위를 초과하지 아니하는 경우로 한정한다.
3. 그 밖에 제1호 및 제2호에 준하는 경우로서 대통령령으로 정하는 경우

② 누구든지 불특정 다수가 이용하는 목욕실, 화장실, 발한실, 탈의실 등 개인의 사생활을 현저히 침해할 우려가 있는 장소의 내부를 볼 수 있는 곳에서 이동형 영상정보처리기기로 사람 또는 그 사람과 관련된 사물의 영상을 촬영하여서는 아니 된다. 다만, 인명의 구조·구급 등을 위하여 필요한 경우로서 대통령령으로 정하는 경우에는 그러하지 아니하다.

③ 제1항 각 호에 해당하여 이동형 영상정보처리기기로 사람 또는 그 사람과 관련된 사물의 영상을 촬영하는 경우에는 불빛, 소리, 안내판 등 대통령령으로 정하는 바에 따라 촬영 사실을 표시하고 알려야 한다.

④ 제1항부터 제3항까지에서 규정한 사항 외에 이동형 영상정보처리기기의 운영에 관하여는 제25조제6항부터 제8항까지의 규정을 준용한다.

[본조신설 2023.3.14.]

제26조(업무위탁에 따른 개인정보의 처리 제한) ① 개인정보처리자가 제3자에게 개인정보의 처리 업무를 위탁하는 경우에는 다음 각 호의 내용이 포함된 문서로 하여야 한다. 〈개정 2023.3.14.〉

1. 위탁업무 수행 목적 외 개인정보의 처리 금지에 관한 사항
2. 개인정보의 기술적·관리적 보호조치에 관한 사항
3. 그 밖에 개인정보의 안전한 관리를 위하여 대통령령으로 정한 사항

② 제1항에 따라 개인정보의 처리 업무를 위탁하는 개인정보처리자(이하 "위탁자"라 한다)는 위탁하는 업무의 내용과 개인정보 처리 업무를 위탁받아 처리하는 자(개인정보 처리 업무를 위탁받아 처리하는 자로부터 위탁받은 업무를 다시 위탁받은 제3자를 포함하며, 이하 "수탁자"라 한다)를 정보주체가 언제든지 쉽게 확인할 수 있도록 대통령령으로 정하는 방법에 따라 공개하여야 한다. 〈개정 2023.3.14.〉

③ 위탁자가 재화 또는 서비스를 홍보하거나 판매를 권유하는 업무를 위탁하는 경우에는 대통령령으로 정하는 방법에 따라 위탁하는 업무의 내용과 수탁자를 정보주체에게 알려야 한다. 위탁하는

업무의 내용이나 수탁자가 변경된 경우에도 또한 같다.

④ 위탁자는 업무 위탁으로 인하여 정보주체의 개인정보가 분실·도난·유출·위조·변조 또는 훼손되지 아니하도록 수탁자를 교육하고, 처리 현황 점검 등 대통령령으로 정하는 바에 따라 수탁자가 개인정보를 안전하게 처리하는지를 감독하여야 한다. 〈개정 2015.7.24.〉

⑤ 수탁자는 개인정보처리자로부터 위탁받은 해당 업무 범위를 초과하여 개인정보를 이용하거나 제3자에게 제공하여서는 아니 된다.

⑥ 수탁자는 위탁받은 개인정보의 처리 업무를 제3자에게 다시 위탁하려는 경우에는 위탁자의 동의를 받아야 한다. 〈신설 2023.3.14.〉

⑦ 수탁자가 위탁받은 업무와 관련하여 개인정보를 처리하는 과정에서 이 법을 위반하여 발생한 손해배상책임에 대하여는 수탁자를 개인정보처리자의 소속 직원으로 본다. 〈개정 2023.3.14.〉

⑧ 수탁자에 관하여는 제15조부터 제18조까지, 제21조, 제22조, 제22조의2, 제23조, 제24조, 제24조의2, 제25조, 제25조의2, 제27조, 제28조, 제28조의2부터 제28조의5까지, 제28조의7부터 제28조의11까지, 제29조, 제30조, 제30조의2, 제31조, 제33조, 제34조, 제34조의2, 제35조, 제35조의2, 제36조, 제37조, 제37조의2, 제38조, 제59조, 제63조, 제63조의2 및 제64조의2를 준용한다. 이 경우 "개인정보처리자"는 "수탁자"로 본다. 〈개정 2023.3.14.〉

제27조(영업양도 등에 따른 개인정보의 이전 제한) ① 개인정보처리자는 영업의 전부 또는 일부의 양도·합병 등으로 개인정보를 다른 사람에게 이전하는 경우에는 미리 다음 각 호의 사항을 대통령령으로 정하는 방법에 따라 해당 정보주체에게 알려야 한다.

1. 개인정보를 이전하려는 사실
2. 개인정보를 이전받는 자(이하 "영업양수자등"이라 한다)의 성명(법인의 경우에는 법인의 명칭을 말한다), 주소, 전화번호 및 그 밖의 연락처
3. 정보주체가 개인정보의 이전을 원하지 아니하는 경우 조치할 수 있는 방법 및 절차

② 영업양수자등은 개인정보를 이전받았을 때에는 지체 없이 그 사실을 대통령령으로 정하는 방법에 따라 정보주체에게 알려야 한다. 다만, 개인정보처리자가 제1항에 따라 그 이전 사실을 이미 알린 경우에는 그러하지 아니하다.

③ 영업양수자등은 영업의 양도·합병 등으로 개인정보를 이전받은 경우에는 이전 당시의 본래 목적으로만 개인정보를 이용하거나 제3자에게 제공할 수 있다. 이 경우 영업양수자등은 개인정보처리자로 본다.

제28조(개인정보취급자에 대한 감독) ① 개인정보처리자는 개인정보를 처리함에 있어서 개인정보가 안전하게 관리될 수 있도록 임직원, 파견근로자, 시간제근로자 등 개인정보처리자의 지휘·감독을 받아 개인정보를 처리하는 자(이하 "개인정보취급자"라 한다)의 범위를 최소한으로 제한하고, 개인

정보취급자에 대하여 적절한 관리・감독을 하여야 한다. 〈개정 2023.3.14.〉

② 개인정보처리자는 개인정보의 적정한 취급을 보장하기 위하여 개인정보취급자에게 정기적으로 필요한 교육을 실시하여야 한다.

제3절 가명정보의 처리에 관한 특례 〈신설 2020.2.4.〉

제28조의2(가명정보의 처리 등) ① 개인정보처리자는 통계작성, 과학적 연구, 공익적 기록보존 등을 위하여 정보주체의 동의 없이 가명정보를 처리할 수 있다.

② 개인정보처리자는 제1항에 따라 가명정보를 제3자에게 제공하는 경우에는 특정 개인을 알아보기 위하여 사용될 수 있는 정보를 포함해서는 아니 된다.

[본조신설 2020.2.4.]

제28조의3(가명정보의 결합 제한) ① 제28조의2에도 불구하고 통계작성, 과학적 연구, 공익적 기록보존 등을 위한 서로 다른 개인정보처리자 간의 가명정보의 결합은 보호위원회 또는 관계 중앙행정기관의 장이 지정하는 전문기관이 수행한다.

② 결합을 수행한 기관 외부로 결합된 정보를 반출하려는 개인정보처리자는 가명정보 또는 제58조의2에 해당하는 정보로 처리한 뒤 전문기관의 장의 승인을 받아야 한다.

③ 제1항에 따른 결합 절차와 방법, 전문기관의 지정과 지정 취소 기준・절차, 관리・감독, 제2항에 따른 반출 및 승인 기준・절차 등 필요한 사항은 대통령령으로 정한다.

[본조신설 2020.2.4.]

제28조의4(가명정보에 대한 안전조치의무 등) ① 개인정보처리자는 제28조의2 또는 제28조의3에 따라 가명정보를 처리하는 경우에는 원래의 상태로 복원하기 위한 추가 정보를 별도로 분리하여 보관・관리하는 등 해당 정보가 분실・도난・유출・위조・변조 또는 훼손되지 않도록 대통령령으로 정하는 바에 따라 안전성 확보에 필요한 기술적・관리적 및 물리적 조치를 하여야 한다. 〈개정 2023.3.14.〉

② 개인정보처리자는 제28조의2 또는 제28조의3에 따라 가명정보를 처리하는 경우 처리목적 등을 고려하여 가명정보의 처리 기간을 별도로 정할 수 있다. 〈신설 2023.3.14.〉

③ 개인정보처리자는 제28조의2 또는 제28조의3에 따라 가명정보를 처리하고자 하는 경우에는 가명정보의 처리 목적, 제3자 제공 시 제공받는 자, 가명정보의 처리 기간(제2항에 따라 처리 기간을 별도로 정한 경우에 한한다) 등 가명정보의 처리 내용을 관리하기 위하여 대통령령으로 정하는 사항에 대한 관련 기록을 작성하여 보관하여야 하며, 가명정보를 파기한 경우에는 파기한 날부터 3년 이상 보관하여야 한다. 〈개정 2023.3.14.〉

[본조신설 2020.2.4.]

제28조의5(가명정보 처리 시 금지의무 등) ① 제28조의2 또는 제28조의3에 따라 가명정보를 처리하는 자는 특정 개인을 알아보기 위한 목적으로 가명정보를 처리해서는 아니 된다. 〈개정 2023.3.14.〉

② 개인정보처리자는 제28조의2 또는 제28조의3에 따라 가명정보를 처리하는 과정에서 특정 개인을 알아볼 수 있는 정보가 생성된 경우에는 즉시 해당 정보의 처리를 중지하고, 지체 없이 회수·파기하여야 한다. 〈개정 2023.3.14.〉

[본조신설 2020.2.4.]

제28조의6 삭제 〈2023.3.14.〉

제28조의7(적용범위) 제28조의2 또는 제28조의3에 따라 처리된 가명정보는 제20조, 제20조의2, 제27조, 제34조제1항, 제35조, 제35조의2, 제36조 및 제37조를 적용하지 아니한다. 〈개정 2023.3.14.〉

[본조신설 2020.2.4.]

제4절 개인정보의 국외 이전 〈신설 2023.3.14.〉

제28조의8(개인정보의 국외 이전) ① 개인정보처리자는 개인정보를 국외로 제공(조회되는 경우를 포함한다)·처리위탁·보관(이하 이 절에서 "이전"이라 한다)하여서는 아니 된다. 다만, 다음 각 호의 어느 하나에 해당하는 경우에는 개인정보를 국외로 이전할 수 있다.

1. 정보주체로부터 국외 이전에 관한 별도의 동의를 받은 경우
2. 법률, 대한민국을 당사자로 하는 조약 또는 그 밖의 국제협정에 개인정보의 국외 이전에 관한 특별한 규정이 있는 경우
3. 정보주체와의 계약의 체결 및 이행을 위하여 개인정보의 처리위탁·보관이 필요한 경우로서 다음 각 목의 어느 하나에 해당하는 경우
   가. 제2항 각 호의 사항을 제30조에 따른 개인정보 처리방침에 공개한 경우
   나. 전자우편 등 대통령령으로 정하는 방법에 따라 제2항 각 호의 사항을 정보주체에게 알린 경우
4. 개인정보를 이전받는 자가 제32조의2에 따른 개인정보 보호 인증 등 보호위원회가 정하여 고시하는 인증을 받은 경우로서 다음 각 목의 조치를 모두 한 경우
   가. 개인정보 보호에 필요한 안전조치 및 정보주체 권리보장에 필요한 조치
   나. 인증받은 사항을 개인정보가 이전되는 국가에서 이행하기 위하여 필요한 조치
5. 개인정보가 이전되는 국가 또는 국제기구의 개인정보 보호체계, 정보주체 권리보장 범위, 피해구제 절차 등이 이 법에 따른 개인정보 보호 수준과 실질적으로 동등한 수준을 갖추었다고 보호위원회가 인정하는 경우

② 개인정보처리자는 제1항제1호에 따른 동의를 받을 때에는 미리 다음 각 호의 사항을 정보주체에게 알려야 한다.

1. 이전되는 개인정보 항목
2. 개인정보가 이전되는 국가, 시기 및 방법
3. 개인정보를 이전받는 자의 성명(법인인 경우에는 그 명칭과 연락처를 말한다)
4. 개인정보를 이전받는 자의 개인정보 이용목적 및 보유·이용 기간
5. 개인정보의 이전을 거부하는 방법, 절차 및 거부의 효과

③ 개인정보처리자는 제2항 각 호의 어느 하나에 해당하는 사항을 변경하는 경우에는 정보주체에게 알리고 동의를 받아야 한다.

④ 개인정보처리자는 제1항 각 호 외의 부분 단서에 따라 개인정보를 국외로 이전하는 경우 국외 이전과 관련한 이 법의 다른 규정, 제17조부터 제19조까지의 규정 및 제5장의 규정을 준수하여야 하고, 대통령령으로 정하는 보호조치를 하여야 한다.

⑤ 개인정보처리자는 이 법을 위반하는 사항을 내용으로 하는 개인정보의 국외 이전에 관한 계약을 체결하여서는 아니 된다.

⑥ 제1항부터 제5항까지에서 규정한 사항 외에 개인정보 국외 이전의 기준 및 절차 등에 필요한 사항은 대통령령으로 정한다.

[본조신설 2023.3.14.]

제28조의9(개인정보의 국외 이전 중지 명령) ① 보호위원회는 개인정보의 국외 이전이 계속되고 있거나 추가적인 국외 이전이 예상되는 경우로서 다음 각 호의 어느 하나에 해당하는 경우에는 개인정보처리자에게 개인정보의 국외 이전을 중지할 것을 명할 수 있다.

1. 제28조의8제1항, 제4항 또는 제5항을 위반한 경우
2. 개인정보를 이전받는 자나 개인정보가 이전되는 국가 또는 국제기구가 이 법에 따른 개인정보 보호 수준에 비하여 개인정보를 적정하게 보호하지 아니하여 정보주체에게 피해가 발생하거나 발생할 우려가 현저한 경우

② 개인정보처리자는 제1항에 따른 국외 이전 중지 명령을 받은 경우에는 명령을 받은 날부터 7일 이내에 보호위원회에 이의를 제기할 수 있다.

③ 제1항에 따른 개인정보 국외 이전 중지 명령의 기준, 제2항에 따른 불복 절차 등에 필요한 사항은 대통령령으로 정한다.

[본조신설 2023.3.14.]

제28조의10(상호주의) 제28조의8에도 불구하고 개인정보의 국외 이전을 제한하는 국가의 개인정보처리자에 대해서는 해당 국가의 수준에 상응하는 제한을 할 수 있다. 다만, 조약 또는 그 밖의 국제협정의 이행에 필요한 경우에는 그러하지 아니하다.

[본조신설 2023.3.14.]

제28조의11(준용규정) 제28조의8제1항 각 호 외의 부분 단서에 따라 개인정보를 이전받은 자가 해당 개인정보를 제3국으로 이전하는 경우에 관하여는 제28조의8 및 제28조의9를 준용한다. 이 경우 "개인정보처리자"는 "개인정보를 이전받은 자"로, "개인정보를 이전받는 자"는 "제3국에서 개인정보를 이전받는 자"로 본다.

[본조신설 2023.3.14.]

제4장 개인정보의 안전한 관리

제29조(안전조치의무) 개인정보처리자는 개인정보가 분실·도난·유출·위조·변조 또는 훼손되지 아니하도록 내부 관리계획 수립, 접속기록 보관 등 대통령령으로 정하는 바에 따라 안전성 확보에 필요한 기술적·관리적 및 물리적 조치를 하여야 한다. 〈개정 2015.7.24.〉

제30조(개인정보 처리방침의 수립 및 공개) ① 개인정보처리자는 다음 각 호의 사항이 포함된 개인정보의 처리 방침(이하 "개인정보 처리방침"이라 한다)을 정하여야 한다. 이 경우 공공기관은 제32조에 따라 등록대상이 되는 개인정보파일에 대하여 개인정보 처리방침을 정한다. 〈개정 2016.3.29., 2020.2.4., 2023.3.14.〉

1. 개인정보의 처리 목적
2. 개인정보의 처리 및 보유 기간
3. 개인정보의 제3자 제공에 관한 사항(해당되는 경우에만 정한다)

3의2. 개인정보의 파기절차 및 파기방법(제21조제1항 단서에 따라 개인정보를 보존하여야 하는 경우에는 그 보존근거와 보존하는 개인정보 항목을 포함한다)

3의3. 제23조제3항에 따른 민감정보의 공개 가능성 및 비공개를 선택하는 방법(해당되는 경우에만 정한다)

4. 개인정보처리의 위탁에 관한 사항(해당되는 경우에만 정한다)

4의2. 제28조의2 및 제28조의3에 따른 가명정보의 처리 등에 관한 사항(해당되는 경우에만 정한다)

5. 정보주체와 법정대리인의 권리·의무 및 그 행사방법에 관한 사항
6. 제31조에 따른 개인정보 보호책임자의 성명 또는 개인정보 보호업무 및 관련 고충사항을 처리하는 부서의 명칭과 전화번호 등 연락처
7. 인터넷 접속정보파일 등 개인정보를 자동으로 수집하는 장치의 설치·운영 및 그 거부에 관한 사항(해당하는 경우에만 정한다)
8. 그 밖에 개인정보의 처리에 관하여 대통령령으로 정한 사항

② 개인정보처리자가 개인정보 처리방침을 수립하거나 변경하는 경우에는 정보주체가 쉽게 확인할

수 있도록 대통령령으로 정하는 방법에 따라 공개하여야 한다.

③ 개인정보 처리방침의 내용과 개인정보처리자와 정보주체 간에 체결한 계약의 내용이 다른 경우에는 정보주체에게 유리한 것을 적용한다.

④ 보호위원회는 개인정보 처리방침의 작성지침을 정하여 개인정보처리자에게 그 준수를 권장할 수 있다. 〈개정 2013.3.23., 2014.11.19., 2017.7.26., 2020.2.4.〉

제30조의2(개인정보 처리방침의 평가 및 개선권고) ① 보호위원회는 개인정보 처리방침에 관하여 다음 각 호의 사항을 평가하고, 평가 결과 개선이 필요하다고 인정하는 경우에는 개인정보처리자에게 제61조제2항에 따라 개선을 권고할 수 있다.

1. 이 법에 따라 개인정보 처리방침에 포함하여야 할 사항을 적정하게 정하고 있는지 여부
2. 개인정보 처리방침을 알기 쉽게 작성하였는지 여부
3. 개인정보 처리방침을 정보주체가 쉽게 확인할 수 있는 방법으로 공개하고 있는지 여부

② 개인정보 처리방침의 평가 대상, 기준 및 절차 등에 필요한 사항은 대통령령으로 정한다.

[본조신설 2023.3.14.]

제31조(개인정보 보호책임자의 지정 등) ① 개인정보처리자는 개인정보의 처리에 관한 업무를 총괄해서 책임질 개인정보 보호책임자를 지정하여야 한다. 다만, 종업원 수, 매출액 등이 대통령령으로 정하는 기준에 해당하는 개인정보처리자의 경우에는 지정하지 아니할 수 있다. 〈개정 2023.3.14.〉

② 제1항 단서에 따라 개인정보 보호책임자를 지정하지 아니하는 경우에는 개인정보처리자의 사업주 또는 대표자가 개인정보 보호책임자가 된다. 〈신설 2023.3.14.〉

③ 개인정보 보호책임자는 다음 각 호의 업무를 수행한다. 〈개정 2023.3.14.〉

1. 개인정보 보호 계획의 수립 및 시행
2. 개인정보 처리 실태 및 관행의 정기적인 조사 및 개선
3. 개인정보 처리와 관련한 불만의 처리 및 피해 구제
4. 개인정보 유출 및 오용·남용 방지를 위한 내부통제시스템의 구축
5. 개인정보 보호 교육 계획의 수립 및 시행
6. 개인정보파일의 보호 및 관리·감독
7. 그 밖에 개인정보의 적절한 처리를 위하여 대통령령으로 정한 업무

④ 개인정보 보호책임자는 제3항 각 호의 업무를 수행함에 있어서 필요한 경우 개인정보의 처리 현황, 처리 체계 등에 대하여 수시로 조사하거나 관계 당사자로부터 보고를 받을 수 있다. 〈개정 2023.3.14.〉

⑤ 개인정보 보호책임자는 개인정보 보호와 관련하여 이 법 및 다른 관계 법령의 위반 사실을 알게 된 경우에는 즉시 개선조치를 하여야 하며, 필요하면 소속 기관 또는 단체의 장에게 개선조치를 보

고하여야 한다. 〈개정 2023.3.14.〉

⑥ 개인정보처리자는 개인정보 보호책임자가 제3항 각 호의 업무를 수행함에 있어서 정당한 이유 없이 불이익을 주거나 받게 하여서는 아니 되며, 개인정보 보호책임자가 업무를 독립적으로 수행할 수 있도록 보장하여야 한다. 〈개정 2023.3.14.〉

⑦ 개인정보처리자는 개인정보의 안전한 처리 및 보호, 정보의 교류, 그 밖에 대통령령으로 정하는 공동의 사업을 수행하기 위하여 제1항에 따른 개인정보 보호책임자를 구성원으로 하는 개인정보 보호책임자 협의회를 구성・운영할 수 있다. 〈신설 2023.3.14.〉

⑧ 보호위원회는 제7항에 따른 개인정보 보호책임자 협의회의 활동에 필요한 지원을 할 수 있다. 〈신설 2023.3.14.〉

⑨ 제1항에 따른 개인정보 보호책임자의 자격요건, 제3항에 따른 업무 및 제6항에 따른 독립성 보장 등에 필요한 사항은 매출액, 개인정보의 보유 규모 등을 고려하여 대통령령으로 정한다. 〈개정 2023.3.14.〉

[제목개정 2023.3.14.]

제31조의2(국내대리인의 지정) ① 국내에 주소 또는 영업소가 없는 개인정보처리자로서 매출액, 개인정보의 보유 규모 등을 고려하여 대통령령으로 정하는 자는 다음 각 호의 사항을 대리하는 자(이하 "국내대리인"이라 한다)를 지정하여야 한다. 이 경우 국내대리인의 지정은 문서로 하여야 한다. 〈개정 2023.3.14.〉

1. 제31조제3항에 따른 개인정보 보호책임자의 업무
2. 제34조제1항 및 제3항에 따른 개인정보 유출 등의 통지 및 신고
3. 제63조제1항에 따른 물품・서류 등 자료의 제출

② 국내대리인은 국내에 주소 또는 영업소가 있어야 한다. 〈개정 2023.3.14.〉

③ 개인정보처리자는 제1항에 따라 국내대리인을 지정하는 경우에는 다음 각 호의 사항을 개인정보 처리방침에 포함하여야 한다. 〈개정 2023.3.14.〉

1. 국내대리인의 성명(법인의 경우에는 그 명칭 및 대표자의 성명을 말한다)
2. 국내대리인의 주소(법인의 경우에는 영업소의 소재지를 말한다), 전화번호 및 전자우편 주소

④ 국내대리인이 제1항 각 호와 관련하여 이 법을 위반한 경우에는 개인정보처리자가 그 행위를 한 것으로 본다. 〈개정 2023.3.14.〉

[본조신설 2020.2.4.][제39조의11에서 이동 〈2023.3.14.〉]

제32조(개인정보파일의 등록 및 공개) ① 공공기관의 장이 개인정보파일을 운용하는 경우에는 다음 각 호의 사항을 보호위원회에 등록하여야 한다. 등록한 사항이 변경된 경우에도 또한 같다. 〈개정 2013.3.23., 2014.11.19., 2017.7.26., 2020.2.4.〉

1. 개인정보파일의 명칭
2. 개인정보파일의 운영 근거 및 목적
3. 개인정보파일에 기록되는 개인정보의 항목
4. 개인정보의 처리방법
5. 개인정보의 보유기간
6. 개인정보를 통상적 또는 반복적으로 제공하는 경우에는 그 제공받는 자
7. 그 밖에 대통령령으로 정하는 사항

② 다음 각 호의 어느 하나에 해당하는 개인정보파일에 대하여는 제1항을 적용하지 아니한다. 〈개정 2023.3.14.〉

1. 국가 안전, 외교상 비밀, 그 밖에 국가의 중대한 이익에 관한 사항을 기록한 개인정보파일
2. 범죄의 수사, 공소의 제기 및 유지, 형 및 감호의 집행, 교정처분, 보호처분, 보안관찰처분과 출입국관리에 관한 사항을 기록한 개인정보파일
3. 「조세범처벌법」에 따른 범칙행위 조사 및 「관세법」에 따른 범칙행위 조사에 관한 사항을 기록한 개인정보파일
4. 일회적으로 운영되는 파일 등 지속적으로 관리할 필요성이 낮다고 인정되어 대통령령으로 정하는 개인정보파일
5. 다른 법령에 따라 비밀로 분류된 개인정보파일

③ 보호위원회는 필요하면 제1항에 따른 개인정보파일의 등록여부와 그 내용을 검토하여 해당 공공기관의 장에게 개선을 권고할 수 있다. 〈개정 2013.3.23., 2014.11.19., 2017.7.26., 2020.2.4., 2023.3.14.〉

④ 보호위원회는 정보주체의 권리 보장 등을 위하여 필요한 경우 제1항에 따른 개인정보파일의 등록 현황을 누구든지 쉽게 열람할 수 있도록 공개할 수 있다. 〈개정 2013.3.23., 2014.11.19., 2017.7.26., 2020.2.4., 2023.3.14.〉

⑤ 제1항에 따른 등록과 제4항에 따른 공개의 방법, 범위 및 절차에 관하여 필요한 사항은 대통령령으로 정한다.

⑥ 국회, 법원, 헌법재판소, 중앙선거관리위원회(그 소속 기관을 포함한다)의 개인정보파일 등록 및 공개에 관하여는 국회규칙, 대법원규칙, 헌법재판소규칙 및 중앙선거관리위원회규칙으로 정한다.

제32조의2(개인정보 보호 인증) ① 보호위원회는 개인정보처리자의 개인정보 처리 및 보호와 관련한 일련의 조치가 이 법에 부합하는지 등에 관하여 인증할 수 있다. 〈개정 2017.7.26., 2020.2.4.〉

② 제1항에 따른 인증의 유효기간은 3년으로 한다.

③ 보호위원회는 다음 각 호의 어느 하나에 해당하는 경우에는 대통령령으로 정하는 바에 따라 제1항에 따른 인증을 취소할 수 있다. 다만, 제1호에 해당하는 경우에는 취소하여야 한다. 〈개정 2017.

7.26., 2020.2.4.〉

1. 거짓이나 그 밖의 부정한 방법으로 개인정보 보호 인증을 받은 경우

2. 제4항에 따른 사후관리를 거부 또는 방해한 경우

3. 제8항에 따른 인증기준에 미달하게 된 경우

4. 개인정보 보호 관련 법령을 위반하고 그 위반사유가 중대한 경우

④ 보호위원회는 개인정보 보호 인증의 실효성 유지를 위하여 연 1회 이상 사후관리를 실시하여야 한다. 〈개정 2017.7.26., 2020.2.4.〉

⑤ 보호위원회는 대통령령으로 정하는 전문기관으로 하여금 제1항에 따른 인증, 제3항에 따른 인증 취소, 제4항에 따른 사후관리 및 제7항에 따른 인증 심사원 관리 업무를 수행하게 할 수 있다. 〈개정 2017.7.26., 2020.2.4.〉

⑥ 제1항에 따른 인증을 받은 자는 대통령령으로 정하는 바에 따라 인증의 내용을 표시하거나 홍보할 수 있다.

⑦ 제1항에 따른 인증을 위하여 필요한 심사를 수행할 심사원의 자격 및 자격 취소 요건 등에 관하여는 전문성과 경력 및 그 밖에 필요한 사항을 고려하여 대통령령으로 정한다.

⑧ 그 밖에 개인정보 관리체계, 정보주체 권리보장, 안전성 확보조치가 이 법에 부합하는지 여부 등 제1항에 따른 인증의 기준·방법·절차 등 필요한 사항은 대통령령으로 정한다.

[본조신설 2015.7.24.]

제33조(개인정보 영향평가) ① 공공기관의 장은 대통령령으로 정하는 기준에 해당하는 개인정보파일의 운용으로 인하여 정보주체의 개인정보 침해가 우려되는 경우에는 그 위험요인의 분석과 개선 사항 도출을 위한 평가(이하 "영향평가"라 한다)를 하고 그 결과를 보호위원회에 제출하여야 한다. 〈개정 2013.3.23., 2014.11.19., 2017.7.26., 2020.2.4., 2023.3.14.〉

② 보호위원회는 대통령령으로 정하는 인력·설비 및 그 밖에 필요한 요건을 갖춘 자를 영향평가를 수행하는 기관(이하 "평가기관"이라 한다)으로 지정할 수 있으며, 공공기관의 장은 영향평가를 평가기관에 의뢰하여야 한다. 〈신설 2023.3.14.〉

③ 영향평가를 하는 경우에는 다음 각 호의 사항을 고려하여야 한다. 〈개정 2023.3.14.〉

1. 처리하는 개인정보의 수

2. 개인정보의 제3자 제공 여부

3. 정보주체의 권리를 해할 가능성 및 그 위험 정도

4. 그 밖에 대통령령으로 정한 사항

④ 보호위원회는 제1항에 따라 제출받은 영향평가 결과에 대하여 의견을 제시할 수 있다. 〈개정 2013.3.23., 2014.11.19., 2017.7.26., 2020.2.4., 2023.3.14.〉

⑤ 공공기관의 장은 제1항에 따라 영향평가를 한 개인정보파일을 제32조제1항에 따라 등록할 때에는 영향평가 결과를 함께 첨부하여야 한다. 〈개정 2023.3.14.〉

⑥ 보호위원회는 영향평가의 활성화를 위하여 관계 전문가의 육성, 영향평가 기준의 개발·보급 등 필요한 조치를 마련하여야 한다. 〈개정 2013.3.23., 2014.11.19., 2017.7.26., 2020.2.4., 2023.3.14.〉

⑦ 보호위원회는 제2항에 따라 지정된 평가기관이 다음 각 호의 어느 하나에 해당하는 경우에는 평가기관의 지정을 취소할 수 있다. 다만, 제1호 또는 제2호에 해당하는 경우에는 평가기관의 지정을 취소하여야 한다. 〈신설 2023.3.14.〉

1. 거짓이나 그 밖의 부정한 방법으로 지정을 받은 경우
2. 지정된 평가기관 스스로 지정취소를 원하거나 폐업한 경우
3. 제2항에 따른 지정요건을 충족하지 못하게 된 경우
4. 고의 또는 중대한 과실로 영향평가업무를 부실하게 수행하여 그 업무를 적정하게 수행할 수 없다고 인정되는 경우
5. 그 밖에 대통령령으로 정하는 사유에 해당하는 경우

⑧ 보호위원회는 제7항에 따라 지정을 취소하는 경우에는 「행정절차법」에 따른 청문을 실시하여야 한다. 〈신설 2023.3.14.〉

⑨ 제1항에 따른 영향평가의 기준·방법·절차 등에 관하여 필요한 사항은 대통령령으로 정한다. 〈개정 2023.3.14.〉

⑩ 국회, 법원, 헌법재판소, 중앙선거관리위원회(그 소속 기관을 포함한다)의 영향평가에 관한 사항은 국회규칙, 대법원규칙, 헌법재판소규칙 및 중앙선거관리위원회규칙으로 정하는 바에 따른다. 〈개정 2023.3.14.〉

⑪ 공공기관 외의 개인정보처리자는 개인정보파일 운용으로 인하여 정보주체의 개인정보 침해가 우려되는 경우에는 영향평가를 하기 위하여 적극 노력하여야 한다. 〈개정 2023.3.14.〉

제34조(개인정보 유출 등의 통지·신고) ① 개인정보처리자는 개인정보가 분실·도난·유출(이하 이 조에서 "유출등"이라 한다)되었음을 알게 되었을 때에는 지체 없이 해당 정보주체에게 다음 각 호의 사항을 알려야 한다. 다만, 정보주체의 연락처를 알 수 없는 경우 등 정당한 사유가 있는 경우에는 대통령령으로 정하는 바에 따라 통지를 갈음하는 조치를 취할 수 있다. 〈개정 2023.3.14.〉

1. 유출등이 된 개인정보의 항목
2. 유출등이 된 시점과 그 경위
3. 유출등으로 인하여 발생할 수 있는 피해를 최소화하기 위하여 정보주체가 할 수 있는 방법 등에 관한 정보
4. 개인정보처리자의 대응조치 및 피해 구제절차

5. 정보주체에게 피해가 발생한 경우 신고 등을 접수할 수 있는 담당부서 및 연락처

② 개인정보처리자는 개인정보가 유출등이 된 경우 그 피해를 최소화하기 위한 대책을 마련하고 필요한 조치를 하여야 한다. 〈개정 2023.3.14.〉

③ 개인정보처리자는 개인정보의 유출등이 있음을 알게 되었을 때에는 개인정보의 유형, 유출등의 경로 및 규모 등을 고려하여 대통령령으로 정하는 바에 따라 제1항 각 호의 사항을 지체 없이 보호위원회 또는 대통령령으로 정하는 전문기관에 신고하여야 한다. 이 경우 보호위원회 또는 대통령령으로 정하는 전문기관은 피해 확산방지, 피해 복구 등을 위한 기술을 지원할 수 있다. 〈개정 2013.3.23., 2014.11.19., 2017.7.26., 2020.2.4., 2023.3.14.〉

④ 제1항에 따른 유출등의 통지 및 제3항에 따른 유출등의 신고의 시기, 방법, 절차 등에 필요한 사항은 대통령령으로 정한다. 〈개정 2023.3.14.〉

[제목개정 2023.3.14.]

제34조의2(노출된 개인정보의 삭제·차단) ① 개인정보처리자는 고유식별정보, 계좌정보, 신용카드정보 등 개인정보가 정보통신망을 통하여 공중(公衆)에 노출되지 아니하도록 하여야 한다. 〈개정 2023.3.14.〉

② 개인정보처리자는 공중에 노출된 개인정보에 대하여 보호위원회 또는 대통령령으로 지정한 전문기관의 요청이 있는 경우에는 해당 정보를 삭제하거나 차단하는 등 필요한 조치를 하여야 한다. 〈개정 2023.3.14.〉

[본조신설 2020.2.4.][제39조의10에서 이동, 종전 제34조의2는 삭제 〈2023.3.14.〉]

제5장 정보주체의 권리 보장

제35조(개인정보의 열람) ① 정보주체는 개인정보처리자가 처리하는 자신의 개인정보에 대한 열람을 해당 개인정보처리자에게 요구할 수 있다.

② 제1항에도 불구하고 정보주체가 자신의 개인정보에 대한 열람을 공공기관에 요구하고자 할 때에는 공공기관에 직접 열람을 요구하거나 대통령령으로 정하는 바에 따라 보호위원회를 통하여 열람을 요구할 수 있다. 〈개정 2013.3.23., 2014.11.19., 2017.7.26., 2020.2.4.〉

③ 개인정보처리자는 제1항 및 제2항에 따른 열람을 요구받았을 때에는 대통령령으로 정하는 기간 내에 정보주체가 해당 개인정보를 열람할 수 있도록 하여야 한다. 이 경우 해당 기간 내에 열람할 수 없는 정당한 사유가 있을 때에는 정보주체에게 그 사유를 알리고 열람을 연기할 수 있으며, 그 사유가 소멸하면 지체 없이 열람하게 하여야 한다.

④ 개인정보처리자는 다음 각 호의 어느 하나에 해당하는 경우에는 정보주체에게 그 사유를 알리고

열람을 제한하거나 거절할 수 있다.
1. 법률에 따라 열람이 금지되거나 제한되는 경우
2. 다른 사람의 생명·신체를 해할 우려가 있거나 다른 사람의 재산과 그 밖의 이익을 부당하게 침해할 우려가 있는 경우
3. 공공기관이 다음 각 목의 어느 하나에 해당하는 업무를 수행할 때 중대한 지장을 초래하는 경우
　가. 조세의 부과·징수 또는 환급에 관한 업무
　나. 「초·중등교육법」 및 「고등교육법」에 따른 각급 학교, 「평생교육법」에 따른 평생교육시설, 그 밖의 다른 법률에 따라 설치된 고등교육기관에서의 성적 평가 또는 입학자 선발에 관한 업무
　다. 학력·기능 및 채용에 관한 시험, 자격 심사에 관한 업무
　라. 보상금·급부금 산정 등에 대하여 진행 중인 평가 또는 판단에 관한 업무
　마. 다른 법률에 따라 진행 중인 감사 및 조사에 관한 업무

⑤ 제1항부터 제4항까지의 규정에 따른 열람 요구, 열람 제한, 통지 등의 방법 및 절차에 관하여 필요한 사항은 대통령령으로 정한다.

제35조의2(개인정보의 전송 요구) ① 정보주체는 개인정보 처리 능력 등을 고려하여 대통령령으로 정하는 기준에 해당하는 개인정보처리자에 대하여 다음 각 호의 요건을 모두 충족하는 개인정보를 자신에게로 전송할 것을 요구할 수 있다.
1. 정보주체가 전송을 요구하는 개인정보가 정보주체 본인에 관한 개인정보로서 다음 각 목의 어느 하나에 해당하는 정보일 것
　가. 제15조제1항제1호, 제23조제1항제1호 또는 제24조제1항제1호에 따른 동의를 받아 처리되는 개인정보
　나. 제15조제1항제4호에 따라 체결한 계약을 이행하거나 계약을 체결하는 과정에서 정보주체의 요청에 따른 조치를 이행하기 위하여 처리되는 개인정보
　다. 제15조제1항제2호·제3호, 제23조제1항제2호 또는 제24조제1항제2호에 따라 처리되는 개인정보 중 정보주체의 이익이나 공익적 목적을 위하여 관계 중앙행정기관의 장의 요청에 따라 보호위원회가 심의·의결하여 전송 요구의 대상으로 지정한 개인정보
2. 전송을 요구하는 개인정보가 개인정보처리자가 수집한 개인정보를 기초로 분석·가공하여 별도로 생성한 정보가 아닐 것
3. 전송을 요구하는 개인정보가 컴퓨터 등 정보처리장치로 처리되는 개인정보일 것

② 정보주체는 매출액, 개인정보의 보유 규모, 개인정보 처리 능력, 산업별 특성 등을 고려하여 대통령령으로 정하는 기준에 해당하는 개인정보처리자에 대하여 제1항에 따른 전송 요구 대상인

개인정보를 기술적으로 허용되는 합리적인 범위에서 다음 각 호의 자에게 전송할 것을 요구할 수 있다.

1. 제35조의3제1항에 따른 개인정보관리 전문기관
2. 제29조에 따른 안전조치의무를 이행하고 대통령령으로 정하는 시설 및 기술 기준을 충족하는 자

③ 개인정보처리자는 제1항 및 제2항에 따른 전송 요구를 받은 경우에는 시간, 비용, 기술적으로 허용되는 합리적인 범위에서 해당 정보를 컴퓨터 등 정보처리장치로 처리 가능한 형태로 전송하여야 한다.

④ 제1항 및 제2항에 따른 전송 요구를 받은 개인정보처리자는 다음 각 호의 어느 하나에 해당하는 법률의 관련 규정에도 불구하고 정보주체에 관한 개인정보를 전송하여야 한다.

1. 「국세기본법」 제81조의13
2. 「지방세기본법」 제86조
3. 그 밖에 제1호 및 제2호와 유사한 규정으로서 대통령령으로 정하는 법률의 규정

⑤ 정보주체는 제1항 및 제2항에 따른 전송 요구를 철회할 수 있다.

⑥ 개인정보처리자는 정보주체의 본인 여부가 확인되지 아니하는 경우 등 대통령령으로 정하는 경우에는 제1항 및 제2항에 따른 전송 요구를 거절하거나 전송을 중단할 수 있다.

⑦ 정보주체는 제1항 및 제2항에 따른 전송 요구로 인하여 타인의 권리나 정당한 이익을 침해하여서는 아니 된다.

⑧ 제1항부터 제7항까지에서 규정한 사항 외에 전송 요구의 대상이 되는 정보의 범위, 전송 요구의 방법, 전송의 기한 및 방법, 전송 요구 철회의 방법, 전송 요구의 거절 및 전송 중단의 방법 등 필요한 사항은 대통령령으로 정한다.

[본조신설 2023.3.14.]

[시행일 미지정] 제35조의2

제35조의3(개인정보관리 전문기관) ① 다음 각 호의 업무를 수행하려는 자는 보호위원회 또는 관계 중앙행정기관의 장으로부터 개인정보관리 전문기관의 지정을 받아야 한다.

1. 제35조의2에 따른 개인정보의 전송 요구권 행사 지원
2. 정보주체의 권리행사를 지원하기 위한 개인정보 전송시스템의 구축 및 표준화
3. 정보주체의 권리행사를 지원하기 위한 개인정보의 관리・분석
4. 그 밖에 정보주체의 권리행사를 효과적으로 지원하기 위하여 대통령령으로 정하는 업무

② 제1항에 따른 개인정보관리 전문기관의 지정요건은 다음 각 호와 같다.

1. 개인정보를 전송・관리・분석할 수 있는 기술수준 및 전문성을 갖추었을 것
2. 개인정보를 안전하게 관리할 수 있는 안전성 확보조치 수준을 갖추었을 것

3. 개인정보관리 전문기관의 안정적인 운영에 필요한 재정능력을 갖추었을 것

③ 개인정보관리 전문기관은 다음 각 호의 어느 하나에 해당하는 행위를 하여서는 아니 된다.

1. 정보주체에게 개인정보의 전송 요구를 강요하거나 부당하게 유도하는 행위
2. 그 밖에 개인정보를 침해하거나 정보주체의 권리를 제한할 우려가 있는 행위로서 대통령령으로 정하는 행위

④ 보호위원회 및 관계 중앙행정기관의 장은 개인정보관리 전문기관이 다음 각 호의 어느 하나에 해당하는 경우에는 개인정보관리 전문기관의 지정을 취소할 수 있다. 다만, 제1호에 해당하는 경우에는 지정을 취소하여야 한다.

1. 거짓이나 부정한 방법으로 지정을 받은 경우
2. 제2항에 따른 지정요건을 갖추지 못하게 된 경우

⑤ 보호위원회 및 관계 중앙행정기관의 장은 제4항에 따라 지정을 취소하는 경우에는 「행정절차법」에 따른 청문을 실시하여야 한다.

⑥ 보호위원회 및 관계 중앙행정기관의 장은 개인정보관리 전문기관에 대하여 업무 수행에 필요한 지원을 할 수 있다.

⑦ 개인정보관리 전문기관은 정보주체의 요구에 따라 제1항 각 호의 업무를 수행하는 경우 정보주체로부터 그 업무 수행에 필요한 비용을 받을 수 있다.

⑧ 제1항에 따른 개인정보관리 전문기관의 지정 절차, 제2항에 따른 지정요건의 세부기준, 제4항에 따른 지정취소의 절차 등에 필요한 사항은 대통령령으로 정한다.

[본조신설 2023.3.14.]

제35조의4(개인정보 전송 관리 및 지원) ① 보호위원회는 제35조의2제1항 및 제2항에 따른 개인정보처리자 및 제35조의3제1항에 따른 개인정보관리 전문기관 현황, 활용내역 및 관리실태 등을 체계적으로 관리・감독하여야 한다.

② 보호위원회는 개인정보가 안전하고 효율적으로 전송될 수 있도록 다음 각 호의 사항을 포함한 개인정보 전송 지원 플랫폼을 구축・운영할 수 있다.

1. 개인정보관리 전문기관 현황 및 전송 가능한 개인정보 항목 목록
2. 정보주체의 개인정보 전송 요구・철회 내역
3. 개인정보의 전송 이력 관리 등 지원 기능
4. 그 밖에 개인정보 전송을 위하여 필요한 사항

③ 보호위원회는 제2항에 따른 개인정보 전송지원 플랫폼의 효율적 운영을 위하여 개인정보관리 전문기관에서 구축・운영하고 있는 전송 시스템을 상호 연계하거나 통합할 수 있다. 이 경우 관계 중앙행정기관의 장 및 해당 개인정보관리 전문기관과 사전에 협의하여야 한다.

④ 제1항부터 제3항까지의 규정에 따른 관리・감독과 개인정보 전송지원 플랫폼의 구축 및 운영에 필요한 사항은 대통령령으로 정한다.

[본조신설 2023.3.14.]

제36조(개인정보의 정정・삭제) ① 제35조에 따라 자신의 개인정보를 열람한 정보주체는 개인정보처리자에게 그 개인정보의 정정 또는 삭제를 요구할 수 있다. 다만, 다른 법령에서 그 개인정보가 수집 대상으로 명시되어 있는 경우에는 그 삭제를 요구할 수 없다.

② 개인정보처리자는 제1항에 따른 정보주체의 요구를 받았을 때에는 개인정보의 정정 또는 삭제에 관하여 다른 법령에 특별한 절차가 규정되어 있는 경우를 제외하고는 지체 없이 그 개인정보를 조사하여 정보주체의 요구에 따라 정정・삭제 등 필요한 조치를 한 후 그 결과를 정보주체에게 알려야 한다.

③ 개인정보처리자가 제2항에 따라 개인정보를 삭제할 때에는 복구 또는 재생되지 아니하도록 조치하여야 한다.

④ 개인정보처리자는 정보주체의 요구가 제1항 단서에 해당될 때에는 지체 없이 그 내용을 정보주체에게 알려야 한다.

⑤ 개인정보처리자는 제2항에 따른 조사를 할 때 필요하면 해당 정보주체에게 정정・삭제 요구사항의 확인에 필요한 증거자료를 제출하게 할 수 있다.

⑥ 제1항・제2항 및 제4항에 따른 정정 또는 삭제 요구, 통지 방법 및 절차 등에 필요한 사항은 대통령령으로 정한다.

제37조(개인정보의 처리정지 등) ① 정보주체는 개인정보처리자에 대하여 자신의 개인정보 처리의 정지를 요구하거나 개인정보 처리에 대한 동의를 철회할 수 있다. 이 경우 공공기관에 대해서는 제32조에 따라 등록 대상이 되는 개인정보파일 중 자신의 개인정보에 대한 처리의 정지를 요구하거나 개인정보 처리에 대한 동의를 철회할 수 있다. 〈개정 2023.3.14.〉

② 개인정보처리자는 제1항에 따른 처리정지 요구를 받았을 때에는 지체 없이 정보주체의 요구에 따라 개인정보 처리의 전부를 정지하거나 일부를 정지하여야 한다. 다만, 다음 각 호의 어느 하나에 해당하는 경우에는 정보주체의 처리정지 요구를 거절할 수 있다. 〈개정 2023.3.14.〉

1. 법률에 특별한 규정이 있거나 법령상 의무를 준수하기 위하여 불가피한 경우
2. 다른 사람의 생명・신체를 해할 우려가 있거나 다른 사람의 재산과 그 밖의 이익을 부당하게 침해할 우려가 있는 경우
3. 공공기관이 개인정보를 처리하지 아니하면 다른 법률에서 정하는 소관 업무를 수행할 수 없는 경우
4. 개인정보를 처리하지 아니하면 정보주체와 약정한 서비스를 제공하지 못하는 등 계약의 이행이

곤란한 경우로서 정보주체가 그 계약의 해지 의사를 명확하게 밝히지 아니한 경우

③ 개인정보처리자는 정보주체가 제1항에 따라 동의를 철회한 때에는 지체 없이 수집된 개인정보를 복구·재생할 수 없도록 파기하는 등 필요한 조치를 하여야 한다. 다만, 제2항 각 호의 어느 하나에 해당하는 경우에는 동의 철회에 따른 조치를 하지 아니할 수 있다. 〈신설 2023.3.14.〉

④ 개인정보처리자는 제2항 단서에 따라 처리정지 요구를 거절하거나 제3항 단서에 따라 동의 철회에 따른 조치를 하지 아니하였을 때에는 정보주체에게 지체 없이 그 사유를 알려야 한다. 〈개정 2023.3.14.〉

⑤ 개인정보처리자는 정보주체의 요구에 따라 처리가 정지된 개인정보에 대하여 지체 없이 해당 개인정보의 파기 등 필요한 조치를 하여야 한다. 〈개정 2023.3.14.〉

⑥ 제1항부터 제5항까지의 규정에 따른 처리정지의 요구, 동의 철회, 처리정지의 거절, 통지 등의 방법 및 절차에 필요한 사항은 대통령령으로 정한다. 〈개정 2023.3.14.〉

제37조의2(자동화된 결정에 대한 정보주체의 권리 등) ① 정보주체는 완전히 자동화된 시스템(인공지능 기술을 적용한 시스템을 포함한다)으로 개인정보를 처리하여 이루어지는 결정(「행정기본법」 제20조에 따른 행정청의 자동적 처분은 제외하며, 이하 이 조에서 "자동화된 결정"이라 한다)이 자신의 권리 또는 의무에 중대한 영향을 미치는 경우에는 해당 개인정보처리자에 대하여 해당 결정을 거부할 수 있는 권리를 가진다. 다만, 자동화된 결정이 제15조제1항제1호·제2호 및 제4호에 따라 이루어지는 경우에는 그러하지 아니하다.

② 정보주체는 개인정보처리자가 자동화된 결정을 한 경우에는 그 결정에 대하여 설명 등을 요구할 수 있다.

③ 개인정보처리자는 제1항 또는 제2항에 따라 정보주체가 자동화된 결정을 거부하거나 이에 대한 설명 등을 요구한 경우에는 정당한 사유가 없는 한 자동화된 결정을 적용하지 아니하거나 인적 개입에 의한 재처리·설명 등 필요한 조치를 하여야 한다.

④ 개인정보처리자는 자동화된 결정의 기준과 절차, 개인정보가 처리되는 방식 등을 정보주체가 쉽게 확인할 수 있도록 공개하여야 한다.

⑤ 제1항부터 제4항까지에서 규정한 사항 외에 자동화된 결정의 거부·설명 등을 요구하는 절차 및 방법, 거부·설명 등의 요구에 따른 필요한 조치, 자동화된 결정의 기준·절차 및 개인정보가 처리되는 방식의 공개 등에 필요한 사항은 대통령령으로 정한다.

[본조신설 2023.3.14.]

제38조(권리행사의 방법 및 절차) ① 정보주체는 제35조에 따른 열람, 제35조의2에 따른 전송, 제36조에 따른 정정·삭제, 제37조에 따른 처리정지 및 동의 철회, 제37조의2에 따른 거부·설명 등의 요구(이하 "열람등요구"라 한다)를 문서 등 대통령령으로 정하는 방법·절차에 따라 대리인에게

하게 할 수 있다. 〈개정 2020.2.4., 2023.3.14.〉

② 만 14세 미만 아동의 법정대리인은 개인정보처리자에게 그 아동의 개인정보 열람등요구를 할 수 있다.

③ 개인정보처리자는 열람등요구를 하는 자에게 대통령령으로 정하는 바에 따라 수수료와 우송료(사본의 우송을 청구하는 경우에 한한다)를 청구할 수 있다. 다만, 제35조의2제2항에 따른 전송 요구의 경우에는 전송을 위해 추가로 필요한 설비 등을 함께 고려하여 수수료를 산정할 수 있다. 〈개정 2023.3.14.〉

④ 개인정보처리자는 정보주체가 열람등요구를 할 수 있는 구체적인 방법과 절차를 마련하고, 이를 정보주체가 알 수 있도록 공개하여야 한다. 이 경우 열람등요구의 방법과 절차는 해당 개인정보의 수집 방법과 절차보다 어렵지 아니하도록 하여야 한다. 〈개정 2023.3.14.〉

⑤ 개인정보처리자는 정보주체가 열람등요구에 대한 거절 등 조치에 대하여 불복이 있는 경우 이의를 제기할 수 있도록 필요한 절차를 마련하고 안내하여야 한다.

제39조(손해배상책임) ① 정보주체는 개인정보처리자가 이 법을 위반한 행위로 손해를 입으면 개인정보처리자에게 손해배상을 청구할 수 있다. 이 경우 그 개인정보처리자는 고의 또는 과실이 없음을 입증하지 아니하면 책임을 면할 수 없다.

② 삭제 〈2015.7.24.〉

③ 개인정보처리자의 고의 또는 중대한 과실로 인하여 개인정보가 분실·도난·유출·위조·변조 또는 훼손된 경우로서 정보주체에게 손해가 발생한 때에는 법원은 그 손해액의 5배를 넘지 아니하는 범위에서 손해배상액을 정할 수 있다. 다만, 개인정보처리자가 고의 또는 중대한 과실이 없음을 증명한 경우에는 그러하지 아니하다. 〈신설 2015.7.24., 2023.3.14.〉

④ 법원은 제3항의 배상액을 정할 때에는 다음 각 호의 사항을 고려하여야 한다. 〈신설 2015.7.24.〉

1. 고의 또는 손해 발생의 우려를 인식한 정도
2. 위반행위로 인하여 입은 피해 규모
3. 위법행위로 인하여 개인정보처리자가 취득한 경제적 이익
4. 위반행위에 따른 벌금 및 과징금
5. 위반행위의 기간·횟수 등
6. 개인정보처리자의 재산상태
7. 개인정보처리자가 정보주체의 개인정보 분실·도난·유출 후 해당 개인정보를 회수하기 위하여 노력한 정도
8. 개인정보처리자가 정보주체의 피해구제를 위하여 노력한 정도

제39조의2(법정손해배상의 청구) ① 제39조제1항에도 불구하고 정보주체는 개인정보처리자의 고의

또는 과실로 인하여 개인정보가 분실・도난・유출・위조・변조 또는 훼손된 경우에는 300만원 이하의 범위에서 상당한 금액을 손해액으로 하여 배상을 청구할 수 있다. 이 경우 해당 개인정보처리자는 고의 또는 과실이 없음을 입증하지 아니하면 책임을 면할 수 없다.

② 법원은 제1항에 따른 청구가 있는 경우에 변론 전체의 취지와 증거조사의 결과를 고려하여 제1항의 범위에서 상당한 손해액을 인정할 수 있다.

③ 제39조에 따라 손해배상을 청구한 정보주체는 사실심(事實審)의 변론이 종결되기 전까지 그 청구를 제1항에 따른 청구로 변경할 수 있다.

[본조신설 2015.7.24.]

제6장 삭제 〈2023.3.14.〉

제39조의3(자료의 제출) ① 법원은 이 법을 위반한 행위로 인한 손해배상청구소송에서 당사자의 신청에 따라 상대방 당사자에게 해당 손해의 증명 또는 손해액의 산정에 필요한 자료의 제출을 명할 수 있다. 다만, 제출명령을 받은 자가 그 자료의 제출을 거부할 정당한 이유가 있으면 그러하지 아니하다.

② 법원은 제1항에 따른 제출명령을 받은 자가 그 자료의 제출을 거부할 정당한 이유가 있다고 주장하는 경우에는 그 주장의 당부(當否)를 판단하기 위하여 자료의 제시를 명할 수 있다. 이 경우 법원은 그 자료를 다른 사람이 보게 하여서는 아니 된다.

③ 제1항에 따라 제출되어야 할 자료가 「부정경쟁방지 및 영업비밀보호에 관한 법률」 제2조제2호에 따른 영업비밀(이하 "영업비밀"이라 한다)에 해당하나 손해의 증명 또는 손해액의 산정에 반드시 필요한 경우에는 제1항 단서에 따른 정당한 이유로 보지 아니한다. 이 경우 법원은 제출명령의 목적 내에서 열람할 수 있는 범위 또는 열람할 수 있는 사람을 지정하여야 한다.

④ 법원은 제1항에 따른 제출명령을 받은 자가 정당한 이유 없이 그 명령에 따르지 아니한 경우에는 자료의 기재에 대한 신청인의 주장을 진실한 것으로 인정할 수 있다.

⑤ 법원은 제4항에 해당하는 경우 신청인이 자료의 기재에 관하여 구체적으로 주장하기에 현저히 곤란한 사정이 있고 자료로 증명할 사실을 다른 증거로 증명하는 것을 기대하기도 어려운 경우에는 신청인이 자료의 기재로 증명하려는 사실에 관한 주장을 진실한 것으로 인정할 수 있다.

[전문개정 2023.3.14.]

제39조의4(비밀유지명령) ① 법원은 이 법을 위반한 행위로 인한 손해배상청구소송에서 당사자의 신청에 따른 결정으로 다음 각 호의 자에게 그 당사자가 보유한 영업비밀을 해당 소송의 계속적인 수행 외의 목적으로 사용하거나 그 영업비밀에 관계된 이 항에 따른 명령을 받은 자 외의 자에게 공

개하지 아니할 것을 명할 수 있다. 다만, 그 신청 시점까지 다음 각 호의 자가 준비서면의 열람이나 증거조사 외의 방법으로 그 영업비밀을 이미 취득하고 있는 경우에는 그러하지 아니하다.

1. 다른 당사자(법인인 경우에는 그 대표자를 말한다)
2. 당사자를 위하여 해당 소송을 대리하는 자
3. 그 밖에 해당 소송으로 영업비밀을 알게 된 자

② 제1항에 따른 명령(이하 "비밀유지명령"이라 한다)을 신청하는 자는 다음 각 호의 사유를 모두 소명하여야 한다.

1. 이미 제출하였거나 제출하여야 할 준비서면, 이미 조사하였거나 조사하여야 할 증거 또는 제39조의3제1항에 따라 제출하였거나 제출하여야 할 자료에 영업비밀이 포함되어 있다는 것
2. 제1호의 영업비밀이 해당 소송 수행 외의 목적으로 사용되거나 공개되면 당사자의 영업에 지장을 줄 우려가 있어 이를 방지하기 위하여 영업비밀의 사용 또는 공개를 제한할 필요가 있다는 것

③ 비밀유지명령의 신청은 다음 각 호의 사항을 적은 서면으로 하여야 한다.

1. 비밀유지명령을 받을 자
2. 비밀유지명령의 대상이 될 영업비밀을 특정하기에 충분한 사실
3. 제2항 각 호의 사유에 해당하는 사실

④ 법원은 비밀유지명령이 결정된 경우에는 그 결정서를 비밀유지명령을 받을 자에게 송달하여야 한다.

⑤ 비밀유지명령은 제4항의 결정서가 비밀유지명령을 받을 자에게 송달된 때부터 효력이 발생한다.

⑥ 비밀유지명령의 신청을 기각하거나 각하한 재판에 대해서는 즉시항고를 할 수 있다.

[전문개정 2023.3.14.]

제39조의5(비밀유지명령의 취소) ① 비밀유지명령을 신청한 자 또는 비밀유지명령을 받은 자는 제39조의4제2항 각 호의 사유에 부합하지 아니하는 사실이나 사정이 있는 경우 소송기록을 보관하고 있는 법원(소송기록을 보관하고 있는 법원이 없는 경우에는 비밀유지명령을 내린 법원을 말한다)에 비밀유지명령의 취소를 신청할 수 있다.

② 법원은 비밀유지명령의 취소신청에 대한 재판이 있는 경우에는 그 결정서를 그 신청을 한 자 및 상대방에게 송달하여야 한다.

③ 비밀유지명령의 취소신청에 대한 재판에 대해서는 즉시항고를 할 수 있다.

④ 비밀유지명령을 취소하는 재판은 확정되어야 효력이 발생한다.

⑤ 비밀유지명령을 취소하는 재판을 한 법원은 비밀유지명령의 취소신청을 한 자 또는 상대방 외에 해당 영업비밀에 관한 비밀유지명령을 받은 자가 있는 경우에는 그 자에게 즉시 비밀유지명령의 취소 재판을 한 사실을 알려야 한다.

[전문개정 2023.3.14.]

제39조의6(소송기록 열람 등의 청구 통지 등) ① 비밀유지명령이 내려진 소송(모든 비밀유지명령이 취소된 소송은 제외한다)에 관한 소송기록에 대하여 「민사소송법」 제163조제1항에 따라 열람 등의 신청인을 당사자로 제한하는 결정이 있었던 경우로서 당사자가 같은 항에서 규정하는 비밀 기재부분의 열람 등의 청구를 하였으나 그 청구 절차를 해당 소송에서 비밀유지명령을 받지 아니한 자가 밟은 경우에는 법원서기관, 법원사무관, 법원주사 또는 법원주사보(이하 이 조에서 "법원사무관등"이라 한다)는 같은 항의 신청을 한 당사자(그 열람 등의 청구를 한 자는 제외한다. 이하 제3항에서 같다)에게 그 청구 직후에 그 열람 등의 청구가 있었다는 사실을 알려야 한다.

② 법원사무관등은 제1항의 청구가 있었던 날부터 2주일이 지날 때까지(그 청구 절차를 밟은 자에 대한 비밀유지명령 신청이 그 기간 내에 이루어진 경우에는 그 신청에 대한 재판이 확정되는 시점까지를 말한다) 그 청구 절차를 밟은 자에게 제1항의 비밀 기재부분의 열람 등을 하게 하여서는 아니 된다.

③ 제2항은 제1항의 열람 등의 청구를 한 자에게 제1항의 비밀 기재부분의 열람 등을 하게 하는 것에 대하여 「민사소송법」 제163조제1항의 신청을 한 당사자 모두가 동의하는 경우에는 적용되지 아니한다.

[전문개정 2023.3.14.]

제39조의7(손해배상의 보장) ① 개인정보처리자로서 매출액, 개인정보의 보유 규모 등을 고려하여 대통령령으로 정하는 기준에 해당하는 자는 제39조 및 제39조의2에 따른 손해배상책임의 이행을 위하여 보험 또는 공제에 가입하거나 준비금을 적립하는 등 필요한 조치를 하여야 한다. 〈개정 2023.3.14.〉

② 제1항에도 불구하고 다음 각 호의 어느 하나에 해당하는 자는 제1항에 따른 조치를 하지 아니할 수 있다. 〈개정 2023.3.14.〉

1. 대통령령으로 정하는 공공기관, 비영리법인 및 단체
2. 「소상공인기본법」 제2조제1항에 따른 소상공인으로서 대통령령으로 정하는 자에게 개인정보 처리를 위탁한 자
3. 다른 법률에 따라 제39조 및 제39조의2에 따른 손해배상책임의 이행을 보장하는 보험 또는 공제에 가입하거나 준비금을 적립한 개인정보처리자

③ 제1항 및 제2항에 따른 개인정보처리자의 손해배상책임 이행 기준 등에 필요한 사항은 대통령령으로 정한다. 〈신설 2023.3.14.〉

[본조신설 2020.2.4.][제39조의9에서 이동, 종전 제39조의7은 삭제 〈2023.3.14.〉]

제7장 개인정보 분쟁조정위원회 〈개정 2020.2.4.〉

제40조(설치 및 구성) ① 개인정보에 관한 분쟁의 조정(調停)을 위하여 개인정보 분쟁조정위원회(이하 "분쟁조정위원회"라 한다)를 둔다.

② 분쟁조정위원회는 위원장 1명을 포함한 30명 이내의 위원으로 구성하며, 위원은 당연직위원과 위촉위원으로 구성한다. 〈개정 2015.7.24., 2023.3.14.〉

③ 위촉위원은 다음 각 호의 어느 하나에 해당하는 사람 중에서 보호위원회 위원장이 위촉하고, 대통령령으로 정하는 국가기관 소속 공무원은 당연직위원이 된다. 〈개정 2013.3.23., 2014.11.19., 2015.7.24.〉

1. 개인정보 보호업무를 관장하는 중앙행정기관의 고위공무원단에 속하는 공무원으로 재직하였던 사람 또는 이에 상당하는 공공부문 및 관련 단체의 직에 재직하고 있거나 재직하였던 사람으로서 개인정보 보호업무의 경험이 있는 사람
2. 대학이나 공인된 연구기관에서 부교수 이상 또는 이에 상당하는 직에 재직하고 있거나 재직하였던 사람
3. 판사·검사 또는 변호사로 재직하고 있거나 재직하였던 사람
4. 개인정보 보호와 관련된 시민사회단체 또는 소비자단체로부터 추천을 받은 사람
5. 개인정보처리자로 구성된 사업자단체의 임원으로 재직하고 있거나 재직하였던 사람

④ 위원장은 위원 중에서 공무원이 아닌 사람으로 보호위원회 위원장이 위촉한다. 〈개정 2013.3.23., 2014.11.19., 2015.7.24.〉

⑤ 위원장과 위촉위원의 임기는 2년으로 하되, 1차에 한하여 연임할 수 있다. 〈개정 2015.7.24.〉

⑥ 분쟁조정위원회는 분쟁조정 업무를 효율적으로 수행하기 위하여 필요하면 대통령령으로 정하는 바에 따라 조정사건의 분야별로 5명 이내의 위원으로 구성되는 조정부를 둘 수 있다. 이 경우 조정부가 분쟁조정위원회에서 위임받아 의결한 사항은 분쟁조정위원회에서 의결한 것으로 본다.

⑦ 분쟁조정위원회 또는 조정부는 재적위원 과반수의 출석으로 개의하며 출석위원 과반수의 찬성으로 의결한다.

⑧ 보호위원회는 분쟁조정 접수, 사실 확인 등 분쟁조정에 필요한 사무를 처리할 수 있다. 〈개정 2015.7.24.〉

⑨ 이 법에서 정한 사항 외에 분쟁조정위원회 운영에 필요한 사항은 대통령령으로 정한다.

제41조(위원의 신분보장) 위원은 자격정지 이상의 형을 선고받거나 심신상의 장애로 직무를 수행할 수 없는 경우를 제외하고는 그의 의사에 반하여 면직되거나 해촉되지 아니한다.

제42조(위원의 제척·기피·회피) ① 분쟁조정위원회의 위원은 다음 각 호의 어느 하나에 해당하는 경우에는 제43조제1항에 따라 분쟁조정위원회에 신청된 분쟁조정사건(이하 이 조에서 "사건"이라

한다)의 심의·의결에서 제척(除斥)된다.

1. 위원 또는 그 배우자나 배우자였던 자가 그 사건의 당사자가 되거나 그 사건에 관하여 공동의 권리자 또는 의무자의 관계에 있는 경우
2. 위원이 그 사건의 당사자와 친족이거나 친족이었던 경우
3. 위원이 그 사건에 관하여 증언, 감정, 법률자문을 한 경우
4. 위원이 그 사건에 관하여 당사자의 대리인으로서 관여하거나 관여하였던 경우

② 당사자는 위원에게 공정한 심의·의결을 기대하기 어려운 사정이 있으면 위원장에게 기피신청을 할 수 있다. 이 경우 위원장은 기피신청에 대하여 분쟁조정위원회의 의결을 거치지 아니하고 결정한다.

③ 위원이 제1항 또는 제2항의 사유에 해당하는 경우에는 스스로 그 사건의 심의·의결에서 회피할 수 있다.

제43조(조정의 신청 등) ① 개인정보와 관련한 분쟁의 조정을 원하는 자는 분쟁조정위원회에 분쟁조정을 신청할 수 있다.

② 분쟁조정위원회는 당사자 일방으로부터 분쟁조정 신청을 받았을 때에는 그 신청내용을 상대방에게 알려야 한다.

③ 개인정보처리자가 제2항에 따른 분쟁조정의 통지를 받은 경우에는 특별한 사유가 없으면 분쟁조정에 응하여야 한다. 〈개정 2023.3.14.〉

제44조(처리기간) ① 분쟁조정위원회는 제43조제1항에 따른 분쟁조정 신청을 받은 날부터 60일 이내에 이를 심사하여 조정안을 작성하여야 한다. 다만, 부득이한 사정이 있는 경우에는 분쟁조정위원회의 의결로 처리기간을 연장할 수 있다.

② 분쟁조정위원회는 제1항 단서에 따라 처리기간을 연장한 경우에는 기간연장의 사유와 그 밖의 기간연장에 관한 사항을 신청인에게 알려야 한다.

제45조(자료의 요청 및 사실조사 등) ① 분쟁조정위원회는 제43조제1항에 따라 분쟁조정 신청을 받았을 때에는 해당 분쟁의 조정을 위하여 필요한 자료를 분쟁당사자에게 요청할 수 있다. 이 경우 분쟁당사자는 정당한 사유가 없으면 요청에 따라야 한다.

② 분쟁조정위원회는 분쟁의 조정을 위하여 사실 확인이 필요한 경우에는 분쟁조정위원회의 위원 또는 대통령령으로 정하는 사무기구의 소속 공무원으로 하여금 사건과 관련된 장소에 출입하여 관련 자료를 조사하거나 열람하게 할 수 있다. 이 경우 분쟁당사자는 해당 조사·열람을 거부할 정당한 사유가 있을 때에는 그 사유를 소명하고 조사·열람에 따르지 아니할 수 있다. 〈신설 2023.3.14.〉

③ 제2항에 따른 조사·열람을 하는 위원 또는 공무원은 그 권한을 표시하는 증표를 지니고 이를 관계인에게 내보여야 한다. 〈신설 2023.3.14.〉

④ 분쟁조정위원회는 분쟁의 조정을 위하여 필요하다고 인정하면 관계 기관 등에 자료 또는 의견의 제출 등 필요한 협조를 요청할 수 있다. 〈신설 2023. 3. 14.〉

⑤ 분쟁조정위원회는 필요하다고 인정하면 분쟁당사자나 참고인을 위원회에 출석하도록 하여 그 의견을 들을 수 있다. 〈개정 2023.3.14.〉

[제목개정 2023.3.14.]

제45조의2(진술의 원용 제한) 조정절차에서의 의견과 진술은 소송(해당 조정에 대한 준재심은 제외한다)에서 원용(援用)하지 못한다.

[본조신설 2023.3.14.]

제46조(조정 전 합의 권고) 분쟁조정위원회는 제43조제1항에 따라 분쟁조정 신청을 받았을 때에는 당사자에게 그 내용을 제시하고 조정 전 합의를 권고할 수 있다.

제47조(분쟁의 조정) ① 분쟁조정위원회는 다음 각 호의 어느 하나의 사항을 포함하여 조정안을 작성할 수 있다.

1. 조사 대상 침해행위의 중지
2. 원상회복, 손해배상, 그 밖에 필요한 구제조치
3. 같거나 비슷한 침해의 재발을 방지하기 위하여 필요한 조치

② 분쟁조정위원회는 제1항에 따라 조정안을 작성하면 지체 없이 각 당사자에게 제시하여야 한다.

③ 제2항에 따라 조정안을 제시받은 당사자가 제시받은 날부터 15일 이내에 수락 여부를 알리지 아니하면 조정을 수락한 것으로 본다. 〈개정 2023.3.14.〉

④ 당사자가 조정내용을 수락한 경우(제3항에 따라 수락한 것으로 보는 경우를 포함한다) 분쟁조정위원회는 조정서를 작성하고, 분쟁조정위원회의 위원장과 각 당사자가 기명날인 또는 서명을 한 후 조정서 정본을 지체 없이 각 당사자 또는 그 대리인에게 송달하여야 한다. 다만, 제3항에 따라 수락한 것으로 보는 경우에는 각 당사자의 기명날인 및 서명을 생략할 수 있다. 〈개정 2023.3.14.〉

⑤ 제4항에 따른 조정의 내용은 재판상 화해와 동일한 효력을 갖는다.

제48조(조정의 거부 및 중지) ① 분쟁조정위원회는 분쟁의 성질상 분쟁조정위원회에서 조정하는 것이 적합하지 아니하다고 인정하거나 부정한 목적으로 조정이 신청되었다고 인정하는 경우에는 그 조정을 거부할 수 있다. 이 경우 조정거부의 사유 등을 신청인에게 알려야 한다.

② 분쟁조정위원회는 신청된 조정사건에 대한 처리절차를 진행하던 중에 한 쪽 당사자가 소를 제기하면 그 조정의 처리를 중지하고 이를 당사자에게 알려야 한다.

제49조(집단분쟁조정) ① 국가 및 지방자치단체, 개인정보 보호단체 및 기관, 정보주체, 개인정보처리자는 정보주체의 피해 또는 권리침해가 다수의 정보주체에게 같거나 비슷한 유형으로 발생하는 경우로서 대통령령으로 정하는 사건에 대하여는 분쟁조정위원회에 일괄적인 분쟁조정(이하 "집단분

쟁조정"이라 한다)을 의뢰 또는 신청할 수 있다.

② 제1항에 따라 집단분쟁조정을 의뢰받거나 신청받은 분쟁조정위원회는 그 의결로써 제3항부터 제7항까지의 규정에 따른 집단분쟁조정의 절차를 개시할 수 있다. 이 경우 분쟁조정위원회는 대통령령으로 정하는 기간 동안 그 절차의 개시를 공고하여야 한다.

③ 분쟁조정위원회는 집단분쟁조정의 당사자가 아닌 정보주체 또는 개인정보처리자로부터 그 분쟁조정의 당사자에 추가로 포함될 수 있도록 하는 신청을 받을 수 있다.

④ 분쟁조정위원회는 그 의결로써 제1항 및 제3항에 따른 집단분쟁조정의 당사자 중에서 공동의 이익을 대표하기에 가장 적합한 1인 또는 수인을 대표당사자로 선임할 수 있다.

⑤ 분쟁조정위원회는 개인정보처리자가 분쟁조정위원회의 집단분쟁조정의 내용을 수락한 경우에는 집단분쟁조정의 당사자가 아닌 자로서 피해를 입은 정보주체에 대한 보상계획서를 작성하여 분쟁조정위원회에 제출하도록 권고할 수 있다.

⑥ 제48조제2항에도 불구하고 분쟁조정위원회는 집단분쟁조정의 당사자인 다수의 정보주체 중 일부의 정보주체가 법원에 소를 제기한 경우에는 그 절차를 중지하지 아니하고, 소를 제기한 일부의 정보주체를 그 절차에서 제외한다.

⑦ 집단분쟁조정의 기간은 제2항에 따른 공고가 종료된 날의 다음 날부터 60일 이내로 한다. 다만, 부득이한 사정이 있는 경우에는 분쟁조정위원회의 의결로 처리기간을 연장할 수 있다.

⑧ 집단분쟁조정의 절차 등에 관하여 필요한 사항은 대통령령으로 정한다.

제50조(조정절차 등) ① 제43조부터 제49조까지의 규정에서 정한 것 외에 분쟁의 조정방법, 조정절차 및 조정업무의 처리 등에 필요한 사항은 대통령령으로 정한다.

② 분쟁조정위원회의 운영 및 분쟁조정 절차에 관하여 이 법에서 규정하지 아니한 사항에 대하여는 「민사조정법」을 준용한다.

제50조의2(개선의견의 통보) 분쟁조정위원회는 소관 업무 수행과 관련하여 개인정보 보호 및 정보주체의 권리 보호를 위한 개선의견을 보호위원회 및 관계 중앙행정기관의 장에게 통보할 수 있다.

[본조신설 2023.3.14.]

제8장 개인정보 단체소송 〈개정 2020.2.4.〉

제51조(단체소송의 대상 등) 다음 각 호의 어느 하나에 해당하는 단체는 개인정보처리자가 제49조에 따른 집단분쟁조정을 거부하거나 집단분쟁조정의 결과를 수락하지 아니한 경우에는 법원에 권리침해 행위의 금지·중지를 구하는 소송(이하 "단체소송"이라 한다)을 제기할 수 있다.

1. 「소비자기본법」 제29조에 따라 공정거래위원회에 등록한 소비자단체로서 다음 각 목의 요건을

모두 갖춘 단체

가. 정관에 따라 상시적으로 정보주체의 권익증진을 주된 목적으로 하는 단체일 것

나. 단체의 정회원수가 1천명 이상일 것

다. 「소비자기본법」 제29조에 따른 등록 후 3년이 경과하였을 것

2. 「비영리민간단체 지원법」 제2조에 따른 비영리민간단체로서 다음 각 목의 요건을 모두 갖춘 단체

가. 법률상 또는 사실상 동일한 침해를 입은 100명 이상의 정보주체로부터 단체소송의 제기를 요청받을 것

나. 정관에 개인정보 보호를 단체의 목적으로 명시한 후 최근 3년 이상 이를 위한 활동 실적이 있을 것

다. 단체의 상시 구성원수가 5천명 이상일 것

라. 중앙행정기관에 등록되어 있을 것

제52조(전속관할) ① 단체소송의 소는 피고의 주된 사무소 또는 영업소가 있는 곳, 주된 사무소나 영업소가 없는 경우에는 주된 업무담당자의 주소가 있는 곳의 지방법원 본원 합의부의 관할에 전속한다.

② 제1항을 외국사업자에 적용하는 경우 대한민국에 있는 이들의 주된 사무소·영업소 또는 업무담당자의 주소에 따라 정한다.

제53조(소송대리인의 선임) 단체소송의 원고는 변호사를 소송대리인으로 선임하여야 한다.

제54조(소송허가신청) ① 단체소송을 제기하는 단체는 소장과 함께 다음 각 호의 사항을 기재한 소송허가신청서를 법원에 제출하여야 한다.

1. 원고 및 그 소송대리인
2. 피고
3. 정보주체의 침해된 권리의 내용

② 제1항에 따른 소송허가신청서에는 다음 각 호의 자료를 첨부하여야 한다.

1. 소제기단체가 제51조 각 호의 어느 하나에 해당하는 요건을 갖추고 있음을 소명하는 자료
2. 개인정보처리자가 조정을 거부하였거나 조정결과를 수락하지 아니하였음을 증명하는 서류

제55조(소송허가요건 등) ① 법원은 다음 각 호의 요건을 모두 갖춘 경우에 한하여 결정으로 단체소송을 허가한다.

1. 개인정보처리자가 분쟁조정위원회의 조정을 거부하거나 조정결과를 수락하지 아니하였을 것
2. 제54조에 따른 소송허가신청서의 기재사항에 흠결이 없을 것

② 단체소송을 허가하거나 불허가하는 결정에 대하여는 즉시항고할 수 있다.

제56조(확정판결의 효력) 원고의 청구를 기각하는 판결이 확정된 경우 이와 동일한 사안에 관하여는 제51조에 따른 다른 단체는 단체소송을 제기할 수 없다. 다만, 다음 각 호의 어느 하나에 해당하는

경우에는 그러하지 아니하다.

1. 판결이 확정된 후 그 사안과 관련하여 국가ㆍ지방자치단체 또는 국가ㆍ지방자치단체가 설립한 기관에 의하여 새로운 증거가 나타난 경우
2. 기각판결이 원고의 고의로 인한 것임이 밝혀진 경우

제57조(「민사소송법」의 적용 등) ① 단체소송에 관하여 이 법에 특별한 규정이 없는 경우에는 「민사소송법」을 적용한다.

② 제55조에 따른 단체소송의 허가결정이 있는 경우에는 「민사집행법」 제4편에 따른 보전처분을 할 수 있다.

③ 단체소송의 절차에 관하여 필요한 사항은 대법원규칙으로 정한다.

제9장 보칙 〈개정 2020.2.4.〉

제58조(적용의 일부 제외) ① 다음 각 호의 어느 하나에 해당하는 개인정보에 관하여는 제3장부터 제8장까지를 적용하지 아니한다. 〈개정 2023.3.14.〉

1. 삭제 〈2023.3.14.〉
2. 국가안전보장과 관련된 정보 분석을 목적으로 수집 또는 제공 요청되는 개인정보
3. 삭제 〈2023.3.14.〉
4. 언론, 종교단체, 정당이 각각 취재ㆍ보도, 선교, 선거 입후보자 추천 등 고유 목적을 달성하기 위하여 수집ㆍ이용하는 개인정보

② 제25조제1항 각 호에 따라 공개된 장소에 고정형 영상정보처리기기를 설치ㆍ운영하여 처리되는 개인정보에 대해서는 제15조, 제22조, 제22조의2, 제27조제1항ㆍ제2항, 제34조 및 제37조를 적용하지 아니한다. 〈개정 2023.3.14.〉

③ 개인정보처리자가 동창회, 동호회 등 친목 도모를 위한 단체를 운영하기 위하여 개인정보를 처리하는 경우에는 제15조, 제30조 및 제31조를 적용하지 아니한다.

④ 개인정보처리자는 제1항 각 호에 따라 개인정보를 처리하는 경우에도 그 목적을 위하여 필요한 범위에서 최소한의 기간에 최소한의 개인정보만을 처리하여야 하며, 개인정보의 안전한 관리를 위하여 필요한 기술적ㆍ관리적 및 물리적 보호조치, 개인정보의 처리에 관한 고충처리, 그 밖에 개인정보의 적절한 처리를 위하여 필요한 조치를 마련하여야 한다.

제58조의2(적용제외) 이 법은 시간ㆍ비용ㆍ기술 등을 합리적으로 고려할 때 다른 정보를 사용하여도 더 이상 개인을 알아볼 수 없는 정보에는 적용하지 아니한다.

[본조신설 2020.2.4.]

제59조(금지행위) 개인정보를 처리하거나 처리하였던 자는 다음 각 호의 어느 하나에 해당하는 행위를 하여서는 아니 된다. 〈개정 2023.3.14.〉

1. 거짓이나 그 밖의 부정한 수단이나 방법으로 개인정보를 취득하거나 처리에 관한 동의를 받는 행위
2. 업무상 알게 된 개인정보를 누설하거나 권한 없이 다른 사람이 이용하도록 제공하는 행위
3. 정당한 권한 없이 또는 허용된 권한을 초과하여 다른 사람의 개인정보를 이용, 훼손, 멸실, 변경, 위조 또는 유출하는 행위

제60조(비밀유지 등) 다음 각 호의 업무에 종사하거나 종사하였던 자는 직무상 알게 된 비밀을 다른 사람에게 누설하거나 직무상 목적 외의 용도로 이용하여서는 아니 된다. 다만, 다른 법률에 특별한 규정이 있는 경우에는 그러하지 아니하다. 〈개정 2020.2.4., 2023.3.14.〉

1. 제7조의8 및 제7조의9에 따른 보호위원회의 업무
2. 제28조의3에 따른 전문기관의 지정 업무 및 전문기관의 업무
3. 제32조의2에 따른 개인정보 보호 인증 업무
4. 제33조에 따른 영향평가 업무
5. 제35조의3에 따른 개인정보관리 전문기관의 지정 업무 및 개인정보관리 전문기관의 업무
6. 제40조에 따른 분쟁조정위원회의 분쟁조정 업무

[시행일: 2024.3.15.] 제60조제5호

제61조(의견제시 및 개선권고) ① 보호위원회는 개인정보 보호에 영향을 미치는 내용이 포함된 법령이나 조례에 대하여 필요하다고 인정하면 심의·의결을 거쳐 관계 기관에 의견을 제시할 수 있다. 〈개정 2013.3.23., 2014.11.19., 2017.7.26., 2020.2.4.〉

② 보호위원회는 개인정보 보호를 위하여 필요하다고 인정하면 개인정보처리자에게 개인정보 처리 실태의 개선을 권고할 수 있다. 이 경우 권고를 받은 개인정보처리자는 이를 이행하기 위하여 성실하게 노력하여야 하며, 그 조치 결과를 보호위원회에 알려야 한다. 〈개정 2013.3.23., 2014.11.19., 2017.7.26., 2020.2.4.〉

③ 관계 중앙행정기관의 장은 개인정보 보호를 위하여 필요하다고 인정하면 소관 법률에 따라 개인정보처리자에게 개인정보 처리 실태의 개선을 권고할 수 있다. 이 경우 권고를 받은 개인정보처리자는 이를 이행하기 위하여 성실하게 노력하여야 하며, 그 조치 결과를 관계 중앙행정기관의 장에게 알려야 한다.

④ 중앙행정기관, 지방자치단체, 국회, 법원, 헌법재판소, 중앙선거관리위원회는 그 소속 기관 및 소관 공공기관에 대하여 개인정보 보호에 관한 의견을 제시하거나 지도·점검을 할 수 있다.

제62조(침해 사실의 신고 등) ① 개인정보처리자가 개인정보를 처리할 때 개인정보에 관한 권리 또

는 이익을 침해받은 사람은 보호위원회에 그 침해 사실을 신고할 수 있다. 〈개정 2013.3.23., 2014.11.19., 2017.7.26., 2020.2.4.〉

② 보호위원회는 제1항에 따른 신고의 접수・처리 등에 관한 업무를 효율적으로 수행하기 위하여 대통령령으로 정하는 바에 따라 전문기관을 지정할 수 있다. 이 경우 전문기관은 개인정보침해 신고센터(이하 "신고센터"라 한다)를 설치・운영하여야 한다. 〈개정 2013.3.23., 2014.11.19., 2017.7.26., 2020.2.4.〉

③ 신고센터는 다음 각 호의 업무를 수행한다.

1. 개인정보 처리와 관련한 신고의 접수・상담
2. 사실의 조사・확인 및 관계자의 의견 청취
3. 제1호 및 제2호에 따른 업무에 딸린 업무

④ 보호위원회는 제3항제2호의 사실 조사・확인 등의 업무를 효율적으로 하기 위하여 필요하면 「국가공무원법」 제32조의4에 따라 소속 공무원을 제2항에 따른 전문기관에 파견할 수 있다. 〈개정 2013.3.23., 2014.11.19., 2017.7.26., 2020.2.4.〉

제63조(자료제출 요구 및 검사) ① 보호위원회는 다음 각 호의 어느 하나에 해당하는 경우에는 개인정보처리자에게 관계 물품・서류 등 자료를 제출하게 할 수 있다. 〈개정 2013.3.23., 2014.11.19., 2017.7.26., 2020.2.4.〉

1. 이 법을 위반하는 사항을 발견하거나 혐의가 있음을 알게 된 경우
2. 이 법 위반에 대한 신고를 받거나 민원이 접수된 경우
3. 그 밖에 정보주체의 개인정보 보호를 위하여 필요한 경우로서 대통령령으로 정하는 경우

② 보호위원회는 개인정보처리자가 제1항에 따른 자료를 제출하지 아니하거나 이 법을 위반한 사실이 있다고 인정되면 소속 공무원으로 하여금 개인정보처리자 및 해당 법 위반사실과 관련한 관계인의 사무소나 사업장에 출입하여 업무 상황, 장부 또는 서류 등을 검사하게 할 수 있다. 이 경우 검사를 하는 공무원은 그 권한을 나타내는 증표를 지니고 이를 관계인에게 내보여야 한다. 〈개정 2013.3.23., 2014.11. 19., 2015.7.24., 2017.7.26., 2020.2.4.〉

③ 보호위원회는 이 법 등 개인정보 보호와 관련된 법규의 위반행위로 인하여 중대한 개인정보 침해사고가 발생한 경우 신속하고 효과적인 대응을 위하여 다음 각 호의 어느 하나에 해당하는 관계 기관의 장에게 협조를 요청할 수 있다. 〈개정 2023.3.14.〉

1. 중앙행정기관
2. 지방자치단체
3. 그 밖에 법령 또는 자치법규에 따라 행정권한을 가지고 있거나 위임 또는 위탁받은 공공기관

④ 제3항에 따라 협조를 요청받은 관계 기관의 장은 특별한 사정이 없으면 이에 따라야 한다. 〈개정

2023.3.14.〉

⑤ 제1항 및 제2항에 따른 자료제출 요구, 검사 절차 및 방법 등에 관하여 필요한 사항은 보호위원회가 정하여 고시할 수 있다. 〈개정 2023.3.14.〉

⑥ 보호위원회는 제1항 및 제2항에 따라 제출받거나 수집한 서류·자료 등을 이 법에 따른 경우를 제외하고는 제3자에게 제공하거나 일반에 공개해서는 아니 된다. 〈신설 2020.2.4., 2023.3.14.〉

⑦ 보호위원회는 정보통신망을 통하여 자료의 제출 등을 받은 경우나 수집한 자료 등을 전자화한 경우에는 개인정보·영업비밀 등이 유출되지 아니하도록 제도적·기술적 보완조치를 하여야 한다. 〈신설 2020.2.4., 2023.3.14.〉

제63조의2(사전 실태점검) ① 보호위원회는 제63조제1항 각 호에 해당하지 아니하는 경우로서 개인정보 침해사고 발생의 위험성이 높고 개인정보 보호의 취약점을 사전에 점검할 필요성이 인정되는 개인정보처리자에 대하여 개인정보 보호실태를 점검할 수 있다.

② 보호위원회는 제1항에 따른 실태점검을 실시하여 이 법을 위반하는 사항을 발견한 경우 해당 개인정보처리자에 대하여 시정방안을 정하여 이에 따를 것을 권고할 수 있다.

③ 제2항에 따른 시정권고를 받은 개인정보처리자는 이를 통보받은 날부터 10일 이내에 해당 권고를 수락하는지 여부에 관하여 보호위원회에 통지하여야 하며, 그 이행 결과를 보호위원회가 고시로 정하는 바에 따라 보호위원회에 알려야 한다.

④ 제2항에 따른 시정권고를 받은 자가 해당 권고를 수락한 때에는 제64조제1항에 따른 시정조치 명령(중앙행정기관, 지방자치단체, 국회, 법원, 헌법재판소, 중앙선거관리위원회의 경우에는 제64조제3항에 따른 권고를 말한다)을 받은 것으로 본다.

⑤ 보호위원회는 제2항에 따른 시정권고를 받은 자가 해당 권고를 수락하지 아니하거나 이행하지 아니한 경우 제63조제2항에 따른 검사를 할 수 있다.

⑥ 보호위원회는 관계 중앙행정기관의 장과 합동으로 제1항에 따른 개인정보 보호실태를 점검할 수 있다.

[본조신설 2023.3.14.]

제64조(시정조치 등) ① 보호위원회는 이 법을 위반한 자(중앙행정기관, 지방자치단체, 국회, 법원, 헌법재판소, 중앙선거관리위원회는 제외한다)에 대하여 다음 각 호에 해당하는 조치를 명할 수 있다. 〈개정 2013.3.23., 2014.11.19., 2017.7.26., 2020.2.4., 2023.3.14.〉

1. 개인정보 침해행위의 중지
2. 개인정보 처리의 일시적인 정지
3. 그 밖에 개인정보의 보호 및 침해 방지를 위하여 필요한 조치

② 지방자치단체, 국회, 법원, 헌법재판소, 중앙선거관리위원회는 그 소속 기관 및 소관 공공기관이

이 법을 위반하였을 때에는 제1항 각 호에 해당하는 조치를 명할 수 있다. 〈개정 2023.3.14.〉

③ 보호위원회는 중앙행정기관, 지방자치단체, 국회, 법원, 헌법재판소, 중앙선거관리위원회가 이 법을 위반하였을 때에는 해당 기관의 장에게 제1항 각 호에 해당하는 조치를 하도록 권고할 수 있다. 이 경우 권고를 받은 기관은 특별한 사유가 없으면 이를 존중하여야 한다. 〈개정 2023.3.14.〉

제64조의2(과징금의 부과) ① 보호위원회는 다음 각 호의 어느 하나에 해당하는 경우에는 해당 개인정보처리자에게 전체 매출액의 100분의 3을 초과하지 아니하는 범위에서 과징금을 부과할 수 있다. 다만, 매출액이 없거나 매출액의 산정이 곤란한 경우로서 대통령령으로 정하는 경우에는 20억원을 초과하지 아니하는 범위에서 과징금을 부과할 수 있다.

1. 제15조제1항, 제17조제1항, 제18조제1항・제2항(제26조제8항에 따라 준용되는 경우를 포함한다) 또는 제19조를 위반하여 개인정보를 처리한 경우
2. 제22조의2제1항(제26조제8항에 따라 준용되는 경우를 포함한다)을 위반하여 법정대리인의 동의를 받지 아니하고 만 14세 미만인 아동의 개인정보를 처리한 경우
3. 제23조제1항제1호(제26조제8항에 따라 준용되는 경우를 포함한다)를 위반하여 정보주체의 동의를 받지 아니하고 민감정보를 처리한 경우
4. 제24조제1항・제24조의2제1항(제26조제8항에 따라 준용되는 경우를 포함한다)을 위반하여 고유식별정보 또는 주민등록번호를 처리한 경우
5. 제26조제4항에 따른 관리・감독 또는 교육을 소홀히 하여 수탁자가 이 법의 규정을 위반한 경우
6. 제28조의5제1항(제26조제8항에 따라 준용되는 경우를 포함한다)을 위반하여 특정 개인을 알아보기 위한 목적으로 정보를 처리한 경우
7. 제28조의8제1항(제26조제8항 및 제28조의11에 따라 준용되는 경우를 포함한다)을 위반하여 개인정보를 국외로 이전한 경우
8. 제28조의9제1항(제26조제8항 및 제28조의11에 따라 준용되는 경우를 포함한다)을 위반하여 국외 이전 중지 명령을 따르지 아니한 경우
9. 개인정보처리자가 처리하는 개인정보가 분실・도난・유출・위조・변조・훼손된 경우. 다만, 개인정보가 분실・도난・유출・위조・변조・훼손되지 아니하도록 개인정보처리자가 제29조(제26조제8항에 따라 준용되는 경우를 포함한다)에 따른 안전성 확보에 필요한 조치를 다한 경우에는 그러하지 아니하다.

② 보호위원회는 제1항에 따른 과징금을 부과하려는 경우 전체 매출액에서 위반행위와 관련이 없는 매출액을 제외한 매출액을 기준으로 과징금을 산정한다.

③ 보호위원회는 제1항에 따른 과징금을 부과하려는 경우 개인정보처리자가 정당한 사유 없이 매출액 산정자료의 제출을 거부하거나 거짓의 자료를 제출한 경우에는 해당 개인정보처리자의 전체 매

출액을 기준으로 산정하되 해당 개인정보처리자 및 비슷한 규모의 개인정보처리자의 개인정보 보유 규모, 재무제표 등 회계자료, 상품・용역의 가격 등 영업현황 자료에 근거하여 매출액을 추정할 수 있다.

④ 보호위원회는 제1항에 따른 과징금을 부과하는 경우에는 위반행위에 상응하는 비례성과 침해 예방에 대한 효과성이 확보될 수 있도록 다음 각 호의 사항을 고려하여야 한다.

1. 위반행위의 내용 및 정도
2. 위반행위의 기간 및 횟수
3. 위반행위로 인하여 취득한 이익의 규모
4. 암호화 등 안전성 확보 조치 이행 노력
5. 개인정보가 분실・도난・유출・위조・변조・훼손된 경우 위반행위와의 관련성 및 분실・도난・유출・위조・변조・훼손의 규모
6. 위반행위로 인한 피해의 회복 및 피해 확산 방지 조치의 이행 여부
7. 개인정보처리자의 업무 형태 및 규모
8. 개인정보처리자가 처리하는 개인정보의 유형과 정보주체에게 미치는 영향
9. 위반행위로 인한 정보주체의 피해 규모
10. 개인정보 보호 인증, 자율적인 보호 활동 등 개인정보 보호를 위한 노력
11. 보호위원회와의 협조 등 위반행위를 시정하기 위한 조치 여부

⑤ 보호위원회는 다음 각 호의 어느 하나에 해당하는 사유가 있는 경우에는 과징금을 부과하지 아니할 수 있다.

1. 지급불능・지급정지 또는 자본잠식 등의 사유로 객관적으로 과징금을 낼 능력이 없다고 인정되는 경우
2. 본인의 행위가 위법하지 아니한 것으로 잘못 인식할 만한 정당한 사유가 있는 경우
3. 위반행위의 내용・정도가 경미하거나 산정된 과징금이 소액인 경우
4. 그 밖에 정보주체에게 피해가 발생하지 아니하였거나 경미한 경우로서 대통령령으로 정하는 사유가 있는 경우

⑥ 제1항에 따른 과징금은 제2항부터 제5항까지를 고려하여 산정하되, 구체적인 산정기준과 산정절차는 대통령령으로 정한다.

⑦ 보호위원회는 제1항에 따른 과징금을 내야 할 자가 납부기한까지 이를 내지 아니하면 납부기한의 다음 날부터 내지 아니한 과징금의 연 100분의 6에 해당하는 가산금을 징수한다. 이 경우 가산금을 징수하는 기간은 60개월을 초과하지 못한다.

⑧ 보호위원회는 제1항에 따른 과징금을 내야 할 자가 납부기한까지 내지 아니한 경우에는 기간을

정하여 독촉하고, 독촉으로 지정한 기간 내에 과징금과 제7항에 따른 가산금을 내지 아니하면 국세 강제징수의 예에 따라 징수한다.

⑨ 보호위원회는 법원의 판결 등의 사유로 제1항에 따라 부과된 과징금을 환급하는 경우에는 과징금을 낸 날부터 환급하는 날까지의 기간에 대하여 금융회사 등의 예금이자율 등을 고려하여 대통령령으로 정하는 이자율을 적용하여 계산한 환급가산금을 지급하여야 한다.

⑩ 보호위원회는 제9항에도 불구하고 법원의 판결에 따라 과징금 부과처분이 취소되어 그 판결이유에 따라 새로운 과징금을 부과하는 경우에는 당초 납부한 과징금에서 새로 부과하기로 결정한 과징금을 공제한 나머지 금액에 대해서만 환급가산금을 계산하여 지급한다.

[본조신설 2023.3.14.]

제65조(고발 및 징계권고) ① 보호위원회는 개인정보처리자에게 이 법 등 개인정보 보호와 관련된 법규의 위반에 따른 범죄혐의가 있다고 인정될 만한 상당한 이유가 있을 때에는 관할 수사기관에 그 내용을 고발할 수 있다. 〈개정 2013.3.23., 2014.11.19., 2017.7.26., 2020.2.4.〉

② 보호위원회는 이 법 등 개인정보 보호와 관련된 법규의 위반행위가 있다고 인정될 만한 상당한 이유가 있을 때에는 책임이 있는 자(대표자 및 책임있는 임원을 포함한다)를 징계할 것을 해당 개인정보처리자에게 권고할 수 있다. 이 경우 권고를 받은 사람은 이를 존중하여야 하며 그 결과를 보호위원회에 통보하여야 한다. 〈개정 2013.3.23., 2013.8.6., 2014.11.19., 2017.7.26., 2020.2.4.〉

③ 관계 중앙행정기관의 장은 소관 법률에 따라 개인정보처리자에 대하여 제1항에 따른 고발을 하거나 소속 기관・단체 등의 장에게 제2항에 따른 징계권고를 할 수 있다. 이 경우 제2항에 따른 권고를 받은 사람은 이를 존중하여야 하며 그 결과를 관계 중앙행정기관의 장에게 통보하여야 한다.

제66조(결과의 공표) ① 보호위원회는 제61조에 따른 개선권고, 제64조에 따른 시정조치 명령, 제64조의2에 따른 과징금의 부과, 제65조에 따른 고발 또는 징계권고 및 제75조에 따른 과태료 부과의 내용 및 결과에 대하여 공표할 수 있다. 〈개정 2013.3.23., 2014.11.19., 2017.7.26., 2020.2.4., 2023.3.14.〉

② 보호위원회는 제61조에 따른 개선권고, 제64조에 따른 시정조치 명령, 제64조의2에 따른 과징금의 부과, 제65조에 따른 고발 또는 징계권고 및 제75조에 따른 과태료 부과처분 등을 한 경우에는 처분 등을 받은 자에게 해당 처분 등을 받았다는 사실을 공표할 것을 명할 수 있다. 〈개정 2023.3.14.〉

③ 제1항 및 제2항에 따른 개선권고 사실 등의 공표 및 공표명령의 방법, 기준 및 절차 등은 대통령령으로 정한다. 〈개정 2023.3.14.〉

제67조(연차보고) ① 보호위원회는 관계 기관 등으로부터 필요한 자료를 제출받아 매년 개인정보 보호시책의 수립 및 시행에 관한 보고서를 작성하여 정기국회 개회 전까지 국회에 제출(정보통신망에 의한 제출을 포함한다)하여야 한다.

② 제1항에 따른 보고서에는 다음 각 호의 내용이 포함되어야 한다. 〈개정 2016.3.29., 2023.3.14.〉

1. 정보주체의 권리침해 및 그 구제현황
2. 개인정보 처리에 관한 실태조사 및 개인정보 보호수준 평가 등의 결과
3. 개인정보 보호시책의 추진현황 및 실적
4. 개인정보 관련 해외의 입법 및 정책 동향
5. 주민등록번호 처리와 관련된 법률・대통령령・국회규칙・대법원규칙・헌법재판소규칙・중앙선거관리위원회규칙 및 감사원규칙의 제정・개정 현황
6. 그 밖에 개인정보 보호시책에 관하여 공개 또는 보고하여야 할 사항

제68조(권한의 위임・위탁) ① 이 법에 따른 보호위원회 또는 관계 중앙행정기관의 장의 권한은 그 일부를 대통령령으로 정하는 바에 따라 특별시장, 광역시장, 도지사, 특별자치도지사 또는 대통령령으로 정하는 전문기관에 위임하거나 위탁할 수 있다. 〈개정 2013.3.23., 2014.11.19., 2017.7.26., 2020.2.4.〉

② 제1항에 따라 보호위원회 또는 관계 중앙행정기관의 장의 권한을 위임 또는 위탁받은 기관은 위임 또는 위탁받은 업무의 처리 결과를 보호위원회 또는 관계 중앙행정기관의 장에게 통보하여야 한다. 〈개정 2013.3.23., 2014.11.19., 2017.7.26., 2020.2.4.〉

③ 보호위원회는 제1항에 따른 전문기관에 권한의 일부를 위임하거나 위탁하는 경우 해당 전문기관의 업무 수행을 위하여 필요한 경비를 출연할 수 있다. 〈개정 2013.3.23., 2014.11.19., 2017.7.26., 2020.2.4.〉

제69조(벌칙 적용 시의 공무원 의제) ① 보호위원회의 위원 중 공무원이 아닌 위원 및 공무원이 아닌 직원은 「형법」이나 그 밖의 법률에 따른 벌칙을 적용할 때에는 공무원으로 본다. 〈신설 2020.2.4.〉

② 보호위원회 또는 관계 중앙행정기관의 장의 권한을 위탁한 업무에 종사하는 관계 기관의 임직원은 「형법」 제129조부터 제132조까지의 규정을 적용할 때에는 공무원으로 본다. 〈신설 2020.2.4.〉

제10장 벌칙 〈개정 2020.2.4.〉

제70조(벌칙) 다음 각 호의 어느 하나에 해당하는 자는 10년 이하의 징역 또는 1억원 이하의 벌금에 처한다. 〈개정 2015.7.24.〉

1. 공공기관의 개인정보 처리업무를 방해할 목적으로 공공기관에서 처리하고 있는 개인정보를 변경하거나 말소하여 공공기관의 업무 수행의 중단・마비 등 심각한 지장을 초래한 자
2. 거짓이나 그 밖의 부정한 수단이나 방법으로 다른 사람이 처리하고 있는 개인정보를 취득한 후 이를 영리 또는 부정한 목적으로 제3자에게 제공한 자와 이를 교사・알선한 자

제71조(벌칙) 다음 각 호의 어느 하나에 해당하는 자는 5년 이하의 징역 또는 5천만원 이하의 벌금에 처한다. 〈개정 2016.3.29., 2020.2.4., 2023.3.14.〉

1. 제17조제1항제2호에 해당하지 아니함에도 같은 항 제1호(제26조제8항에 따라 준용되는 경우를 포함한다)를 위반하여 정보주체의 동의를 받지 아니하고 개인정보를 제3자에게 제공한 자 및 그 사정을 알면서도 개인정보를 제공받은 자
2. 제18조제1항 · 제2항, 제27조제3항 또는 제28조의2(제26조제8항에 따라 준용되는 경우를 포함한다), 제19조 또는 제26조제5항을 위반하여 개인정보를 이용하거나 제3자에게 제공한 자 및 그 사정을 알면서도 영리 또는 부정한 목적으로 개인정보를 제공받은 자
3. 제22조의2제1항(제26조제8항에 따라 준용되는 경우를 포함한다)을 위반하여 법정대리인의 동의를 받지 아니하고 만 14세 미만인 아동의 개인정보를 처리한 자
4. 제23조제1항(제26조제8항에 따라 준용되는 경우를 포함한다)을 위반하여 민감정보를 처리한 자
5. 제24조제1항(제26조제8항에 따라 준용되는 경우를 포함한다)을 위반하여 고유식별정보를 처리한 자
6. 제28조의3제1항(제26조제8항에 따라 준용되는 경우를 포함한다)을 위반하여 보호위원회 또는 관계 중앙행정기관의 장으로부터 전문기관으로 지정받지 아니하고 가명정보를 결합한 자
7. 제28조의3제2항(제26조제8항에 따라 준용되는 경우를 포함한다)을 위반하여 전문기관의 장의 승인을 받지 아니하고 결합을 수행한 기관 외부로 결합된 정보를 반출하거나 이를 제3자에게 제공한 자 및 그 사정을 알면서도 영리 또는 부정한 목적으로 결합된 정보를 제공받은 자
8. 제28조의5제1항(제26조제8항에 따라 준용되는 경우를 포함한다)을 위반하여 특정 개인을 알아보기 위한 목적으로 가명정보를 처리한 자
9. 제59조제2호를 위반하여 업무상 알게 된 개인정보를 누설하거나 권한 없이 다른 사람이 이용하도록 제공한 자 및 그 사정을 알면서도 영리 또는 부정한 목적으로 개인정보를 제공받은 자
10. 제59조제3호를 위반하여 다른 사람의 개인정보를 이용, 훼손, 멸실, 변경, 위조 또는 유출한 자

제72조(벌칙) 다음 각 호의 어느 하나에 해당하는 자는 3년 이하의 징역 또는 3천만원 이하의 벌금에 처한다. 〈개정 2023.3.14.〉

1. 제25조제5항(제26조제8항에 따라 준용되는 경우를 포함한다)을 위반하여 고정형 영상정보처리기기의 설치 목적과 다른 목적으로 고정형 영상정보처리기기를 임의로 조작하거나 다른 곳을 비추는 자 또는 녹음기능을 사용한 자
2. 제59조제1호를 위반하여 거짓이나 그 밖의 부정한 수단이나 방법으로 개인정보를 취득하거나 개인정보 처리에 관한 동의를 받는 행위를 한 자 및 그 사정을 알면서도 영리 또는 부정한 목적으로 개인정보를 제공받은 자

3. 제60조를 위반하여 직무상 알게 된 비밀을 누설하거나 직무상 목적 외에 이용한 자

제73조(벌칙) ① 다음 각 호의 어느 하나에 해당하는 자는 2년 이하의 징역 또는 2천만원 이하의 벌금에 처한다.

1. 제36조제2항(제26조제8항에 따라 준용되는 경우를 포함한다)을 위반하여 정정・삭제 등 필요한 조치를 하지 아니하고 개인정보를 계속 이용하거나 이를 제3자에게 제공한 자
2. 제37조제2항(제26조제8항에 따라 준용되는 경우를 포함한다)을 위반하여 개인정보의 처리를 정지하지 아니하고 개인정보를 계속 이용하거나 제3자에게 제공한 자
3. 국내외에서 정당한 이유 없이 제39조의4에 따른 비밀유지명령을 위반한 자
4. 제63조제1항(제26조제8항에 따라 준용되는 경우를 포함한다)에 따른 자료제출 요구에 대하여 법 위반사항을 은폐 또는 축소할 목적으로 자료제출을 거부하거나 거짓의 자료를 제출한 자
5. 제63조제2항(제26조제8항에 따라 준용되는 경우를 포함한다)에 따른 출입・검사 시 자료의 은닉・폐기, 접근 거부 또는 위조・변조 등을 통하여 조사를 거부・방해 또는 기피한 자

② 제1항제3호의 죄는 비밀유지명령을 신청한 자의 고소가 없으면 공소를 제기할 수 없다.

[전문개정 2023.3.14.]

제74조(양벌규정) ① 법인의 대표자나 법인 또는 개인의 대리인, 사용인, 그 밖의 종업원이 그 법인 또는 개인의 업무에 관하여 제70조에 해당하는 위반행위를 하면 그 행위자를 벌하는 외에 그 법인 또는 개인을 7천만원 이하의 벌금에 처한다. 다만, 법인 또는 개인이 그 위반행위를 방지하기 위하여 해당 업무에 관하여 상당한 주의와 감독을 게을리하지 아니한 경우에는 그러하지 아니하다.

② 법인의 대표자나 법인 또는 개인의 대리인, 사용인, 그 밖의 종업원이 그 법인 또는 개인의 업무에 관하여 제71조부터 제73조까지의 어느 하나에 해당하는 위반행위를 하면 그 행위자를 벌하는 외에 그 법인 또는 개인에게도 해당 조문의 벌금형을 과(科)한다. 다만, 법인 또는 개인이 그 위반행위를 방지하기 위하여 해당 업무에 관하여 상당한 주의와 감독을 게을리하지 아니한 경우에는 그러하지 아니하다.

제74조의2(몰수・추징 등) 제70조부터 제73조까지의 어느 하나에 해당하는 죄를 지은 자가 해당 위반행위와 관련하여 취득한 금품이나 그 밖의 이익은 몰수할 수 있으며, 이를 몰수할 수 없을 때에는 그 가액을 추징할 수 있다. 이 경우 몰수 또는 추징은 다른 벌칙에 부가하여 과할 수 있다.

[본조신설 2015.7.24.]

제75조(과태료) ① 다음 각 호의 어느 하나에 해당하는 자에게는 5천만원 이하의 과태료를 부과한다.

1. 제25조제2항(제26조제8항에 따라 준용되는 경우를 포함한다)을 위반하여 고정형 영상정보처리기기를 설치・운영한 자
2. 제25조의2제2항(제26조제8항에 따라 준용되는 경우를 포함한다)을 위반하여 이동형 영상정보

처리기기로 사람 또는 그 사람과 관련된 사물의 영상을 촬영한 자

② 다음 각 호의 어느 하나에 해당하는 자에게는 3천만원 이하의 과태료를 부과한다.

1. 제16조제3항ㆍ제22조제5항(제26조제8항에 따라 준용되는 경우를 포함한다)을 위반하여 재화 또는 서비스의 제공을 거부한 자
2. 제20조제1항ㆍ제2항을 위반하여 정보주체에게 같은 조 제1항 각 호의 사실을 알리지 아니한 자
3. 제20조의2제1항을 위반하여 개인정보의 이용ㆍ제공 내역이나 이용ㆍ제공 내역을 확인할 수 있는 정보시스템에 접속하는 방법을 통지하지 아니한 자
4. 제21조제1항(제26조제8항에 따라 준용되는 경우를 포함한다)을 위반하여 개인정보의 파기 등 필요한 조치를 하지 아니한 자
5. 제23조제2항ㆍ제24조제3항ㆍ제25조제6항(제25조의2제4항에 따라 준용되는 경우를 포함한다)ㆍ제28조의4제1항ㆍ제29조(제26조제8항에 따라 준용되는 경우를 포함한다)를 위반하여 안전성 확보에 필요한 조치를 하지 아니한 자
6. 제23조제3항(제26조제8항에 따라 준용되는 경우를 포함한다)을 위반하여 민감정보의 공개 가능성 및 비공개를 선택하는 방법을 알리지 아니한 자
7. 제24조의2제1항(제26조제8항에 따라 준용되는 경우를 포함한다)을 위반하여 주민등록번호를 처리한 자
8. 제24조의2제2항(제26조제8항에 따라 준용되는 경우를 포함한다)을 위반하여 암호화 조치를 하지 아니한 자
9. 제24조의2제3항(제26조제8항에 따라 준용되는 경우를 포함한다)을 위반하여 정보주체가 주민등록번호를 사용하지 아니할 수 있는 방법을 제공하지 아니한 자
10. 제25조제1항(제26조제8항에 따라 준용되는 경우를 포함한다)을 위반하여 고정형 영상정보처리기기를 설치ㆍ운영한 자
11. 제25조의2제1항(제26조제8항에 따라 준용되는 경우를 포함한다)을 위반하여 사람 또는 그 사람과 관련된 사물의 영상을 촬영한 자
12. 제26조제3항을 위반하여 정보주체에게 알려야 할 사항을 알리지 아니한 자
13. 제28조의5제2항(제26조제8항에 따라 준용되는 경우를 포함한다)을 위반하여 개인을 알아볼 수 있는 정보가 생성되었음에도 이용을 중지하지 아니하거나 이를 회수ㆍ파기하지 아니한 자
14. 제28조의8제4항(제26조제8항 및 제28조의11에 따라 준용되는 경우를 포함한다)을 위반하여 보호조치를 하지 아니한 자
15. 제32조의2제6항을 위반하여 인증을 받지 아니하였음에도 거짓으로 인증의 내용을 표시하거나 홍보한 자

16. 제33조제1항을 위반하여 영향평가를 하지 아니하거나 그 결과를 보호위원회에 제출하지 아니한 자
17. 제34조제1항(제26조제8항에 따라 준용되는 경우를 포함한다)을 위반하여 정보주체에게 같은 항 각 호의 사실을 알리지 아니한 자
18. 제34조제3항(제26조제8항에 따라 준용되는 경우를 포함한다)을 위반하여 보호위원회 또는 대통령령으로 정하는 전문기관에 신고하지 아니한 자
19. 제35조제3항(제26조제8항에 따라 준용되는 경우를 포함한다)을 위반하여 열람을 제한하거나 거절한 자
20. 제35조의3제1항에 따른 지정을 받지 아니하고 같은 항 제2호의 업무를 수행한 자
21. 제35조의3제3항을 위반한 자
22. 제36조제2항(제26조제8항에 따라 준용되는 경우를 포함한다)을 위반하여 정정・삭제 등 필요한 조치를 하지 아니한 자
23. 제37조제3항 또는 제5항(제26조제8항에 따라 준용되는 경우를 포함한다)을 위반하여 파기 등 필요한 조치를 하지 아니한 자
24. 제37조의2제3항(제26조제8항에 따라 준용되는 경우를 포함한다)을 위반하여 정당한 사유 없이 정보주체의 요구에 따르지 아니한 자
25. 제63조제1항(제26조제8항에 따라 준용되는 경우를 포함한다)에 따른 관계 물품・서류 등 자료를 제출하지 아니하거나 거짓으로 제출한 자
26. 제63조제2항(제26조제8항에 따라 준용되는 경우를 포함한다)에 따른 출입・검사를 거부・방해 또는 기피한 자
27. 제64조제1항에 따른 시정조치 명령에 따르지 아니한 자

③ 다음 각 호의 어느 하나에 해당하는 자에게는 2천만원 이하의 과태료를 부과한다.

1. 제26조제6항을 위반하여 위탁자의 동의를 받지 아니하고 제3자에게 다시 위탁한 자
2. 제31조의2제1항을 위반하여 국내대리인을 지정하지 아니한 자

④ 다음 각 호의 어느 하나에 해당하는 자에게는 1천만원 이하의 과태료를 부과한다.

1. 제11조의2제2항을 위반하여 정당한 사유 없이 자료를 제출하지 아니하거나 거짓으로 제출한 자
2. 제21조제3항(제26조제8항에 따라 준용되는 경우를 포함한다)을 위반하여 개인정보를 분리하여 저장・관리하지 아니한 자
3. 제22조제1항부터 제3항까지(제26조제8항에 따라 준용되는 경우를 포함한다)를 위반하여 동의를 받은 자
4. 제26조제1항을 위반하여 업무 위탁 시 같은 항 각 호의 내용이 포함된 문서로 하지 아니한 자

5. 제26조제2항을 위반하여 위탁하는 업무의 내용과 수탁자를 공개하지 아니한 자
6. 제27조제1항・제2항(제26조제8항에 따라 준용되는 경우를 포함한다)을 위반하여 정보주체에게 개인정보의 이전 사실을 알리지 아니한 자
7. 제28조의4제3항(제26조제8항에 따라 준용되는 경우를 포함한다)을 위반하여 관련 기록을 작성하여 보관하지 아니한 자
8. 제30조제1항 또는 제2항(제26조제8항에 따라 준용되는 경우를 포함한다)을 위반하여 개인정보 처리방침을 정하지 아니하거나 이를 공개하지 아니한 자
9. 제31조제1항(제26조제8항에 따라 준용되는 경우를 포함한다)을 위반하여 개인정보 보호책임자를 지정하지 아니한 자
10. 제35조제3항・제4항, 제36조제2항・제4항 또는 제37조제4항(제26조제8항에 따라 준용되는 경우를 포함한다)을 위반하여 정보주체에게 알려야 할 사항을 알리지 아니한 자
11. 제45조제1항에 따른 자료를 정당한 사유 없이 제출하지 아니하거나 거짓으로 제출한 자
12. 제45조제2항에 따른 출입・조사・열람을 정당한 사유 없이 거부・방해 또는 기피한 자

⑤ 제1항부터 제4항까지에 따른 과태료는 대통령령으로 정하는 바에 따라 보호위원회가 부과・징수한다. 이 경우 보호위원회는 위반행위의 정도・동기・결과, 개인정보처리자의 규모 등을 고려하여 과태료를 감경하거나 면제할 수 있다.

[전문개정 2023.3.14.][시행일: 2024.3.15.] 제75조제2항제16호, 제75조제2항제20호, 제75조제2항제21호, 제75조제2항제24호, 제75조제4항제1호, 제75조제4항제9호

제76조(과태료에 관한 규정 적용의 특례) 제75조의 과태료에 관한 규정을 적용할 때 제64조의2에 따라 과징금을 부과한 행위에 대하여는 과태료를 부과할 수 없다. 〈개정 2023.3.14.〉

[본조신설 2013.8.6.]

부 칙 〈법률 제19234호, 2023.3.14.〉

제1조(시행일) 이 법은 공포 후 6개월이 경과한 날부터 시행한다. 다만, 다음 각 호의 개정규정은 각 호의 구분에 따른 날부터 시행한다.

1. 제11조의2, 제31조, 제35조의3, 제37조의2, 제39조의7, 제60조제5호, 제75조제2항제16호・제20호・제21호・제24호 및 같은 조 제4항제1호・제9호의 개정규정: 공포 후 1년이 경과한 날
2. 제35조의2의 개정규정: 공포 후 1년이 경과한 날부터 공포 후 2년이 넘지 아니하는 범위에서 대통령령으로 정하는 날

제2조(개인정보 유출 등의 통지・신고에 관한 적용례) 제34조의 개정규정은 이 법 시행 이후 개인

정보가 분실・도난・유출되었음을 알게 된 경우부터 적용한다.

제3조(손해배상청구소송에서 자료의 제출 및 비밀유지 명령 등에 관한 적용례) 제39조의3부터 제39조의6까지의 개정규정은 이 법 시행 이후 손해배상청구의 소를 제기하는 경우부터 적용한다.

제4조(분쟁조정에 관한 적용례) 제43조제3항, 제45조제2항부터 제4항까지, 제45조의2 및 제47조제3항・제4항의 개정규정은 이 법 시행 이후 분쟁조정 또는 집단분쟁조정이 신청되거나 의뢰되는 경우부터 적용한다.

제5조(적용의 일부 제외에 관한 적용례) 제58조의 개정규정은 이 법 시행 이후 개인정보를 처리하는 경우부터 적용한다.

제6조(결과의 공표에 관한 적용례) 제66조제2항의 개정규정은 이 법 시행 이후 제61조에 따른 개선권고, 제64조에 따른 시정조치 명령, 제64조의2에 따른 과징금의 부과, 제65조에 따른 고발 또는 징계권고 및 제75조에 따른 과태료 부과 처분의 대상이 되는 행위를 한 경우부터 적용한다.

제7조(연차보고에 관한 적용례) 제67조의 개정규정은 이 법 시행 이후 그 다음 연도에 작성하는 보고서부터 적용한다.

제8조(과징금 부과에 관한 경과조치 등) ① 이 법 시행 전에 종료된 위반행위에 대한 과징금의 부과는 제64조의2의 개정규정에도 불구하고 종전의 제28조의6, 제34조의2 및 제39조의15에 따른다.
② 이 법 시행 당시 종료되지 아니한 위반행위에 대한 과징금의 부과는 제64조의2의 개정규정에 따른다.

제9조(개인정보파일의 등록에 관한 경과조치) 이 법 시행 당시 종전의 제58조제1항제1호에 따른 개인정보가 포함된 개인정보파일을 운용하고 있는 공공기관의 장은 이 법 시행일부터 60일 이내에 해당 개인정보파일을 제32조의 개정규정에 따라 보호위원회에 등록을 하여야 한다.

제10조(개인정보 영향평가에 관한 경과조치) 이 법 시행 당시 종전의 제58조제1항제1호에 따른 개인정보가 포함된 개인정보파일(제33조제1항에 따른 영향평가의 대상이 되는 개인정보파일에 한정한다)을 운용하고 있는 공공기관의 장은 이 법 시행일부터 2년 이내에 영향평가를 실시하고 그 결과를 보호위원회에 제출하여야 한다.

제11조(다른 법률의 개정) ① 공직선거법 일부를 다음과 같이 개정한다.
제176조제3항 중 "「개인정보 보호법」 제2조제7호에 따른 영상정보처리기기"를 "「개인정보 보호법」 제2조제7호에 따른 고정형 영상정보처리기기"로 한다.
② 국민체육진흥법 일부를 다음과 같이 개정한다.
제18조의15의 제목 중 "영상정보처리기기"를 "고정형 영상정보처리기기"로 하고, 같은 조 제1항부터 제3항까지 중 "영상정보처리기기"를 각각 "고정형 영상정보처리기기"로 한다.
③ 법률 제18853호 동물보호법 전부개정법률 일부를 다음과 같이 개정한다.

제87조의 제목 중 “영상정보처리기기”를 “고정형 영상정보처리기기”로 하고, 같은 조 제1항・제2항, 같은 조 제3항 각 호 외의 부분, 같은 항 제1호, 같은 조 제4항 각 호 외의 부분 및 같은 조 제5항 중 “영상정보처리기기”를 각각 “고정형 영상정보처리기기”로 한다.

97조제3항제9호 중 “영상정보처리기기”를 “고정형 영상정보처리기기”로 한다.

④ 보행안전 및 편의증진에 관한 법률 일부를 다음과 같이 개정한다.

제6조제1항제3호 중 “「개인정보 보호법」 제2조제7호에 따른 영상정보처리기기(이하 "영상정보처리기기"라 한다)”를 “「개인정보 보호법」 제2조제7호에 따른 고정형 영상정보처리기기(이하 "고정형 영상정보처리기기"라 한다)”로 한다.

제10조제2항제3호 중 “영상정보처리기기”를 “고정형 영상정보처리기기”로 한다.

제24조의 제목 중 “영상정보처리기기”를 “고정형 영상정보처리기기”로 하고, 같은 조 제1항 본문・단서, 같은 조 제2항부터 제4항까지 중 “영상정보처리기기”를 각각 “고정형 영상정보처리기기”로 한다.

제29조제1항 중 “영상정보처리기기”를 “고정형 영상정보처리기기”로 한다.

⑤ 신용정보의 이용 및 보호에 관한 법률 일부를 다음과 같이 개정한다.

제15조제2항제1호 중 “「개인정보 보호법」 제15조제1항제2호부터 제6호까지”를 “「개인정보 보호법」 제15조제1항제2호부터 제7호까지”로 한다.

제20조제4항제1호가목 중 “「개인정보 보호법」 제31조제2항제1호부터 제5호까지의 업무”를 “「개인정보 보호법」 제31조제3항제1호부터 제5호까지에 따른 업무”로 하고, 같은 조 제5항 중 “「개인정보 보호법」 제31조제3항 및 제5항의 규정”을 “「개인정보 보호법」 제31조제4항 및 제6항”으로 한다.

⑥ 아동복지법 일부를 다음과 같이 개정한다.

제32조의 제목 중 “영상정보처리기기”를 “고정형 영상정보처리기기”로 하고, 같은 조 제3항 및 제4항 중 “영상정보처리기기”를 각각 “고정형 영상정보처리기기”로 한다.

⑦ 응급의료에 관한 법률 일부를 다음과 같이 개정한다.

제47조제2항제3호 중 “「개인정보 보호법」 제2조제7호에 따른 영상정보처리기기”를 “「개인정보 보호법」 제2조제7호에 따른 고정형 영상정보처리기기”로 하고, 같은 조 제4항 중 “영상정보처리기기”를 “고정형 영상정보처리기기”로 한다.

⑧ 재난 및 안전관리 기본법 일부를 다음과 같이 개정한다.

제74조의3제1항제2호가목 중 “영상정보처리기기”를 “고정형 영상정보처리기기”로 한다.

⑨ 전자장치 부착 등에 관한 법률 일부를 다음과 같이 개정한다.

제16조의3제2항 중 “영상정보처리기기”를 “고정형 영상정보처리기기”로 한다.

⑩ 학교체육 진흥법 일부를 다음과 같이 개정한다.

제7조제3항 및 제4항 중 “영상정보처리기기”를 각각 “고정형 영상정보처리기기”로 한다.

⑪ 학교폭력예방 및 대책에 관한 법률 일부를 다음과 같이 개정한다.

제20조의7제1항 중 “「개인정보 보호법」 제2조제7호에 따른 영상정보처리기기”를 “「개인정보 보호법」 제2조제7호에 따른 고정형 영상정보처리기기”로 한다.

찾아보기

▣ 공저자 소개

김 상 미 (연세대학교 AI보건정보관리학과)

박 혜 선 (경남도립거창대학 사회복지보육학부)

이 숙 재 (ESJmedical)

정 재 연 (전주대학교 보건관리학과)

최 희 영 (대림대학교 보건의료행정과)

AI시대를 위한 건강정보보호 값 28,000원

2025년 2월 27일 제1판 인쇄
2025년 3월 5일 제1판 발행

공 저 자 : 김상미 · 박혜선 · 이숙재
정재연 · 최희영
발 행 인 : 주 영 일
발 행 처 : **계 축 문 화 사**

서울특별시 종로구 통일로12길 16-17
우편번호 03029
TEL : 735-2257 · 738-9746
FAX : 723-9025
E-mail : gyechuk@hanmail.net
홈페이지 : http://gyechuk.co.kr
1973. 10. 31 등록번호 제300-1973-8호
ISBN 978-89-5629-806-1 93510